高职高专“十一五”规划教材

# 药用化学

杨丽敏　主编
李　煜　马　正　高梅英　副主编
潘亚芬　主审

化学工业出版社
·北京·

本教材是高职高专“十一五”规划教材，以药学类各专业的实际应用为前提，内容精炼，重点突出，去繁就简，结构清晰。充分选用生产实例，突出理论与实践的结合，注重从学科导向过渡到职业导向。

全书包含无机化学、分析化学和有机化学三部分，共17章。无机部分包括溶液浓度的计算、电解质溶液、原子结构和共价键理论；分析化学部分包括以四大平衡为基础的滴定分析法、重量分析法和分光光度法；有机化学部分包括含氧、含氮有机化合物、立体异构、杂环化合物以及糖、脂和蛋白质，并在每章后配有一定量的习题供学生练习。

本教材有来自企业的直接经验，可作为药学类、牧医类各专业的高职高专学生、成人教育以及制药和兽药企业员工培训的教材，也可供医学、生物、化工、环保及食品类专业的高职高专的师生使用和参考。

**图书在版编目（CIP）数据**

药用化学/杨丽敏主编．—北京：化学工业出版社，2008.6（2015.3重印）
高职高专“十一五”规划教材
ISBN 978-7-122-03195-2

Ⅰ．药…　Ⅱ．杨…　Ⅲ．药物化学-高等学校：技术学院-教材　Ⅳ．R914

中国版本图书馆CIP数据核字（2008）第104187号

责任编辑：窦　臻　陶艳玲　　文字编辑：冯国庆
责任校对：李　林　　装帧设计：张　辉

出版发行：化学工业出版社（北京市东城区青年湖南街13号　邮政编码100011）
印　　装：大厂聚鑫印刷有限责任公司
787mm×1092mm　1/16　印张17½　彩插1页　字数427千字　2015年3月北京第1版第4次印刷

购书咨询：010-64518888（传真：010-64519686）　售后服务：010-64518899
网　　址：http://www.cip.com.cn
凡购买本书，如有缺损质量问题，本社销售中心负责调换。

定　　价：29.80元

## 《药用化学》编审人员


主　　编　杨丽敏　（黑龙江农业经济职业学院）
副 主 编　李　煜　（黑龙江生物科技职业学院）
　　　　　马　正　（黑龙江农业经济职业学院）
　　　　　高梅英　（牡丹江温春药业有限责任公司）
主　　审　潘亚芬　（黑龙江农业经济职业学院）
参　　编　（以姓名笔画为序）
　　　　　卢建国　（黑龙江农垦职业学院）
　　　　　白喜春　（黑龙江省粮食职业学院）
　　　　　刘志海　（黑龙江农业经济职业学院）
　　　　　李建宁　（黑龙江农业经济职业学院）
　　　　　金　颖　（黑龙江生物科技职业学院）
　　　　　曹凤云　（黑龙江农业工程职业学院）
　　　　　曹延华　（牡丹江大学）

# 前 言

根据教育部16号文件精神，“十一五”期间，加强教材建设，确保优质教材走进课堂。作者结合多年来的教学和企业实践经验，依据高职高专学生的培养方向和职业岗位群的特点，编写了这本《药用化学》。旨在进一步提高药学类、牧医类各专业的高职高专教材的基础性、技能性和实用性。

药用化学是培养药学类、牧医类各专业人才的一门十分重要的专业基础课。本教材把无机化学、分析化学、有机化学三个模块与药学类、牧医类各专业的实际应用融合在一起，在编写过程中，形成了以下几方面的特点。

1. 本教材在编写的内容和深度上紧扣高职人才的培养目标，突出职业技能特点。在编写过程中采取了校企共建的编写方式，把有多年企业管理经验的专业人士引进高职教育的教材建设之中，通过对实践经验的梳理和提炼，突出了实践性和技能性。

2. 教材编写人员有多年的教学和企业生产管理经验，了解行业的用人需求，熟知行业的法令法规、管理要求和技能。教材中所选的实例贴近实际生产，制药的实例均选材于《中华人民共和国药典》(简称《中国药典》)，使学生能清晰认识到药用化学与其专业结合的紧密性、重要性和实用性。提升技能，拓宽视野。并克服了所学内容脱离实际的弊端。

3. 根据各校和各专业对药用化学的需求不同，结合职业岗位群的特点，充分考虑各知识点的独立性，便于教师根据学时多少来灵活安排教学内容。以保证高职学生的教材质量。

本教材适用于药学类、牧医类各专业的高职高专学生、成人教育以及制药和兽药企业员工的培训教材。也适合医学、生物、化工、环保及食品类专业高职高专的师生使用和参考。

全书均采用了现行国家标准规定的术语、符号和单位，化合物的命名依据国际纯粹与应用化学联合会（IUPAC）及中国化学会提出的原则命名。

全书共十七章，包括无机化学、分析化学和有机化学三个模块，并在每章后精选一定量的习题供学生练习，使之达到开阔视野、提升能力之目的。为方便教学，本书配有电子课，使用本教材的学校可以与化学工业出版社联系（cipedu@163.com），免费索取。

本教材由杨丽敏任主编，李煜、马正、高梅英任副主编。参与本教材的编写单位有黑龙江农业经济职业学院、黑龙江农业工程职业学院、黑龙江生物科技职业学院、黑龙江农垦职业学院、黑龙江省粮食职业学院、黑龙江民族职业学院、牡丹江大学和牡丹江温春药业有限责任公司。参加编写的人员有：杨丽敏（第3～4章、第6章、第12章），李煜（第17章），李建宁（第5章），白喜春（第16章），卢建国（第15章），刘志海（第1～2章、第7章、第11章），金颖（第13章），曹凤云（第8章、第9章），曹延华（第10章、第14章）。全书由杨丽敏统稿、修改、定稿。潘亚芬主审。

本书在编写过程中得到上述多所院校领导的大力支持，在此表示衷心的感谢。在编写过程中，参考了有关教材、著作，在此也向有关作者表示谢意。

在编写期间，得到了来自牡丹江温春药业有限责任公司吕海英、张成芬两位同事的支持和帮助，在此一并表示感谢。限于编者的水平，肯定有很多不妥之处，恳请读者批评指正。

编　者

2008 年 7 月

# 目　录

# 第1章 溶 液

纯物质在自然界中存在很少，溶液在日常生活、生产和科学实验中是最主要的存在形式。动物的血液、淋巴均为溶液，食物的消化吸收是以溶液形式完成的，许多临床使用的药剂必须配成溶液才能使用，施用农药时应配制成一定浓度才能被农作物有效吸收。

## 1.1 溶液浓度

一种物质以分子、原子或离子状态分散于另一种物质中所构成的均匀而又稳定的体系称为溶液。溶液中被溶解的物质称溶质，能溶解溶质的物质称溶剂。溶液的性质与溶液中溶质和溶剂的相对组成有关，即与浓度有关。

溶液浓度是用来度量一种溶液中溶质多少的物理量。

### 1.1.1 溶液浓度的表示方法

(1) 质量分数（$\omega_B$） 溶质的质量与溶液的质量之比称为该溶液的质量分数，用符号 $\omega_B$ 表示，无单位，溶质与溶液质量单位必须一致，旧称为质量百分比浓度。

$$\omega_B=\frac{m_{溶质}}{m_{溶液}}\times 100\%$$

质量分数不随温度的变化而变化。

例如：$\omega_{HCl}=37\%$（或 0.37）表示 100g 盐酸溶液中含氯化氢的质量为 37g。

(2) 体积分数（$\varphi_B$） 在相同的温度和压强下，某一组分 B 的体积占混合物总体积的百分比，用符号 $\varphi_B$ 表示，无单位，溶质与溶液体积单位必须一致。

$$\varphi_B=\frac{V_B}{V_{总}}\times 100\%$$

两种液体相混为溶液时，假若不考虑体积变化，某一组分的浓度亦可用体积分数表示。用体积分数表示溶液浓度，配制方法简单，使用方便，是常用的方法。如消毒用的医用酒精浓度为 75%即指 100mL 溶液中含 75mL 纯酒精，是体积分数。

(3) 质量浓度（$\rho_B$） 溶质 B 的质量与溶液体积之比称为物质 B 的质量浓度，用符号 $\rho_B$ 表示，单位常用 g/L、mg/mL 或 mg/L 表示。

$$\rho_B=\frac{m_B}{V}$$

配制溶质为固体的溶液时，为表达方便，常用质量浓度表示。如生理盐水的浓度为 0.9%，是指每 100mL 溶液中含 0.9g 氯化钠；血糖含量 100mg%（福林-吴法），是指每 100mL 血液中含糖（主要指葡萄糖）100mg。

这里要特别注意质量浓度符号 $\rho_B$ 与密度符号 $\rho$ 的区别。如：浓硫酸的质量浓度 $\rho_{H_2SO_4}=$

1.77kg/L，表示为每升该溶液中溶质硫酸的质量为 1.77kg。浓硫酸的密度为 $\rho=1.84\text{kg/L}$，表示为每升该溶液的质量为 1.84kg，两者含义不同，不可混淆。当溶液变为纯溶质时 $\rho_B=\rho$，即溶液的质量与溶质的质量相等。

（4）物质的量浓度（$c_B$） 溶液中溶质 B 的物质的量除以溶液的体积，称为溶质 B 的物质的量的浓度，以 $c_B$ 表示，单位为 mol/L 或 $\text{mol/m}^3$。

$$c_B=\frac{n_B}{V} \quad 其中 \quad n_B=\frac{m_B}{M_B}$$

式中 $n_B$——物质 B 的物质的量；

$m_B$——物质 B 的质量；

$M_B$——物质 B 的摩尔质量。

由于溶液的体积随温度变化而改变，所以 $c_B$ 也随温度变化而改变。

**例 1-1** 配制 2mol/L 的 NaOH 溶液 2L，需要 NaOH 多少克？已知 $M_{NaOH}=40\text{g/moL}$。

**解：**

$$m=McV=40\text{g/moL}\times 2\text{mol/L}\times 2\text{L}=160\text{g}$$

**例 1-2** 将 60g 草酸晶体（$H_2C_2O_4\cdot 2H_2O$）溶于水中，配制成 1L 溶液，求该溶液的物质的量浓度（$M_{草酸}=126\text{g/mol}$）。

**解：**

$$n_{H_2C_2O_4\cdot 2H_2O}=\frac{m}{M}=\frac{60}{126}=0.48\text{mol}$$

$$c_{H_2C_2O_4\cdot 2H_2O}=\frac{n}{V}=0.48\text{mol/L}$$

（5）质量摩尔浓度（$m_B$） 溶液中溶质 B 的物质的量除以溶剂的质量，称为溶质 B 的质量摩尔浓度，以 $m_B$ 表示，单位 mol/kg，对于很稀的溶液 $m_B\approx c_B$。

$$m_B=\frac{n_B}{m}$$

例如：$m_B=1.0\text{mol/kg}$，表示 1kg 水中含 1.0mol 的溶质 B。质量摩尔浓度不随温度的变化而变化。

**例 1-3** 将 54g 葡萄糖溶于 1000g 水中，该葡萄糖溶液的质量摩尔浓度是多少？$M_{葡萄糖}=180\text{g/mol}$

**解：** $m_B=\frac{n_B}{m}=\frac{\frac{54}{180}}{1}=0.3\text{mol/kg}$

（6）比例浓度 包括容量比浓度和质量比浓度，容量比浓度是指液体试剂相互混合或用溶剂（大多为水）稀释时的表示方法。例如（1＋5）HCl 溶液，表示 1 体积市售浓 HCl 与 5 体积蒸馏水相混而成的溶液。有些分析规程中写成（1∶5）HCl 溶液，意义完全相同。质量比浓度是指两种固体试剂相互混合的表示方法，例如（1＋100）钙指示剂-氯化钠混合指示剂，表示 1 个单位质量的钙指示剂与 100 个单位质量的氯化钠相互混合，是一种固体稀释方法，同样也有写成 1∶100。

在《中国药典》中还经常看到在溶液后标注（1→10）的符号，也是比例浓度的一种表达形式，是指固体溶质 1g 或液体溶质 1mL 加溶剂成为 10mL 的溶液，未指明用何种溶剂时均指是水作溶剂。

### 1.1.2 溶液浓度之间的换算

在实际工作中，常常要将一种溶液的浓度换算成另一种浓度表示，即进行相应的浓度换算。浓度换算的关键是从正确理解各种浓度的基本定义出发，建立合理的等量关系。实验室常用溶液的密度及浓度见表 1-1。

**表 1-1 实验室常用溶液的密度及浓度**

| 试 剂 | 密度/(g/mL) | 质量分数/% | 物质的量浓度(近似值)/(mol/L) |
|---|---|---|---|
| $H_2SO_4$ | 1.84 | 98 | 18 |
| HCl | 1.18 | 37.0 | 12 |
| $HNO_3$ | 1.42 | 71.0 | 16 |
| $H_3PO_4$ | 1.70 | 85.0 | 15 |
| $CH_3COOH$ | 1.05 | 99.8 | 17.5 |
| $NH_3 \cdot H_2O$ | 0.89 | 30.0 | 15 |

### 1.1.2.1 质量分数与物质的量浓度之间的换算

在配制稀溶液时物质的量浓度使用比较方便，但很多药品的标识是质量分数，质量分数与物质的量浓度换算的桥梁是密度，以质量不变列等式。

溶质的质量＝溶质的物质的量浓度×溶液的体积×摩尔质量
＝溶液的体积×溶液密度×质量分数

即：

$$cVM=1000V\rho\omega$$

$$c=\frac{1000\rho\omega}{M}$$

溶液稀释前后溶质的质量不变，只是溶剂的量改变了，因此根据溶质的质量不变原则列等式：

$$c_1V_1=c_2V_2$$

式中 $c_1$——稀释前溶液的浓度；
$c_2$——稀释后溶液的浓度；
$V_1$——稀释前溶液的体积；
$V_2$——稀释后溶液的体积。

**例 1-4** 下列溶液为实验室和工业常用的试剂，计算出它们的物质的量浓度。

(1) 盐酸：密度 1.19g/mL，质量分数 0.38。
(2) 硫酸：密度 1.84g/mL，质量分数 0.98。
(3) 硝酸：密度 1.42g/mL，质量分数 0.71。
(4) 氨水：密度 0.89g/mL，质量分数 0.30。

**解：**(1) $$c_{HCl}=\frac{1000\rho\omega}{M_{HCl}}=\frac{1000\times1.19\times0.38}{36.5}=12.4\text{mol/L}$$

(2) $$c_{H_2SO_4}=\frac{1000\rho\omega}{M_{H_2SO_4}}=\frac{1000\times1.84\times0.98}{98}=18.4\text{mol/L}$$

(3) $$c_{HNO_3}=\frac{1000\rho\omega}{M_{HNO_3}}=\frac{1000\times1.42\times0.71}{63}=16.0\text{mol/L}$$

(4) $$c_{NH_3}=\frac{1000\rho\omega}{M_{NH_3}}=\frac{1000\times0.89\times0.30}{17}=15.7\text{mol/L}$$

**例 1-5** 欲配制 0.1mol/L 的盐酸溶液 400mL，需浓度为 37%、密度 1.19g/mL 的浓盐

酸多少毫升？

**解：**

$$c_{\mathrm{HCl}}=\frac{1000\rho\omega}{M}=\frac{1000\times1.19\times37\%}{36.5}\approx12\mathrm{mol/L}$$

$$c_1V_1=c_2V_2$$

$$V_1=\frac{0.1\times400}{12}=3.33\mathrm{mL}$$

### 1.1.2.2 质量浓度与物质的量浓度之间的换算

因为 $\rho_{\mathrm{B}}=\frac{m_{\mathrm{B}}}{V}$ $c_{\mathrm{B}}=\frac{n_{\mathrm{B}}}{V}$ $n_{\mathrm{B}}=\frac{m_{\mathrm{B}}}{M_{\mathrm{B}}}$

所以 $\rho_{\mathrm{B}}=c_{\mathrm{B}}M_{\mathrm{B}}$ 或 $c_{\mathrm{B}}=\frac{\rho_{\mathrm{B}}}{M_{\mathrm{B}}}$

**例 1-6** 计算 $\rho_{\mathrm{B}}=90\mathrm{g/L}$ 的稀盐酸溶液的物质的量浓度 $c_{\mathrm{B}}$ 是多少？

**解：** 已知 $M_{\mathrm{HCl}}=36.5\mathrm{g/mol}$ $\rho_{\mathrm{HCl}}=90\mathrm{g/L}$

所以 $$c_{\mathrm{HCl}}=\frac{\rho_{\mathrm{HCl}}}{M_{\mathrm{HCl}}}=\frac{90}{36.5}=2.47\mathrm{mol/L}$$

## 1.2 稀溶液的依数性

溶液的性质即不同于溶质，也不同于溶剂。其一些性质与溶质的本性有关，如颜色、导电性、密度等；而另一些性质如蒸气压、沸点、凝固点和渗透压等却与溶质的本性几乎无关，而仅取决于溶液的浓度，即一定量溶液中所含溶质的粒子数的多少。由于这类性质的变化依赖于溶质的粒子数且又只适用于稀溶液，所以 Ostwald 将这类性质称为稀溶液的“依数性”。

### 1.2.1 溶液的蒸气压下降

将一杯纯水放在密闭的容器中，由于分子的热运动，一部分能量较高的水分子从水面逸出，扩散到空气中形成水蒸气，这一过程称为蒸发；水蒸气的分子也在不断地运动，其中一些分子可能又重新回到水面变成液态水，这一过程称为凝聚。当蒸发速度与凝聚速度相等时，气液两相处于平衡状态，此时的蒸气压称为该温度下该液体的饱和蒸气压，简称蒸气压。很明显，越是容易挥发的液体，它的蒸气压越大；温度越高，液体的蒸发速度越大，饱和蒸气压也越大。在一定温度下，每种液体的蒸气压都是固定的。例如 20℃时，水的蒸气压为 2.33kPa，酒精的蒸气压为 5.85 kPa。表 1-2 是不同温度时水的蒸气压。

**表 1-2 不同温度时水的蒸气压**

| 温度/℃ | 0 | 20 | 40 | 60 | 80 | 100 | 120 |
|---|---|---|---|---|---|---|---|
| 蒸气压/ kPa | 0.61 | 2.33 | 7.37 | 19.92 | 47.34 | 101.33 | 202.65 |

由实验可测出，在一定的温度下，向溶剂中加入少量难挥发的溶质，溶剂的蒸气压下降了。即同一温度下，难挥发物质溶液的蒸气压总是低于纯溶剂的蒸气压，所谓溶液的蒸气压实际是指溶液中溶剂的蒸气压。纯溶剂蒸气压与溶液蒸气压之差称为溶液的蒸气压下降。溶质的加入一方面束缚了一部分高能的溶剂分子逸出；另一方面又占据了一部分溶剂的表面，

减少了单位面积上的溶剂分子数，因此达到平衡时溶液的蒸气压必然比纯溶剂的蒸气压下降。溶液浓度越大，溶液的蒸气压下降就越多。

## 1.2.2 溶液的沸点升高

液体的蒸气压随温度的升高而增大，当液体的蒸气压等于外界压强时的温度称为该溶液的沸点，因此沸点与外界压强有关。高山地区由于空气稀薄，外界压强较低，故水的沸点低于100℃。在一定的压强下，液体的沸点是固定的。在生产中常利用这个原理，在减压的条件下进行蒸馏、浓缩液体或干燥，一方面可以降低沸点，节省能源；另一方面可以避免一些产品因高温而影响质量和产量。

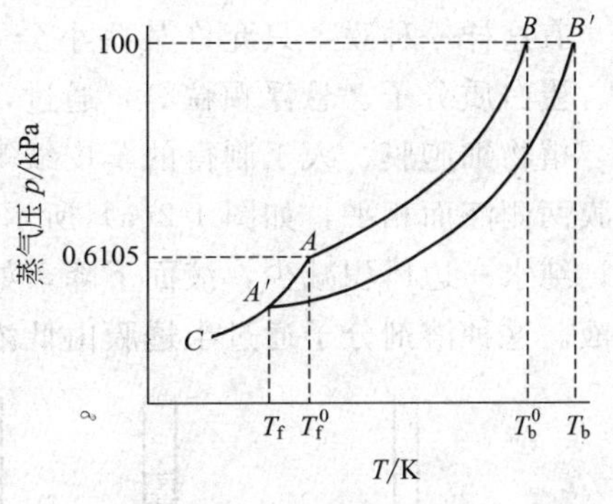


图 1-1 稀溶液的沸点升高、凝固点下降
AB 为纯水蒸气压曲线；A′B′为稀溶液的蒸气压曲线；AC 为冰的蒸气压曲线

当溶液中加入难挥发的非电解质时，由于蒸气压的下降，要使溶液的蒸气压和外界压强相等，显然要升高温度。溶液的蒸气压和外界压强相等时的温度要比纯溶剂的蒸气压和外界压强相等时的温度高（如图 1-1 所示，$T_b > T_b^0$），即溶液的沸点要比纯溶剂的沸点高。如在常压下，海水的沸点比纯水的沸点高就是这个道理。

溶液沸点升高的根本原因是溶液的蒸气压下降，而蒸气压下降的程度仅与溶液的浓度有关，因此沸点升高的程度也只取决于溶液的浓度，溶液浓度越大，沸点升高越多，而与溶质的本性无关。

## 1.2.3 溶液的凝固点下降

溶剂的凝固点是指液态溶剂和固态溶剂平衡存在时的温度，例如水的凝固点为0℃，此时水的蒸气压和冰的蒸气压相等。溶液和固态溶剂平衡共存时的温度称为溶液的凝固点。溶液的凝固点要比纯溶剂的凝固点低，这一现象称为溶液的凝固点下降。溶液的凝固点下降也是由于溶液的蒸气压下降引起的，如图 1-1 所示。

以纯水为例来说明水的凝固点下降，在水中加入少量的难挥发的溶质后，形成了水溶液，此时水的蒸气压下降。当溶液的温度冷却到0℃时，水溶液并不结冰，因为此时冰的饱和蒸气压与液体水的饱和蒸气压不相等（两条蒸气压曲线不相交）。为了使水结冰，必须进一步降低温度，当温度达到 $T_f$ 时，两条蒸气压曲线相交，温度 $T_f$ 就是溶液的凝固点。显然它比纯水的凝固点 $T_f^0$ 低。溶液的浓度越大，凝固点越低。

溶液凝固点降低性质有广泛的应用。例如在严寒的冬天，往汽车水箱中加入甘油或防冻液，可防止水的冻结；北方下雪时撒融雪剂，雪融化是因为凝固点下降；腌咸菜的缸不易结冰也是这个道理。盐和冰或雪的混合物可以作为制冷剂，因为盐溶解在冰表面的水中成为溶液，使溶液蒸气压下降而低于冰的蒸气压，冰就融化，冰在融化时要吸收大量的热，使温度降低。三份冰和一份盐的混合物可得到−22℃的低温。

利用溶液蒸气压下降和凝固点降低原理，可以说明植物的耐寒性和抗旱性。生物化学研究表明，当外界温度偏离常温时（不论是降低还是升高），在有机体细胞内都会强烈地生成可溶液性物质（主要是糖类），从而增大了细胞液的浓度。细胞液浓度增大，它的凝固点降低，因此细胞液在0℃左右不至于冰冻，植物仍能保持生命活动而表现出一定的耐寒性。另一方面，细胞液的浓度越大，它的蒸气压越小，蒸发越慢，因此在温度较高时，植物仍能保持水分而表现出一定的抗旱性。

### 1.2.4 溶液的渗透压和反渗透

#### 1.2.4.1 渗透压

有这样一种膜，只允许某些小分子物质（如水）通过而不允许大分子物质（如蔗糖分子、蛋白质分子、悬浮颗粒等）通过，这种膜称为半透膜，动物的肠衣、膀胱膜、毛细血管壁、植物细胞膜、人工制得的羊皮纸等都是半透膜。用一个半透膜将蔗糖溶液和纯水分开，使膜两侧液面相平，如图1-2(a) 所示。过一段时间会发现，溶液一边的体积增加，液面上升；纯水一边体积减少，液面下降，如图1-2(b) 所示，这个实验说明纯水通过半透膜进入溶液。这种溶剂分子通过半透膜由低浓度溶液向高浓度溶液扩散的现象称为渗透现象。

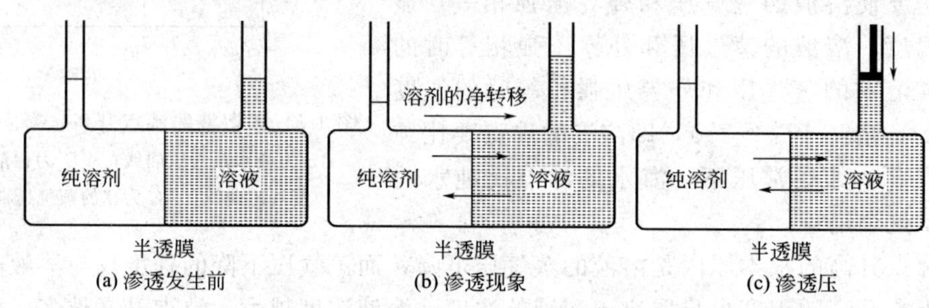


图 1-2 渗透现象和渗透压

渗透现象的产生是由于半透膜两侧与膜接触的溶剂分子数目不等而引起的，因为溶剂水分子能自由通过半透膜，而溶质分子不能通过，所以水分子从纯水向溶液方向渗透的速率快，导致溶液一侧液面不断升高，其净压力逐渐增加，结果使溶液一侧的水分子渗入纯水中的速率逐渐增加。当膜两侧透过水分子的速率相等时，达到渗透平衡，液面不再上升。由此可见，溶液的渗透压不是溶质分子运动的结果，而是溶剂分子在半透膜两边运动所致。

达到渗透平衡时，半透膜两边的水位差所显示的静压大小就称为溶液的渗透压；换言之，为了阻止纯水透过半透膜进入溶液，使渗透现象不发生，就必须在溶液的液面上施加一定的外压，如图1-2(c) 所示，这种恰能阻止渗透所需施加的压力称为渗透压。凡是溶液均能产生渗透压，不同浓度的溶液具有不同的渗透压。当存在半透膜时，溶液的浓度越高渗透压就越大，相反溶液浓度越低，渗透压越小。

动植物体的细胞膜多半具有半透膜的性能，因此渗透作用对于动植物的生活有着重大的意义。当水渗入植物细胞后，就产生相当大的压力，而使植物组织保持撑紧状态并具有弹性。植物的生长发育和土壤溶液的渗透压有关，只有土壤溶液的渗透压低于细胞液的渗透压时，植物才能不断从土壤中吸收水分和养分进行正常的生长发育，如果土壤溶液的渗透压高于植物细胞的渗透压，植物细胞内的水分就会向外渗透导致植物枯萎。盐碱地不利于作物生长就是这个道理。

#### 1.2.4.2 毫渗量/升

医药学上在讨论有关溶液渗透压问题时，常采用毫渗摩尔浓度（或叫渗透浓度）简称毫渗量/升。

(1) 毫渗量/升 指溶液中能产生渗透效应的各种物质质点（分子或离子）总浓度以毫摩尔/升来计算渗透压单位，常用符号为 mOsm/L。它是一种以浓度来表示渗透压大小的方法，单位是浓度单位而不是压力单位。

(2) 等渗液 溶液都有渗透压，渗透压相等时的两种溶液称为等渗液。对于渗透压不等的两种溶液，渗透压高的称为高渗液，渗透压低的称为低渗液。在临床上，所谓等渗、低渗或高渗是以血浆总渗透压作为判断标准的，由于正常人血浆总渗透压的正常范围相当于280～320mOsm/L，在此范围内的溶液称为生理等渗液。高于 320mOsm/L 为高渗液，低于280mOsm/L 为低渗液。

血细胞内液与血浆是等渗的，如果将血细胞放入纯水或低渗溶液中，由于水渗入血细胞内，血细胞便逐渐膨胀，最后破裂，这种现象称溶血现象。反之，将细胞放入高渗溶液中，血细胞内的水就向外渗出，血细胞便逐渐萎缩，这种现象称胞浆分离。

临床上除了大型补液需要等渗外，配制眼用制剂也要考虑等渗。眼组织对渗透压变化比较敏感，为防止刺激或损伤眼组织，眼用制剂必须进行等渗调节。

**例 1-7** 求生理盐水（0.9%NaCl 溶液）的渗透压是多少？这种溶液是否是等渗溶液？

**解：**

$$0.9\% \approx \frac{0.9\text{gNaCl}}{100\text{mL 溶液}} = \frac{9\text{gNaCl}}{1000\text{mL 溶液}}$$

$$c = \frac{9}{58.5 \times 1}\text{mol/L} = 0.154\text{mol/L} = 154\text{mmol/L}$$

NaCl 在水中电离成 $Na^+$、$Cl^-$。

$$154\text{mmol/L} \times 2 = 308\text{mOsm/L}$$

生理盐水溶液为生理等渗液。

#### 1.2.4.3 反渗透

反渗透又称逆渗透，实际上是一种渗透过程的逆过程。在渗透过程中，如果外加在溶液液面上的压力超过了渗透压的压力，就会产生另外一种情况：使浓度高的溶液中的溶剂向浓度低的溶液中流动，使溶解在溶液中的溶质与溶剂分离，这一过程称为反渗透过程。

随着反渗透过程的进行，在半透膜的低压一侧渗出高浓度溶液中的溶剂，称为渗透液，而留存压力较高一侧的将是分离出了溶剂的浓缩液。例如用反渗透技术处理海水，在半透膜的低压一侧得到的是淡水，而在高压一侧得到的是含有高盐分的卤水。由于半透膜能够截留水中的各种无机离子、胶体物质和大分子溶质，所以反渗透过程被广泛用于污水处理、饮用水净化、海水淡化和溶液的浓缩等方面。

## 1.3 胶 体

### 1.3.1 分散系及其分类

一种或几种物质分散在另一种物质中所形成的体系称为分散系。被分散的物质称为分散质或分散相，容纳分散相的连续介质称为分散介质或分散剂。

按照分散相粒子的大小，可以把分散系分为真溶液、胶体分散系和粗分散系三类（表

1-3），它们具有不同的扩散速率、膜的通透性和滤纸的通透性能。

表 1-3 分散系的分类

| 分散相粒子大小/nm | 分散系统类型 | | 分散相粒子的组成 | 一般性质 | 实例 |
|---|---|---|---|---|---|
| <1 | 真溶液 | | 低分子或离子 | 均相；热力学稳定系统；分散相粒子扩散快，能透过滤纸和半透膜，形成真溶液 | NaCl、NaOH、$C_6H_{12}O_6$ 等水溶液 |
| 1～100 | 胶体分散系 | 溶胶 | 胶粒（分子、离子、原子的聚集体） | 非均相；热力学不稳定系统；分散相粒子扩散慢，能透过滤纸，不能透过半透膜 | 氢氧化铁、硫化砷、碘化银及金、银、硫等单质溶胶 |
| | | 高分子溶液 | 高分子 | 均相；热力学稳定系统；分散相粒子扩散慢，能透过滤纸，不能透过半透膜，形成溶液 | 蛋白质、核酸等水溶液，橡胶的苯溶液 |
| >100 | 粗分散系（乳状液、悬浮液） | | 粗粒子 | 非均相；热力学不稳定系统；分散相粒子不能透过滤纸和半透膜 | 乳汁、泥浆等 |

胶体是分散系的一种，这里所讲的胶体是指以水作为分散剂，固体物质为分散质的胶体溶液。它在工农业生产和科学研究上都有重要的作用。胶体对于研究生命科学显得尤其重要，因为生物体的组织、细胞实际上都是胶体，其他如乳液、血液、淋巴等均属于胶体。

## 1.3.2 溶胶的基本性质

溶胶的胶粒是由直径为 1～100nm 的胶粒分散在分散介质中形成的分散系统。多相性、高度分散性和聚结不稳定性是溶胶的基本特性，其光学性质、动力学性质和电学性质都是由这些基本特性引起的。

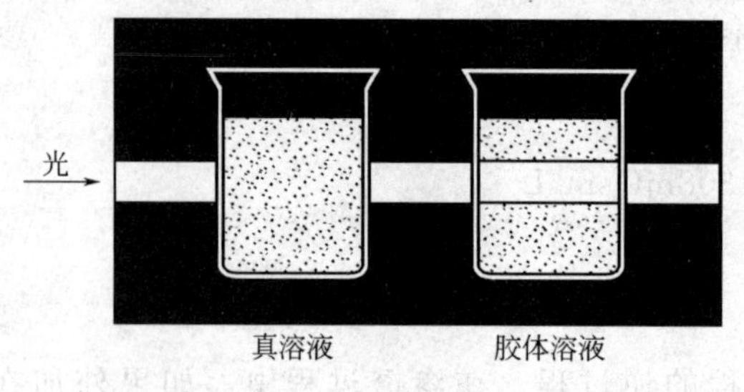


图 1-3 丁达尔效应

（1）溶胶的光学性质——丁达尔效应 如果将一束被聚光镜会聚的强光射入胶体溶液，在光束的垂直方向上可以看到一条发亮的光柱，这种现象称为丁达尔效应，如图 1-3 所示。

丁达尔效应的产生是由于胶体粒子对光的散射而形成的，通常把散射光又称乳光，所以丁达尔效应又称乳光现象。

可见光射到粗分散系能产生反射光，使粗分散系浑浊不透明。真溶液的分散相很小，光的散射极弱，可见光射入真溶液时，几乎都发生透射作用，使真溶液具有透明性质而没有丁达尔现象。因此可用丁达尔效应区分三大分散系。

（2）溶胶的动力学性质——布朗运动 在超显微镜下观察溶胶粒子不断地做无规则的运动，这是英国植物学家布朗（Brown）在 1827 年观察花粉颗粒运动时发现的，故称这种运动为布朗运动，如图 1-4 所示。

布朗运动是由分散剂的分子无规则地从各个方向撞击分散相的颗粒而引起的，运动着的胶粒可使其本身不下沉，因而是溶胶的一个稳定因素。

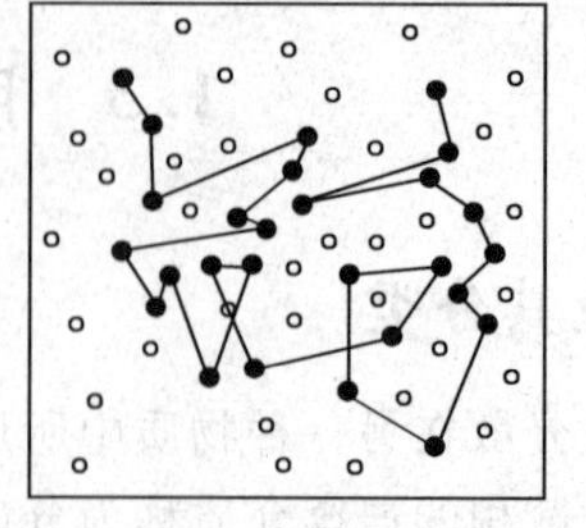
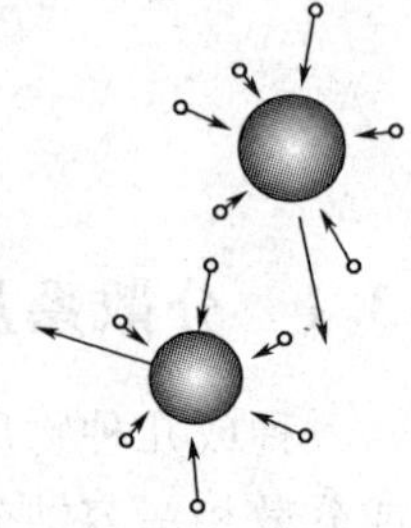

图 1-4 布朗运动

（3）溶胶的电学性质——电泳现象 在电场作用下，带电胶粒在介质中的定向移动称为电泳。从电泳的方向可以判断胶粒所带电荷。溶胶向正极迁移，胶粒带负电，称为负溶胶；溶胶向负极迁移，胶粒带正电，称为正溶胶。

溶胶充满多孔性隔膜，胶粒被吸附而固

定。由于胶粒带电，介质必然带与胶粒相反电荷。在外电场作用下，液体介质将通过多孔隔膜向与介质电荷相反的电极方向移动，称为电渗。

电泳和电渗都是由于分散相和分散介质作相对运动时产生的电动现象。

## 1.3.3　胶团结构

胶体的性质与其内部结构有关。根据大量实验事实，提出了扩散双电子层结构。

（1）胶粒带电的原因

① 胶粒中的胶核有吸附其他物质而降低界面自由能的趋势，常选择性地吸附分散系统中与其组成类似的离子作为稳定剂，而使其界面带有一定电荷。改变反应物的用量，可使制备的溶胶带有不同符号的电荷。如利用硝酸银和碘化钾制备碘化银溶胶，当 KI 过量时，AgI 胶核吸附过量的 $I^-$ 而带负电荷；反之，当 $AgNO_3$ 过量时，AgI 胶核则吸附过量的 $Ag^+$ 而带正电荷。

② 胶核表面分子的离解。例如，硅胶胶核表面的 $H_2SiO_3$ 分子可以离解成 $SiO_3^{2-}$ 和 $H^+$，$H^+$ 扩散到介质中去，而 $SiO_3^{2-}$ 则留在胶核表面，结果使胶粒带负电荷。

（2）胶粒的双电层结构　胶核表面因离解或选择性吸附某种离子电荷，以静电引力吸引介质中的电荷相反的离子（反离子），反离子受胶体的吸引有靠近胶体的趋势。同时由于离子的热运动，又有远离胶体的趋势，当这两种作用达到平衡时，一部分反离子紧紧附在胶体粒子表面，并在电泳时一起移动，这部分反离子和胶体表面的离子所形成的带电层叫吸附层；另一部分反离子分布在胶粒的周围，离胶粒近处较多，离胶粒远处较少，形成与吸附层电荷符号相反的另一个带电层叫扩散层。这样在胶粒表面由电性相反的吸附层和扩散层构成双层，统称为双电层结构。

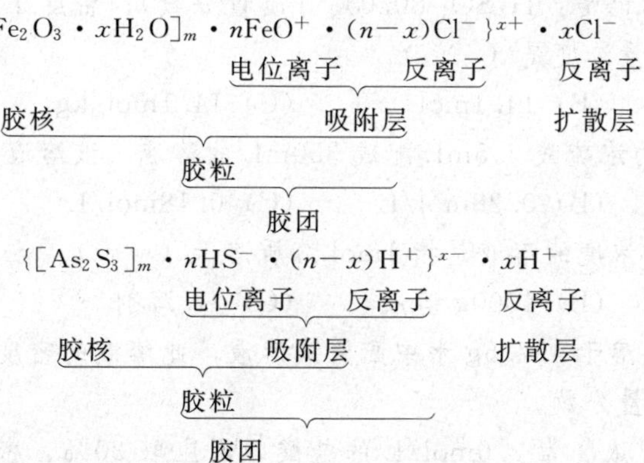


（3）胶体的破坏　胶体和粗分散系不同，有很大的稳定性。这是由于胶体粒子带有相同的电荷，于是在胶粒间产生了一定的静电斥力，从而阻止它们互相接触而聚沉。另一方面，由于胶粒较小，能不停地做无规则运动，致使吸附在胶粒表面的粒子水化，形成水化膜，这也阻止了胶粒聚沉。

胶体的稳定性是相对的、有条件的。当溶胶的稳定因素受到破坏，胶粒碰撞时会合并变大，从介质中析出而下沉，称为聚沉。加热、辐射、加入电解质等可引起溶胶聚沉，其中最主要的是加入电解质所引起的聚沉。

溶胶对电解质很敏感。虽然极少量电解质的存在对溶胶有稳定作用，但稍微过量即引起溶胶的聚沉。电解质聚沉能力的大小，常用临界聚沉浓度表示，即一定量溶胶在一定时间内发生聚沉所需电解质溶液的最小浓度，单位为 mmol/L。电解质对溶胶的聚沉作用，有如下规律。

① 反离子的价数愈高，聚沉能力愈强。一价、二价、三价反离子的临界聚沉浓度之比近似与离子价数的六次方成反比，即 Shulze-Hardy 规则。

② 同价离子的聚沉能力虽然接近，但也有不同。

③ 一些有机物离子，特别是一些表面活性剂和聚酰胺类化合物的离子，具有非常强的聚沉能力。

在加热条件下，由于增加了胶粒的碰撞，同样可以破坏胶体的稳定性而聚沉。

带相反电荷的溶胶有相互聚沉的能力。当正、负溶胶按适当比例混合致使胶粒所带电荷恰被中和时，就可完全聚沉。两者比例不适当，则聚沉不完全，甚至不发生聚沉。

在溶胶中加入高分子溶液对溶胶有保护作用。高分子物质吸附于胶粒的表面使其对介质的亲和力加强，从而增加了溶胶的稳定性。但有时加入少量的高分子溶液，反而降低溶胶的稳定性，甚至发生聚沉，这种现象称作敏化作用。

## 习　题

1. 同温同体积的两杯蔗糖溶液，浓度分别为 1mol/L 和 1mol/kg，则溶液中的蔗糖含量应是（　　）

(A) 一样多　　(B) 1mol/kg 中多　　(C) 1mol/L 中多　　(D) 不一定哪个多

2. 将 0.90mol/L 的 $KNO_3$ 溶液 100mL 与 0.10mol/L 的 $KNO_3$ 溶液 300mL 混合，所制得 $KNO_3$ 溶液的浓度为（　　）

(A) 0.50mol/L　　(B) 0.40mol/L　　(C) 0.30mol/L　　(D) 0.20mol/L

3. 硫酸瓶上的标记是：$H_2SO_4$ 80.0%（质量分数）；密度 1.727g/mL；相对分子质量 98.0。该酸的物质的量浓度是（　　）

(A) 10.2mol/L　　(B) 14.1mol/L　　(C) 14.1mol/kg　　(D) 16.6mol/L

4. 用 18mol/L 的浓硫酸 3.5mL 配成 350mL 的溶液，该溶液的物质的量浓度为（　　）

(A) 0.25mol/L　　(B) 0.28mol/L　　(C) 0.18mol/L　　(D) 0.35mol/L

5. 单位质量摩尔浓度的溶液是指 1mol 溶质溶于（　　）

(A) 1L 溶液　　(B) 1000g 溶液　　(C) 1L 溶剂　　(D) 1000g 溶剂

6. 将 2.5g NaCl 溶于 497.5g 水中配置成溶液，此溶液的密度为 1.002g/mL，求该溶液的物质的量浓度和质量分数。

7. 现需 220mL、浓度为 2.0mol/L 的盐酸，问应取 20%、密度 1.10g/mL 的盐酸多少毫升？

8. 把一块冰放在 273K 的水中，另一块冰放在 273K 的盐水中，各有什么现象？

9. 登山队员在高山顶上打开军用水壶时，为什么壶里的水会冒气泡？

10. 施用过多的化肥会产生什么现象？为什么？

11. 怎样用实验方法鉴别溶液和胶体？又怎样鉴别溶胶和悬浊液？

12. 影响胶体溶液的稳定因素是什么？破坏胶体有哪些方法？

# 第2章　电解质溶液

电解质是在水溶液中或在熔融状态下能解离成离子的化合物，主要包括酸、碱、盐类化合物。电解质在溶液中全部或部分以离子形式存在，电解质之间的反应实质上是离子之间的反应。本章主要运用化学平衡原理讨论电解质溶液中的化学平衡规律。

## 2.1　酸碱理论

### 2.1.1　酸碱质子理论

#### 2.1.1.1　酸碱的定义

酸碱质子理论认为：凡能给出质子（$H^+$）的物质都是酸；凡能接受质（$H^+$）的物质都是碱。酸是质子的给予体，碱是质子的接受体。酸和碱的关系可用下式表示为：

$$酸 \rightleftharpoons 质子 + 碱$$

$$HAc \rightleftharpoons H^+ + Ac^-$$

$$HCO_3^- \rightleftharpoons H^+ + CO_3^{2-}$$

$$H_2SO_4 \rightleftharpoons H^+ + HSO_4^-$$

① 从以上关系式可看出酸（如 HAc）给出质子后变成碱（$Ac^-$），而碱（$Ac^-$）接受质子便成为酸（HAc），酸与碱的这种相互依存的关系称为共轭关系。仅相差 1 个质子的一对酸、碱（HAc-$Ac^-$）称为共轭酸碱对。HAc 是 $Ac^-$ 的共轭酸，$Ac^-$ 是 HAc 的共轭碱。同样，$HCO_3^-$ 和 $H_2SO_4$ 是 $CO_3^{2-}$ 和 $HSO_4^-$ 的共轭酸，$CO_3^{2-}$ 和 $HSO_4^-$ 也是 $HCO_3^-$ 和 $H_2SO_4$ 的共轭碱。

② 酸和碱可以是中性分子，也可以是阴离子或阳离子，如 HCl、HAc 是分子酸，而 $NH_4^+$ 则是离子酸。$Cl^-$、$PO_4^{3-}$ 是离子碱。有些物质如 $H_2O$、$HCO_3^-$、$H_2PO_4^-$、$HS^-$ 等既可以给出质子又可以接受质子，这类分子或离子称为两性物质。

③ 酸碱质子理论没有盐的概念。酸碱离解理论中的盐，在质子理论中是离子酸、离子碱或离子酸离子碱的加合物。例如 $Na_2CO_3$ 在阿伦尼乌斯离解理论中称为正盐，但在酸碱质子理论中则认为 $CO_3^{2-}$ 是离子碱，$Na^+$ 既不给出质子也不接受质子，在质子理论中是非酸非碱物质，$NH_4Cl$ 中的 $NH_4^+$ 是离子酸，$Cl^-$ 是离子碱。

④ 在一对共轭酸碱对中，共轭酸的酸性愈强，其碱性愈弱；共轭酸的酸性愈弱，其共轭碱的碱性愈强。

#### 2.1.1.2　酸碱反应的实质

按照酸碱质子理论，共轭酸碱对是酸碱半反应，不能单独进行，酸碱反应必须是两个酸碱半反应相互作用才能实现。其实质是两个共轭酸碱对间的质子传递，可用一个通式表示酸碱反应。

酸碱半反应 1　　　$酸_1 \rightleftharpoons 碱_1 + H^+$

酸碱半反应 2　　　$碱_2 + H^+ \rightleftharpoons 酸_2$

总反应　　　$酸_1 + 碱_2 \rightleftharpoons 碱_1 + 酸_2$（$H^+$ 由酸₁ 传递给碱₂）

两个酸碱半反应相互作用的结果是$酸_1$ 把质子传递给了$碱_2$，自身变为$碱_1$，$碱_2$ 从$酸_1$ 接受质子后变为$酸_2$。$酸_1$ 是$碱_1$ 的共轭酸，$碱_2$ 是$酸_2$ 的共轭碱。这种质子传递反应，既不要求反应必须在溶剂中进行，也不要求先生成独立的质子再加到碱上，而只是质子从一种物质传递到另一种物质中去。因此，反应可在水溶液中进行，也可在非水溶液中或气相中进行。例如：

$$HCl + NH_3 \rightleftharpoons NH_4^+ + Cl^-$$

（$H^+$ 由 HCl 传递给 $NH_3$）

$NH_3$ 和 HCl 的反应，无论在水溶液中、液氨溶液中、苯溶液中或气相中，其实质都是一样的，即 HCl 是酸，放出质子给 $NH_3$，然后转变为它的共轭碱 $Cl^-$，$NH_3$ 则是碱，接受质子后，转变为它的共轭酸 $NH_4^+$。强碱夺取了强酸放出的质子，转变为较弱的共轭酸和共轭碱。酸碱反应总是由较强的酸和较强的碱作用，向着生成较弱的酸和碱的方向进行。

酸碱质子理论扩大了酸和碱的范围，把电离理论中的电离作用、中和作用、水解作用等，全部包括在酸碱反应的范围之内，都可以看做是质子传递的酸碱反应。

## 2.1.2　酸碱电子理论

在质子理论提出的同时，路易斯从电子对的给予和接受提出了新的酸碱概念，后来发展为路易斯酸碱理论。这个理论认为，凡是能给出电子对的分子、离子或原子团都叫做碱；凡是能接受电子对的任何分子、离子或原子团都叫做酸。酸碱反应的实质是电子对由碱向酸转移，形成配位键并生成酸碱加合物。因此路易斯理论又称为酸碱电子理论。可用通式表示：

$$A + :B \longrightarrow A:B$$

酸　　碱　　酸碱加合物

$$H^+ + :OH^- \longrightarrow H_2O$$

$$HCl + :NH_3 \longrightarrow NH_4Cl$$

$$SO_3 + :CaO \longrightarrow O_3SOCa(CaSO_4)$$

$$Cu^{2+} + 4:NH_3 \longrightarrow [Cu(NH_3)_4]^{2+}$$

在反应中，$NH_3$、CaO 和 $OH^-$ 都是电子对给予体，它们是路易斯碱。电子理论摆脱了体系必须具有某种离子、元素和溶液的限制，而是立足于物质的普遍组分，以电子的授受关系来说明酸碱反应。电子理论定义的酸碱极为广泛，大大超过了其他酸碱理论所涉及的范围。为了区分不同理论定义的酸碱，一般书中把电子理论定义的酸碱称为路易斯酸和路易斯碱，也称广义酸和广义碱。但是由于电子理论对酸碱的认识过于笼统，因而不易掌握酸碱的特征，所以大多数场合还是习惯用酸碱离解理论或酸碱质子理论。路易斯酸碱电子理论在有机化学和配位化学反应中应用较为广泛。

## 2.1.3　水的离解和溶液的 pH 值

### 2.1.3.1　水的离解

水是一种既能接受质子，又能给出质子的两性物质。实验证明，纯水有微弱的导电性，说明它是一种极弱的电解质，在纯水中存在着下列平衡：

$$H_2O + H_2O \rightleftharpoons H_3O^+ + OH^-$$

上式简写为：

$$H_2O \rightleftharpoons H^+ + OH^-$$

水分子间发生的这种质子转移，称为质子自递作用，其平衡常数表示为：

$$K_i = \frac{[H^+][OH^-]}{[H_2O]}$$

即
$$[H^+][OH^-] = [H_2O]K_i = K_w$$

水的离解很微弱，平衡常数表达式中［$H_2O$］可看成是一个常数，$K_i$也是一个常数，则 $K_i[H_2O]$ 仍为常数，用 $K_w$表示。$K_w$称为水的离子积常数，简称水的离子积，它表明在一定的温度下，水中［$H^+$］和［$OH^-$］之积为一常数。

经实验测定得知，在 22℃时，1L 纯水仅有 $10^{-7}$水分子离解，因此，纯水中［$H^+$］和［$OH^-$］都是 $10^{-7}$mol/L，即

$$K_w = [H^+][OH^-] = 10^{-7} \times 10^{-7} = 1 \times 10^{-14}$$

水的离解是吸热过程，温度升高，$K_w$值增大，不同温度下水的离子积见表 2-1。

**表 2-1　不同温度下水的离子积常数**

| $T$/K | 273 | 283 | 295 | 298 | 313 | 323 | 373 |
|---|---|---|---|---|---|---|---|
| $K_w$ | $0.13\times10^{-14}$ | $0.36\times10^{-14}$ | $1.0\times10^{-14}$ | $1.27\times10^{-14}$ | $3.8\times10^{-14}$ | $5.6\times10^{-14}$ | $7.4\times10^{-14}$ |

由表 2-1 可以看出，水的离子积 $K_w$随温度变化而变化。为了方便起见，室温下常采用 $K_w = 1\times10^{-14}$进行有关计算。

由于水的离解平衡的存在，［$H^+$］或［$OH^-$］两者中若有一种增大，则另一种一定减少。所以不仅在纯水中，就是在任何酸性或碱性的稀溶液中，［$H^+$］和［$OH^-$］的乘积也是个常数，在室温时都为 $1\times10^{-14}$。

### 2.1.3.2　溶液的酸碱性和 pH 值

常温时纯水中［$H^+$］和［$OH^-$］相等，都是 $10^{-7}$ mol/L，所以纯水是中性的。如果向纯水中加酸，由于［$H^+$］增大，使水的离解平衡向左移动，当达到新的平衡时，溶液中 $[H^+]>[OH^-]$，$[H^+]>10^{-7}$ mol/L，$[OH^-]<10^{-7}$ mol/L，溶液呈酸性。如果向纯水中加碱，由于［$OH^-$］增大，使水的离解平衡向左移动，当达到新的平衡时，溶液中 $[OH^-]>[H^+]$，$[OH^-]>10^{-7}$ mol/L，$[H^+]<10^{-7}$ mol/L，溶液呈碱性。溶液的酸碱性与［$H^+$］和［$OH^-$］的关系可表示为：

中性溶液　　$[H^+]=[OH^-]=10^{-7}$ mol/L

酸性溶液　　$[H^+]>10^{-7}$ mol/L $>[OH^-]$

碱性溶液　　$[H^+]<10^{-7}$ mol/L $<[OH^-]$

［$H^+$］越大，溶液的酸性越强；［$H^+$］越小，溶液的酸性越弱。在酸性溶液中不是没有 $OH^-$，只是浓度很小（小于 $H^+$浓度）。

溶液的酸碱性常用［$H^+$］表示，但当溶液里的［$H^+$］很小时，用［$H^+$］表示溶液的酸碱性就很不方便，因此在［$H^+$］很小时常用 pH 值表示溶液的酸碱性。

pH 值的概念：氢离子浓度的负对数叫做 pH 值。

$$pH = -\lg[H^+] \text{或} [H^+] = 10^{-pH}$$

pOH 值的概念：氢氧根离子浓度的负对数叫 pOH 值。

$$pOH=-\lg[OH^-]或[OH^-]=10^{-pOH}$$

$$pH+pOH=14$$

溶液的酸碱性和 pH 值的关系是：

295K 时，中性溶液 pH=7，酸性溶液 pH<7，碱性溶液 pH>7。

pH 值越小酸性越强，pH 值越大碱性越强。一般而言，pH 的适用范围是 0～14，当［$H^+$］大于 1mol/L 时，直接用［$H^+$］表示溶液的酸碱性，此时用 pH 值表示就比较麻烦，如 2mol/L 的 HCl 溶液的 pH 值就是－0.3010，为负值。

必须注意：pH 值相差一个单位，［$H^+$］相差 10 倍，因此两种不同 pH 值的溶液混合，必须换算成［$H^+$］再进行计算。

# 2.2 电解质溶液

## 2.2.1 强电解质溶液

电解质分为强电解质和弱电解质。为了定量地表示电解质在溶液中离解程度的大小，引入离解度的概念。离解度是离解平衡时已离解的分子数占原有分子数的百分数。

根据近代物质结构理论，强电解质是离子型化合物或具有强极性的共价化合物，它们在溶液中是全部离解的。强电解质在水溶液中，理论上应是 100％离解成离子，但对其溶液导电性的测定结果表明，它们的离解度均小于 100％。这种由实验测得的离解度为表观离解度。表 2-2 列出了几种强电解质溶液的表观离解度。

**表 2-2 强电解质溶液的表观离解度**（25℃，0.1mol/L）

| 电解质 | 离解式 | 表观离解度/％ | 电解质 | 离解式 | 表观离解度/％ |
|---|---|---|---|---|---|
| 氯化钾 | $KCl \longrightarrow K^+ + Cl^-$ | 86 | 硫酸 | $H_2SO_4 \longrightarrow 2H^+ + SO_4^{2-}$ | 61 |
| 硫酸锌 | $ZnSO_4 \longrightarrow Zn^{2+} + SO_4^{2-}$ | 40 | 氢氧化钠 | $NaOH \longrightarrow Na^+ + OH^-$ | 91 |
| 盐酸 | $HCl \longrightarrow H^+ + Cl^-$ | 92 | 氢氧化钡 | $Ba(OH)_2 \longrightarrow Ba^{2+} + 2OH^-$ | 81 |
| 硝酸 | $HNO_3 \longrightarrow H^+ + NO_3^-$ | 92 | | | |

为了解释上述矛盾现象，1923 年德拜（P. L. W. Debye）和休克尔（E. Hückel）提出了强电解质溶液离子互吸理论。该理论认为强电解质在水中是完全离解的，但由于在溶液中的离子浓度较大，阴离子和阳离子之间的静电作用比较显著，在阳离子周围吸引着较多的阴离子；在阴离子周围吸引着较多的阳离子。这种情况好似阳离子周围有阴离子氛，在阴离子周围有阳离子氛。

离子在溶液中的运动受到周围离子氛的牵制，并非完全自由。因此在导电性实验中，阴离子和阳离子向两极移动的速度比较慢，好似电解质没有完全离解。显然，这时所测得的“离解度”并不代表溶液的实际离解情况，故称为表观离解度。

由于离子间的相互牵制，致使离子的有效浓度表现得比实际浓度要小，如 0.1mol/L 的 KCl 溶液，$K^+$ 和 $Cl^-$ 的浓度应该是 0.1mol/L。但根据表观离解度计算得到的离子有效浓度只有 0.086mol/L。通常把有效浓度称为活度（$a$），活度与实际浓度（$c$）的关系为

$$a=fc$$

式中 $f$——活度系数。

一般情况下，$a<c$，故 $f$ 常常小于1。显然，溶液中离子浓度越大，离子间相互牵制程度越大，$f$ 越小。此外，离子所带的电荷数越大，离子间的相互作用越大，同样会使 $f$ 减小。以上两种情况都会引起离子活度减小。而在弱电解质溶液中，由于离子浓度很小，离子间的距离较大，相互作用较弱。此时，活度系数 $f\rightarrow 1$，离子活度与浓度几乎相等，故在近似计算中用离子浓度代替活度，不会引起大的误差。本书采用离子浓度进行计算。

## 2.2.2 弱电解质溶液

### 2.2.2.1 一元弱酸（碱）溶液的离解平衡

（1）离解度 弱电解质的离解是可逆过程。可以用离解度（$\alpha$）表示其离解的程度。

$$\alpha=\frac{\text{已离解的分子数}}{\text{离解前分子总数}}\times 100\%$$

在温度、浓度相同的条件下，离解度越大，表示该弱电解质相对较强。

例如：在18℃时0.1mol/L醋酸溶液中，每10000个醋酸分子中有134个离解成 $H^+$ 和 $Ac^-$，醋酸的离解度为：

$$\alpha=\frac{134}{10000}\times 100\%=1.34\%$$

离解度的大小可以相对地表示电解质的强弱。

（2）离解平衡常数 弱电解质在水溶液中存在着分子与离子间的离解平衡，一元弱酸以醋酸的离解过程为例进行讨论。

$$HAc \rightleftharpoons H^+ + Ac^-$$

根据化学平衡原理，在一定温度下，当醋酸在水溶液中达到离解平衡时，溶液中 $H^+$、$Ac^-$ 的浓度与未离解的HAc分子浓度间的关系可用下式表示：

$$K_a=\frac{[H^+][Ac^-]}{[HAc]}$$

式中 $K_a$——酸的离解平衡常数，简称离解常数。

式中 $[H^+]$ 和 $[Ac^-]$ 表示氢离子和醋酸根离子的平衡浓度，$[HAc]$ 表示未离解的醋酸分子的平衡浓度。

一元弱碱的离解以氨水为例，它的离解平衡式为：

$$NH_3 \cdot H_2O \rightleftharpoons NH_4^+ + OH^-$$

根据化学平衡原理，碱的离解平衡常数 $K_b$ 为：

$$K_b=\frac{[NH_4^+][OH^-]}{[NH_3]}$$

应当指出，$K_a$ 和 $K_b$ 不受浓度的影响，只与电解质的本性和温度有关。在同温时，同类的弱电解质的 $K_a$ 或 $K_b$ 可以表示弱酸或弱碱的相对强度。一些弱电解质的离解常数见附录二。

（3）离解常数与离解度的关系 离解常数和离解度都能反映弱电解质的离解程度，它们之间既有区别又有联系。离解常数是化学平衡常数的一种形式，它不随电解质的浓度而变化；离解度则是转化率的一种形式，它表示弱电解质在一定条件下的离解百分率，在离解度允许的范围内可随浓度而变化。离解常数比离解度能更好地反映出弱电解质的特征，故应用范围比离解度更为广泛。

弱电解质的离解常数 $K_i$（包括 $K_a$ 和 $K_b$）和离解度的关系，以弱酸HAc为例讨论。设

HAc的浓度为$c$(mol/L)，离解度为$\alpha$。

$$\mathrm{HAc} \rightleftharpoons \mathrm{H^+} + \mathrm{Ac^-}$$

$$\begin{array}{llll} c_{起始} & c & 0 & 0 \\ c_{平衡} & c-c\alpha & c\alpha & c\alpha \end{array}$$

$$K_a = \frac{[\mathrm{H^+}][\mathrm{Ac^-}]}{[\mathrm{HAc}]} = \frac{(c\alpha)^2}{c-c\alpha} = \frac{c\alpha^2}{1-\alpha}$$

写成$K_i$与$\alpha$的一般关系式为：$K_i = \dfrac{c\alpha^2}{1-c\alpha}$

当$c/K_i > 500$，$\alpha < 5\%$，此时，$1-\alpha \approx 1$，于是可以用近似计算：

$$K_i = c\alpha^2 \text{或} \alpha = \sqrt{\frac{K_i}{c}}$$

以上表达式所表示的就是奥斯特瓦尔德稀释定律，其意义是：同一弱电解质的离解度与其浓度的平方根成反比，即浓度越稀，离解度越大；同一浓度的不同弱电解质的离解度与其离解常数的平方根成正比。

**例 2-1** 298K时，HAc的离解常数为$1.76\times10^{-5}$。计算0.10mol/L HAc溶液的$H^+$浓度、pH值和离解度。

**解**：设离解平衡时，溶液中［$H^+$］为$x$，则［HAc］$=0.10-x$，［$Ac^-$］$=x$

$$\begin{array}{llll} & \mathrm{HAc} \rightleftharpoons & \mathrm{H^+} + & \mathrm{Ac^-} \\ \text{平衡浓度} & 0.10-x & x & x \end{array}$$

将有关数值代入平衡关系式中：

$$K_a = \frac{[\mathrm{H^+}][\mathrm{Ac^-}]}{[\mathrm{HAc}]} = \frac{x^2}{0.10-x} = 1.76\times10^{-5}$$

因为$c/K_a > 500$，可以用近似计算，所以$0.10-x \approx 0.10$mol/L。

$$[\mathrm{H^+}] = x = \sqrt{1.76\times10^{-5}\times0.10} = 1.33\times10^{-3}\,\mathrm{mol/L}$$

$$\mathrm{pH} = -\lg[\mathrm{H^+}] = -\lg 1.33\times10^{-3} = 2.88$$

$$\alpha = \frac{x}{c}\times100\% = \frac{1.33\times10^{-3}}{0.10} = 1.33\%$$

把上述近似计算推广到一般，当$c/K_a > 500$时，可得浓度为$c_{酸}$的一元弱酸溶液中［$H^+$］的近似计算公式为：

$$[\mathrm{H^+}] = \sqrt{K_a c_{酸}}$$

用同样的方法，可以求出一元弱碱溶液中［$OH^-$］的近似计算公式：

$$[\mathrm{OH^-}] = \sqrt{K_b c_{碱}}$$

### 2.2.2.2 多元酸的离解

分子中含两个或两个以上可被置换的$H^+$的酸称为多元弱酸，常见的多元弱酸有$H_2CO_3$、$H_2S$、$H_3PO_4$等。多元弱酸的离解是分步进行的，每一步有一个离解平衡常数。

| | | | |
|---|---|---|---|
| 二元酸 | 碳酸 | $H_2CO_3 \rightleftharpoons H^+ + HCO_3^-$ | $K_{a_1} = 4.3\times10^{-7}$ |
| | | $HCO_3^- \rightleftharpoons H^+ + CO_3^{2-}$ | $K_{a_2} = 5.6\times10^{-11}$ |
| | 氢硫酸 | $H_2S \rightleftharpoons H^+ + HS^-$ | $K_{a_1} = 9.1\times10^{-8}$ |
| | | $HS^- \rightleftharpoons H^+ + S^{2-}$ | $K_{a_2} = 1.1\times10^{-12}$ |
| 三元酸 | 磷酸 | $H_3PO_4 \rightleftharpoons H^+ + H_2PO_4^-$ | $K_{a_1} = 7.52\times10^{-3}$ |
| | | $H_2PO_4^- \rightleftharpoons H^+ + HPO_4^{2-}$ | $K_{a_2} = 6.23\times10^{-8}$ |

$$HPO_4^{2-} \rightleftharpoons H^+ + PO_4^{3-} \qquad K_{a_3} = 2.2\times10^{-13}$$

一般而言，对于二元酸：$K_{a_1} \gg K_{a_2}$

对于三元酸：$K_{a_1} \gg K_{a_2} \gg K_{a_3}$

**例 2-2**　室温时，碳酸饱和溶液的物质的量的浓度约为 0.04mol/L，求此溶液中 $H^+$、$HCO_3^-$ 和 $CO_3^{2-}$ 离子的浓度（已知 $K_{a_1}=4.3\times10^{-7}$，$K_{a_2}=5.6\times10^{-11}$）。

**解**：由于 $H_2CO_3$ 的 $K_{a_1} \gg K_{a_2}$，可忽略二级离解，当一元酸处理。

设溶液中 $[H^+]=x$，则 $[HCO_3^-]\approx[H^+]=x$

$$\begin{array}{lccc} & H_2CO_3 \rightleftharpoons & H^+ + & HCO_3^- \\ c_{起始} & 0.04 & 0 & 0 \\ c_{平衡} & 0.04-x & x & x \end{array}$$

$$K_{a_1}=\frac{[H^+][HCO_3^-]}{[H_2CO_3]}=\frac{x^2}{0.04-x}=4.3\times10^{-7}$$

因为 $c/K_a>500$，可以用近似值计算，所以 $0.04-x\approx0.04$mol/L。

$$x=[H^+]=\sqrt{4.3\times10^{-7}\times0.04}=1.3\times10^{-4}\text{mol/L}$$

$HCO_3^-$ 的二级离解为：$HCO_3^- \rightleftharpoons H^+ + CO_3^{2-}$

$$K_{a_2}=\frac{[H^+][CO_3^{2-}]}{[HCO_3^-]}=5.6\times10^{-11}$$

因为 $H_2CO_3$ 的 $K_{a_1} \gg K_{a_2}$，$[HCO_3^-]\approx[H^+]$

所以 $[CO_3^{2-}]\approx K_{a_2}=5.6\times10^{-11}$

所以 $[H^+]=[HCO_3^-]=1.3\times10^{-4}$mol/L，$[CO_3^{2-}]=5.6\times10^{-11}$mol/L。

根据例 2-2 计算可得出如下结论。

① 多元弱酸的 $K_{a_1} \gg K_{a_2} \gg K_{a_3}$，求 $[H^+]$ 时，可把多元弱酸当作一元来处理。当 $c/K_a>500$，可以根据公式 $[H^+]=\sqrt{K_a c_{酸}}$ 作近似计算。

② 二元弱酸溶液中，酸根的浓度近似等于 $K_{a_2}$，与酸的原始浓度无关。

## 2.3　缓冲溶液

### 2.3.1　同离子效应和盐效应

#### 2.3.1.1　同离子效应

在弱电解质溶液中，加入一种与弱电解质具有相同离子的强电解质时，将引起离解平衡向左移动，导致弱酸或弱碱离解度降低，这种现象称同离子效应。

$$HAc \rightleftharpoons H^+ + Ac^-$$
$$NaAc \longrightarrow Na^+ + Ac^-$$

同离子效应使弱电解质的离解度减小，但弱电解质的离解平衡常数不变。

**例 2-3**　在 0.10mol/L 的醋酸溶液中，加入固体醋酸钠（设溶液体积不变），使其浓度为 0.20mol/L。求此溶液中 $[H^+]$ 和醋酸的离解度。

**解**：设由醋酸离解出的 $[H^+]$ 为 $x$。

$$\begin{array}{ccc} HAc \rightleftharpoons & H^+ + & Ac^- \\ 0.1-x & x & x \quad \cdots\to 总的[Ac^-]=0.20+x \end{array}$$

$$NaAc \longrightarrow Na^{+} + Ac^{-}$$
$$0.2 \qquad\qquad 0.20$$

$$K_a=\frac{[H^+][Ac^-]}{[HAc]}=\frac{x(0.20+x)}{0.10-x}=1.76\times10^{-5}$$

因为 $c/K_a>500, 0.20+x\approx0.20 \quad 0.10-x\approx0.10$

所以 $[H^+]=x=0.88\times10^{-5}\approx9.0\times10^{-6}$

$$\alpha=\frac{9.0\times10^{-6}}{0.10}\times100\%=0.009\%$$

所以此溶液中［$H^+$］为 $9.0\times10^{-6}$mol/L，离解度为 0.009%。

#### 2.3.1.2 盐效应

加入不含有与弱电解质（难溶电解质）具有相同离子的强电解质，使弱电解质电离度（难溶电解质溶解度）略有增大的效应叫盐效应。例如，在 0.1mol/L HAc 溶液中加入 0.1mol/L NaCl，则 HAc 的离解度由 1.33%增大到 1.82%。这是由于加入强电解质 NaCl 后，溶液中阴离子和阳离子浓度增加，离子间的相互牵制作用加强，妨碍了离子的运动，减小了离子的运动速度，使 $H^+$ 和 $Ac^-$ 分子化倾向略微降低，而使 HAc 的离解度略有增大。

产生同离子效应时，必然伴随着盐效应。同离子效应和盐效应的效果相反，且同离子效应的作用要大得多，在一般计算，特别是在较稀溶液中，可以不必考虑盐效应的影响。

### 2.3.2 缓冲溶液

许多化学反应和生产过程必须在一定的 pH 值范围内才能进行或进行的比较完全。那么，怎样的溶液才具有维持自身 pH 范围基本不变的作用呢？实验发现弱酸及其盐、弱碱及其盐等的混合溶液具有这种能力。

#### 2.3.2.1 缓冲溶液的概念和组成

首先参看表 2-3 几组数据。

**表 2-3 几组数据**

| 序号 | 原溶液 | 加入 1.0mL 1.0mol/L 的 HCl 溶液 | 加入 1.0mL 1.0mol/L 的 NaOH |
|---|---|---|---|
| 1 | 1.0L 纯水 | pH 值从 7.0 变为 3.0，改变 4 个单位 | pH 值从 7.0 变为 11，改变 4 个单位 |
| 2 | 1.0L 溶液中含有 0.10mol HAc 和 0.10mol NaAc | pH 值从 4.67 变为 4.75，改变 0.01 个单位 | pH 值从 4.76 变为 4.77，改变 0.01 个单位 |
| 3 | 1.0L 溶液中含有 0.10mol $NH_3$ 和 0.10mol $NH_4Cl$ | pH 值从 9.26 变为 9.25，改变 0.01 个单位 | pH 值从 9.26 变为 9.27，改变 0.01 个单位 |

以上数据说明，在纯水中加入少量的酸或碱，其 pH 值发生显著的变化；而向 HAc 和 NaAc 或 $NH_3$ 和 $NH_4Cl$ 组成的混合溶液中加入少量的酸或碱，其 pH 值改变很小；在一定范围内加水稀释时，HAc 和 NaAc 或 $NH_3$ 和 $NH_4Cl$ 组成的混合溶液的 pH 值改变幅度也很小。

这种能抵抗外加少量强酸、强碱或水的稀释，而保持 pH 值基本不变的溶液称为缓冲溶液，这种作用称为缓冲作用。缓冲溶液具有缓冲作用，是因为缓冲溶液中同时含有足量的能够对抗外来少量酸和碱的成分。通常把这两种成分称为缓冲对或缓冲系。其中，能够对抗外来少量酸的成分称为抗酸成分；能够对抗外来少量碱的成分称为抗碱成分。根据缓冲溶液的组成不同分为三种类型。

① 弱酸及其对应的盐

| 弱酸（抗碱成分） | 对应盐（抗酸成分） |
| --- | --- |
| HAc | NaAc |
| $H_2CO_3$ | $KHCO_3$ |

② 弱碱及其对应的盐

| 弱碱（抗酸成分） | 对应盐（抗碱成分） |
| --- | --- |
| $NH_3 \cdot H_2O$ | $NH_4Cl$ |

③ 多元弱酸的酸式盐及其对应的次级盐

| 多元弱酸的酸式盐（抗碱成分） | 对应盐（抗酸成分） |
| --- | --- |
| $NaHCO_3$ | $Na_2CO_3$ |
| $NaH_2PO_4$ | $Na_2HPO_4$ |

#### 2.3.2.2　缓冲作用原理

在 HAc-NaAC 的缓冲系中，HAc 为弱电解质，在水中部分离解成 $H^+$ 和 $Ac^-$；NaAc 为强电解质，在水中全部离解成 $Na^+$ 和 $Ac^-$。

$$HAc \rightleftharpoons H^+ + Ac^-$$

$$NaAc \longrightarrow Na^+ + Ac^-$$

由于 NaAc 完全离解，所以溶液中存在着大量的 $Ac^-$。弱酸 HAc 只有较少部分离解，加上由 NaAc 离解出的大量 $Ac^-$ 产生的同离子效应，使 HAc 的离解度变得更小，因此溶液中除大量的 $Ac^-$ 外，还存在大量 HAc 分子。这种在溶液中同时存在大量弱酸分子及该弱酸根离子（或大量弱碱分子及弱碱的阳离子），就是缓冲溶液组成上的特征。

当向此混合溶液中加少量强酸，溶液中大量的 $Ac^-$ 将与加入的 $H^+$ 结合而生成难离解的 HAc 分子，以致溶液的 $H^+$ 浓度几乎不变。换句话说，$Ac^-$ 起了抗酸的作用。当加入少量强碱时，由于溶液中的 $H^+$ 将与 $OH^-$ 结合生成 $H_2O$，使 HAc 的离解平衡向右移动，继续离解出 $H^+$ 仍与 $OH^-$ 结合，致使溶液中的 $OH^-$ 浓度几乎不变，因而 HAc 分子在这里起了抗碱的作用。由此可见，缓冲溶液同时具有抵抗少量酸或碱的作用，其抗酸抗碱作用是由缓冲对的不同部分担负的。

当加水稀释时，溶液中 HAc 和 $Ac^-$ 的浓度同步减少，致使溶液中的 $H^+$ 浓度几乎不变。

#### 2.3.2.3　缓冲溶液的pH 计算

缓冲溶液具有保持溶液的 pH 相对稳定的能力，因此知道缓冲溶液本身的 pH 就十分重要。缓冲溶液的计算公式推导如下。

以 HAc-NaAc 缓冲对为例，体系存在的反应为：

$$HAc \rightleftharpoons H^+ + Ac^-$$

$$NaAc \longrightarrow Na^+ + Ac^-$$

$$[H^+] = K_a \frac{[HAc]}{[Ac^-]}$$

根据近似处理知，$[HAc] = c_{弱酸}$，$[Ac^-] = c_{弱酸盐}$，得

$$[H^+] = K_a \frac{c_{弱酸}}{c_{弱酸盐}}$$

$$pH = pK_a + \lg \frac{c_{弱酸盐}}{c_{弱酸}} = pK_a + \lg \frac{n_{弱酸盐}}{n_{弱酸}}$$

同理，弱碱及弱碱盐组成的缓冲对：

$$pOH=pK_b+\lg\frac{c_{弱碱盐}}{c_{弱碱}}$$

**例 2-4** 将 400mg 的固体 NaOH 分别加到下列两种溶液中，它们的体积均为 1L。试分别计算这两种溶液 pH 值的变化。

(1) 0.1mol/L 的 HAc；(2) 0.1mol/L 的 HAc 和 0.1mol/L 的 NaAc 的混合溶液。

**解：** $c_{NaOH}=\frac{\frac{m}{M}}{V}=\frac{\frac{0.4}{40}}{1}=0.01mol/L$（因加入的是固体氢氧化钠体积变化忽略不计）

(1) 0.1mol/LHAc 溶液的 pH 值

$$[H^+]=\sqrt{cK_a}=\sqrt{0.1\times1.76\times10^{-5}}=1.33\times10^{-3}$$

$$pH=-\lg1.33\times10^{-3}=2.88$$

$$NaOH+HAc\longrightarrow NaAc+H_2O$$

| | NaOH | HAc | NaAc |
|---|---|---|---|
| $c_{起始}$ | 0.01 | 0.1 | 0 |
| $c_{变化}$ | −0.01 | −0.01 | 0.01 |
| $c_{平衡}$ | 0 | 0.09 | 0.01 |

反应后生成的醋酸钠与醋酸组成缓冲体系，pH 值为：

$$pH=pK_a+\lg\frac{c_{弱酸盐}}{c_{弱酸}}=4.75+\lg\frac{0.01}{0.09}=3.80$$

$$\Delta pH=3.80-2.88=0.92$$

(2) 0.1mol/LHAc-NaAc 组成的缓冲溶液的 pH 值为：

$$[H^+]=K_a\frac{c_{弱酸}}{c_{弱酸盐}}=1.76\times10^{-5}\times\frac{0.1}{0.1}=1.76\times10^{-5}\qquad pH=4.75$$

当加入 400mg 氢氧化钠以后：

$$NaOH+HAc\longrightarrow NaAc+H_2O$$

| | NaOH | HAc | NaAc |
|---|---|---|---|
| $c_{起始}$ | 0.01 | 0.1 | 0.1 |
| $c_{变化}$ | −0.01 | −0.01 | +0.01 |
| $c_{平衡}$ | 0 | 0.09 | 0.11 |

$$pH=pK_a+\lg\frac{c_{弱酸盐}}{c_{弱酸}}=4.75+\lg\frac{0.11}{0.09}=4.84$$

$$\Delta pH=4.84-4.75=0.09$$

所以 HAc 溶液的 pH 值的变化为 0.92，HAc-NaAc 缓冲溶液的 pH 值的变化为 0.09。

### 2.2.2.4 缓冲溶液的缓冲能力

缓冲溶液的缓冲作用有一定的限度，超过这个限度，缓冲溶液就会失去缓冲能力。缓冲溶液的缓冲能力大小用缓冲容量表示。所谓的缓冲容量，是使 1L（或 1mol）缓冲溶液的 pH 值改变 1 个单位所需加入强酸（$H^+$）或强碱（$OH^-$）的物质的量。缓冲容量常用符号 $\beta$ 表示。缓冲容量越大，说明缓冲溶液的缓冲能力越强。

一般而言，$c_{盐}:c_{酸}=1$ 时，此时缓冲溶液的缓冲能力最大；$c_{盐}:c_{酸}=10\sim1/10$ 时，有较好的缓冲作用。对于任何一个缓冲体系都有一个有效的缓冲范围，这个范围是：

弱酸及其盐体系　　　$pH=pK_a\pm1$

弱碱及其盐体系　　　$pOH=pK_b\pm1$

# 2.4 盐类水解

盐是酸和碱中和反应的产物，除酸式盐和碱式盐外，大多数盐在水中既不能离解出 $H^+$，也不能离解出离解出 $OH^-$，它们的水溶液似乎应该是中性的，但为什么 NaAc、$Na_2CO_3$、$NH_4Cl$ 等盐类物质溶于水时，显一定的酸碱性而不显中性呢？这是由于盐类物质溶于水时，盐的离子与 $H_2O$ 发生水解反应，产生 $H^+$ 或 $OH^-$ 的缘故，并且还生成弱酸或弱碱，结果引起 $H_2O$ 的离解平衡移动，改变了溶液中 $H^+$ 和 $OH^-$ 的相对浓度，所以溶液就不显中性了。

## 2.4.1 盐类水解的实质

盐类水解的实质是盐的离子与溶液中 $H_2O$ 离解出的 $H^+$ 和 $OH^-$ 作用，产生弱电解质的反应叫做盐类的水解。如 NaAc 溶于水后发生的反应为：

$$\begin{array}{l}\mathrm{NaAc} \longrightarrow \mathrm{Na^+} + \mathrm{Ac^-} \\ \qquad\qquad\qquad\qquad\quad + \\ \mathrm{H_2O} \rightleftharpoons \mathrm{OH^-} + \mathrm{H^+} \\ \qquad\qquad\qquad\qquad\quad \Updownarrow \\ \qquad\qquad\qquad\qquad\ \mathrm{HAc}\end{array}$$

由于 $Ac^-$ 与 $H_2O$ 离解出的 $H^+$ 结合成 HAc 分子，使［$H^+$］减小，导致水的离解平衡向右移动。当［$H^+$］得到补充时，［$OH^-$］也随之增大，因此溶液中［$OH^-$］>［$H^+$］，这就是 NaAc 水溶液显碱性的原因。

当 $NH_4Cl$ 溶于水后，有下列反应发生：

$$\begin{array}{l}\mathrm{NH_4Cl} \longrightarrow \mathrm{NH_4^+} + \mathrm{Cl^-} \\ \qquad\qquad\qquad\quad + \\ \mathrm{H_2O} \rightleftharpoons \mathrm{OH^-} + \mathrm{H^+} \\ \qquad\qquad\qquad\quad \Updownarrow \\ \qquad\qquad\quad \mathrm{NH_3 \cdot H_2O}\end{array}$$

由于 $NH_4^+$ 与 $H_2O$ 离解出的 $OH^-$ 结合成 $NH_3 \cdot H_2O$ 分子，使［$OH^-$］减小，导致水的离解平衡向右移动，使溶液中［$H^+$］>［$OH^-$］，这就是 $NH_4Cl$ 水溶液显碱性的原因。

按照酸碱质子理论，盐的水解就是盐的离子与 $H_2O$ 分子间的质子传递反应。$NH_4Cl$ 和 NaAc 的水解反应亦可表示为：

$$NH_4^+ + H_2O \rightleftharpoons NH_3 + H_3O^+$$

$$Ac^- + H_2O \rightleftharpoons HAc + OH^-$$

## 2.4.2 各类盐的水解平衡

### 2.4.2.1 强碱弱酸盐

这类盐的阴离子有水解作用，水解后溶液显碱性。以 NaAc 为例，水解反应为：

$$Ac^- + H_2O \rightleftharpoons HAc + OH^-$$

平衡时：

$$K_h = \frac{[HAc][OH]}{[AC^-]} = \frac{[HAc][OH^-][H^+]}{[Ac^-][H^+]} = \frac{[HAc]K_w}{[Ac^-][H^+]} = \frac{K_w}{K_a}$$

$K_h$ 表示水解时的平衡常数，称为水解常数。$K_h$ 数值的大小，表示盐水解程度的大小。

$K_h$ 与 $K_a$ 成反比，即酸越弱，它与强碱形成的盐水解程度越大（$K_h$ 越大），溶液的碱性越强。$K_h$ 值一般不能直接查到，而是通过 $K_h=K_w/K_a$ 间接求出。

盐的水解用水解度 $h$ 表示。

$$h=\frac{\text{已水解了的盐的浓度}}{\text{盐的初始浓度}}\times 100\%$$

NaAc 溶液中［$OH^-$］和 pH 值可作如下计算：设平衡时溶液中［$OH^-$］为 $x$，盐溶液的初始浓度为 $c_{盐}$，则：

$$Ac^- + H_2O \rightleftharpoons HAc + OH^-$$

$$\text{平衡浓度} \qquad c_{盐}-x \qquad\qquad x \qquad x$$

$$K_h=\frac{[HAc][OH^-]}{[Ac^-]}=\frac{x^2}{c_{盐}-x}$$

由于一般情况下，$K_h$ 值很小，溶液中未发生水解的 $Ac^-$ 的浓度近似等于 NaAc 的初始浓度，即 $c_{盐}-x\approx c_{盐}$。代入上式得：

$$x=\sqrt{K_h c_{盐}}$$

即

$$[OH^-]=\sqrt{K_h c_{盐}}=\sqrt{\frac{K_w}{K_a}c_{盐}}$$

### 2.4.2.2　强酸弱碱盐

这类盐的阳离子具有水解作用，水解后溶液显酸性。以 $NH_4Cl$ 为例，水解反应为：

$$NH_4^+ + H_2O \rightleftharpoons NH_3 + H_3O^+$$

溶液中 $NH_4^+$ 进行水解，用同样的方法可以推出

$$K_h=\frac{K_w}{K_b} \qquad [H^+]=\sqrt{K_h c_{盐}}=\sqrt{\frac{K_w}{K_b}c_{盐}}$$

### 2.4.2.3　弱酸弱碱盐

这类盐的阴离子和阳离子都有水解作用，水解后溶液的酸、碱性取决于生成的弱酸、弱碱的相对强弱。如果弱酸的离解常数 $K_a$ 与 $K_b$ 近于相等，则溶液近于中性；如果 $K_a>K_b$，溶液呈酸性；如果 $K_b>K_a$ 溶液呈碱性。

弱酸弱碱盐的水解常数为：

$$K_h=\frac{K_w}{K_a K_b}$$

还需指出，尽管弱酸弱碱盐水解的程度往往比较大，但无论所生成的弱酸和弱碱的相对强弱如何，溶液的酸、碱性总是比较弱的。例如，根据计算，0.1mol/L $NH_4CN$ 约有 51% 发生水解，溶液的 pH 值仅为 9.2。与之相比，0.1mol/L NaCN 仅有 1.3% 发生水解，而 pH 值高达 11.1。因此，不能认为水解的程度越大，溶液的酸性或碱性必然越高。

### 2.4.2.4　强酸强碱盐

强酸强碱盐中的阴离子和阳离子不能与水离解出的 $H^+$ 或 $OH^-$ 结合成弱电解质，水的离解平衡未被破坏，故溶液呈中性，即强酸强碱盐在溶液中不发生水解。

**例 2-5**　计算 0.1mol/L 的 $NH_4Cl$ 溶液中 pH 值和水解度。

**解**：因为 $NH_4Cl$ 是强酸弱碱盐水解显酸性，即：

$$NH_4^+ + H_2O \rightleftharpoons NH_3 + H_3O^+$$

所以

$$[H^+]=\sqrt{K_h c_{盐}}=\sqrt{\frac{K_w}{K_b}c_{盐}}=\sqrt{\frac{1.0\times10^{-14}}{1.76\times10^{-5}}\times0.1}=7.5\times10^{-6}$$

$$pH=-\lg[H^+]=-\lg7.5\times10^{-6}=5.1$$

$$h=\frac{已水解的盐的浓度}{盐的初始浓度}\times100\%=\frac{7.5\times10^{-6}}{0.1}\times100\%=7.5\times10^{-3}$$

### 2.4.3　影响盐类水解的因素

影响水解平衡的因素有以下几个方面。

(1) 盐的本性　盐类水解时所生成的弱酸或弱碱的离解常数越小，水解程度越大。若水解产物为沉淀，则其溶解度越小，水解程度也越大。

(2) 浓度　盐的浓度越小，水解的趋势就越大。稀释可促进水解，如：

$$CO_3^{2-}+H_2O \rightleftharpoons HCO_3^-+OH^-$$

$$K_h=\frac{[HCO_3^-][OH^-]}{[CO_3^{2-}]}$$

在一定的温度下，用水稀释时，各离子的浓度都减小，使 $K_c<K_h$，促使平衡向水解的方向移动。

对于弱酸弱碱盐，水解程度与浓度无关。

(3) 温度　由于中和反应是放热反应，因此其可逆过程——水解反应是吸热反应。一般加热可以促进水解反应，如：

$$FeCl_3+3H_2O \rightleftharpoons Fe(OH)_3+3HCl$$

加热时溶液的颜色逐渐变深，最后析出棕红色的 $Fe(OH)_3$ 沉淀，这说明加热可以促进 $FeCl_3$ 水解。

(4) 酸碱度的影响　盐类物质水解时，常引起溶液中 $[H^+]$ 和 $[OH^-]$ 的变化，因此调节溶液的酸碱度可以促进或抑制水解反应，如：

$$S^{2-}+H_2O \rightleftharpoons HS^-+OH^- \qquad 加酸促进水解$$

$$Al^{3+}+3H_2O \rightleftharpoons Al(OH)_3+3H^+ \qquad 加碱促进水解$$

### 2.4.4　盐类水解的应用

许多金属氢氧化物的溶解度都很小，当相应的盐溶于水时，由于水解作用会析出氢氧化物而出现浑浊。如 $Al_2(SO_4)_3$、$FeCl_3$ 水解后会产生胶状氢氧化物，具有很强的吸附作用，可用作净水剂。有些盐如 $SnCl_2$、$SbCl_2$、$Bi(NO_3)_3$、$TiCl_4$ 等，水解后会产生大量的沉淀，生产上可利用这种作用来制备有关的化合物。有些药物因水解而非常不稳定，通常通过调节酸度来抑制水解。如碱性环境加速硫酸阿托品注射液的水解，因此该注射液的 pH 值常控制在 4.5 左右。

## 习　题

1. 试述下列化学术语的意义

(1) 水的离子积　(2) 离解常数　(3) 缓冲溶液　(4) 同离子效应　(5) 盐效应

2. 何谓 pH、pOH 及 $pK_w$？三者之间有何关系？

3. 什么是稀释定律？将弱电解质溶液稀释，对离解常数、离解度和溶液 pH 有何影响？

4. 在 HAc 溶液中分别加入下列物质时，对它的离解度和溶液的 pH 有何影响？

| 物质 | NaAc | HCl | NaOH | $H_2O$ |
|---|---|---|---|---|
| 离解度变化 | | | | |
| pH 变化 | | | | |

5. 举例说明缓冲溶液的组成及缓冲溶液的抗酸、抗碱与抗稀释性并保持溶液 pH 几乎不变的原因。

6. 影响盐类水解的因素有哪些？增大或抑制盐类的水解作用在实际工作中有些什么应用？举例说明。

7. 回答下列问题，简述理由。

(1) NaHS 溶液呈弱碱性，$Na_2S$ 溶液呈较强碱性。

(2) 如何配制 $SnCl_2$、$Bi(NO_3)_3$、$Na_2S$ 溶液。

(3) 为何不能在水溶液中制备 $Al_2S_3$。

(4) 同是酸式盐，$NaH_2PO_4$ 溶液为酸性，$Na_2HPO_4$ 溶液为碱性。

8. 计算下列溶液的 pH 值。

(1) 0.01mol/L 的 $HNO_3$ 溶液　　(2) 0.005mol/L 的 NaOH 溶液

(3) 0.005mol/L 的 $H_2SO_4$ 溶液　　(4) 0.10mol/L 的 HAc 溶液

(5) 0.20mol/L 的 $NH_3 \cdot H_2O$　　(6) 0.10mol/L 的 HCN 溶液

(7) 0.10mol/L 的 $Na_2CO_3$ 溶液　　(8) 0.1mol/L 的 $NH_4Cl$ 的溶液

(9) 0.10mol/L 的 $NH_3 \cdot H_2O$ 和 0.1mol/L 的 $NH_4Cl$ 组成的缓冲溶液

9. 根据酸碱质子理论，下列分子或离子哪些是酸？哪些是碱？哪些是两性物质？

HF　$HCO_3^-$　$NH_4^+$　$NH_3$　$ClO^-$　$H_2O$　$H_2S$　$H_3PO_4$　$HPO_4^{2-}$

10. 写出下列各质子酸的共轭碱。

$H_2CO_3$　$H_2PO_4^-$　$NH_4^+$　HCN　$HSO_4^-$　$H_2O$

11. 写出下列各质子碱的共轭酸。

$Ac^-$　$H_2PO_4^-$　$S^{2-}$　$OH^-$　$Cl^-$　$H_2O$

12. 在血液中 $H_2CO_3$-$NaHCO_3$ 缓冲对的功能之一是从细胞组织中迅速除去运动以后生成的乳酸，由实验测得三人血浆中 $H_2CO_3$、$HCO_3^-$ 的浓度如下：

(1) $[H_2CO_3]=0.0012mol/L$　$[HCO_3^-]=0.024mol/L$；

(2) $[H_2CO_3]=0.0014mol/L$　$[HCO_3^-]=0.027mol/L$；

(3) $[H_2CO_3]=0.0017mol/L$　$[HCO_3^-]=0.022mol/L$；

试求此三人血浆的 pH 值（$pK_a=6.38$）。

13. 欲配制 pH=4.5 的缓冲溶液，需向 500mL 0.50mol/L NaAc 溶液中加入多少毫升 1.0mol/L 的 HAc?

14. 判断下列混合溶液是不是缓冲溶液？如果是缓冲溶液，计算其 pH 值。

(1) 100mL 0.10mol/L HAc 溶液中加入 50mL 0.1mol/L NaOH 溶液。

(2) 50mL 0.10mol/L HAc 溶液中加入 100mL 0.1mol/L NaOH 溶液。

(3) 500mL 0.5mol/L $NH_3 \cdot H_2O$ 溶液中加入 100mL 1mol/L HCl 溶液。

(4) 50mL 1mol/L HCl 溶液中加入 100mL 1mol/L NaOH 溶液。

# 第3章　滴定分析法和酸碱滴定

滴定分析是化学分析法中以化学反应为基础的一类重要的分析方法。化学分析法是分析化学的基础。分析化学（analytical chemistry）是人们获得物质化学组成和结构信息的科学，是化学学科的一个重要分支。它包括定性分析（鉴定物质的化学组成）、定量分析（测定物质中有关组分的含量）及结构分析（确定物质的化学结构）三个方面。在定量分析中以滴定分析法的应用最为广泛。因此，本章将重点介绍分析化学中有关误差、分析数据处理以及滴定分析法的基本知识，并以滴定分析法中的酸碱滴定为例，讨论酸碱滴定曲线、指示剂的选择和应用。

## 3.1　误差和分析数据的处理

分析误差是客观存在的，只是程度不同。在医药分析中，为了得到正确的分析结果，必须要了解分析过程中产生误差的原因及其规律，才能对分析数据进行正确的处理。

### 3.1.1　误差和偏差

分析结果与真实值的差称为误差。分析结果与平均值的差称为偏差。在定量分析中，根据误差的性质和产生的原因，可将误差分为系统误差和偶然误差。

(1) 系统误差　系统误差是由于分析过程中某种确定的原因引起的，一般有固定的方向（正或负）和大小，在同一条件下重复测定时，它会重复出现，具有单向性。在相同的条件下增加测定次数不能消除系统误差。若找出产生原因并加以测定，就可以进行校正消除误差，因此，系统误差又叫可测误差。

根据系统误差的来源，可区分为方法误差、仪器误差、试剂误差和操作误差四种。

① 方法误差　由分析方法本身不完善或选用不当所造成的。例如，在滴定分析中的反应不完全或有副反应、指示剂不合适、干扰物质的影响、滴定终点和化学计量点不一致等，都会产生系统误差。

② 仪器误差　由于测定仪器不够准确或未经校准所引起的误差。例如，天平两臂不等长、天平的灵敏度低、砝码本身重量不准、砝码生锈或沾有灰尘及容量仪器刻度不够准确等引起的误差。

③ 试剂误差　由于试剂或蒸馏水中含有微量杂质或干扰物质而引起的误差。

④ 操作误差　由于分析工作者的主观原因造成的，使操作不符合要求，形成的误差叫做操作误差。例如，滴定管读数偏高或偏低，对滴定终点颜色的判断总偏深或偏浅，辨别不敏锐等所造成的误差。

(2) 偶然误差　偶然误差也称随机误差或不可定误差，是由某些难以预料的偶然因素引起的。例如，测量过程中温度、湿度、气压、灰尘、电压电流的微小变化，天平及滴定管读数的不确定性，电子仪器显示读数的微小变动等，都会引起测量数据的波动。其影响时大时小，时正时负。

引起偶然误差的因素难以察觉，也难以控制；在消除系统误差后，同样条件下增加平行测定次数，可以发现偶然误差的统计规律。因此，可通过采用增加平行测定次数，取平均值的方法，减少偶然误差。

除上述两类误差外，在实际工作中还有一种过失误差，即由分析工作者人为错误造成的误差。例如，称量时读错数据、滴定时溶液溅失、加错试剂、读错刻度、记录和计算错误等。过失误差无规律可循，一旦出现则必须舍弃。

### 3.1.2 准确度和误差

(1) 准确度　准确度是指分析结果与真实值相接近的程度。准确度用误差表示。

(2) 误差　误差的差值越小则分析结果的准确度越高，反之则低。测量值中的误差，有两种表示方法：绝对误差和相对误差。

绝对误差（$E$）指测量值（$X$）与真实值（$T$）之差。

$$E=X-T$$

相对误差（$RE$）指绝对误差占真实值的百分率。

$$RE=\frac{E}{T}\times 100\%$$

例如：用万分之一分析天平称量某试样两份，分别为1.9562g和0.1950g。而两份试样的真实值各为1.9564g和0.1952g，计算它们的绝对误差分别为：

$$E_1=1.9562-1.9564=-0.0002\text{g}$$

$$E_2=0.1950-0.1952=-0.0002\text{g}$$

相对误差分别为：

$$RE_1=\frac{-0.0002}{1.9564}\times 100\%=-0.01\%$$

$$RE_2=\frac{-0.0002}{0.1952}\times 100\%=-0.1\%$$

从上述两组计算数据可见，两份试样的绝对误差相等，但相对误差不同。当被测定的量大时，相对误差小，测定的准确度高。反之，被测定的量小时，相对误差大，测定的准确度低。因此，采用相对误差来表示测定结果的准确度更为确切。

误差有正负之分，正值表示分析结果偏高，负值表示分析结果偏低。

### 3.1.3 精密度和偏差

#### 3.1.3.1 精密度

精密度是指同一样品在相同的条件下多次平行分析结果相互接近的程度。它表明测定数据的再现性。一般用偏差来表示。

#### 3.1.3.2 偏差

偏差一般用绝对偏差（$d$）、相对偏差（$d_r$）、平均偏差（$\bar{d}$）、相对平均偏差（$\bar{d}_r$）、标准偏差（$S$）、相对标准偏差（$RSD$）来表示。偏差的数值越小，说明测定结果的精密度越高，再现性越好。

一般情况，常量组分定量化学分析要求相对平均偏差、相对标准偏差小于 0.2%。

(1) 绝对偏差 ($d$)　是指单次测量值 ($X_i$) 与平均值 ($\overline{X}$) 之差。

$$d=X_i-\overline{X}$$

平均值$\overline{X}$表示多次测量结果的算术平均值。

$$\overline{X}=\frac{x_1+x_2+\cdots+x_n}{n}=\frac{1}{n}\sum_{i=1}^{n}x_i$$

(2) 相对偏差 ($d_r$)　是指单次测量值的绝对偏差在平均值中所占的百分率。

$$d_r=\frac{d}{\overline{x}}\times 100\%$$

绝对偏差和相对偏差均有正、负值之分。

绝对偏差和相对偏差只能表示相应的单次测量值与平均值的接近程度。在实际工作中，为了表示一组数据的精密度，常使用平均偏差和相对平均偏差。

(3) 平均偏差 ($\overline{d}$)　各单次测量绝对偏差的绝对值的平均值。

$$\overline{d}=\frac{\sum_{i=1}^{n}|x_i-\overline{x}|}{n}$$

式中　$n$——测量次数。

(4) 相对平均偏差 ($\overline{d}_r$)　是指平均偏差占平均值的百分率。

$$\overline{d}_r=\frac{\overline{d}}{\overline{x}}\times 100\%=\frac{\frac{\sum_{i=1}^{n}|x_i-\overline{x}|}{n}}{\overline{x}}\times 100\%$$

平均偏差和相对平均偏差都是正值。

(5) 标准偏差 ($S$)　标准偏差（也称标准离差或均方根差）是反映一组测量数据离散程度的统计指标。能更好地反映大的偏差存在的影响。

$$S=\sqrt{\frac{\sum_{i=1}^{n}(x_i-\overline{x})^2}{n-1}}=\sqrt{\frac{(x_1-\overline{x})^2+(x_2-\overline{x})^2+\cdots+(x_n-\overline{x})^2}{n-1}}$$

例如甲、乙两组对某一试样分析测定的结果见表 3-1。

**表 3-1　甲、乙两组测定的结果**

| 组　别 | 测量数据 | | | | | | | | 平均值 | 平均偏差 | 标准偏差 |
|---|---|---|---|---|---|---|---|---|---|---|---|
| 甲组 | 5.3 | 5.0 | 4.6 | 5.1 | 5.4 | 5.2 | 4.7 | 4.7 | 5.0 | 0.25 | 0.31 |
| 乙组 | 5.0 | 4.3 | 5.2 | 4.9 | 4.8 | 5.6 | 4.9 | 5.3 | 5.0 | 0.25 | 0.35 |

从以上两组数据中可见，乙组中的一个数据 4.3 偏差较大，测定数据较分散。但两组的平均偏差一样，不能比较出精密度的差异，而应用标准偏差则可反映出甲组的精密度要好于乙组。

(6) 相对标准偏差 ($RSD$)　相对标准偏差是指标准偏差在平均值中所占的百分率。简写 $RSD$ 或称变异系数 ($CV$)（或偏离系数）。在比较两组或几组测量值波动的相对大小时，常常采用相对标准偏差。

$$RSD=\frac{s}{\bar{x}}\times 100\%$$

**例 3-1** 某标准溶液的五次标定结果为：0.1022mol/L、0.1029mol/L、0.1025mol/L、0.1020mol/L、0.1027mol/L。计算平均值、平均偏差、相对平均偏差、标准偏差及相对标准偏差。

**解：**

平均值 $\bar{x}=\frac{0.1022+0.1029+0.1025+0.1020+0.1027}{5}=0.1025\text{mol/L}$

平均偏差 $\bar{d}=\frac{0.0003+0.0004+0.0000+0.0005+0.0002}{5}=0.0003\text{mol/L}$

相对平均偏差 $\frac{\bar{d}}{\bar{x}}\times 100\%=\frac{0.0003}{0.1025}\times 100\%=0.29\%$

标准偏差

$$s=\sqrt{\frac{(0.0003)^2+(0.0004)^2+(0.0000)^2+(0.0005)^2+(0.0002)^2}{5-1}}=0.0004\text{mol/L}$$

相对标准偏差 $RSD=\frac{0.0004}{0.1025}\times 100\%=0.39\%$

误差和偏差具有不同的含义。但因为真实值往往是不可能准确知道，人们只能通过多次重复实验，得出一个相对准确的平均值，以代替真实值来计算误差的大小。因此，在实际工作中，并不强调误差和偏差两个概念的区别，生产部门一般都称为误差。

## 3.1.4 准确度和精密度的关系

准确度是表示分析结果与真实值相接近的程度，它说明测定的可靠性。精密度是指相同条件下，多次平行分析结果相互接近的程度。如果几次测定的数据比较接近，表示分析结果的精密度高。那么准确度和精密度之间有什么关系呢？

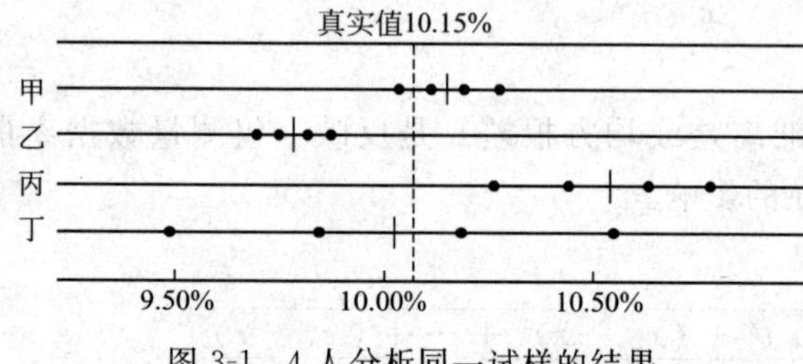


图 3-1 4 人分析同一试样的结果

• 表示个别测定值；| 表示平均值

例如：甲、乙、丙、丁 4 人分析同一试样（设其真实值为 10.15%），各分析 4 次，测定结果如图 3-1 所示。由表 3-2 对 4 人的分析结果来看，甲的分析结果准确度和精密度都好，结果可靠；乙是精密度高，准确度低，这是因为存在系统误差的缘故；丙是精密度与准确度均差；丁是平均值接近于真实值处，但精密度不好，只能说这个结果是凑巧得来的，因此不可靠。

**表 3-2 甲、乙、丙、丁 4 人分析结果的比较**

| 分 析 者 | 甲 | 乙 | 丙 | 丁 |
|---|---|---|---|---|
| 精密度 | 好 | 好 | 差 | 差 |
| 准确度 | 好 | 差 | 差 | 好 |
| 可靠性 | 好 | 差 | 差 | 差 |

由此可见，精密度高的准确度不一定高，精密度差的，可靠性都差。精密度是确保准确度的先决条件，是前提。只有在消除系统误差的情况下，才可用精密度同时表达准确度。测

量值的准确度表示测量的正确性，测量值的精密度表示测量的重现性。

## 3.1.5　提高分析结果准确度的方法

为确保分析结果的准确度，可从误差的分类中寻找减免分析过程中的各种误差。

### 3.1.5.1　减小系统误差

(1) 选择合适的分析方法　由于不同的分析方法具有不同的准确度和灵敏度，对于分析结果的质量分数 $\omega>1\%$ 的常量组分的测定，常采用重量分析法或滴定分析法。对分析结果的质量分数 $\omega<1\%$ 的微量组分或 $\omega<0.001\%$ 痕量组分的测定，相对误差较大，需要采用准确度稍差，但灵敏度高的仪器分析法。如果采用滴定分析法往往做不出结果。因此，在选择分析方法时，必须根据分析对象、样品情况及对分析结果的要求来选择合适的分析方法。

(2) 减小测量误差　在分析过程中，必须尽量减小各测量步骤的误差。使各步误差的总和不超过分析允许的误差要求。在消除系统误差的前提下，所有的仪器都有一个最大不确定值。因此，可以通过增大被测物的总量来减小测量的相对误差。例如，在滴定分析中，常量滴定管每次读数的最大不确定值为±0.01mL，一次滴定需要两次读数，可能产生的最大误差为±0.02mL，当消耗滴定液的体积为 20mL 时：

$$\text{相对误差}=\frac{\pm 0.02}{20}\times 100\%=\pm 0.1\%$$

当消耗滴定液的体积为 10mL 时：

$$\text{相对误差}=\frac{\pm 0.02}{10}\times 100\%=\pm 0.2\%$$

一般滴定分析的体积测量或称量的相对误差要求不超过 0.1%，所以消耗滴定液的体积必须≥20mL（读至小数点后第二位）。

(3) 作对照试验　对照试验是用于减免分析方法、检验试剂是否失效、反应条件是否正常和分析仪器的误差。包括标准试样对照、标准方法对照、内检和外检。

标准试样对照是指将已知准确含量的标准试样（标准品）与被测试样按照相同的方法和条件进行平行分析，根据标准试样的分析结果与已知含量的差值，求出分析结果的系统误差，利用所得的分析误差，判断被测定试样中有无系统误差及其大小来校正试样的测定。

标准方法对照是指在没有合适标准试样的情况下，用标准方法和所采用或拟定的方法对同一试样进行测定，然后用统计方法检验两种结果是否存在系统误差。

内检是指几个分析人员同时做同一样品，结果进行比较。以消除操作者之间或环境、仪器之间所存在的系统误差。

外检是指将样品送到外单位检验，以消除环境之间的系统误差。

(4) 作空白试验　以溶剂代替样品，按着与样品完全相同的条件、方法和步骤进行分析称为空白实验，所得结果称为空白值。从样品的分析结果中扣除空白值，这样可以消除或减小由试剂、蒸馏水及实验器皿带入的杂质引起的误差，使分析结果更准确。

(5) 校准仪器　在精确的分析中，必须对仪器进行校正以减小系统误差。如对天平、砝码、移液管、滴定管和容量瓶等进行定期校正，在分析测定时用校正值。此外，在同一个操作过程中使用同一种仪器，可以使仪器误差相互抵消，这是一种简单而有效的减免系统误差的办法。

(6) 回收实验　对于组成不十分清楚的试样，常采用加入回收法。称取等量试样两份，在一份中加入已知量的待测组分，然后进行平行测定，根据测得的增加值与加入量之差，判断有无系统误差。并对试样测定结果加以校正。《中国药典》药品质量标准分析方法验证指导原则中就有加样回收方法的应用，用实测值与供试品中被测成分含量之差，除以对照品加入量，计算回收率。用加样回收实验计算加样回收率来反映方法的准确度，是评价方法好坏的指标之一，是误差理论在药物质量标准中的具体应用。

#### 3.1.5.2　减小偶然误差

在消除系统误差的前提下，增加平行测定次数可以减小偶然误差。对于一般的分析，平行测定次数以 3～5 次为宜。

### 3.1.6　有效数字及其应用

#### 3.1.6.1　有效数字的概念

有效数字是指分析工作中测量到的具有实际意义的数字，它包括所有准确数字和最后一位可疑数字。记录药品测量数据的位数，确定几位数字为有效数字，必须与测量方法及所用仪器的准确程度相匹配。不可以任意增加或减少有效数字。例如，用万分之一的分析天平称量样品 0.1025g，反应了分析天平能准确至 0.0001g，它可能有±0.0001g 的误差，样品的实际质量是在（0.1025±0.0001)g 范围内的某一值。

有效数字能反映测量准确到什么程度。

#### 3.1.6.2　有效数字的定位

有效数字的定位是指确定可疑数字的位置。这个位置确定后，其后面的数字均为无效数字。有以下几点。

① 数字“0”在有效数字中的作用。

数字中的“0”有两方面的作用：一是和小数点一并起定位作用，不是有效数字；二是和其他数字一样作为有效数字使用。

数字中间的“0”都是有效数字。

数字前面的“0”都不是有效数字，它们只起定位作用。

数字后面的“0”要依具体情况而定。

例如 2500L，“0”就不好确定，这个数可能是 2 位、3 位或 4 位有效数字。为表示清楚它的有效数字，常采用科学计数法。科学计数法用一位整数、若干位小数和 10 的幂次表示有效数字。如 $2.5\times10^{3}$L（两位），$2.50\times10^{3}$L（三位），$2.500\times10^{3}$L（四位）。

② 在变换单位时，有效数字位数不变。

例如：10.00mL 可写成 0.01000L 或 $1.000\times10^{-2}$L；9.56L 可写成 $9.56\times10^{3}$mL。

③ 不是测量得到的数字，如倍数、分数关系等，可看作无误差数字或无限多位的有效数字。例如：5mol 硫酸、1/2mol 氯化钠等的 5 和 1/2 则是非测量所得数，就可以看做是无限多位的有效数字。

④ 在分析化学中还常遇到 pH、p$K_a$、lg$k$ 等对数数据，其有效数字位数只决定于小数部分数字的位数，因为整数部分只代表原值是 10 的方次部分。如 pH＝11.02，表示［$H^+$］＝$9.6\times10^{-12}$，有效数字是两位，而不是四位。pH=7.13，表示［$H^+$］=$7.4\times10^{-8}$，它的有效数字是两位而不是三位。

⑤ 首位数字≥8 时，其有效数字位数可多算一位，例如 9.66，虽然只有三位，但已接

10.00，故可认为它是四位有效数字。例如，药品含量测定所规定的限度如果是标示量的90.0%～110.0%时，其有效数字的位数就是四位。

#### 3.1.6.3　有效数字的修约规则

在运算时按一定的规则确定有效数字的位数后，弃去多余的尾数，称为数字的修约。其规则如下。

① 四舍六入五成双（尾留双）。

四舍：是指被修约数≤4时，则舍弃。

六入：是指被修约数≥6时，则进位。

五成双（或尾留双）：是指被修约数等于5，且5后无数或0时，若5前面为偶数（0以偶数计），则舍弃；若5前面为奇数，则进1。即奇进偶不进。被修约数等于5，且5后面还有不为0的任何数时，无论5前面是偶数还是奇数一律进1。

例如：将下列数字修约只留一位小数。

1.05→1.0　　　　0.15→0.2　　　　0.25→0.2

例如：将下列数字修约为两位有效数字。

1.0501→1.1　　2.351→2.4　　3.252→3.3　　5.050→5.0

② 只允许对原测量值一次修约到所需位数，不能分次修约。例如：2.1346修约为三位有效数字只能修约为2.13，不能先修约为2.135，再修约为2.14。

③ 在大量的数据运算过程中，为了减少舍入误差，防止误差迅速累积，对参加运算的所有数据可先多保留一位有效数字（不修约），运算后，再按运算法则将结果修约至应有的有效数字的位数。

④ 在修约标准偏差值或其他表示准确度和精密度的数值时，修约的结果应使准确度和精密度的估计值变得更差一些。

例如：$s$=0.113，如取两位有效数字，宜修约为0.12；如取一位，宜修约为0.2。

#### 3.1.6.4　有效数字的运算规则

在分析测定过程中，一般都要经过几个测量步骤，获得几个准确度不同的数据。由于每个测量数据的误差都要传递到最终的分析结果中去，因此必须根据误差传递规律，按照有效数字的运算法则合理取舍；运算时，必须遵守加减法和乘除法的运算规则。

① 加减法　几个数据相加或相减时，先把各数据修约至小数点后位数最少的位数再加减。加减法运算是各数值绝对误差的传递。

例如：12.61、0.5674、0.0142三个数相加，由有效数字的含义可知，这三个数中的最后一位都是欠准的，是可疑数字。即12.61中的1已是可疑数字，其他两个数据小数点后第三位、第四位再准确也是没有意义的。所以在运算之前，应以12.61为准，其他两个数据均修约为0.57、0.01，然后再相加：

$$12.61+0.57+0.01=13.19$$

② 乘除法　乘除法的运算可按照有效数字位数最少的那个数修约其他各数的位数，然后再乘除。即乘除法的积或商的误差是各个数据相对误差的传递结果。

例如：求0.0121、25.64和1.05782三个数之积。

此三个数相乘的有效数字的位数应以0.0121为依据来确定其他数据的位数。这是因为将以上三个数的相对误差分别计算得：

$$\pm\frac{0.0001}{0.0121}\times100\%=\pm0.8\%$$

$$\pm\frac{0.01}{25.64}\times100\%=\pm0.04\%$$

$$\pm\frac{0.00001}{1.05782}\times100\%=\pm0.0009\%$$

0.0121 的有效数字位数最少，相对误差最大。因此，应以此数为依据将其余两数修约成三位有效数字后再相乘，即：

$$0.0121\times25.6\times1.06=0.328$$

③ 四则运算时，同样先修约后运算。

首位为 8、9 的数字在运算中，有效数字可多保留一位，最后结果还以实际位数为准。

如：9.23 是三位有效数字，在运算中，可当作四位有效数字，最后结果仍为三位有效数字。

$$9.23\times1.2362=9.23\times1.236=11.4$$

④ 对数运算　所取对数位数（对数首数除外）应与真数的有效数字相同。真数有几位有效数字，则其对数的尾数亦应有几位有效数字。

例如：设 $[H^+]=1.3\times10^{-3}$ mol/L，求该溶液的 pH 值。

$$pH=-\lg[H^+]=-\lg1.3\times10^{-3}=2.89$$

⑤ 表示准确度或精密度时，大多数情况下，只取一位有效数字即可，最多取两位。

目前，使用电子计算器，计算定量分析的结果已相当普遍，要特别注意最后结果中有效数字的位数，虽然计算器上显示的数字位数很多，切不可全部照抄，应根据前述规则决定取舍。

#### 3.1.6.5　有效数字的运算在分析化学实验中的应用

① 正确的记录　有效数字是反应测量准确到什么程度的，正确地记录测量数据，应根据取样量、量具的精度、检测方法的允许误差和标准中的限度规定，确定数字的有效位数，测量结果必须与测量的准确度相符合。因此，记录测量结果时，其位数必须按照有效数字的规定，不可夸大或缩小。例如，记录滴定管的读数时，必须记录到小数点后 2 位，如消耗溶液的体积为 20.00mL，不可写成 20mL。

② 选择适当的量具　根据对测量结果准确度要求，要正确称取样品用量，必须选用相适当的量具。如《中国药典》凡例规定的“精密称定”系指称取重量应准确至所取重量的千分之一。可根据称取的量选用分析天平或微量天平。如果称取量是 0.5g 就可以选择万分之一的分析天平。若称取量是 0.12g 就应选择微量分析天平进行称量。

③ 正确的表示分析结果　要正确地表示分析结果，必须保证实验数据的记录、运算、分析项目的准确度等，都要符合有效数字的要求。例如，甲、乙两同学用同样的方法来测定甘露醇原料，称取样品 0.2000g，测定结果：甲报告含量为 0.8896，乙报告含量为 0.880，根据分析项目的称量记录可知：

$$\text{称样的准确度：}\frac{\pm0.0001}{0.2000}\times100\%=\pm0.05\%$$

$$\text{甲分析结果的准确度：}\frac{\pm0.0001}{0.8896}\times100\%=\pm0.01\%$$

$$\text{乙分析结果的准确度：}\frac{\pm0.001}{0.880}\times100\%=\pm0.1\%$$

甲报告的准确度符合称样的准确度，而乙报告的准确度则不符合。

# 3.2　滴定分析法

## 3.2.1　滴定分析法的特点与分类

滴定分析法是将一种已知准确浓度的试剂溶液，通过滴定管滴加到被测物质的溶液中，或将被测物质的溶液滴加到已知准确浓度的溶液中，直到所加的试剂溶液与被测物质按化学计量关系完全反应为止，根据所用试剂溶液的浓度和消耗的体积，计算被测物质含量的方法。这种分析方法的操作手段主要是滴定，因此称为滴定分析法。又因这一类分析方法是以测量容积为基础的分析方法，所以又称为容量分析法。

已知准确浓度的试剂溶液称为标准溶液（又称滴定剂或滴定液)。将标准溶液从滴定管中滴加到被测物质溶液中的操作过程称为滴定。当加入的标准溶液中物质的量与被测组分物质的量恰好符合化学反应式所表示的化学计量关系时，称为反应达到了化学计量点，亦称等量点或等当点。

许多滴定反应在到达化学计量点时外观上没有明显的变化，为了确定化学计量点的到达，在实际滴定操作时，常在被测物质的溶液中加入一种辅助试剂，借助于其颜色变化作为化学计量点到达的标志，这种能通过颜色变化指示到达化学计量点的辅助试剂称为指示剂。

在滴定过程中，指示剂发生颜色变化的转变点称为滴定终点。化学计量点是根据化学反应的计量关系求得的理论值，而滴定终点是实际滴定时的测得值，只有在理想情况下滴定终点才能与化学计量点完全一致。在实际测定中，指示剂往往不是恰好在到达化学计量点的一瞬间变色，两者不一定完全符合，这种由滴定终点与化学计量点不一定恰好符合而造成的分析误差称为终点误差或滴定误差。它的大小取决于化学反应的完全程度和指示剂的选择是否恰当。因此，为了减小终点误差，应选择合适的指示剂，使滴定终点尽可能接近化学计量点。

滴定分析法通常适用于被测组分的含量在1%以上的常量组分的分析，具有操作简便、快速、所用仪器简单、准确、价格便宜的特点。一般情况下相对平均偏差在0.2%以下。各测量值及分析结果的有效数字位数为四位。

根据标准溶液与被测物质间所发生的化学反应类型不同，将滴定分析法分为酸碱滴定法(又称中和法)、沉淀滴定法、配位滴定法和氧化还原滴定法四大类。

## 3.2.2　滴定分析法的基本条件

滴定分析是以化学反应为基础的分析方法，在各种类型的化学反应中，并不都能用于滴定分析，适用于滴定分析的化学反应，必须具备以下四个条件。

① 反应要完全　标准溶液与被测物质之间的反应要按一定的化学反应方程式进行，反应定量完成的程度要达到99.9%以上，无副反应发生，这是定量计算的基础。

② 反应速度要快　滴定反应要求瞬间完成，对于速度较慢的反应，需通过加热或加入催化剂等方法提高反应速率。

③ 反应选择性要高　标准溶液只能与被测物质反应，被测物质中的杂质不得干扰主要反应，否则必须用适当的方法分离或掩蔽来去除杂质的干扰。

④ 要有适宜的指示剂或其他简便可靠的方法确定滴定终点。

### 3.2.3 滴定分析法的滴定方式

滴定分析法中常用的滴定方式有四种。

（1）直接滴定法　如果滴定反应符合上述滴定分析反应必须具备的条件就可用标准溶液直接滴定被测物质，这种滴定方法称为直接滴定法。如以 NaOH 标准溶液滴定 HAc 溶液，以 $KMnO_4$ 标准溶液滴定 $Fe^{2+}$ 等，都属于直接滴定法。当标准溶液与被测物质的反应不完全符合上述要求时，则应考虑采用下述几种滴定方式。

（2）返滴定法　当反应速率慢或反应物难溶于水时，加入等量的标准溶液后，反应不能立即定量完成或没有合适指示剂的那些滴定反应，可先在被测物质的溶液中加入定量、过量的标准溶液（A），待反应完成后，再用另一种标准溶液（B）滴定剩余的标准溶液（A），根据两种标准溶液的浓度和用量，即可求得被测物质的含量，这种滴定方式称为返滴定法或称剩余滴定法。例如，氧化锌难溶于水，可先加入定量、过量的盐酸标准溶液使之溶解，然后再用 NaOH 的标准溶液返滴定剩余的盐酸即可测定氧化锌。反应如下。

$$ZnO + \underset{\text{定量、过量}}{2HCl} \rightleftharpoons ZnCl_2 + H_2O$$

$$\underset{\text{剩余}}{HCl} + NaOH \rightleftharpoons NaCl + H_2O$$

（3）置换滴定法　对于不按确定的反应方程式进行（伴有副反应）的反应，不能直接滴定被测物质，而是先用适当的试剂与被测物质反应，使之定量地置换生成另一种可直接滴定的物质，再用标准溶液滴定此生成物，这种滴定方法称为置换滴定法。例如，还原剂 $Na_2S_2O_3$ 与氧化剂 $K_2Cr_2O_7$ 之间发生反应时，$Na_2S_2O_3$ 一部分被氧化生成 $SO_4^{2-}$，另一部分被氧化生成 $S_4O_6^{2-}$，反应无确定的计算关系。但是 $K_2Cr_2O_7$ 在酸性条件下氧化 KI，定量地生成 $I_2$。此时再用 $Na_2S_2O_3$ 标准溶液滴定生成的 $I_2$，这一反应符合滴定分析的要求

$$Cr_2O_7^{2-} + 6I^- + 14H^+ = 2Cr^{3+} + 3I_2 + 7H_2O$$

生成的 $I_2$ 与 $Na_2S_2O_3$ 标准溶液反应，即：

$$I_2 + 2S_2O_3^{2-} = 2I^- + S_4O_6^{2-}$$

（4）间接滴定法　当被测物质不能与标准溶液直接反应时，可将试样转换成另一种能和标准溶液作用的物质反应后，再用适当的标准溶液滴定反应产物。这种滴定方式称为间接滴定。例如，硼酸的离解常数 $K_a$ 太小，不能用碱标准溶液直接滴定，但硼酸可与多元醇反应生成的配合酸的离解常数为 $10^{-6}$，可以用 NaOH 标准溶液滴定生成的配合酸，求出硼酸的含量。

在滴定分析中由于采用了返滴定、置换滴定、间接滴定等滴定方法，大大扩展了滴定分析的应用范围。

### 3.2.4 标准溶液与基准物质

（1）标准溶液浓度表示方法

① 物质的量浓度，以符号 $c_B$ 表示。

② 滴定度　有两种表示方法。

定义一　是指每毫升标准溶液中所含溶质的质量（g/mL 或 mg/mL）称为滴定度，以

符号 $T$ 表示。如 $T_{NaOH}=0.004000g/mL$，表示 1mL NaOH 标准溶液中含 0.004000g NaOH。在实际应用中经常使用的是物质的量浓度，需要把物质的量浓度换算为滴定度，换算公式如下：

$$T=\frac{cM}{1000}$$

**例 3-2**　设盐酸标准溶液的浓度为 0.1919mol/L，试计算此标准溶液的滴定度（$T_{HCl}$）为多少？并说明滴定度表示的含义。$M_{HCl}=36.46g/mL$

**解**：根据公式 $T=\frac{cM}{1000}=\frac{0.1919\times36.46}{1000}=0.006997g/mL$

含义：表示 1mL HCl 标准溶液中含 0.006997g HCl。

定义二　是指每毫升标准溶液相当被测物质的质量。常以符号 $T_{M_1/M_2}$ 表示。$M_1$ 是标准溶液溶质的化学式，$M_2$ 是被测物质的化学式。滴定度一般用小数表示，单位为 g/mL。如 $T_{NaOH/HCl}=0.003646g/mL$，表示 1mL NaOH 溶液可与 0.003646g HCl 反应。《中国药典》中含量测定项下的所谓“每毫升×××滴定液（$x$ mol/L）相当于×××mg 的某物质”的描述就是滴定度。

由于《中国药典》中滴定度是以标准溶液的规定浓度来计算的，而在实际工作中所用标准溶液的实测浓度不一定与规定浓度正好符合。所以在计算含量时，必须用校正因子（$F$）将标准溶液的规定浓度时的滴定度校正为实测浓度时的滴定度。校正因子是标准溶液的实测浓度值与其规定浓度之比，称为“$F$”值。常用于容量分析中的计算。

（2）基准物质

能用来直接配制和标定标准溶液的物质，叫基准物质（或基准试剂）。凡是基准物质应具备下列条件。

① 纯度高　一般要求其纯度在 99.9%以上。

② 组成恒定　物质的组成与化学式相符。若含结晶水，其结晶水的含量也应与化学式相符。如硼砂 $Na_2B_4O_7\cdot10H_2O$、草酸 $H_2C_2O_4\cdot2H_2O$ 等。

③ 性质稳定　在保存或称量中组成与质量不变，如不吸收 $CO_2$ 和 $H_2O$，不被空气中 $O_2$ 所氧化，在加热干燥时不分解等。

④ 具有较大的摩尔质量　摩尔质量越大，称取的量越多，称量的量越多，称量的相对误差就可相应地减小。

分析化学中常用的基准物质有无水碳酸钠（$Na_2CO_3$）、硼砂（$Na_2B_4O_7\cdot10H_2O$）、邻苯二甲酸氢钾（$KHC_8H_4O_6$）、草酸（$H_2C_2O_4\cdot2H_2O$），还有纯金属如 Zn、Cu 等。

（3）标准溶液的配制　标准溶液是已知准确浓度的试剂溶液，根据物质的性质，通常有两种配制的方法，即直接法和间接法（标定法）。

① 直接法　准确称取一定量的基准物质，溶解后，定量转移至容量瓶中，加水稀释至刻度。根据称取物质的质量和容量瓶的体积，即可求出标准溶液的准确浓度，这种方法称为直接法。

② 间接法（标定法）　许多化学试剂，由于不容易提纯、保存或组成不固定。如 NaOH 很容易吸收空气中的 $CO_2$ 和 $H_2O$，所称取的质量不能代表纯 NaOH 的质量，高锰酸钾（$KMnO_4$）见光易分解，硫代硫酸钠（$Na_2S_2O_3\cdot5H_2O$）不易提纯等，它们均不符合基准物质的要求，不能用直接法配制标准溶液，而要采用间接法，也称标定法。这种方法是称取

一定量物质或量取一定量体积的浓溶液，配制成近似于所需浓度的溶液，然后用基准物质或另一种标准溶液来测定其准确浓度，称为间接法（或标定法）。

采用间接配制法时，溶质与溶剂的取用量均应根据规定量进行称量或量取，并使制成后滴定液的 $F$ 值在 0.95～1.05 之间，如 $F$ 值超出此范围时，应加入适量的溶质或溶剂予以调整。

（4）标准溶液的标定　标定是指利用基准物质或已知准确浓度的溶液来滴定用间接法配制好的标准溶液浓度的操作过程。包括基准物质标定法和标准溶液比较法两种。

① 基准物质标定法　基准物质标定法又分为多次称量法和移液管法，制药行业实际生产中常用第一种方法。

a. 多次称量法　精密称取若干份同样的基准物质，分别溶于适量的水中，然后用待标定的溶液滴定，根据所称量的基准物质的质量和所消耗的待标定溶液的体积，即可计算出该溶液的准确浓度，最后取其平均值作为滴定液的浓度。

b. 移液管法　称取较大的一份基准物质，溶解后，定量转移到容量瓶中，稀释至一定体积，摇匀。用移液管取出若干份该溶液，用待标定的标准溶液滴定，最后取其平均值。

② 标准溶液比较法　准确移取一定量的待标定溶液，用已知准确浓度的标准溶液滴定，或者用待标定溶液滴定准确移取的标准溶液。根据两种溶液所消耗的体积及标准溶液的浓度可计算出待标定溶液的浓度。这种用标准溶液来测定待标定溶液准确浓度的操作过程称为标准溶液比较法。

## 3.3　滴定分析结果的计算

在滴定分析中，要涉及一系列分析结果的计算，为了正确地处理分析结果，就必须熟练掌握摩尔质量、物质的量、物质的量浓度等的基本计算及彼此间的换算关系。

### 3.3.1　滴定分析计算的依据

对于一般的化学反应：$a\mathrm{A}+b\mathrm{B} = c\mathrm{C}+d\mathrm{D}$，假设 A 为标准溶液，B 为待测物质，C 与 D 为产物。$a$、$b$、$c$、$d$ 是反应中各物质相应的计量系数。当这个滴定反应达到化学计量点时：

$$n_{\mathrm{A}} : n_{\mathrm{B}} = a : b$$

$$n_{\mathrm{B}} = \frac{b}{a} n_{\mathrm{A}}$$

若被测物质溶液的体积为 $V_{\mathrm{B}}$，到达化学计量点时，用去浓度为 $c_{\mathrm{A}}$ 的标准溶液的体积为 $V_{\mathrm{A}}$，由上述公式得：

$$c_{\mathrm{B}} V_{\mathrm{B}} = \frac{b}{a} c_{\mathrm{A}} V_{\mathrm{A}}$$

若被测物质为固体物质，到达化学计量点时，上式变为：

$$\frac{m_{\mathrm{B}}}{M_{\mathrm{B}}} = \frac{b}{a} c_{\mathrm{A}} V_{\mathrm{A}}$$

$$m_{\mathrm{B}} = \frac{b}{a} c_{\mathrm{A}} V_{\mathrm{B}} M_{\mathrm{B}}$$

以上为滴定分析中定量计算的基本依据。

## 3.3.2 滴定分析计算实例

### 3.3.2.1 配制药品时的计算

**例 3-3** 用容量瓶配制 0.1000mol/L 的 $K_2Cr_2O_7$ 标准溶液 500mL，问应称取基准物质 $K_2Cr_2O_7$ 多少克？

**解：**

$$m_{K_2Cr_2O_7}=\frac{c_{K_2Cr_2O_7}V_{K_2Cr_2O_7}M_{K_2Cr_2O_7}}{1000}$$

$$=\frac{0.1000\times500.00\times294.2}{1000}$$

$$=14.71(g)$$

**例 3-4** 配制 0.10mol/L 的盐酸溶液 200mL，需取浓盐酸（密度为 1.19g/mL，质量分数为 37%）溶液多少毫升？

**解：** 已知 $M_{HCl}=36.46g/mol$

$$c_{浓}=\frac{1000\rho\omega}{M_{HCl}}=\frac{1000\times1.19\times37\%}{36.46}=12\ (mol/L)$$

$$c_{浓}V_{浓}=c_{稀}V_{稀}$$

$$V_{浓}=\frac{c_{稀}V_{稀}}{c_{浓}}=\frac{0.10\times200}{12}=1.7\ (mL)$$

**例 3-5** 实验室里现有 NaOH 溶液（0.08692mol/L）3600mL，欲配制浓度为 0.1000mol/L 的 NaOH 溶液，问应加入 NaOH(0.5000mol/L) 多少毫升？

**解：** 设应加入 NaOH 溶液（0.5000mol/L)$V$，则：

$$0.5000V+0.08692\times3600=0.1000\times(3600+V)$$

$$V=117.72mL$$

### 3.3.2.2 标定药品时的计算

**例 3-6** 已知 $H_2SO_4$ 标准溶液的浓度为 0.05012mol/L，用此溶液滴定未知浓度的 NaOH 溶液 20.00mL，用去 $H_2SO_4$ 标准溶液 20.45mL，求 NaOH 溶液的浓度是多少？

**解：** 滴定反应式为：$H_2SO_4+2NaOH = Na_2SO_4+2H_2O$

已知标准溶液 $n_{H_2SO_4}=1$，待测物质 $n_{NaOH}=2$。

$$c_{NaOH}V_{NaOH}=2c_{H_2SO_4}V_{H_2SO_4}$$

$$c_{NaOH}=\frac{2c_{H_2SO_4}V_{H_2SO_4}}{V_{NaOH}}$$

$$=\frac{2\times0.05012\times20.45}{20.00}$$

$$=0.1025\ (mol/L)$$

**例 3-7** 用 0.1625g 无水 $Na_2CO_3$ 标定 HCl 溶液，以甲基橙为指示剂，到达化学计量点时，消耗 HCl 溶液 25.18mL，求 HCl 溶液的浓度（$M_{Na_2CO_3}=106.0g/mol$）。

**解：**

$$2HCl+Na_2CO_3 = 2NaCl+CO_2\uparrow+H_2O$$

因反应中 HCl 和 $Na_2CO_3$ 的系数分别为 2 和 1，知：

$$n_{HCl}=2n_{Na_2CO_3}$$

$$c_{HCl}V_{HCl}=\frac{2m_{Na_2CO_3}}{M_{Na_2CO_3}}$$

$$c_{HCl}=\frac{2m_{Na_2CO_3}}{M_{Na_2CO_3}V_{HCl}}$$

$$=\frac{2\times 0.1625}{106.0\times 25.18\times 10^{-3}}$$

$$=0.1218\ (mol/L)$$

#### 3.3.2.3 物质的量浓度与滴定度之间的换算

设一般的化学反应 $aA+bB=cC+dD$ 中的 A 为标准溶液，B 为待测物质，C 与 D 为产物。$a$、$b$、$c$、$d$ 是反应中各物质相应的计量系数。

$$aA\longrightarrow bB$$

$$\frac{a}{c_A\frac{1}{1000}}=\frac{bM_B}{T_{M_A/M_B}}$$

$$c_A=\frac{a}{b}\times\frac{T_{M_A/M_B}\times 1000}{M_B}\text{或 }T_{M_A/M_B}=\frac{b}{a}M_B\frac{c_A}{1000}$$

**例 3-8** 已知 $T_{HCl/Na_2CO_3}=0.005300g/mL$，试计算 HCl 标准溶液的物质的量浓度。

**解：** 已知 $M_{Na_2CO_3}=106.0g/mol$，由 HCl 与 $Na_2CO_3$ 的反应方程式得：

$$2HCl+Na_2CO_3=2NaCl+CO_2\uparrow+H_2O$$

$$n_{Na_2CO_3}=\frac{1}{2}n_{HCl}$$

$$T_{HCl/Na_2CO_3}=\frac{1}{2}\times\frac{c_{HCl}M_{Na_2CO_3}}{1000}$$

$$0.005300=\frac{1}{2}\times\frac{c_{HCl}\times 106.0}{1000}$$

$$c_{HCl}=\frac{2\times 0.005300\times 1000}{106.0}=0.1000\ (mol/L)$$

#### 3.3.2.4 被测组分质量分数的计算

设样品质量为 $S$(g)，被测组分 B 的质量为 $m_B$(g)，则被测组分的质量分数为 $B\%$。计算公式为：

$$B\%=\frac{m_B}{S}\times 100\%$$

$$m_B=\frac{b}{a}c_AV_AM_B$$

$$B\%=\frac{\frac{b}{a}c_AV_AM_B}{S}\times 100\%$$

**注意：** 实际计算时需要把体积的单位毫升换算成升。

**例 3-9** 称取工业用草酸试样 0.3340g，用 0.1605mol/L 的氢氧化钠标准溶液滴定到终点，消耗 28.35mL 标准溶液。求试样中草酸（$H_2C_2O_4\cdot 2H_2O$）的质量分数为多少？

**解：** 已知 $M_{H_2C_2O_4\cdot 2H_2O}=126.07g/mol$，氢氧化钠与草酸的滴定反应为：

$$2NaOH+H_2C_2O_4=Na_2C_2O_4+2H_2O$$

得出：

$$n_{NaOH}:n_{H_2C_2O_4}=2:1$$

根据公式 $B\%=\frac{\frac{b}{a}c_A V_A M_B}{S}\times 100\%$得：

$$\omega_{H_2C_2O_4\cdot H_2O}=\frac{\frac{1}{2}\times 0.1605\times 28.35\times 126.07}{0.3340\times 1000}\times 100\%=88.28\%$$

## 3.4 酸碱滴定法

酸碱滴定法是以水溶液中的质子转移反应为基础的滴定分析，又称中和法。一般的酸、碱以及能与酸碱直接或间接发生质子转移反应的物质，几乎都可以用酸碱滴定测定。除水溶液体系外，还可用于非水溶液体系的酸碱滴定。

### 3.4.1 酸碱指示剂

酸碱滴定分析必须借助酸碱指示剂来指示滴定终点。因此，学习酸碱滴定时，必须了解酸碱指示剂的变色原理、变色范围、酸碱滴定过程中溶液 pH 值的变化规律和指示剂的选择依据。

#### 3.4.1.1 酸碱指示剂的变色原理

用于酸碱滴定的指示剂均称为酸碱指示剂。酸碱指示剂是一类结构复杂的有机弱酸或有机弱碱，分别称酸型指示剂和碱型指示剂，其中酸型指示剂用 HIn 表示，碱型指示剂用 InOH 表示。由于指示剂在溶液中能部分电离，电离后产生与指示剂本身具有不同结构的复杂离子，且其离子与指示剂分子颜色不同。当改变溶液的 pH 值时，指示剂会失去或得到质子，而使结构发生变化，导致溶液的颜色也随之变化。

#### 3.4.1.2 指示剂的变色范围

讨论指示剂的变色范围，目的是了解指示剂的颜色变化与溶液 pH 值的关系。指示剂在 pH 值多大时变色，对于酸碱滴定分析非常主要。下面以酸型指示剂（HIn）为例，来说明指示剂变色与溶液 pH 值的定量关系。弱酸型指示剂在溶液中的电离平衡为

$$\underset{\text{酸式色}}{HIn}\rightleftharpoons H^+ + \underset{\text{碱式色}}{In^-}$$

平衡时：

$$K_{HIn}=\frac{[H^+][In^-]}{[HIn]}$$

$$[H^+]=K_{HIn}\frac{[HIn]}{[In^-]}$$

两边取负对数得：

$$pH=pK_{HIn}-\lg\frac{[HIn]}{[In^-]}$$

式中 $K_{HIn}$——指示剂的离解常数，也称为指示剂常数，在一定温度下是一个常数。

所以，指示剂的颜色取决于 $[HIn]/[In^-]$ 的比值，由于人眼对颜色分辨能力的限制，通常只有一种型体的浓度超过另一种型体浓度的 10 倍或 10 倍以上时，才能观察出其中浓度较大的那种颜色。因此，只能在一定浓度比范围内看到指示剂的颜色变化，这一范围是：

$$\frac{[HIn]}{[In^-]}=10\sim 0.1$$

此时，溶液 pH 值分别为：

$$pH = pK_{HIn} - \lg 10 = pK_{HIn} - 1$$

$$pH = pK_{HIn} - \lg 10^{-1} = pK_{HIn} + 1$$

当[HIn]/[$In^-$]≥10 时，pH≤$pK_{HIn}$−1，看到酸式色。

当[HIn]/[$In^-$]≤$\frac{1}{10}$时，pH≥$pK_{HIn}$+1，看到碱式色。

由此可见，只有当溶液的 pH 值由 $pK_{HIn}$−1 变化到 $pK_{HIn}$+1 时，才能观察到指示剂颜色的变化，将观测到的指示剂颜色发生变化时的 pH 范围叫做指示剂的变色范围，也叫变色区间。指示剂的变色范围是：

$$pH = pK_{HIn} \pm 1$$

当[HIn]/[$In^-$]=1 时，指示剂的酸式色浓度等于碱式色浓度，溶液呈现混合色，此时 pH=$pK_{HIn}$，称此 pH 为指示剂的理论变色点。

指示剂的理论变色范围一般约为 2 个 pH 单位（从 pH=$pK_{HIn}$−1 过渡到 pH=$pK_{HIn}$+1），实际的变色范围根据实验测得，并不都是 2 个 pH 单位，而略有上下，这是人的眼睛对混合色中两种颜色的敏感程度不同造成的。例如甲基红 $pK_{HIn}$=5.1 理论变色范围应为 4.1～6.1，实际测得为 4.4～6.2，这是人的肉眼辨别红色比黄色更敏感的缘故。常用酸碱指示剂的变色范围见表 3-3。

**表 3-3　几种常用的酸碱指示剂**

| 指示剂 | 变色范围 pH 值 | 颜色 | | $pK_{HIn}$ | 浓　度 | 用量 /(滴/10mL 试液) |
|---|---|---|---|---|---|---|
| | | 酸色 | 碱色 | | | |
| 百里酚蓝 | 1.2～2.8 | 红色 | 黄色 | 1.65 | 0.1%的 20%酒精溶液 | 1～2 |
| 甲基黄 | 2.9～4.0 | 红色 | 黄色 | 3.25 | 0.1%的 90%酒精溶液 | 1 |
| 甲基橙 | 3.1～4.4 | 红色 | 黄色 | 3.45 | 0.05%的水溶液 | 1 |
| 溴酚蓝 | 3.0～4.6 | 黄色 | 紫色 | 4.1 | 0.1%的 20%酒精溶液或其钠盐的水溶液 | 1 |
| 溴甲酚绿 | 4.0～5.6 | 黄色 | 蓝色 | 4.9 | 0.1%的 20%酒精溶液或其钠盐的水溶液 | 1～3 |
| 甲基红 | 4.4～6.2 | 红色 | 黄色 | 5.1 | 0.1%的 60%酒精溶液或其钠盐的水溶液 | 1 |
| 溴百里酚蓝 | 6.0～7.6 | 黄色 | 蓝色 | 7.3 | 0.1%的 20%酒精溶液或其钠盐的水溶液 | 1 |
| 中性红 | 6.8～8.0 | 红色 | 黄橙色 | 7.4 | 0.1%的 60%酒精溶液 | 1 |
| 酚红 | 6.7～8.4 | 黄色 | 红色 | 8.0 | 0.1%的 60%酒精溶液或其钠盐水溶液 | 1 |
| 酚酞 | 8.0～9.6 | 无色 | 红色 | 9.1 | 0.5%的 90%酒精溶液 | 1～3 |
| 百里酚酞 | 9.4～10.6 | 无色 | 蓝色 | 10.0 | 0.1%的 90%酒精溶液 | 1～2 |

#### 3.4.1.3　影响指示剂变色范围的因素

（1）温度　温度的变化会引起指示剂离解常数 $K_{HIn}$的变化，因此指示剂的变色范围也随之变动。例如 18℃时，甲基橙的变色范围为 3.1～4.4，而 100℃时，则为 2.5～3.7。

（2）指示剂的用量　指示剂的用量不宜过多，否则溶液颜色较深，变色不敏锐。此外，指示剂本身是弱酸或弱碱，如果用量多，消耗滴定液多，带来较大误差。但指示剂用量也不能太少，如果用量太少，不易观察颜色的变化。一般 25mL 被测溶液中加 1～2 滴指示剂较为适宜。

（3）滴定的顺序　指示剂的变色范围是靠肉眼观察出来的，由于肉眼观察显色比观察褪色容易；观察深色较观察浅色容易。所以用碱滴定酸时，常用酚酞作指示剂，酚酞由酸式色（无色）变为碱式色（红色），颜色变化明显，易于辨别；用酸滴定碱时，一般用甲基橙作指示剂；终点由碱式色（黄色）变为酸式色（橙色），颜色变化亦很明显，便于观察。

#### 3.4.1.4　混合指示剂

混合指示剂具有变色范围窄，变色敏锐的特点。在酸碱滴定中，有时需要将滴定终点限制在很窄的 pH 范围内，这时就可采用混合指示剂。混合指示剂的配制方法有两种：一是由两种或两种以上的指示剂按一定比例混合而成，利用颜色之间的互补作用，使变色更加敏锐；二是由某种指示剂和一种惰性染料按一定比例混合而成的，其作用也是利用颜色的互补，借以提高颜色变化的敏锐性。

### 3.4.2　酸碱滴定类型及指示剂的选择

酸碱滴定法是利用酸碱反应来进行滴定的分析方法，又叫中和法。下面将分别讨论不同类型的酸碱滴定的滴定曲线和指示剂的选择，以及与此相关的酸碱滴定问题。

#### 3.4.2.1　一元强酸（碱）滴定强碱（酸）

现以 0.1000mol/L 的 NaOH 溶液滴定 20.00mL 0.1000mol/L 的 HCl 溶液为例进行讨论。

$$H^+ + OH^- \xlongequal{} H_2O$$

（1）滴定过程中 pH 值的计算　为了便于掌握溶液在整个滴定过程中 pH 值的变化情况，特将整个滴定过程分为 4 个阶段。

① 滴定前　溶液的 pH 值由 HCl 的原始浓度决定。

$$[H^+]=0.1000\text{mol/L} \qquad pH=1.00$$

② 滴定开始至化学计量点前　溶液的酸度取决于剩余盐酸溶液的体积，其计算公式为：

$$[H^+]=\frac{n_{HCl}-n_{NaOH}}{V_{总}}=\frac{n_{剩余HCl}}{V_{总}}=\frac{c_{HCl}V_{剩余HCl}}{V_{总}}$$

例如：滴入 NaOH 标准溶液 18.00mL，剩余 HCl 体积为 2.00mL，溶液总体积增加至 (18.00+20.00)mL，则

$$[H^+]=\frac{0.1000\times 2.00}{20.00+18.00}=5.3\times 10^{-3}(\text{mol/L}) \qquad pH=2.28$$

当滴入 NaOH 标准溶液 19.98mL，HCl 被中和百分数为 99.9%，剩余 HCl 体积为 0.02mL 时，溶液总体积增加至 (20.00+19.98)mL，则：

$$[H^+]=\frac{0.10\times 0.02}{20.00+19.98}=5.0\times 10^{-5}(\text{mol/L}) \qquad pH=4.30$$

③ 化学计量点时　当滴入 NaOH 溶液为 20.00mL 时，到达化学计量点，NaOH 和 HCl 以等物质的量作用，溶液呈中性。

$$[H^+]=[OH^-]=1.0\times 10^{-7}(\text{mol/L}) \qquad pH=7.00$$

④ 化学计量点后溶液的 pH 值取决于过量的 NaOH 溶液的体积，其计算公式如下：

$$[OH^-]=\frac{n_{NaOH}-n_{HCl}}{V_{总}}=\frac{c_{NaOH}V_{NaOH}-c_{HCl}V_{HCl}}{V_{NaOH}+V_{HCl}}$$

例如：滴入 NaOH 溶液　20.02mL 时，过量 NaOH 体积为 0.02mL，则：

$$[OH^-]=\frac{0.1000\times 0.02}{20.00+20.02}=5.0\times 10^{-5}(\text{mol/L})$$

$$pOH=4.30 \qquad pH=14-4.30=9.7$$

依次把消耗的 NaOH 体积代入上述公式，逐一计算滴定过程中各点的 pH 值列于表 3-4。

**表 3-4　用 0.1000mol/L 的 NaOH 滴定 20.00mL 0.1000mol/L 的 HCl**

| 滴入 NaOH 体积 $V_{NaOH}$/mL | 滴入 NaOH 物质的量 $n_{NaOH}$/mmol | HCl 被中和的量/% | 剩余 HCl 体积 $V_{HAc}$/mL | 过量 NaOH 体积 $V_{NaOH}$/mL | pH 值 |
|---|---|---|---|---|---|
| 0.00 | 0.00 | 0.00 | 20.00 | | 1.00 |
| 18.00 | 1.800 | 90.00 | 2.00 | | 2.28 |
| 19.80 | 1.980 | 99.00 | 0.20 | | 3.30 |
| 19.98 | 1.998 | 99.90 | 0.02 | | 4.30 ⎫ |
| 20.00 | 2.000 | 100.0 | 0.00 | | 7.00 ⎬ 突跃范围 |
| 20.02 | 2.002 | 100.1 | | 0.02 | 9.70 ⎭ |
| 20.20 | 2.020 | 101.0 | | 0.20 | 10.70 |
| 22.00 | 2.200 | 110.0 | | 2.00 | 11.70 |
| 40.00 | 4.000 | 200.0 | | 20.00 | 12.50 |

以滴入 NaOH 的体积为横坐标，以 pH 值为纵坐标绘制的曲线，称为强酸（碱）滴定强碱（酸）的滴定曲线，如图 3-2 所示。

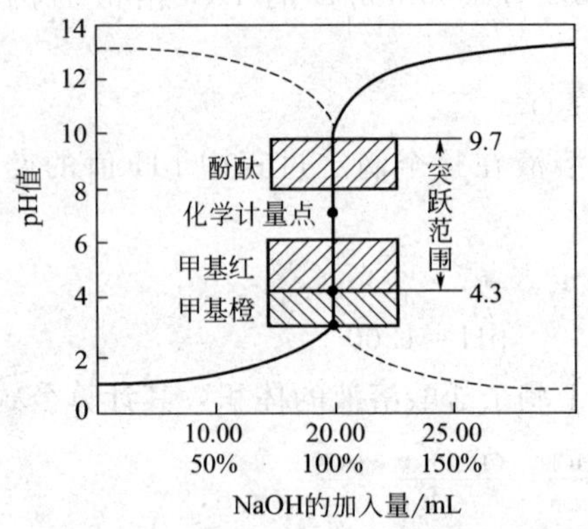


图 3-2　0.1000mol/L NaOH 溶液与 0.1000mol/L HCl 溶液的滴定曲线

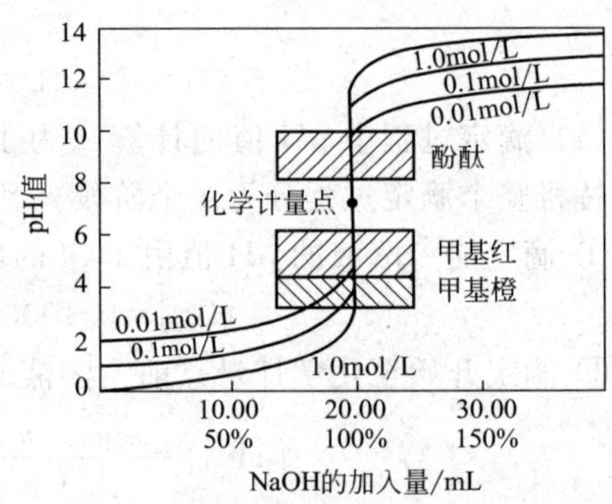


图 3-3　不同浓度的 NaOH 溶液滴定 HCl 溶液的滴定曲线

（2）pH 值的突跃范围　从表 3-4 和图 3-2 可以看出，从滴定开始到滴入 19.98mL 的 NaOH 溶液，溶液的 pH 值变化较慢，从 1.00 增大到 4.30，仅仅改变了 3.30 个 pH 单位，滴定曲线比较平坦，但从 19.98mL（溶液中只剩下 0.1% HCl 溶液）到 20.02mL（溶液中过量了 0.1%NaOH 溶液），即在化学计量点前后只相差 0.04mL（约 1 滴）NaOH 溶液，就使得 pH 值从 4.30 跃到 9.70，改变了 5.40 个 pH 值单位，溶液也由酸性变成了碱性。这种 pH 值的突变称为滴定突跃，简称突跃。突跃所在的 pH 值范围称为滴定突跃范围。

（3）指示剂的选择　滴定的突跃范围是选择指示剂的依据。应当说，最理想的指示剂应该是化学计量点和指示剂的变色点一致，但在实际的分析中很难做到。因此，只要选择在滴定突跃范围内发生变化的指示剂，即凡变色点的 pH 值处于滴定突跃范围内的指示剂均适用，都能使滴定保证足够的准确度（相对误差在 0.1% 以内）。对 0.1000mol/L 的 NaOH 溶液滴定 20.00mL 0.1000mol/L 的 HCl 溶液来说，pH 值的突跃范围为 4.30～9.70，所以，酚酞（8.0～9.6）、甲基红（4.4～6.2）、甲基橙（3.1～4.4）等都可选作强碱与强酸滴定的指示剂（见图 3-2）。

（4）浓度的影响　滴定突跃范围的大小和溶液的浓度有关。若分别用 1.0mol/L、0.1mol/L、0.01mol/L 三种浓度的 NaOH 标准溶液，滴定相同浓度的 HCl 时，它们的 pH 值突跃范围分别为 3.3～10.7、4.3～9.7、5.3～8.7。如图 3-3 所示，随着溶液浓度的增大，pH 值的突跃范围也不断的增大，突跃范围越大则可供选择的指示就越多；反之，溶液越稀，突跃范围越小，可供选择的指示剂就越少。若浓度太浓，试剂消耗量太多，太稀，突跃又不明显，指示剂的选择也比较困难。因此，常用的标准溶液的浓度一般采用 0.1～1mol/L。

如果用 0.1000mol/L HCl 溶液滴定相同浓度的 NaOH 溶液，则情况相似但 pH 值变化方向相反，如图 3-2 中虚线所示，这时的甲基橙指示剂就不太适合了。

### 3.4.2.2　一元强碱滴定弱酸

(1) 滴定过程中 pH 值的计算　以 0.1000mol/L NaOH 溶液滴定 0.1000mol/L HAc（$K_a=1.8\times10^{-5}$）溶液 20.00mL 为例，讨论在滴定过程中溶液 pH 值的变化情况。滴定过程中发生如下中和反应：

$$HAc+OH^- \rightleftharpoons Ac^- + H_2O$$

滴定过程 pH 值的变化分为 4 个阶段进行计算。

① 滴定前　是 0.1000mol/L HAc 溶液，[$H^+$] 可按一元弱酸的最简式计算（$c/K_a>500$），则

$$[H^+]=\sqrt{K_a c_a}=\sqrt{1.8\times10^{-5}\times0.1000}=1.34\times10^{-3}(mol/L) \qquad pH=2.87$$

② 滴定开始至化学计量点前　由于 NaOH 的滴入，溶液中存在 HAc-NaAc 缓冲体系，则

$$[H^+]=K_a\frac{[HAc]}{[Ac^-]}$$

当加入 NaOH19.98mL 时，剩余 0.02mLHAc。

$$[HAc]=\frac{0.1000\times0.02}{20.00+19.98}=5.0\times10^{-5}(mol/L)$$

$$[Ac^-]=\frac{0.1000\times19.98}{20.00+19.98}=5.0\times10^{-2}(mol/L)$$

$$[H^+]=1.76\times10^{-5}\times\frac{5.0\times10^{-5}}{5.0\times10^{-2}}=1.8\times10^{-8}(mol/L)$$

$$pH=7.70$$

③ 在化学计量点时　HAc 全部被中和生成 NaAc，由于 $Ac^-$ 为一元弱碱，由离解平衡得：

$$Ac^- + H_2O \rightleftharpoons HAc+OH^-$$

由于 $c_{Ac^-}\approx0.05000mol/L$，$c/K_b>500$，按一元弱碱的最简式计算得：

$$[OH^-]=\sqrt{K_b c_{Ac^-}}=\sqrt{\frac{K_w}{K_a}c_{Ac^-}}=\sqrt{\frac{1.0\times10^{-14}}{1.8\times10^{-5}}\times0.05000}=5.27\times10^{-6}(mol/L)$$

$$pOH=5.27 \qquad pH=8.73$$

④ 在化学计量点后　由于 NaOH 过量，抑制了 $Ac^-$ 离解，溶液的 pH 值主要取决于过量的 NaOH，其计算方法和强碱滴定强酸相同。

例如：滴入 NaOH20.02mL，则：

$$[OH^-]=\frac{0.1000\times0.02}{20.00+20.02}=5.0\times10^{-5}(mol/L)$$

$$pOH=4.30$$

$$pH=14.00-4.30=9.70$$

依次把消耗的 NaOH 体积代入公式逐一计算，滴定过程中各点的 pH 值列于表 3-5 中，并绘

出滴定曲线，如图 3-4 所示。

**表 3-5　用 0.1000mol/L NaOH 滴定 20.00mL 0.1000mol/L 的 HAc（$K_a=1.8\times10^{-5}$）**

| 滴入 NaOH 体积 $V_{NaOH}$/mL | 滴入 NaOH 物质的量 $n_{NaOH}$/mmol | HAc 被中和的量/% | 剩余 HAc 体积 $V_{HAc}$/mL | 过量 NaOH 体积 $V_{NaOH}$/mL | pH 值 |
|---|---|---|---|---|---|
| 0.00 | 0.00 | 0 | 20.00 | | 2.87 |
| 18.00 | 1.800 | 90.0 | 2.00 | | 5.70 |
| 19.80 | 1.980 | 99.0 | 0.20 | | 6.73 |
| 19.98 | 1.998 | 99.9 | 0.02 | | 7.70 |
| 20.00 | 2.000 | 100.0 | 0.00 | | 8.72 突跃范围 |
| 20.02 | 2.002 | 100.1 | | 0.02 | 9.70 |
| 20.20 | 2.020 | 101.0 | | 0.20 | 10.70 |
| 22.00 | 2.200 | 110.0 | | 2.00 | 11.70 |
| 40.00 | 4.000 | 200.0 | | 20.00 | 12.50 |

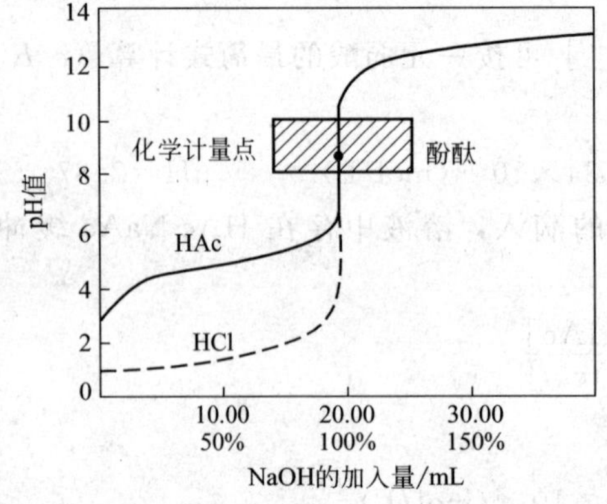


图 3-4　0.1000mol/L NaOH 溶液滴定 20.00mL 0.1000mol/L HAc 溶液的滴定曲线

虚线为 0.1000mol/L HCl 的滴定曲线

图 3-5　0.1000mol/L NaOH 溶液滴定不同强度（$K_a$）0.1000mol/L 一元弱酸溶液的滴定曲线

（2）pH 值的突跃范围　由表 3-5 和图 3-4 可见，由于 HAc 是弱酸，在溶液中不是全部离解，溶液中的 $[H^+]$ 不等于醋酸的原始浓度，pH 值也不等于 1，而是等于 2.87，因而滴定开始前比同浓度的强酸溶液的 pH 值高 1.87，所以其滴定曲线的起点比强碱滴定强酸的滴定曲线高。

滴定开始后，溶液中生成的 $Ac^-$ 产生同离子效应，抑制 HAc 离解，$[H^+]$ 较快地降低，pH 值较快增加；当继续滴入 NaOH，由于 NaAc 不断生成，在溶液中构成 NaAc-HAc 缓冲体系，使溶液 pH 值变化缓慢，因此这一段曲线变化较为平坦。在接近化学计量点时，溶液中剩余的 HAc 越来越少，其缓冲作用显著降低，再继续滴入 NaOH，溶液的 pH 值较快地增大，直到达到化学计量点时，溶液的 pH 值发生突变，形成 pH 值突跃。

（3）指示剂的选择　由表 3-5 可以看出，强碱滴定弱酸的突跃范围比滴定同样浓度的强酸的突跃小得多，而且是在弱碱性区域，突跃范围是 7.70～9.70。因此只能选择在碱性范围内变色的指示剂如中性红、酚红、酚酞、百里酚酞等。在酸性范围变色的指示剂如甲基橙、甲基红等均不能使用。

（4）滴定突跃范围与弱酸强度的关系　讨论滴定突跃范围与弱酸强度的关系是为了判断弱酸能否被强碱准确滴定。如图 3-5 所示是 0.1000mol/L 的 NaOH 溶液滴定相同浓度和不同强度一元弱酸的滴定曲线。

从图 3-5 中可得到以下结论。

① $K_a$的影响　浓度相同时，突跃范围的大小与弱酸的强度有关。$K_a$越大，即酸越强时，滴定突跃范围也越大；$K_a$值越小时，滴定突跃范围也越小，当$K_a \leqslant 10^{-9}$时，在滴定曲线上已无明显的滴定突跃，无法选择指示剂确定滴定终点。

② $c_a$的影响　当$K_a$一定时，酸的浓度是影响突跃大小的重要因素，酸的浓度越大，突跃范围也越大。

由上述可见，滴定突跃范围大小决定于弱酸的强度（$K_a$）和浓度（$c_a$）。实验证明，只有当弱酸的$c_aK_a \geqslant 10^{-8}$时，才有明显的滴定突跃，选到合适的指示剂。否则，就不能用强碱准确滴定弱酸。例如HCN，因$K_a \approx 10^{-10}$，即使浓度为1mol/L，也不能用强碱来准确滴定。因此，判断能否用强碱来准确滴定弱酸的界限为：$c_aK_a \geqslant 10^{-8}$。

（5）强酸滴定弱碱　现以0.1000mol/L HCl滴定20.00mL 0.1000mol/L $NH_3 \cdot H_2O$为例简单说明。HCl与$NH_3 \cdot H_2O$的反应为：

$$H^+ + NH_3 \cdot H_2O \rightleftharpoons NH_4^+ + H_2O$$

HCl滴定$NH_3 \cdot H_2O$与NaOH滴定HAc相似，只是pH值变化方向相反，见表3-6。

**表3-6　0.1000mol/L HCl滴定20.00mL 0.1000mol/L $NH_3 \cdot H_2O$时pH值的变化**

| 加入HCl/mL | $NH_3 \cdot H_2O$被滴定的量/% | 剩余$NH_3 \cdot H_2O$/mL | 过量HCl/mL | pH值 |
|---|---|---|---|---|
| 0.00 | 0.00 | 20.00 | | 11.13 |
| 10.00 | 50.00 | 10.00 | | 9.26 |
| 18.00 | 90.00 | 2.00 | | 8.30 |
| 19.80 | 99.00 | 0.20 | | 7.30 |
| 19.98 | 99.90 | 0.02 | | 6.30 突跃范围 |
| 20.00 | 100.0 | 0.00 | | 5.28 突跃范围 |
| 20.02 | | | 0.02 | 4.30 突跃范围 |
| 20.20 | | | 0.20 | 3.30 |
| 40.00 | | | 20.00 | 1.48 |

由表3-6可得到以下结论：

① 滴定曲线与强碱滴定弱酸相似，但pH值变化方向相反；

② 突跃范围的pH值为6.30～4.30，处于酸性区域内，只能选甲基橙或溴甲酚绿等；

③ 化学计量点时的pH值为5.28。

④ 滴定突跃范围也是由弱碱的浓度（$c_b$）和强度（$K_b$）来决定的。只有当弱碱的$c_bK_b \geqslant 10^{-8}$时，才能用强酸直接准确滴定。

# 3.5　多元酸（碱）的滴定

在多元酸（碱）的滴定中必须要考虑两个方面的问题：一是能否准确分步滴定；二是选择哪种指示剂。

## 3.5.1　多元酸的滴定

常见的多元酸绝大多数为弱酸，在水溶液中的离解和滴定都是分步进行的。多元酸能被准确滴定的原则有两个方面。

① 若$c_aK_a \geqslant 10^{-8}$，这一级电离的$H^+$能被准确滴定。

② 若相邻两个$K_a$值之比$\geqslant 10^4$（即$K_{a_n}/K_{a_{n+1}} \geqslant 10^4$）时，有两个滴定突跃，可以分步

滴定；若 $K_{a_n}/K_{a_{n+1}}<10^4$，则只有一个突跃，不能分步滴定。

例如，在 0.1000mol/L 的 NaOH 溶液滴定 20.00mL 0.1000mol/L 的 $H_3PO_4$ 溶液中，$H_3PO_4$ 是多元酸，在水溶液中的离解平衡如下。

$$H_3PO_4 \rightleftharpoons H^+ + H_2PO_4^- \qquad K_{a_1}=7.52\times10^{-3}$$

$$H_2PO_4^- \rightleftharpoons H^+ + HPO_4^{2-} \qquad K_{a_2}=6.23\times10^{-8}$$

$$HPO_4^{2-} \rightleftharpoons H^+ + PO_4^{3-} \qquad K_{a_3}=4.5\times10^{-13}$$

用 NaOH 滴定 $H_3PO_4$ 时的中和反应也是分步进行的：

$$H_3PO_4 + NaOH \rightleftharpoons NaH_2PO_4 + H_2O$$

$$NaH_2PO_4 + NaOH \rightleftharpoons Na_2HPO_4 + H_2O$$

$$Na_2HPO_4 + NaOH \rightleftharpoons Na_3PO_4 + H_2O$$

可以把多元酸看成是不同强度的一元酸混合物的滴定。根据多元酸能被准确滴定的原则，已知 $H_3PO_4$ 的 $K_{a_1}=7.52\times10^{-3}$，$c_{H_3PO_4}=0.1000$mol/L，则 $c_{H_3PO_4}K_{a_1}=0.1000\times7.52\times10^{-3}=7.52\times10^{-4}>10^{-8}$，且 $K_{a_1}/K_{a_2}=1.2\times10^5>10^4$；这一级电离的 $H^+$ 能被滴定，出现第一个滴定突跃。可根据化学计量点的 pH=4.66，选择甲基橙为指示剂。

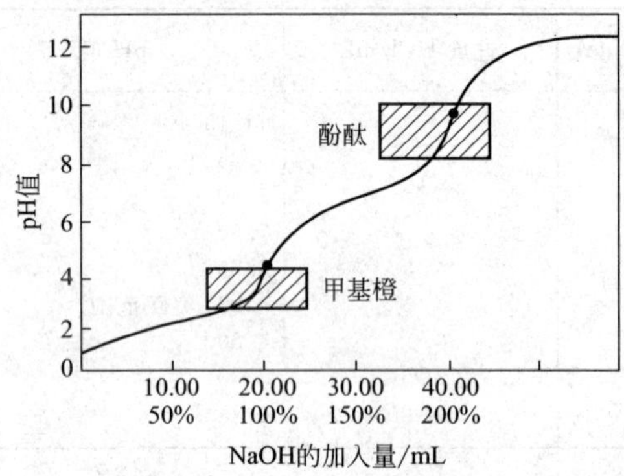


图 3-6　0.1000mol/L NaOH 溶液滴定 20.00mL 0.1000mol/L 磷酸溶液的滴定曲线

$H_3PO_4$ 的第二步电离常数为 $K_{a_2}=6.23\times10^{-8}$，$c_{H_3PO_4}K_a\approx10^{-8}$，且 $K_{a_2}/K_{a_3}=1.4\times10^5>10^4$；则这一级电离出的 $H^+$ 勉强被滴定，有一个滴定突跃。化学计量点的 pH=9.94，在碱性范围内，可选择酚酞作指示剂。

$K_{a_3}=4.5\times10^{-13}$ 远远小于 $10^{-8}$，故第三步离解产生的 $H^+$ 无法被准确滴定。所以在滴定曲线上也没有明显的滴定突跃。滴定曲线如图 3-6 所示。

## 3.5.2　多元碱的滴定

与多元酸的滴定类似，判断原则有两条：

① $c_bK_b\geqslant10^{-8}$ 能准确滴定；

② $K_{b_n}/K_{b_{n+1}}\geqslant10^4$ 能分步滴定。

以多元碱 $Na_2CO_3$（$c_{Na_2CO_3}=0.1000$mol/L，$c_{HCl}=0.1000$mol/L）为例，$Na_2CO_3$ 是标定盐酸的基准物质，也是工业纯碱的主要成分。$Na_2CO_3$ 是二元碱，在水中分两步离解，其离解反应式为：

$$CO_3^{2-} + H_2O \rightleftharpoons HCO_3^- + OH^- \qquad K_{a_2}=5.6\times10^{-11} \qquad K_{b_1}=\frac{K_w}{K_{a_2}}=1.8\times10^{-4}$$

$$HCO_3^- + H_2O \rightleftharpoons H_2CO_3 + OH^- \qquad K_{a_1}=4.3\times10^{-7} \qquad K_{b_2}=\frac{K_w}{K_{a_1}}=2.3\times10^{-8}$$

HCl 滴定 $Na_2CO_3$ 的分步反应式为：

$$HCl + Na_2CO_3 = NaHCO_3 + NaCl$$

$$NaHCO_3 + HCl = NaCl + CO_2\uparrow + H_2O$$

因为 $c_{CO_3^{2-}} \cdot K_{b_1}$ 和 $c_{HCO_3^-} \cdot K_{b_2}$ 大于和接近 $10^{-8}$，且 $K_{b_1}/K_{b_2}=K_{a_1}/K_{a_2}\approx 10^4$。因此，$Na_2CO_3$ 这个二元碱可以用盐酸标准溶液进行分步滴定，并且在两个化学计量点时分别出现两个 pH 值突跃。

在第一个化学计量点时，pH 值为 8.31，如果选用酚酞作指示剂，变色不敏锐，如果采用甲酚红和百里酚蓝混合指示剂，可得到较为准确的结果。

在第二个化学计量点时，溶液是 $CO_2$ 的饱和溶液，pH 值为 3.89，可用甲基橙作指示剂，也可选用甲基红-溴甲酚绿混合指示剂。滴定曲线如图 3-7 所示。

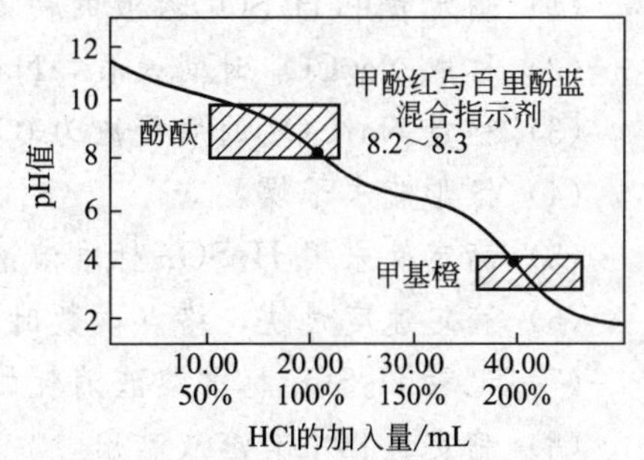


图 3-7 0.1000mol/L HCl 溶液滴定 20.00mL 0.1000mol/L $Na_2CO_3$ 溶液的滴定曲线

应当注意，在接近第二个计量点时，容易形成 $CO_2$ 的过饱和溶液而导致滴定终点提前，必须将 $CO_2$ 加热煮沸除去，待冷却后继续滴定；或在接近计量点时充分振摇锥形瓶以加速 $H_2CO_3$ 的分解，使终点时指示剂变色敏锐，以保证分析结果的准确度。

## 习 题

1. 请指出下列数据中都包括几位有效数字？

(1) 1.0054 (2) 0.00217 (3) pH＝6.45 (4) 0.01% (5) $1.0\times10^{-4}$ (6) 99.97%

2. 下列各种误差是系统误差？还是偶然误差？

(1) 砝码被腐蚀；

(2) 天平的两臂不等长；

(3) 容量瓶和移液管不配套；

(4) 在重量分析中样品里的不需要测定的成分被共沉淀；

(5) 在称量时样品吸收了少量水分；

(6) 试剂里含有微量的被测组分；

(7) 天平的零点突然有变动；

(8) 读取滴定管读数时，最后一位数字估测不准；

(9) 重量法测 $SiO_2$ 时，试液中硅酸沉淀不完全；

(10) 以含量约为 98% 的 $Na_2CO_3$ 为基准试剂来标定盐酸的浓度。

3. 使用 TG-328 型万分之一分析天平的称量误差为±0.0001g，用减量法称量药品时，两次称量的最大误差可达±0.0002g，欲使称量的相对误差小于 0.1%，求应至少称取药品的质量是多少克。

4. 请指出下列实验记录中的错误。

(1) 用 HCl 标准溶液滴定 25.00mL NaOH 溶液。

$V_{HCl}$：24.6、24.7、24.6，$\overline{V}_{HCl}$＝24.63。

(2) 称取 0.4567g 无水碳酸钠，用量筒加水约 20.00mL。

(3) 由滴定管中放出 25mL NaOH 溶液，以甲基橙作指示剂，用 HCl 标准溶液滴定。

5. 用基准 $Na_2CO_3$ 标定 $H_2SO_4$ 溶液时，出现了以下情况，会对 $H_2SO_4$ 溶液的浓度有何影响（偏高、偏低、无影响)?

(1) 滴定管中 $H_2SO_4$ 溶液的初读数应为 1.00mL，误记为 0.10mL。

(2) 称取 $Na_2CO_3$ 时间太长，$Na_2CO_3$ 吸潮含有少量水分。

(3) 称量 $Na_2CO_3$ 的质量应为 0.1278g，误记为 0.1378g。

(4) 锥形瓶未干燥。

(5) 滴定管未用 $H_2SO_4$ 标准溶液润洗。

(6) 滴定速度过快，终点读数时未等滴定管壁上的溶液留下就读数。

(7) 记录 $H_2SO_4$ 标准溶液消耗的体积时，按四舍五入的修约方式保留到小数点后一位。

(8) 滴定过程中有溶液溅出。

(9) 装 $H_2SO_4$ 标准溶液的滴定管未干燥。

(10) 滴定至近终点时，溶液未煮沸。

6. 滴定管的读数误差为±0.01mL，如果滴定时用去标准溶液 2.50mL，相对误差是多少？如果滴定时用去标准溶液 25.00mL，相对误差又是多少？这些数值说明什么问题？

7. 何谓基准物质？作为基准物质应具备哪些条件？

8. 简述滴定分析法的基本条件和滴定方式？

9. 实验室里实验员标定盐酸溶液的浓度，共进行四次平行测定，测得浓度为 0.1012mol/L、0.1013mol/L、0.1010mol/L 和 0.1016mol/L。求平均值、绝对偏差、平均偏差、相对平均偏差、标准偏差及相对标准偏差。

10. 用草酸（$H_2C_2O_4 \cdot 2H_2O$）标定浓度大约为 0.1mol/L 的 NaOH 溶液时，欲使消耗的 NaOH 溶液体积控制在 20～30mL，草酸的称取范围应为多少？

11. 称取干燥好的工业纯碱试样 1.5432g，加水溶解后转入 250mL 容量瓶中定容。移取此试液 25.00mL，以甲基橙为指示剂，用 0.1000mol/L HCl 标准溶液滴定至终点，消耗 HCl 24.68mL，求试样中 $Na_2CO_3$ 的含量。

12. 在硫酸介质中，基准物草酸钠 201.0mg，用 $KMnO_4$ 溶液滴定至终点，消耗其体积 30.00mL，计算 $KMnO_4$ 标准溶液的浓度（mol/L）。

13. 用蒸馏法测定肥料中含氮量，称取试样 0.2460g 加浓碱液蒸馏，产生的 $NH_3$ 用 0.1010mol/L 的标准 HCl 溶液 50.00mL 吸收，然后以甲基红为指示剂，用浓度为 0.1058mol/L 的 NaOH 标准溶液返滴过量的 HCl，用去 NaOH 溶液 10.50mL，计算肥料含氮量。

14. 0.1680g $H_2C_2O_4 \cdot 2H_2O$ 恰好与 24.65mL 浓度为 0.1045 mol/L NaOH 标准溶液反应，求 $H_2C_2O_4 \cdot 2H_2O$ 纯度。

15. 称取 0.4122g 乙酰水杨酸（$C_9H_8O_4$）样品，加 20mL 乙醇溶解后，加 2 滴酚酞指示剂，在不超过 10℃ 的温度下，用 0.1032mol/L NaOH 标准溶液进行滴定。滴至终点时消耗 21.08mL NaOH 溶液，计算该样品中乙酰水杨酸的质量分数。

16. 检验某病人血液中的钙含量，取 2.00mL 血液稀释后，用 $(NH_4)_2C_2O_4$ 溶液处理，使 $Ca^{2+}$ 生成 $CaC_2O_4$ 沉淀，沉淀经过滤、洗涤后，溶解于强酸中，然后用浓度为 0.0500mol/L 的 $KMnO_4$ 溶液滴定，用去 1.20mL，试计算此血液中钙的含量，$M(Ca)=40.08g/mol$。

# 第4章 沉淀及重量分析

在化学平衡中存在着单项平衡和多项平衡，如前面学习过的弱电解质的离解平衡就属于单项平衡。而在含有难溶电解质的饱和溶液中，存在着固体-离子间的平衡，这就是本章要学习的沉淀-溶解平衡。在制药行业的实际生产和工作中，常利用沉淀-溶解平衡理论进行药品的制备、分析和纯化。本章仍以化学平衡原理为依据，讨论难溶电解质在溶液中建立的沉淀-溶解平衡，及制药行业中应用此平衡理论的沉淀滴定法和重量分析法。

## 4.1 溶 度 积

物质的溶解度大小各不相同，习惯上把溶解度小于 0.01g/100g $H_2O$ 的物质称为难溶物。事实上任何难溶物在水中都有一定的溶解度，绝对不溶的物质是没有的，对其中溶解在水中会发生电离的难溶物称为难溶电解质。在难溶电解质的饱和溶液中，存在着未溶的固体和溶液中相应离子间的平衡，这类平衡属于多相离解平衡。

### 4.1.1 溶度积常数

#### 4.1.1.1 溶度积常数

在一定温度下，用难溶的电解质配成饱和溶液时，溶液中未溶解的固态物质和溶液中的阴、阳离子存在一个溶解与沉淀的平衡，简称沉淀平衡。

对于一般的沉淀平衡反应：

$$M_mA_n(s) \rightleftharpoons mM^{n+}(aq) + nA^{m-}(aq)$$

在一定条件下，当沉淀与溶解速度相等时，便达到固体难溶电解质与溶液中离子间的平衡，此时溶液为饱和溶液。其平衡常数表达式为：

$$K = \frac{[M^{n+}]^m[A^{m-}]^n}{[M_mA_n]}$$

在一定温度下，$K$ 为常数，式中 $[M_mA_n]$ 的浓度是一个定值，因此，可并入常数项，可得：

$$K_{sp} = [M^{n+}]^m[A^{m-}]^n$$

$K_{sp}$表示难溶电解质饱和溶液中离子浓度幂的乘积在一定温度下是个常数。它的大小与物质溶解度有关，因而称为难溶电解质的溶度积常数，简称溶度积。用符号 $K_{sp}$表示。它反映了难溶电解质在水中的溶解能力。它的大小只与物质的本性及温度有关。

溶度积和溶解度都能表示难溶电解质在水中溶解能力的大小，两者之间有内在的联系，如果用难溶电解质饱和溶液的物质的量浓度 $S$ 来表示其溶解度，在一定条件下，$S$ 和 $K_{sp}$之间可以进行换算。

**例 4-1** 在 298K 时，$Mg(OH)_2$ 的 $K_{sp}$值为 $1.2\times10^{-11}$，求其溶解度。

**解**：设溶解的 $Mg(OH)_2$ 的浓度为 $x$。

$$Mg(OH)_2 \rightleftharpoons Mg^{2+} + 2OH^-$$

平衡时： $x \quad x \quad 2x$

$$K_{sp}=[Mg^{2+}][OH^-]^2=x(2x)^2=4x^3=1.2\times10^{-11}$$

$$x=1.44\times10^{-4}(mol/L)$$

已知 $Mg(OH)_2$ 的摩尔质量为 58.3g/mol，溶解度为：$S=1.44\times10^{-4}\times58.3=8.4\times10^{-3}$ g/L。

#### 4.1.1.2 溶度积规则

离子浓度幂的乘积称为离子积，用符号 $I_p$ 表示，它表示任一条件下离子浓度幂的乘积。$I_p$ 与 $K_{sp}$ 的表达形式类似，但含义各不相同。$K_{sp}$ 表示难溶电解质的饱和溶液中离子浓度幂的乘积，它仅是 $I_p$ 的一个特例。对某一溶液：

① $I_p=K_{sp}$，表示溶液是饱和的，处于动态平衡状态，溶液中既无沉淀析出又无沉淀溶解；

② $I_p<K_{sp}$，表示溶液未饱和，无沉淀析出；

③ $I_p>K_{sp}$，表示溶液为过饱和，有沉淀析出。

以上规则称为溶度积规则。它是难溶电解质沉淀溶解平衡移动规律的总结，在实际生产中，可以判断化学反应中沉淀的生成、溶解和转化。

### 4.1.2 沉淀的生成和溶解

(1) 加入沉淀剂　根据溶度积规则，要想从溶液中沉淀出某一种离子，必须加入一种沉淀剂，使它符合 $I_p>K_{sp}$，就会有沉淀生成。

**例 4-2**　在室温时将 0.004mol/L $AgNO_3$ 和 0.002mol/L $K_2CrO_4$ 溶液混合时，有无红色 $Ag_2CrO_4$ 沉淀析出？

**解**：两种溶液等体积混合，体积增加一倍，浓度各减小一半。

$$[Ag^+]^2\ [CrO_4^{2-}]=0.002^2\times0.001=4\times10^{-9}$$

查表得：$Ag_2CrO_4$ 的 $K_{sp}=9\times10^{-12}$。

因为 $I_p>K_{sp}$，所以有 $Ag_2CrO_4$ 沉淀生成。

(2) 同离子效应　除加入沉淀剂可使沉淀-溶解平衡向生成沉淀的方向移动外，加入含有同离子的易溶强电解质也可产生相同的作用。这种在难溶电解质溶液中加入含有共同离子的易溶强电解质，使难溶电解质溶解度降低的现象称为沉淀-溶解平衡中的同离子效应。

**例 4-3**　求在 298K 时，AgCl 在 0.0100mol/L 的 $AgNO_3$ 溶液中的溶解度。已知氯化银的 $K_{sp}=1.56\times10^{-10}$，AgCl 在水中的溶解度为 $1.33\times10^{-5}$ mol/L。

**解**：设 AgCl 在 0.0100mol/L 的 $AgNO_3$ 溶液中的溶解度为 $S$，由沉淀溶解平衡关系式：

$$AgCl(s) \rightleftharpoons Ag^+ + Cl^-$$

有　$[Ag^+]=0.0100\text{mol/L}+S \quad [Cl^-]=S$

$$K_{sp}=[Ag^+][Cl^-]=(0.0100+S)S=1.56\times10^{-10}$$

因为　$0.0100+S\approx0.0100$

所以　$S\approx1.56\times10^{-8}$ mol/L

(3) 盐效应　同弱电解质一样，加入一定量的强电解质也可以使难溶电解质溶解度稍有增大。例如，在 $BaSO_4$ 和 AgCl 的饱和溶液中，若加入一定量的强电解质 $KNO_3$，发现这两种沉淀的溶解度都比在纯水中的溶解度大。这就是因为加入了强电解质增大了离子强度，而使沉淀溶解度略微增大的盐效应。在较稀溶液中可以忽略盐效应的影响。

(4) 沉淀的溶解　要使沉淀溶解，必须减小难溶电解质饱和溶液中离子的浓度，使离子积小于溶度积（$I_p < K_{sp}$）。一般可在饱和溶液中加入某种离子或分子，使其与溶液中某种离子生成弱电解质，生成配合物或发生氧化还原反应，从而降低饱和溶液中这种离子的浓度，促使沉淀溶解。

(5) 沉淀的生成和溶解在离子鉴定中的应用　如果溶液中存在几种离子，它们又都能被同一沉淀剂所沉淀，由于各种沉淀物的溶度积的不同，它们沉淀时的次序也先后不同，这叫做分步沉淀，在分离离子时有实际应用。

**例 4-4**　在含有 0.1mol/L 的 $Cl^-$、$Br^-$ 和 $I^-$ 的混合溶液中，逐滴加入 $AgNO_3$ 溶液，能分别生成 AgCl、AgBr、AgI 沉淀，问沉淀的顺序如何？

**解：**已知 AgCl 的 $K_{sp}=[Ag^+][Cl^-]=1.56\times10^{-10}$

AgBr 的 $K_{sp}=[Ag^+][Br^-]=7.7\times10^{-13}$

AgI 的 $K_{sp}=[Ag^+][I^-]=1.5\times10^{-16}$

所以，AgCl 开始沉淀时需要 $[Ag^+]$ 的浓度为：

$$[Ag^+]=\frac{1.56\times10^{-10}}{0.1}=1.56\times10^{-9}\text{mol/L}$$

AgBr 开始沉淀时需要 $[Ag^+]$ 的浓度为：

$$[Ag^+]=\frac{7.7\times10^{-13}}{0.1}=7.7\times10^{-12}\text{mol/L}$$

AgI 开始沉淀时需要 $[Ag^+]$ 的浓度为：

$$[Ag^+]=\frac{1.5\times10^{-16}}{0.1}=1.56\times10^{-15}\text{mol/L}$$

由此可见，逐滴加入 $AgNO_3$ 时，生成 AgI 沉淀所需要的 $[Ag^+]$ 最少，故 AgI 先沉淀，其次 AgBr，最后 AgCl 沉淀。

## 4.2　沉淀滴定法

沉淀滴定法是以沉淀反应为基础的一种滴定分析法。常以 $AgNO_3$ 为标准溶液测定 $Cl^-$、$Br^-$、$I^-$ 及 $SCN^-$ 等离子，也可用 $NH_4SCN$（或 KSCN）为标准溶液测定银盐，故又称为银量法。主要用于无机卤化物以及能与 $Ag^+$ 和 $SCN^-$ 形成沉淀的离子的测定。如氯化铵、氯化钾、氯化钠及其制剂、碘酊中碘化钾的含量测定、能形成银盐的解毒药二巯丁二钠的含量测定及巴比妥类药物的含量测定等。

常用的银量法按所用的指示剂不同，分为铬酸钾指示剂法（莫尔法）、铁铵矾指示剂法（佛尔哈德法）和吸附指示剂法（法扬斯法）三种。

### 4.2.1　铬酸钾指示剂法（莫尔法）

#### 4.2.1.1　基本原理

在中性溶液中，以 $K_2GrO_4$ 为指示剂，用 $AgNO_3$ 标准溶液滴定氯化物或溴化物含量的滴定分析方法。此法是 1856 年由莫尔创立的，所以又叫莫尔法。这种方法的终点是生成有色的第二种沉淀。

滴定反应如下：

终点前： $Ag^{+}+Cl^{-}=AgCl\downarrow$（白色）

终点后： $2Ag^{+}+CrO_4^{2-}=Ag_2CrO_4\downarrow$（砖红色）

到达化学计量点时，$Cl^-$ 被定量滴定完全时，过量的 $Ag^+$ 和 $CrO_4^{2-}$ 形成砖红色的铬酸银沉淀。终点时的颜色变化是由白色变为砖红色。

#### 4.2.1.2 滴定条件

（1）指示剂的用量应适当。

在实际滴定中，若 $CrO_4^{2-}$ 浓度太大，在 $Cl^-$ 还未沉淀完全，就有砖红色的 $Ag_2CrO_4$ 沉淀生成，会使终点提前。使测定结果产生负误差。若 $CrO_4^{2-}$ 浓度太小，又会使终点推后，使测定结果产生正误差。在实际测定中，一般在 25～50mL 中加入 5% $K_2GrO_4$ 1mL 即可。

（2）溶液酸度的影响如下。

① 酸度过高，$CrO_4^{2-}$ 与 $H^+$ 会产生如下平衡，从而使 $CrO_4^{2-}$ 浓度降低。

$$2CrO_4^{2-}+2H^+\rightleftharpoons 2HGrO_4^-\rightleftharpoons Gr_2O_7^{2-}+H_2O$$

② 酸度过低，则 $Ag^+$ 将形成氧化银（$Ag_2O$）沉淀析出：

$$2Ag^{+}+2OH\longrightarrow 2AgOH$$

$$2AgOH\longrightarrow AgO\downarrow+H_2O$$

所以，铬酸钾指示剂法只能在中性和弱碱性溶液中进行。最佳 pH 值是 6.5～10.5。

（3）滴定溶液中不应含有氨，因为 AgCl 和 $Ag_2CrO_4$ 均可形成$[Ag(NH_3)_2]^+$配离子而溶解。若有氨存在时，需用酸中和。当有铵盐存在时，如溶液的 pH 值过高，也会增大氨的浓度，因此当有铵盐存在时，溶液的 pH 值范围宜控制在 6.5～7.2。若 pH 值超过 7.2，将会有部分 $NH_4{}^+$ 转变为 $NH_3$ 而与 $Ag^+$ 发生配位反应，而使标准溶液消耗的更多。

（4）滴定时要剧烈振摇，防止 AgCl 胶体沉淀吸附 $Cl^-$。

（5）不宜测定 $I^-$ 和 $SCN^-$，因为 AgI 和 AgSCN 沉淀能强烈吸附 $I^-$ 和 $SCN^-$，剧烈振摇也不能完全释放 $I^-$ 和 $SCN^-$，导致终点变色不明显，滴定终点提前，而使测定结果偏低。

#### 4.2.1.3 《中国药典》实例

羟乙基淀粉（含氯化钠）中氯化钠含量的测定方法如下。

羟乙基淀粉为血容量补充药。有维持血液胶体渗透压作用，用于失血、创伤、烧伤及中毒性休克等。是我国 20 世纪 70 年代开发研制的，又叫 706 代血浆。它是从玉米中提炼的支链淀粉经水解，与环氧乙烷羟乙基化反应制成。由于反应环境是酸性水解，用碱中和，因此会产生氯化钠。其测定氯化钠含量的方法就是采用的铬酸钾指示剂法。

操作步骤：将本品在 105℃ 干燥至恒重，精密称取 2g，配成 100mL 溶液，精密量取 20mL 置 150mL 锥形瓶中，加铬酸钾指示液数滴，用 $AgNO_3$ 标准溶液（0.1mol/L）滴定，每毫升 $AgNO_3$ 标准溶液（0.1mol/L）相当于 5.844mg 的 NaCl，氯化钠含量应不高于 13.0%。

测定原理： $NaCl+AgNO_3=AgCl\downarrow+NaNO_3$

计算公式：
$$NaCl\%=\frac{cVT}{0.1S\times\frac{20}{100}\times 1000}\times 100\%$$

式中 $c$——$AgNO_3$标准溶液的浓度，mol/L；

$V$——样品所消耗的 $AgNO_3$ 的体积，mL；

$S$——所取被测样品的量，g；

$T$——滴定度。

注：此方法选在部颁标准上。

## 4.2.2 铁铵矾指示剂法（佛尔哈德法）

### 4.2.2.1 基本原理

用铁铵矾[$NH_4Fe(SO_4)_2 \cdot 12H_2O$]溶液作指示剂，测定银盐和卤素化合物的方法，称为铁铵矾指示剂法。本法由佛尔哈德于 1898 年创立的，又称为佛尔哈德法。这种方法的终点是生成有色的可溶性物质。分直接滴定法和返滴定法。

（1）直接滴定法　用于测定 $Ag^+$。在酸性溶液中，以铁铵矾作指示剂，用 $NH_4SCN$（或 KSCN）标准溶液滴定含 $Ag^+$ 的溶液。当 AgSCN 定量沉淀完全后，过量的 $SCN^-$ 便与 $Fe^{3+}$ 指示剂形成红色配合物指示终点到达。其滴定反应为：

终点前：$$Ag^+ + SCN^- \rightleftharpoons AgSCN\downarrow \text{（白色）}$$

终点后：$$Fe^{3+} + SCN^- \rightleftharpoons [FeSCN]^{2+} \text{（红色）}$$

（2）返滴定法　用于测定卤素离子。先向样品溶液中加入定量、过量的 $AgNO_3$ 标准溶液，待 $Ag^+$ 和卤素离子反应后，再以铁铵矾作指示剂，用 $NH_4SCN$ 标准溶液来滴定剩余的 $AgNO_3$ 至 $SCN^-$ 与 $Fe^{3+}$ 指示剂形成红色配合物指示终点到达。其滴定反应如下。

终点前：$$Ag^+\text{（定量，过量）} + X^- \longrightarrow AgX\downarrow$$
$$Ag^+\text{（剩余量）} + SCN^- \longrightarrow AgSCN\downarrow$$

终点后：$$Fe^{3+} + SCN^- \rightleftharpoons [FeSCN]^{2+} \text{（红色）}$$

### 4.2.2.2 滴定条件

（1）酸度　滴定必须控制在酸性溶液中，一般用 0.1～1mol/L 硝酸来控制酸度。其目的：一是为了避免指示剂中的 $Fe^{3+}$ 发生水解，生成红棕色的 $Fe(OH)_3$ 沉淀；二是为了避免能形成氢氧化物的阳离子（如：$Zn^{2+}$、$Ba^{2+}$、$Pb^{2+}$ 等）及能与 $Ag^+$ 生成沉淀的阴离子（如：$PO_4^{3-}$、$CO_3^{2-}$、$S^{2-}$ 等）干扰测定。

（2）返滴定法测定 $Cl^-$　由于在反应的溶液当中同时存在 AgCl 和 AgSCN 两种难溶银盐的沉淀溶解平衡，AgCl 的溶度积（$1.77\times10^{-10}$）又大于 AgSCN 的溶度积（$1.03\times10^{-12}$），故 AgCl 能转化为 AgSCN 而使终点时产生的 $[FeSCN]^{2+}$ 褪色。

转化反应为：
$$\begin{array}{c} AgCl \rightleftharpoons Ag^+ + Cl^- \\ + \\ SCN^- \\ \updownarrow \\ AgSCN\downarrow \end{array}$$

为了避免上述反应，常采用下列措施。

① 过滤　在返滴定前将生成的 AgCl 沉淀过滤出去，并用稀硝酸充分洗涤沉淀，再用 $NH_4SCN$ 标准溶液滴定滤液中过量的 $Ag^+$。此种方法的缺点是操作太麻烦。

② 加入有机溶剂　加入有机溶剂，如硝基苯，因为有机溶剂覆盖在 AgCl 沉淀表面，将 AgCl 沉淀颗粒包裹起来，避免沉淀与标准溶液接触，防止沉淀转化。

(3) 返滴定法测定 $I^-$　在用返滴定法测定 $Br^-$ 和 $I^-$ 时，就不存在沉淀转化问题，因为 AgBr 和 AgI 溶解度均小于 AgSCN。但 $I^-$ 能还原 $Fe^{3+}$。测定 $I^-$ 时，指示剂必须在加入过量的 $AgNO_3$ 标准溶液后才能加入。其氧化还原反应为：

$$2Fe^{3+}+2I^- \longrightarrow 2Fe^{2+}+I_2$$

(4) 去除干扰性物质　强氧化剂、$Cu^{2+}$、$Hg^{2+}$ 等都能与 $SCN^-$ 起作用而干扰测定，应预先去除。

#### 4.2.2.3 《中国药典》实例

二巯丁二钠含量的测定方法如下。

二巯丁二钠是2,3-二巯基丁二酸二钠三水合物。用于锑、铅、汞、砷重金属的中毒治疗，并预防镉、钴、镍的中毒。它虽然不含有卤离子，但却可与 $AgNO_3$ 标准溶液生成银盐沉淀，采用返滴定法进行测定。

操作步骤：取干燥至恒重的本品约 0.1g，精密称定，置 100mL 量瓶中，加水 30mL 溶解后，加稀醋酸 2mL，精密加入 $AgNO_3$ 标准溶液（0.1mol/L）50mL，强力振摇，置水浴中加热 2～3min，放冷，加水稀释至刻度，摇匀，过滤，精密量取续滤液 50mL，置具塞锥形瓶中，加硝酸 2mL 与硫酸铁铵指示液 2mL，用硫氰酸铵滴定液（0.1mol/L）滴定，并将滴定的结果用空白试验校正。每毫升 $AgNO_3$ 标准溶液（0.1mol/L）相当于 5.656mg 的 $C_4H_4Na_2O_4S_2$。

测定原理：

$$\begin{matrix}\text{HS—CHCOONa}\\ |\\ \text{HS—CHCOONa}\end{matrix}+4AgNO_3 \xrightarrow{HAc} \begin{matrix}\text{AgS—CHCOONa}\\ |\\ \text{AgS—CHCOONa}\end{matrix}\downarrow+2NaNO_3$$

$$AgNO_3+NH_4SCN \longrightarrow AgSCN\downarrow+NH_4NO_3$$

$$Fe^{3+}+SCN^- \longrightarrow [Fe(SCN)]^{2+}$$

计算公式：

$$\text{含量}=\frac{c(V_0-V)T}{0.1S\times 1000}\times\frac{100}{50}\times 100\%$$

式中　$c$——$AgNO_3$ 标准溶液的浓度，mol/L；

$V_0$——空白溶液所消耗的 $AgNO_3$ 的体积，mL；

$V$——样品所消耗的 $AgNO_3$ 体积，mL；

$S$——所取被测样品的量，g；

$T$——滴定度。

### 4.2.3 吸附指示剂法（法扬斯法）

#### 4.2.3.1 基本原理

用 $AgNO_3$ 标准溶液滴定，吸附指示剂确定滴定终点，测定卤化物和硫氰酸盐含量的方法称为吸附指示剂法。此法是由法扬斯于 1923 年提出的，故又称为法扬斯法。

吸附指示剂是一类有机染料，它是一种有机弱酸，其阴离子在溶液中容易被带正电荷的胶状沉淀所吸附，并且在吸附后结构改变导致颜色变化，从而指示终点。如用 $AgNO_3$ 标准溶液滴定 $Cl^-$，用荧光黄作指示剂，在化学计量点前，溶液中存在过量的 $Cl^-$，这时 AgCl 胶态沉淀吸附 $Cl^-$，使 AgCl 沉淀表面带负电荷 $[(AgCl\downarrow)\cdot Cl^-]$，由于同种电荷相排斥，而不再吸附荧光黄指示剂的阴离子（$FIn^-$），使溶液显荧光黄阴离子的黄绿色。当达到化学计量点后，溶液中就有过量的 $Ag^+$，这时 AgCl 沉淀吸附 $Ag^+$ 使沉淀颗粒带正电荷 $[(AgCl\downarrow)\cdot Ag^+]$，立即吸附荧光黄指示剂的阴离子，结构发生改变，指示剂由黄绿色变成微红色。其变色过程可用简式表示如下：

$$(AgCl\downarrow)\cdot Cl^- + FIn^- \longrightarrow [(AgCl\downarrow)\cdot Ag^+]\cdot FIn^-$$

黄绿色　　　　　　　　微红色

（终点前）　　　　　　（终点后）

#### 4.2.3.2　滴定条件

（1）滴定中要保持胶体状态　指示剂的颜色变化发生在沉淀表面，这就要求沉淀的表面积要大，沉淀的颗粒要小。防止在滴定过程中 AgCl 发生凝聚。尤其是在化学计量点时，溶液中既无过量 $Cl^-$，又无过量的 $Ag^+$，AgCl 不带电荷，极易凝聚。因此，滴定前加入糊精或淀粉等亲水性高分子化合物，使胶体 AgCl 颗粒保持分散状态，更有利于对指示剂的吸附。

（2）要根据被测离子选择合适的指示剂　胶体颗粒对指示剂的吸附能力应略小于对被测离子的吸附，否则指示剂离子可能在化学计量点前进入吸附层使终点提前。但沉淀对指示剂的吸附能力也不能太弱，否则会造成终点拖后。卤化银胶体沉淀对卤素离子和几种常用吸附指示剂的吸附能力为：

$I^-$＞二甲基二碘荧光黄＞$Br^-$＞曙红＞$Cl^-$＞二氯荧光黄＞荧光黄

因此，测定 $Cl^-$ 时，只能用荧光黄而不能用曙红。测定 $Br^-$ 时，只能用曙红或荧光黄，而不能用二甲基二碘荧光黄。测定 $I^-$ 时，只能用二甲基二碘荧光黄或曙红。

（3）溶液的 pH 应适当　应由所选的指示剂具体确定。如荧光黄，pH＝7.0～10；曙红，pH＝2.0～10。

（4）滴定时应避免强光直射　因为卤化银在强光下分解为黑色的金属银，所产生的黑色影响观察结果。

#### 4.2.3.3　《中国药典》实例

氯化钠注射液含量的测定如下。

医药上的氯化钠常被制成 0.9％的氯化钠注射液，主要用于体内电解质的补充，对维持体液的渗透压和调节水分起着重要作用。

操作步骤：精密量取本品 10mL，加水 40mL、2％糊精溶液 5mL 与荧光黄指示液 5～8 滴，用 $AgNO_3$ 标准溶液（0.1mol/L）滴定。每毫升 $AgNO_3$ 标准溶液（0.1mol/L）相当于 5.844mg 的 NaCl。

测定原理：　$NaCl + AgNO_3 = AgCl\downarrow + NaNO_3$

计算公式：　$$NaCl\% = \frac{cVT}{0.1\times 10\times 1000}\times 100\%$$

式中　$c$——$AgNO_3$ 标准溶液的浓度，mol/L。

$V$——样品所消耗的 $AgNO_3$ 的体积，mL。

$T$——滴定度。

## 4.3　重量分析法

重量分析法是根据称量确定被测组分含量的分析方法。重量分析法中的测定数据是直接由分析天平称量而获得分析结果的，称量误差小，所以重量分析法比较准确，相对误差一般不超过±(0.1％～0.2％)，是经典的分析方法之一。

应用重量分析法测定时，必须先用适当的方法将被测组分从样品中分离出来，然后才能进行称量。因此，重量分析法包括分离和称量两大步骤。根据分离方法的不同，重量分析法一般可分为挥发法、萃取法和沉淀法。

## 4.3.1 挥发法

挥发法是利用物质的挥发性，通过加热或其他方法使试样的待测组分或其他组分挥发而达到分离，然后通过称量确定待测组分的含量。根据称量的对象不同，挥发法可分为直接法和间接法。

### 4.3.1.1 直接法

待测组分与其他组分分离后，如果称量的是待测组分或其衍生物，通常称为直接法。在药品分析中，按《中国药典》中规定的药品灰分和炽灼残渣的测定，就属于直接法。只是此时测定的不是挥发性物质，而是测定样品经高温氧化挥发后剩下的不挥发性无机物。灰分是控制中草药药材质量的检验项目之一。灰分中所含的都是无机物，通常为金属的氧化物、氯化物、碳酸盐、硫酸盐等。根据灰分的量确定样品中含无机杂质多少，作为药物的一项质量标准。

炽灼残渣是检查有机药物中混入的各种无机杂质（如金属的氧化物或盐），是指有机药物经加硫酸、高温炽灼破坏，成为挥发性物质逸出，遗留的非挥发性无机杂质成为硫酸盐，称为炽灼残渣。炽灼残渣的测定属于直接法。

### 4.3.1.2 间接法

待测组分与其他组分分离后，通过称量其他组分，测定样品减失的重量来求得待测组分的含量，则称为间接法。在药品检验中的“干燥失重测定法”就是利用挥发法测定样品中的水分和一些易挥发的物质，属于间接法。例如脱水药甘露醇的水分测定就是间接法。《中国药典》规定，取本品约 1g，在 105℃干燥恒重（所谓恒重是指样品连续两次干燥或灼烧后称得的重量之差小于 0.3mg），减失重量不得过 0.5%。如甘露醇取量为 1.0054g，干燥至恒重后为 1.0019g，其样品的干燥失重为：

$$\frac{1.0054-1.0019}{1.0054}\times 100\%=0.3\%$$

在实际应用中，间接法常用于测定样品中的水分。而样品中水分挥发的难易又与环境的干燥程度和水在样品中存在的状态有关。一般存在于物质中的水分主要有吸湿水和结晶水两种形式：吸湿水是物质从空气中吸收的水，其含量与空气的相对湿度和物质的粉碎程度有关。环境的湿度越大，吸湿量越大；物质的颗粒越细小（表面积大），则吸湿量也越大。吸湿水一般在不太高的温度下即能除掉。结晶水是水合物内部的水，它有固定的量，可在化学式中表示出来。例如，$BaCl_2 \cdot 2H_2O$、$CuSO_4 \cdot 5H_2O$ 等。

根据物质性质不同，在去除物质中水分时，常采用以下几种干燥方法。

（1）常压加热干燥　适用于性质稳定，受热不易挥发、氧化或分解的物质。通常将样品置于电热干燥箱中，加热到 105～110℃，保持 2h 左右，此时吸湿水已被除去。但对某些吸湿性强或不易除去的结晶水来说，可适当提高温度或延长干燥时间。例如，$BaCl_2 \cdot 2H_2O$ 中的结晶水，因无水 $BaCl_2$ 不挥发，可在 125℃的温度下干燥至恒重。氯化钠的干燥失重测定，可在 130℃干燥至恒重。

(2) 减压加热干燥　适用于高温易变质或熔点低的物质。为了加速水分挥发，可将样品置于恒温减压干燥箱中，进行减压加热干燥，由于真空泵能抽走干燥箱内大部分空气，降低了样品周围空气的水分压，所以使相对湿度较低，有利于样品中水分的挥发。再加之适当提高温度，干燥效率会进一步提高。《中国药典》规定，一般减压是指压力应在 2.67kPa（相当于 20mmHg 柱）以下，此时的干燥温度在 60～80℃（除另有规定外）。

(3) 干燥剂干燥　适用于受热易分解、挥发及能升华的物质。干燥剂干燥，可以在常压下进行，也可以在减压下进行。将样品放置于盛有干燥剂的密闭容器中干燥。干燥剂是一些与水分子有强结合力的脱水化合物，它更易吸收空气中的水分，使相对湿度降低，从而促进样品的水分挥发。利用干燥剂干燥时，应注意干燥剂的选择。常用的干燥剂有无水氯化钙、硅胶、浓硫酸及五氧化二磷等，它们的吸水效力见表 4-1。

**表 4-1　常见干燥剂和相对干燥效率表**

| 干 燥 剂 | 每升空气中残留水分的质量/mg | 干燥剂 | 每升空气中残留水分的质量/mg |
|---|---|---|---|
| $P_2O_5$ | $2\times10^{-5}$ | 硅胶 | $3\times10^{-3}$ |
| 浓 $H_2SO_4$(100%) | $3\times10^{-3}$ | 氯化钙(无水粒状) | 1.5 |

但从使用方便考虑，以硅胶为最佳。市售商品硅胶为蓝色透明的指示硅胶，若蓝色变为红色，即表示该硅胶已失效，应在 105℃左右加热干燥到硅胶重显蓝色，冷却后可再重复使用。

## 4.3.2　萃取法

萃取法（又称提取重量法）是利用被测组分在两种互不相溶的溶剂中的溶解度不同，将被测组分从一种溶剂萃取到另一种溶剂中来，然后将萃取液中溶剂蒸去，干燥至恒重，称量萃取出的干燥物的重量。根据萃取物的重量，计算被测组分含量的方法。

分析化学中应用的溶剂萃取主要是液-液萃取，这是一种简单、快速，应用范围又相当广泛的分离方法。本节主要讨论液-液萃取分离的基本原理。

### 4.3.2.1　分配系数和分配比

液-液萃取分离是利用各种物质在互不相溶的两相中具有不同的分配系数或分配比，而使待测组分得到萃取分离。

(1) 分配系数　各种物质在不同的溶剂中有不同的溶解度。例如，当溶质 A 同时接触两种互不相溶的溶剂时，如果一种是水，另一种是有机溶剂，A 就分配在这两种溶剂中：

$$A_{水} \rightleftharpoons A_{有}$$

在一定温度下，当分配过程达到平衡时，物质 A 在两种溶剂中的浓度比保持恒定，这就是分配定律，即：

$$K_D=\frac{[A]_{有}}{[A]_{水}}$$

在分配平衡中的平衡常数 $K_D$ 称分配系数。分配系数与溶质和溶剂的性质以及温度有关。$K_D$ 大的物质，绝大部分进入有机相中，容易被萃取；反之，$K_D$ 小的物质，主要留在水相中，不易被萃取。

例如，用 $CCl_4$ 萃取水溶液的碘。此时溶质在两相中存在的形体相同，均为 $I_2$，$I_2$ 在两相中分配平衡时，$K_D=[I_2]_{有}/[I_2]_{水}$，在 25℃时 $K_D=85$。表明被萃取到 $CCl_4$ 层的 $I_2$ 的浓度是水层的 85 倍。

（2）分配比　在实际工作中，由于溶液 A 在一相或两相中，常常会离解、聚合或与其他组分发生化学反应，溶质在两相中以多种形体存在。例如 $I_2$ 在水和 $CCl_4$ 两相的分配系统中，如有 KI 共存，则在水相中不仅有 $I_2$ 存在还有 $I_3^-$ 存在。像这样一种较复杂的系统中，再用分配系数来说明整个萃取过程的平衡问题显然是很困难的，而对于分析工作者有实际意义的是，分配在两相中以各种形体存在的溶质的总浓度比值。于是又引入分配比 $D$ 这一参数。分配比 $D$ 是存在于两相中的溶质的总浓度之比，若以 $c_{水}$ 和 $c_{有}$ 分别代表水相和有机相溶质的总浓度。则它们的比值为：

$$D=\frac{c_{有}}{c_{水}}$$

只有在最简单的萃取体系中，溶质在两相中的存在形式又完全相同时，$D=K_D$；在实际情况中 $D\neq K_D$。

分配比通常不是常数，改变溶质和有关试剂浓度，都可使分配比变值。但尽管如此，由于分配比易于测得，测定时，无需探讨溶质在溶液中以何种形体存在，而只需在达到分配平衡后分离两相，分别测定两相中所含溶质的量，改算成浓度就可计算分配比值。因此，在一定条件下运用分配比来估计萃取的效率是有实际意义的。若 $D>1$，则表示溶质经萃取后，大部分进入有机相中。但在实际工作中，要求 $D>10$ 才可取得较好的萃取效率。

#### 4.3.2.2　萃取效率

萃取效率就是萃取的完全程度，常用萃取百分率（$E$）表示，即：

$$E=\frac{\text{被萃取物在有机相的总量}}{\text{被萃取物在两相中的总量}}\times 100\%$$

当溶质 A 的水溶液用有机溶液萃取时，如已知水相的体积为 $V_{水}$，有机相的体积为 $V_{有}$，则萃取效率 $E$ 可表示为：

$$E=\frac{c_{有}V_{有}}{c_{有}V_{有}+c_{水}V_{水}}\times 100\%$$

把上式分子分母同除以 $c_{水}\ V_{有}$ 得：

$$E=\frac{D}{D+\frac{V_{水}}{V_{有}}}\times 100\%$$

可见，萃取百分率由分配比 $D$ 和两相的体积比 $V_{水}/V_{有}$ 决定。$D$ 越大，体积比越小，则萃取效率就越高。在实际工作中，常用等体积的两相进行萃取，即 $V_{有}=V_{水}$，则上式简化为：

$$E=\frac{D}{D+1}\times 100\%$$

对于不同 $D$ 值的 $E$ 值可由上式计算得，见表 4-2。

**表 4-2　分配比和萃取效率**

| 分配比 $D$ | 1 | 10 | 100 | 1000 |
|---|---|---|---|---|
| 萃取效率 $E$/% | 50 | 91 | 99 | 99.9 |

由表4-2可见，分配比小的系统，萃取效率也低。在实际工作中，对于分配比较小的溶质，采取分几次加入溶剂，即“少量多次”的萃取原则，连续几次萃取，以提高萃取效率。如果每次用体积为$V_{有}$的有机溶剂萃取，共萃取$n$次，水相中剩余被萃取物质的量减少至$W_n$，则：

$$W_n = W_0\left(\frac{V_{水}}{DV_{有}+V_{水}}\right)^n$$

**例4-5**　有90mL含碘10mg的水溶液，用90mL$CCl_4$一次全量萃取，求萃取百分率。若用90mL溶剂分三次，每次用30mL进行萃取，其萃取效率又将如何？已知$D=85$。

**解**：一次全量萃取效率为

$$E=\frac{D}{D+1}\times 100\%=\frac{85}{85+1}\times 100\%=98.84\%$$

用90mL溶剂分三次萃取，则剩余物质质量$W_3$和萃取效率分别为：

$$W_3=10\times\left(\frac{90}{85\times 30+90}\right)^3=4.0\times 10^{-4}(\text{mg})$$

$$E=\frac{10-4.0\times 10^{-4}}{10}\times 100\%=99.99\%$$

## 4.3.3　沉淀法

沉淀法是利用沉淀反应，将被测组分转化成难溶物形式从溶液中分离出来，然后经过滤、洗涤、干燥或灼烧，得到可供称量的物质进行称量，根据称量的质量求算样品中被测组分的含量。

### 4.3.3.1　基本原理

(1) 沉淀形式和称量形式　在沉淀法中，向试液加入适当的沉淀剂，使被测组分沉淀出来，这样获得的沉淀称为沉淀形式。沉淀形式经过滤、洗涤、烘干或灼烧后，供最后称量的物质，称为称量形式。沉淀形式和称量形式的化学组成可以相同，也可以不同。例如，用沉淀法测定$SO_4^{2-}$，加$BaCl_2$为沉淀剂，沉淀形式和称量形式都是$BaSO_4$，两者相同；而在$Ca^{2+}$的沉淀法测定中，用草酸铵为沉淀剂，沉淀形式是$CaC_2O_4\cdot H_2O$，经灼烧后所得的称量形式是CaO，两者之间前后发生了化学变化，组成改变了，所以称量形式和沉淀形式不同。

其反应式为：　$CaC_2O_4\cdot H_2O \xrightarrow{灼烧} CaO+H_2O\uparrow+CO_2\uparrow+CO\uparrow$

(2) 对沉淀形式的要求

① 沉淀的溶解度必须很小。由沉淀溶解造成的损失量，应不超过分析天平的称量误差范围（即沉淀的溶解损失≤0.2mg）。保证待测组分沉淀完全。

② 沉淀必须纯净，尽量避免其他杂质的沾污。制成称量形式时，所含杂质的量不得超出称量误差所允许的范围。如果沉淀形式不纯净，含有杂质，就会使测定结果偏高。

③ 沉淀应易于过滤和洗涤，便于操作。为此要尽可能获得粗大的晶型沉淀。

④ 沉淀应易于转化为称量形式。

(3) 对称量形式的要求

① 必须有固定的化学组成，符合一定的化学式。否则无法计算分析结果。

② 化学稳定性要好，称量形式不易吸收空气中的水分和二氧化碳，也不易被空气中的

氧所氧化。

③ 称量形式的分子量要大，而被测组分在称量形式中占的百分比要小。这样可减小称量的相对误差，提高分析结果的准确度。例如，用沉淀法测定 $Al^{3+}$，可以用氨水沉淀为 $Al(OH)_3$后，灼烧成 $Al_2O_3$ 称量；也可以用 8-羟基喹啉沉淀为 8-羟基喹啉铝，烘干后称量。按这两种称量形式计算，0.1000g 铝可获得 0.1890g $Al_2O_3$ 或 1.7029g 8-羟基喹啉铝。分析天平的绝对误差一般为±0.2mg。对于称量上述两种称量形式，相对误差分别为±0.1%和±0.01%。显然，用 8-羟基喹啉沉淀法测定铝准确度较高。

#### 4.3.3.2　沉淀的形成

沉淀按其物理性质不同，粗略地分为两类：晶型沉淀和无定形沉淀。无定形沉淀又称非晶型沉淀或胶状沉淀。例如，$BaSO_4$ 是典型的晶型沉淀，$Fe_2O_3 \cdot xH_2O$ 是典型的非晶型沉淀，AgCl 沉淀是一种凝乳状沉淀，介于两者之间。它们的主要差别是沉淀颗粒大小不同，晶型沉淀的颗粒直径约为 0.1～1$\mu$m，无定形沉淀的颗粒直径一般小于 0.02$\mu$m，凝乳状沉淀的颗粒直径为 0.02～0.1$\mu$m，即大小介于两者之间。

沉淀的形成过程，包括晶核的形成与晶核的成长两个过程，熟悉沉淀的形成过程是为了控制沉淀条件，获得完全、纯净沉淀的理论依据。

(1) 晶核的形成　晶核的形成有两种：一种是均相成核作用；另一种是异相成核作用。产生晶核沉淀的先决条件是溶液必须处于过饱和状态。

在过饱和溶液中，组成沉淀物的离子（称构晶离子），由于静电作用而缔合起来，自发地形成晶核，这种过饱和的溶质从均匀液相中自发地产生晶核的过程，称为均相成核。

在进行沉淀的溶剂和试剂中以及容器壁上存在相当大量肉眼看不见的外来固体微粒，这些微粒在沉淀过程中起着晶核的作用，离子或离子群扩散到这些微粒上诱导沉淀形成，这种过程称为异相成核。

以哪一种成核作用为主，与沉淀物的性质及沉淀条件有关。

(2) 晶核的成长　形成晶核以后，过饱和溶液中的溶质能不断向晶体表面扩散，并沉积在晶核上，使之不断长大而成为沉淀颗粒，这一过程称作成长过程。沉淀颗粒的大小主要是由沉淀形成过程中晶核形成速度和晶粒成长速度的相对大小决定的。如果晶核形成速度小于晶粒成长速度，这样就获得较大的沉淀颗粒，能定向排列成晶型沉淀。相反，晶核成长极快，就必然形成大量晶粒，从而使大部分过剩溶质都用于形成晶核，因而沉淀颗粒难于长大，只能聚集起来得到细小的非晶型沉淀。

#### 4.3.3.3　影响沉淀纯净的因素

影响沉淀纯净的原因是共沉淀和后沉淀。

(1) 共沉淀　在进行沉淀反应时，某些可溶性杂质混杂于沉淀之中也同时被沉淀下的现象叫共沉淀。产生共沉淀的原因有表面吸附、形成混晶、吸留等，其中表面吸附是主要的原因。

① 表面吸附　在沉淀颗粒内部的每个构晶离子都被相反电荷的离子包围，整个沉淀内部处于静电平衡状态。但处于表面和边角上的离子至少有一个方向没有被异性离子平衡，这种“剩余”的静电引力会吸引带相反电荷的离子，产生表面吸附现象。相同质量的沉淀，当沉淀颗粒越小时，其总表面越大，沉淀吸附杂质的量就越多。所以无定形沉淀吸附杂质比晶型沉淀严重，小颗粒晶体比大颗粒晶体吸附杂质多。因此，为了得到较纯净的沉淀，最好能

制得较大颗粒的晶型沉淀。

② 形成混晶　如果溶液中杂质离子与沉淀构晶离子的半径相近、晶体结构相似时，则杂质离子可以进入晶格形成混晶共沉淀。例如，$Pb^{2+}$ 与 $Ba^{2+}$ 半径相近，$BaSO_4$ 与 $PbSO_4$ 的晶体结构相似，$Pb^{2+}$ 就可能混入 $BaSO_4$ 的晶格中，与 $BaSO_4$ 形成混晶而被共沉淀。由混晶造成的共沉淀不像表面吸附那样，可用洗涤的方法除去杂质离子。减少或消除混晶生成的最好方法是将这些杂质预先分离除去。

③ 包埋或吸留　在沉淀的形成过程中，由于沉淀生成过快，表面吸附的杂质离子来不及离开沉淀表面就被再沉积上来的离子所覆盖，陷入沉淀晶体内部，这种现象叫做包埋或吸留。应该指出，由包埋或吸留现象给沉淀带来的杂质是不能清洗除去的，但可以通过陈化或重结晶方法予以减少。

(2) 后沉淀　当沉淀析出后，在放置的过程中，溶液中原来不能析出沉淀的组分，也在沉淀表面逐渐沉积出来的现象，称为后沉淀。沉淀在溶液中放置时间越长，后沉淀现象越严重。

后沉淀的产生原因可用下例来说明。在含有 $Cu^{2+}$、$Zn^{2+}$ 等离子的酸性溶液中通入 $H_2S$ 时，起初得到的 CuS 沉淀中并不夹杂 ZnS 沉淀，但是如果沉淀和溶液长时间接触，由于 CuS 沉淀表面吸附了 $S^{2-}$，而使 $S^{2-}$ 浓度大大增加，当 $S^{2-}$ 浓度与 $Zn^{2+}$ 浓度之积大于 ZnS 的浓度积常数时，在 CuS 沉淀表面上就析出 ZnS 沉淀。

#### 4.3.3.4　沉淀条件的选择

在重量分析中，为了获得准确的分析结果，要求沉淀完全、纯净而且易于过滤洗涤。为此，必须根据不同形态的沉淀，选择不同的沉淀条件，以获得合乎重量分析要求的沉淀。

(1) 晶型沉淀的沉淀条件

① 稀　样品溶液和沉淀剂都应是适当稀的溶液。这样溶液中沉淀物的过饱和度不太大，容易得到大颗粒晶型沉淀。

② 热　沉淀作用在热溶液中进行，可以使沉淀的溶解度增加。降低相对过饱和度，有利于晶核成长为大颗粒晶体，减少杂质的吸附作用。

③ 快搅慢滴　应在不断搅拌下缓慢滴加沉淀剂。这样可以防止局部过浓现象，保持沉淀不论在整体或局部溶液中的过饱和度不致过高，防止形成大量的晶核。使得到的沉淀颗粒较大而且纯净。

④ 陈化　沉淀反应完毕后，让初生的沉淀与母液共同放置一段时间，这一过程称为陈化。陈化的目的是使小晶体消失，大晶粒不断长大。

综上所述，对于晶型沉淀的沉淀条件，可以概括为“稀、热、搅、慢、陈”五个字。即在较稀的溶液中，在加热的情况下，慢慢加入沉淀剂，边加边搅拌，沉淀完毕后，应将沉淀陈化。再进行过滤。

(2) 无定形沉淀的沉淀条件　无定形沉淀的溶解度一般很小，溶液中相对过饱和度相当大，很难通过减小溶液的相对过饱和度来改变沉淀的物理性质，无定形沉淀颗粒小，吸附杂质多，又易胶溶，而且沉淀的结构疏松，不易过滤洗涤。所以对无定形沉淀主要是设法破坏胶体，防止胶溶，加速沉淀的凝聚。

① 浓溶液中沉淀　沉淀反应应在较浓的溶液中进行，加入沉淀剂的速度也可以适当加快，这样得到的沉淀水量少，体积小，结构较紧密。但要考虑到此时吸附的杂质多，故在沉淀反应完毕后，应立即加入较大量热水冲稀并搅拌，使吸附的部分杂质转入溶液。

② 在热溶液中进行沉淀 沉淀作用应在热溶液中进行，可以防止胶体的生成，减少沉淀表面对杂质的吸附。

③ 加入适量的电解质 溶液中加入适当的电解质，可以防止胶体溶液的生成，也能降低水合程度，使沉淀凝聚。

④ 不陈化 趁热过滤，不必陈化。否则无定形沉淀因放置会使已吸附的杂质难以洗去。

#### 4.3.3.5 称量形式与结果计算

沉淀析出后，经过滤、洗涤、干燥或灼烧制成称量形式，最后称定重量计算结果。分析结果常按质量分数计算。称量形式的称量值 $W$ 与其样品重 $S$ 的比值即为所求的质量分数。计算式为：

$$x=\frac{W}{S}\times 100\%$$

例如重量法测定岩石中的 $SiO_2$，称样 0.2000g，经过处理得到硅胶沉淀后灼烧成 $SiO_2$ 的称量形式，称量得 0.1364g，则试样中 $SiO_2$ 的质量分数为：

$$SiO_2=\frac{0.1364}{0.2000}\times 100\%=68.20\%$$

许多时候，称量形式的化学组成与待测组分的表示式不一致，则需将称量形式的量 $W$ 换算成待测组分的质量 $W'$，即：

$$W'=WF,\ F=\frac{W'}{W}$$

式中 $F$——换算因数或称化学因数，它是待测组分的原子量（或分子量）与称量形式的分子量的比值。

例如，测定 $Na_2SO_4$ 含量时，称取试样 0.3000g，加入 $BaCl_2$ 溶液进行沉淀，经干燥灼烧后称得硫酸钡 0.4911g。试样中的 $Na_2SO_4$ 含量可计算如下。

反应式：

$$Na_2SO_4+BaCl_2 = BaSO_4\downarrow+2NaCl$$

142.04 233.39

$x$ 0.4911

$$x=0.4911\times\frac{142.04}{233.39}=0.2989(g)$$

式中 0.4911——称量形式重量；

142.04/233.39——换算因数，即试样中 $Na_2SO_4$ 的重量=称量形式重量×换算因数。

在计算换算因数时，有时必须在被测组分的原子量或分子量和称量形式的分子量上乘以适当系数，使分子、分母中某一被测成分的原子数或分子数相等，见表 4-3。

**表 4-3 被测组分与沉淀形式、称量形式和换算因数之间的关系**

| 被测组分 | 沉淀形式 | 称量形式 | 换算因数 |
|---|---|---|---|
| Fe | $Fe(OH)_3\cdot nH_2O$ | $Fe_2O_3$ | $2Fe/Fe_2O_3$ |
| $Cl^-$ | AgCl | AgCl | $Cl^-/AgCl$ |
| $Na_2SO_4$ | $BaSO_4$ | $BaSO_4$ | $Na_2SO_4/BaSO_4$ |
| $Ag^+$ | AgCl | AgCl | $Ag^+/AgCl$ |
| MgO | $(Mg)NH_4PO_4$ | $Mg_2P_2O_7$ | $2MgO/Mg_2P_2O_7$ |
| FeO | $Fe(OH)_3\cdot nH_2O$ | $Fe_2O_3$ | $2Fe/Fe_2O_3$ |
| $SO_4^{2-}$ | $BaSO_4$ | $BaSO_4$ | $SO_4^{2-}/BaSO_4$ |

**例 4-6** 测定磁铁矿中 $Fe_3O_4$ 的含量时，可将样品溶解，然后使 $Fe^{3+}$ 沉淀为 $Fe(OH)_3$，经过滤、洗涤、干燥和灼烧成 $Fe_2O_3$ 的称量形式，最后根据 $Fe_2O_3$ 的质量 (g)，计算 $Fe_3O_4$ 的质

量（g）。其化学因数为多少？

**解：**

$$\text{化学因数}=\frac{2\times Fe_3O_4}{3\times Fe_2O_3}=\frac{2\times 231.54}{3\times 159.69}=0.9666$$

### 4.3.3.6 《中国药典》实例

（1）甲磺酸酚妥拉明含量的测定　甲磺酸酚妥拉明是一类 $\alpha$ 肾上腺素受体阻滞药，有血管舒张作用。注射液用于预防和治疗嗜铬细胞瘤所致的高血压及高血压危象。还可用于诊治嗜铬细胞瘤等。它的含量测定采用的就是重量分析法。

操作步骤：取本品约 0.2g，精密称定，加水 20mL 溶解后，在搅拌下缓缓加 10%三氯醋酸溶液 40mL，放置 2h，析出的沉淀用干燥至恒重的垂熔玻璃坩埚滤过，沉淀先用少量 10%三氯醋酸溶液洗涤，再用 10℃以下的冷水 20mL 分次洗涤后，置五氧化二磷干燥器中减压干燥至恒重，精密称定，所得沉淀的重量与 0.8487 相乘，即得供试品中含有 $C_{17}H_{19}N_3O\cdot CH_4O_3S$ 的重量。

测定原理：取本品加水溶解后加入三氯醋酸溶液，生成三氯醋酸酚妥拉明沉淀。

$H_3C$ … N … HO（酚妥拉明结构），$CH_3SO_3H+Cl_3CCOOH$ ⟶ （酚妥拉明结构）$, Cl_3CCOOH\downarrow$

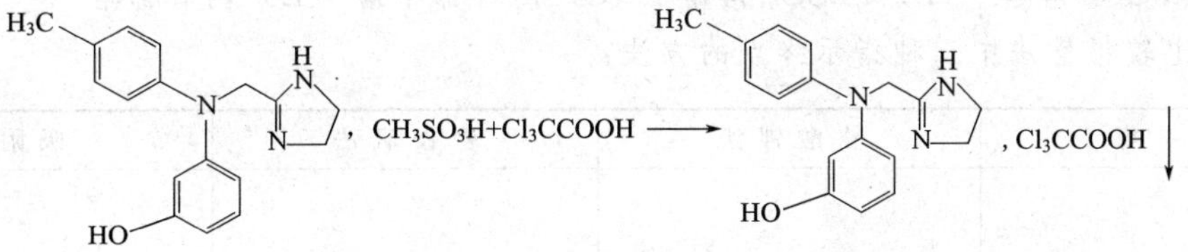

计算公式：

$$F=\frac{C_{17}H_{19}N_3O\cdot CH_3SO_3H}{C_{17}H_{19}N_3O\cdot CCl_3COOH}=\frac{377.46}{444.75}=0.8487$$

$$C_{17}H_{19}N_3O\cdot CH_4O_3S\%=\frac{WF}{S}\times 100\%$$

式中　$W$——称量的三氯醋酸酚妥拉明沉淀的质量，g；

$F$——换算因数；

$S$——称取的样重，g。

（2）复方氯化钠注射液中氯化钾的含量测定　复方氯化钠注射液是一类体液补充药，是由氯化钠、氯化钾和氯化钙混合制成的灭菌水溶液。其中氯化钾的含量测定就是采用重量分析法。

操作步骤：取四苯硼钠标准溶液（0.02mol/L）60mL，置烧杯中，加冰醋酸 1mL 与水 25mL，准确加入本品 100mL，置 50～55℃水浴中保温 30min，冷却，再在冰浴中放置 30min，用 105℃恒重的 4 号垂熔玻璃坩埚滤过，沉淀用澄清的四苯硼钾饱和溶液 20mL 分 4 次洗涤，再用少量水洗，在 105℃干燥至恒重，精密称定，所得沉淀重量与 0.2081 相乘，即得供试量中含有 KCl 的重量。

测定原理：用四苯硼钠标准溶液，在弱酸性条件下，与 $K^+$ 反应生成四苯硼钾白色沉淀。

$$K^+ + Na[B(C_6H_5)_4] = K[B(C_6H_5)_4]\downarrow + Na^+$$

计算公式：

$$KCl=\frac{WF}{100}\times 100\%$$

式中　$W$——称量的四苯硼钾白色沉淀的质量，g；

$F$——换算因数。

## 习　题

1. 根据 AgCl、AgBr、AgI 和 AgSCN 的溶度积常数，判断它们溶解度最大的是（　　）

（A）AgCl　　（B）AgBr　　（C）AgI　　（D）AgSCN

2. $BaF_2$ 的饱和溶液浓度为 $6.3\times10^{-3}$ mol/L，其溶度积 $K_{sp}$ 为（　　）

（A）$1.2\times10^{-5}$　　（B）$1\times10^{-6}$　　（C）$1.7\times10^{-4}$　　（D）$1.6\times10^{-8}$

3. 若某一含 $CO_3^{2-}$ $10^{-3}$ mol/L 的溶液与等体积含第Ⅱ主族某金属离子 $10^{-3}$ mol/L 的溶液混合，下列哪种碳酸盐不会沉淀出来（　　）

（A）$MgCO_3$（$K_{sp}=1.1\times10^{-5}$）　　（B）$CaCO_3$（$K_{sp}=5.0\times10^{-9}$）

（C）$SrCO_3$（$K_{sp}=1.1\times10^{-10}$）　　（D）$BaCO_3$（$K_{sp}=5.5\times10^{-10}$）

4. 已知 $K_{sp,PbCO_3}=3.3\times10^{-14}<K_{sp,PbSO_4}=1.06\times10^{-3}$，现分别往 $PbCO_3$、$PbSO_4$ 沉淀上加足量稀 $HNO_3$ 试剂，它们的溶解情况是（　）

（A）$PbCO_3$ 溶解　（B）$PbSO_4$ 溶解　（C）两者都不溶　（D）两者都溶

5. 试比较银量法中三种指示终点的方法：

| 内　　容 | 铬酸钾法 | 铁铵矾法 | 吸附法 |
|---|---|---|---|
| 标准溶液 | | | |
| 指示剂 | | | |
| 反应原理 | | | |
| 滴定条件 | | | |
| 应用范围 | | | |

6. 重量分析法一般可分为几种方法？分别叫什么？

7. 实验里常用干燥方法有几种？

8. 选择萃取剂的原则是什么？用同一种萃取剂，怎样提高萃取效率？

9. 举例说明何谓“化学因数”？

10. 挥发法适用于哪些物质的测定？它根据什么原理？

11. 举例说明沉淀形式与称量形式有何区别？重量分析法中对沉淀形式和称量形式有何要求？

12. 沉淀有几种类型？各种沉淀类型之间有何差别？

13. 影响沉淀的因素有哪些？

14. 称取含有结晶水的纯净 $BaCl_2\cdot xH_2O$ 0.5000g，得到硫酸钡沉淀 0.4777g，计算 $BaCl_2$ 和结晶水的质量分数，并计算每分子氯化钡中含结晶水的分子数等于多少？

15. 某样品含 35% 的 $Al_2(SO_4)_3$ 和 60% 的 $KAl(SO_4)_2\cdot12H_2O$，若用重量法使 $Al(OH)_3$ 沉淀，灼烧后欲得 0.15g $Al_2O_3$，应取样品多少克？

16. 用移液管吸取 $NH_4Cl$ 溶液 20.00mL，加入 $K_2CrO_4$ 指示剂 0.5～1.0mL，以 0.1045mol/L $AgNO_3$ 标准溶液滴定至终点，用去 22.05mL。求 $NH_4Cl$ 溶液的含量（$NH_4Cl$g/100mL）。

17. 在 25.00mL $AgNO_3$ 溶液中加入纯 NaCl 固体 0.0546g，过量的 $AgNO_3$ 用 0.0560 mol/L 的 $NH_4SCN$ 标准溶液滴定至终点，消耗 20.20mL。计算 $AgNO_3$ 溶液的物质的量浓度。

18. 仅含有纯粹的 NaCl 及 KCl 的试样 0.1200g，需 0.1000mol/L $AgNO_3$ 20.00mL 完成

滴定。求试样中 NaCl 及 KCl 的质量分数。

19. 基准物质 NaCl 0.1173g 置于锥形瓶中，加水溶解后，加入 $AgNO_3$ 标准溶液 30.00mL，过量的 $AgNO_3$ 用 $NH_4SCN$ 标准溶液滴定至终点，消耗 3.20mL。已知 20.00mL $AgNO_3$ 标准溶液能与 21.00mL $NH_4SCN$ 标准溶液完全作用，计算以上两种标准溶液的浓度。

20. 含有 NaCl 和 NaBr 的样品 0.6000g，用重量法测定，得到两者的银盐沉淀为 0.4482g；另取相同重量的样品，用沉淀滴定法测定，消耗 $AgNO_3$ 标准溶液（0.1084mol/L）24.48mL，试样中 NaCl 及 KCl 的质量分数。

21. 人的牙齿表面有层釉质，其组成为羟基磷灰石 $Ca_{10}(OH)_2(PO_4)_6$（$K_{sp}=6.8\times10^{-37}$）。为了防止龋齿的产生，人们常常使用含氟牙膏，牙膏中的氟化物可使羟基磷灰石转化为氟磷灰石 $Ca_{10}F_2(PO_4)_6$（$K_{sp}=1.0\times10^{-60}$）。写出羟基磷灰石转化为氟磷灰石的离子方程式，并通过计算其转化反应的平衡常数来说明哪种物质更稳定。

22. 据研究调查，有相当一部分的肾结石是由 $CaC_2O_4$ 组成的。正常人每天排尿量约为 1.4L，其中约含 0.1g $Ca^{2+}$。为了不使尿中形成 $CaC_2O_4$ 沉淀，其中 $C_2O_4^{2-}$ 的最高浓度为多少？对肾结石患者来说，医生总让其多饮水，试简单加以解释（已知 $K_{sp}=2.3\times10^{-9}$）。

# 第 5 章　氧化还原滴定法

化学反应按其本质可分为氧化还原反应和非氧化还原反应两大类。在工农业生产中运用氧化还原反应的地方非常多，如金属的冶炼；利用电解精炼生产铜、镍；利用电镀来获得金属镀层防止金属的锈蚀；制药工业用来制备原料药和进行药品的分析等，都是运用了氧化还原的原理，本章重点学习氧化还原滴定法。

## 5.1 氧化还原反应

氧化还原反应不同于酸碱、沉淀和配位等以离子结合的反应，为了描述氧化还原反应，详细说明各元素原子在化合物中所处的化合状态，必须引入氧化数（又称为氧化值）。

### 5.1.1 氧化数

#### 5.1.1.1 氧化数的概念

氧化数是指某元素一个原子的荷电数，该荷电数是假定把每一个化学键中的电子指定给电负性更大的原子而求得的，是在 1970 年国际纯粹和应用化学联合会（IUPAC）上进一步严格定义的，它是用来表示在特定物质中某一元素的化合状态，是元素在各物质中的表观电荷（又叫形式电荷）数。譬如氢氧合成水的反应，在水分子中只有电子的偏移，习惯地将电子在成键过程中归属于电负性较大的原子，即电子偏离氢原子而靠近氧原子，所以在水分子中氢为+1，氧为－2。为了反映电子偏移情况的“形式电荷”数，把这种“形式电荷”数就叫做氧化数。氧化数是从正、负化合价概念的基础上发展起来的，是一个有一定人为性的、经验性的概念。它是按一定规则指定了的数字，用来表征元素在化合状态时的表观电荷数（或形式电荷数），氧化数可以是整数、分数或小数。而化合价是元素相结合时的原子个数比，它只能是整数。

#### 5.1.1.2 确定氧化数的规则

① 在单质中，元素原子的氧化数为零，如 $Cl_2$、$H_2$、$N_2$、Fe、Ze、Ag 等。

② 在中性分子中各元素的氧化数代数和为零；单原子离子中元素的氧化数等于离子所带电荷数；在复杂离子中各元素的氧化数的代数和等于离子的电荷数。

③ 有些关键元素在化合物中氧化数有定值。氢原子的氧化数为+1，但在金属氢化物（如 LiH、$CaH_2$）中氢的氧化数为－1。氧的氧化数一般为－2，但在过氧化物如 $Na_2O_2$ 中为－1，$KO_2$ 中为－0.5，氟氧化物 $OF_2$ 却为+2。

对于某一化合物或单质，只要按照上述规则就可确定其中元素的氧化数，因此，对于氧化还原反应用氧化数比用化合价要方便得多。

**例 5-1**　计算 $Cr_2O_7^{2-}$ 中 Cr 的氧化数和 $Fe_3O_4$ 中 Fe 的氧化数。

**解**：设 $Cr_2O_7^{2-}$ 中 Cr 的氧化数为 $x$，由于氧的氧化数为－2，则：

$$2x+7\times(-2)=-2 \quad x=+6$$

故 Cr 的氧化数是＋6。

设 $Fe_3O_4$ 中 Fe 的氧化数为 $x$，由于氧的氧化数为－2，则：

$$3x+4\times(-2)=0 \quad x=+\frac{8}{3}$$

故 Fe 的氧化数是 $+\frac{8}{3}$。

#### 5.1.1.3　氧化还原反应

元素原子的氧化数是否发生变化是划分一个化学反应是氧化还原反应还是非氧化还原反应的依据。凡物质中元素原子的氧化数发生了变化的化学反应称为氧化还原反应。反应物中原子或离子的氧化数升高的过程叫做氧化；氧化数降低的过程叫做还原。把氧化数升高的物质叫还原剂，把氧化数降低的物质叫氧化剂。氧化还原反应中元素氧化数的变化反映了电子的得失。即氧化还原反应的实质是电子的得失，其中电子的得失既可以表现为电子的转移又可以表现为电子的偏移。任何一个氧化还原反应都可以拆分为两个氧化还原半反应，即：氧化反应和还原反应。

下面以锌和盐酸的氧化还原反应为例，进一步说明氧化还原反应。

$$Zn(s)+2H^+(aq)=\!=\!=Zn^{2+}(aq)+H_2(g)$$

根据这个反应中电子的转移，氧化还原反应可以写出两个氧化还原半反应。反应中，Zn 失去两个电子生成了 $Zn^{2+}$，锌的氧化数从 0 升到＋2，Zn 被氧化。这个半反应是氧化反应：

$$Zn-2e^- \longrightarrow Zn^{2+}$$

HCl 中的氢离子得到两个电子生成了 $H_2$，氢的氧化数从＋1 降到了 0，氢离子被还原。这个半反应是还原反应：

$$2H^+ +2e^- =\!=\!= H_2$$

由此可见，氧化还原是一对矛盾的两个方面，电子有得必有失，氧化反应和还原反应同时存在，在反应过程中得失电子的数目相等。

## 5.2　能斯特方程式

### 5.2.1　标准电极电势

#### 5.2.1.1　原电池

氧化还原反应是电子转移的反应，可由实验来证明。在一个烧杯中放入硫酸锌溶液并插入锌棒，在另一个烧杯中放入硫酸铜溶液并插入铜棒，将两种溶液用盐桥联结起来，再用导线联结锌棒和铜棒，并在导线中间接一个伏特计，使电流计的正极和铜棒相连，负极和锌棒相连，则见电流计的指针发生偏转。说明反应中确有电子的转移，而且电子是沿着一定方向有规则的流动。这种借助氧化还原反应将化学能转变为电能的装置称为原电池。本实验装置就叫铜锌原电池，如图 5-1 所示。

上述中的盐桥是由饱和氯化钾和 5％的琼脂装入 U 形管中制成的。盐桥的作用是沟通两个半电池构成原电池的通路和维持溶液的电中性。在盐桥中离子运动的方向是：$Cl^-$ 向

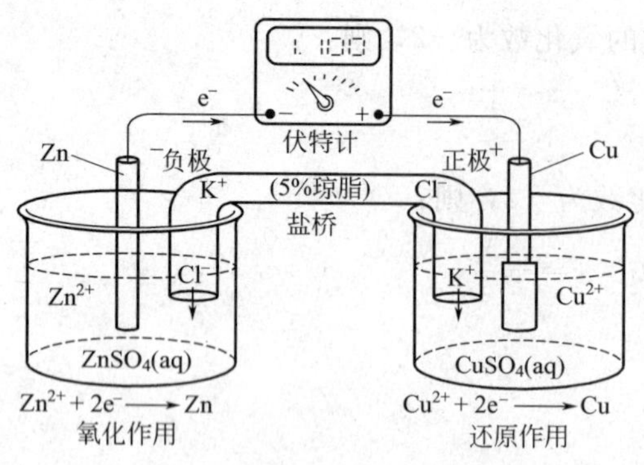


图 5-1 铜锌原电池的装置示意

$ZnSO_4$溶液中流动；$K^+$向$CuSO_4$溶液中流动，从而使$ZnSO_4$和$CuSO_4$溶液维持电中性。由于$K^+$和$Cl^-$的迁移速度相近，所以在盐桥中一般都使用饱和的KCl。琼脂俗称洋菜，是含水量较为丰富的一种冻胶，离子在琼脂中可以运动，又能起到固定作用。需要指出的是，如果溶液中有$Ag^+$、$Pb^{2+}$等存在时，由于$Cl^-$易与这些阳离子生成沉淀，所以需采用$NH_4NO_3$和琼脂制成的盐桥。

在铜锌原电池里，Zn原子失去电子变成$Zn^{2+}$进入溶液中，Zn棒上有了过剩电子而成为负极，$Zn \longrightarrow Zn^{2+}$，氧化数升高，负极上发生氧化反应：$Zn - 2e^- \longrightarrow Zn^{2+}$。同时$Cu^{2+}$得到电子变成Cu原子，沉积在铜棒上。铜棒有了多余的正电荷成为正极，$Cu^{2+} \longrightarrow Cu$，氧化数降低，正极上发生还原反应：$Cu^{2+} + 2e^- \longrightarrow Cu$。当电子由锌棒经导线连接流向铜棒时，Zn原子失去电子进入$ZnSO_4$溶液，使溶液中的正电荷过剩，而带有正电。同时，$Cu^{2+}$在铜棒上获得电子变成Cu原子，而使$CuSO_4$溶液中的$Cu^{2+}$浓度减少，$SO_4^{2-}$相对增加，负电荷过剩而带有负电。为了保持铜锌原电池反应两边的电荷平衡，使反应能继续进行。通过盐桥中的负离子向$ZnSO_4$溶液中扩散，中和溶液中过剩的正电荷；盐桥中正离子向$CuSO_4$溶液中扩散，中和溶液中过剩的负电荷，来保持溶液的电中性，使氧化还原反应继续进行到$Cu^{2+}$几乎全部被还原为止。

从上述铜锌原电池的装置和反应过程可见，原电池是由两个半电池组成的，一个半电池是Zn和$ZnSO_4$溶液，另一个半电池是Cu和$CuSO_4$溶液。组成半电池的金属导体叫电极。每个电极称为电对或半电池，流出电子的电极称为负极（如Zn棒），接受电子的电极称为正极（如Cu棒）。锌和硫酸锌溶液就称为锌电对（$Zn^{2+}/Zn$），组成锌半电池，铜和硫酸铜溶液称为铜电对（$Cu^{2+}/Cu$），组成铜半电池。

从铜锌原电池的电极反应看，每一电极上参加反应的物质和生成的物质，都是由同一元素不同价态的物质组成，通常把其中低价态的物质叫还原态物质（或称还原型），高价态物质叫氧化态物质（或称氧化型）。组成的电对可用“氧化型/还原型”表示。如在铜锌原电池中，Zn和$ZnSO_4$溶液称为一个电对（$Zn^{2+}/Zn$电对）组成锌半电池；Cu和$CuSO_4$溶液（$Cu^{2+}/Cu$电对）组成铜半电池。每个电极上发生的氧化或还原反应，称为电极反应或半电池反应。电池反应是两个半电池反应之和，即：

$$Zn - 2e^- \rightleftharpoons Zn^{2+}$$

$$Cu^{2+} + 2e^- \rightleftharpoons Cu$$

---

$$Zn + Cu^{2+} \rightleftharpoons Zn^{2+} + Cu$$

原电池的组成可以用电池组成式方便地表示，如上述中的铜锌原电池的电池组成式是：

$$(-)Zn \mid Zn^{2+}(c_1) \parallel Cu^{2+}(c_2) \mid Cu(+)$$

书写电池组成式习惯上将负极写在左边，正极写在右边，用$c_1$和$c_2$表示电解质溶液的浓度。“|”表示电极与电解质溶液的界面，“‖”表示盐桥的符号。

#### 5.2.1.2 电极电势

在原电池中，每一个电极上都存在金属及其盐溶液之间的如下平衡：

$$M(s) \rightleftharpoons M^{n+}(aq) + ne^-$$

由于金属极板上负电荷的静电吸引，使溶液中的正电荷较多地集中在金属极板附近的溶液中，形成了双电层结构，如图 5-2 所示。因此，在金属和它的盐溶液之间就产生了电势差，这种电势差叫该金属的电极电势，用符号 $E$ 表示。电极电势是用来衡量金属失去电子能力的大小。它的大小除了与金属的本性有关外，还与温度、金属离子的浓度有关。

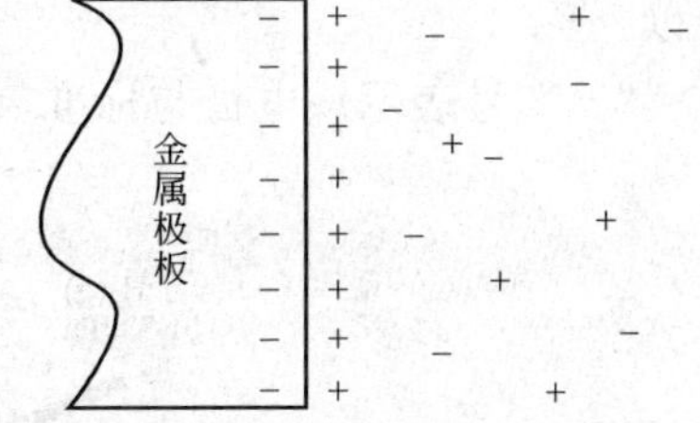

图 5-2　双电层结构示意

(1) 标准氢电极　由于金属与其盐溶液间形成的电极电势的绝对值无法直接测定，为了对所有单个电极电势大小做出系统的、定量的比较，就必须选择一个参比电极，用比较的方法，求出它的相对值，作为衡量其他电极电势的标准。国际上统一规定用标准氢电极作为比较电极电势高低的标准。

目前采用的标准氢电极，如图 5-3 所示，它的标准电极电势值规定为零。

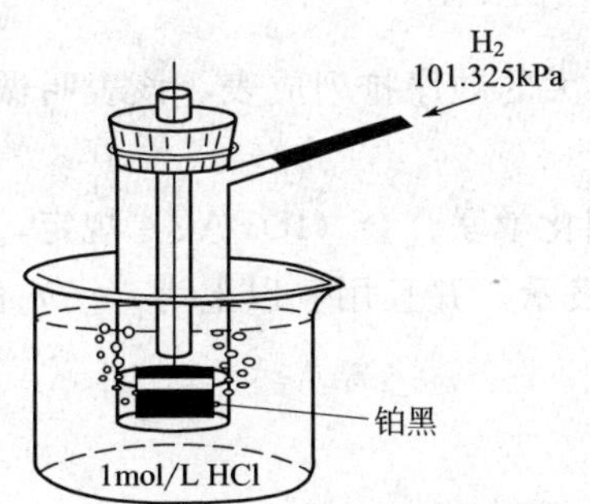

图 5-3　标准氢电极

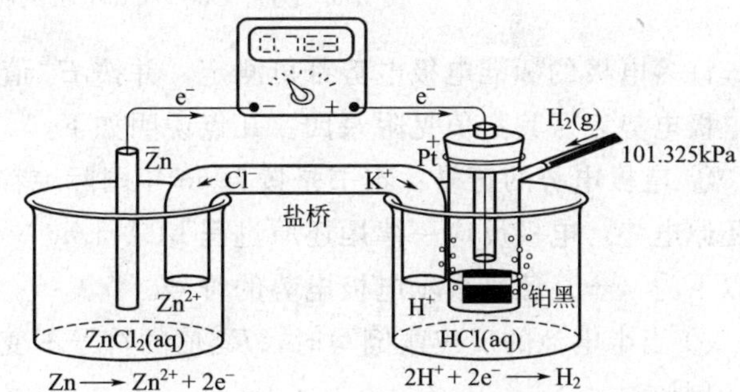

图 5-4　测量 $Zn^{2+}/Zn$ 电极的标准电极电势装置

由于氢是气体不能直接制成电极，因此，选用化学性质极不活泼而又能导电的铂片来制备氢电极。标准氢电极的装置是将镀有铂黑的铂片，放入浓度为 1mol/L 的盐酸溶液中，在 298.15K 时，不断通入压力为 101.33kPa 的纯氢气，不断地冲击铂片，使氢气在溶液中达到饱和状态，这样就构成了标准氢电极。298.15K 时，标准氢电极的电极电势为 0，用 $E^{\ominus}(H^+/H_2)=0$ 表示。如果将某种电极和标准氢电极组成原电池，测定出原电池的电动势即是该电极的电极电势。

(2) 标准电极电势　由于电极电势的大小主要取决于物质的本性，还与温度、浓度因素有关，为了便于比较，规定组成电极的有关物质的浓度为 1mol/L，有关气体的压力为 101.33kPa，温度为 298.15K，所测得的电极电势叫做该电极的标准电极电势，以符号 $E^{\ominus}$ 表示。

各种电极的标准电极电势是通过在标准状态下，由被测电极与标准氢电极组成原电池，通过测定其电动势而求得被测电极的电极电势。例如要测定锌电极的标准电极电势，可用锌半电池组成原电池（见图 5-4），测出电池的电动势为 0.763V。测定时，根据伏特表指针偏转方向，可知电流方向是从氢电极流向锌电极，因此，电子流的方向是由锌电极到氢电极。所以，锌电极为负极而氢电极为正极。

负极反应　$Zn \longequal Zn^{2+} + 2e^-$

正极反应　$2H^+ + 2e^- \longequal H_2$

电池反应　$Zn + 2H^+ \longequal Zn^{2+} + H_2$

电池电动势 $E=E^{\ominus}=E^{\ominus}(H^{+}/H_{2})-E^{\ominus}(Zn^{2+}/Zn)$

已知 $E^{\ominus}(H^{+}/H_{2})=+0.000$

所以 $E^{\ominus}(Zn^{2+}/Zn)=-0.763V$

“—”号表示该电极与标准氢电极组成原电池时，该电极为负极，如图 5-5 所示。

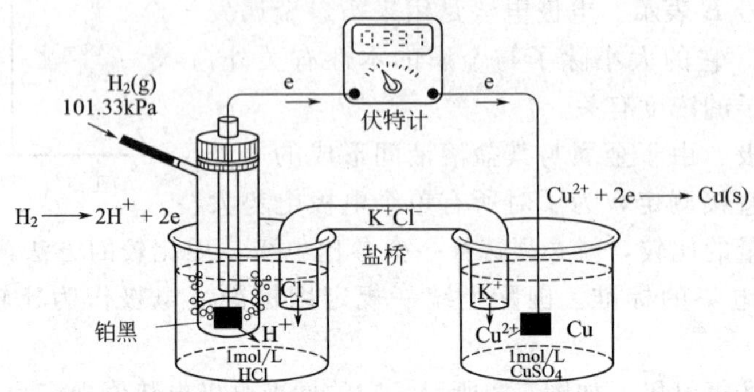


图 5-5 测量 $Cu^{2+}/Cu$ 电极的标准电极电位装置

许多电极的标准电极电势都可测定，并按 $E^{\ominus}$ 值从小到大的顺序排列成表，该表叫做标准电极电势表。其数值见附录四。几点说明如下。

① 电极电势的符号：本书是按 1953 年国际纯粹和应用化学联合会（IUPAC）规定，采用还原电势，电极反应一律用还原过程 $M^{n+}+ne^{-}=\!=\!=M$ 表示，并且用氢以上为（—）值，氢以下为（+）值来表示电极电势的符号。

② 当半电池的反应颠倒写时，$E^{\ominus}$ 值的符号不变。

例如： $Zn=\!=\!=Zn^{2+}+2e^{-}$ $E^{\ominus}(Zn^{2+}/Zn)=-0.763V$

$Zn^{2+}+2e^{-}=\!=\!=Zn$ $E^{\ominus}(Zn^{2+}/Zn)=-0.763V$

后一种表示法是规范的表示法。

③ 当半电池乘以或除以任何实数时，$E^{\ominus}$ 值不变。

$Zn^{2+}+2e^{-}=\!=\!=Zn$ $E^{\ominus}(Zn^{2+}/Zn)=-0.763V$

$2Zn^{2+}+4e^{-}=\!=\!=2Zn$ $E^{\ominus}(Zn^{2+}/Zn)=-0.763V$

$\frac{1}{2}Zn^{2+}+e^{-}=\!=\!=\frac{1}{2}Zn$ $E^{\ominus}(Zn^{2+}/Zn)=-0.763V$

因此，$E^{\ominus}$ 具有强度性质，它表示电极反应在标准状态时的趋势，无加合性，即与物质数量无关。

④ 标准电极电势分为酸表和碱表，在电极反应中若在反应物或产物中出现 $H^{+}$ 均查酸表；若在反应物或产物中出现 $OH^{-}$ 均查碱表；若无 $H^{+}$ 或 $OH^{-}$ 出现，则从存在状态分析选用。

## 5.2.2 能斯特方程式

标准电极电势是在标准状况下测定的数据，但绝大多数氧化还原反应，通常是在非标准状态下进行。如果反应条件一经改变，影响电极电势的因素如主要离子浓度、测定时的温度、溶液的酸度以及气体的分压等就会改变标准电极电势的数值。一般可以从标准电极电势来求算非标准状态下的电极电势，那就是能斯特方程式。对于任一电极反应：

$$氧化型+ne^{-}=\!=\!=还原型$$

$$E=E^{\ominus}+\frac{RT}{nF}\ln\frac{[\text{氧化型}]}{[\text{还原型}]}$$

式中　$E$——非标准状态下的电极电势；

$E^{\ominus}$——标准电势；

$R$——气体常数等于 8.314J/(K·mol)；

$T$——绝对温度（等于 $t$+273.15K）；

$n$——进行氧化还原反应时得失电子数；

$F$——法拉第常数（等于 96485C/mol）。

［氧化型］和［还原型］分别表示氧化型或还原型浓度，单位用 mol/L。若将 $T$=298.15K，$R$=8.314J/(K·mol)，$F$=96485C/mol 代入上式，并将自然对数换算成常用对数，即得下式：

$$E=E^{\ominus}+\frac{0.059}{n}\lg\frac{[\text{氧化型}]}{[\text{还原型}]}\quad（对电极而言）$$

$$E=E^{\ominus}+\frac{0.059}{n}\lg\frac{[\text{反应物}]}{[\text{生成物}]}\quad（对反应而言）$$

应用能斯特方程式应注意以下几点。

① 组成电对的某一物质是纯固体或纯液体时，浓度可视为 1mol/L 代入，组成电对的某一物质是气体，则用该气体的分压代入；

② 若氧化型、还原型的系数不等于 1，就以它们的系数为浓度次方代入（见例 5-3 所示）。

③ 除氧化型、还原型物质外，还有其他物质如 $H^+$、$OH^-$，在计算时应将它们的浓度反映到方程式（见例 5-3 所示）。

当[氧化型]=[还原型]=1mol/L 时，$E=E^{\ominus}$，因此标准电势是在 25℃时，氧化型和还原型浓度相等时的电极电势。

从能斯特方程式的讨论中所知，在 25℃时影响氧化剂或还原剂电极电势大小的因素如下。

① 氧化还原电对的性质决定 $E^{\ominus}$ 值的大小　氧化剂或还原剂种类不同，发生氧化还原反应时，得失电子的能力不同，易给出电子的还原剂的还原能力越强，标准电势越低；易接受电子的氧化剂的氧化能力越强，标准电势越高。氧化还原电对的性质是决定电极电势高低的主要因素。

② 氧化型和还原型的浓度及有关离子（包括 $H^+$ 或 $OH^-$）浓度的大小和其比值　当[氧化型]/[还原型]比值不等于 1 时，电对的电极电势不等于标准电势。可用能斯特方程式计算各种浓度时氧化还原电对的电势。

**例 5-2**　在 25℃时，已知氧化还原的半电池反应式为 $2Cl^- - 2e^- = Cl_2$，$E^{\ominus}(Cl_2/Cl^-)$=+1.359V，求在电解食盐水中氯化钠浓度为 5.38mol/L 时的电极电势。已知氯化钠是强电解质，所以溶液中 $[Cl^-]$=5.38mol/L。

**解**：根据能斯特方程式

$$E=E^{\ominus}+\frac{0.059}{n}\lg\frac{[\text{氧化型}]}{[\text{还原型}]}$$

$$E(Cl_2/Cl^-)=E^{\ominus}(Cl_2/Cl^-)+\frac{0.059}{n}\lg\frac{[\text{氧化型}]}{[\text{还原型}]}=+1.359+\frac{0.059}{2}\lg\frac{1}{[5.38]^2}$$

$$=+1.359-0.059\times\lg(5.38)=+1.32\text{V}$$

所以，$Cl^-$ 浓度为 5.38mol/L 时，电对的电极电势为+1.32V。

当浓度增大时（由 1mol/L→5.38mol/L）使氯的标准电极电势由 $E^{\ominus}(Cl_2/Cl^-)=+1.359V$变为 $E^{\ominus}(Cl_2/Cl^-)=+1.32V$，代数值变小，还原态 $Cl^-$ 失电子能力增强。

**例 5-3** $MnO_4^-$ 在酸性溶液中半电池反应式为：$MnO_4^- + 8H^+ + 5e^- \rightleftharpoons Mn^{2+} + 4H_2O$，在 25℃时 $E^{\ominus}(MnO_4^-/Mn^{2+})=1.51V$，已知：$[MnO_4^-]=0.1mol/L$，$[Mn^{2+}]=0.0001mol/L$，$[H^+]=1mol/L$，求此时氧化还原半电池反应的电势。

**解：** 根据能斯特方程式：

$$E(MnO_4^-/Mn^{2+})=E^{\ominus}(MnO_4^-/Mn^{2+})+\frac{0.059}{5}\times\lg\frac{[MnO_4^{2-}][H^+]^8}{[Mn^{2+}]}$$

$$=1.51+\frac{0.059}{5}\times\lg\frac{0.1\times1^8}{0.0001}=1.55V$$

通过以上计算可知，增大氧化型浓度或减小还原型的浓度，可增大电极电势；同时，增大还原型浓度或减小氧化型的浓度，可减小电极电势。

## 5.2.3 电极电势的应用

### 5.2.3.1 判断氧化剂和还原剂的相对强弱

利用标准电极电势值可判断氧化剂、还原剂的相对强弱。电极电势越高，氧化还原电对中氧化态的氧化性越强；反之，还原态的还原性越强。

**例 5-4** 判断下列氧化剂的相对强弱　$KMnO_4$　$K_2Cr_2O_7$　$FeCl_3$

**解：** 查表　$E^{\ominus}(MnO_4^-/Mn^{2+})=1.51V$

$E^{\ominus}(Cr_2O_7^{2-}/Cr^{3+})=1.33V$

$E^{\ominus}(Fe^{3+}/Fe^{2+})=0.77V$

氧化剂强弱顺序为：$KMnO_4 > K_2Cr_2O_7 > FeCl_3$

### 5.2.3.2 判断氧化还原反应进行的方向

氧化还原反应自发进行的方向总是由强氧化剂从强还原剂那里夺取电子，生成弱氧化剂和弱还原剂，即：

强氧化剂 1＋强还原剂 2══弱还原剂 1＋弱氧化剂 2

因此，可以用标准电极电势定量地判断氧化还原反应进行的方向，具体判断步骤分以下三方面。

① 根据氧化数的变化确定反应中的氧化剂和还原剂。

② 分别查出氧化剂和还原剂电对的标准电极电势。

③ 以反应物中氧化剂的电对作正极，反应物中还原剂的电对作负极，求出电池标准状态的电动势。

$$\Delta E^{\ominus}=E^{\ominus}_{\text{氧化型/还原型}}(+)-E^{\ominus}_{\text{氧化型/还原型}}(-)$$

若 $\Delta E^{\ominus}>0$，则反应自发正向（向右）进行。

若 $\Delta E^{\ominus}<0$，则反应逆向（向左）进行。

**例 5-5** 判断 $2Fe^{3+} + Sn^{2+} \rightleftharpoons 2Fe^{2+} + Sn^{4+}$ 能否进行氧化还原反应和反应进行的方向？

**解：** 根据氧化数可以判断 $Sn^{2+}$ 是较强的还原剂，易失去电子。$Fe^{3+}$ 是较强的氧化剂，易得到电子。经查表可知：

$$(+)2Fe^{3+}+2e^- \rightleftharpoons 2Fe^{2+} \qquad E^{\ominus}(Fe^{3+}/Fe^{2+})=+0.771V$$

$$(-)Sn^{4+}+2e^- \rightleftharpoons Sn^{2+} \qquad E^{\ominus}(Sn^{4+}/Sn^{2+})=+0.154V$$

由于　$E^{\ominus}(Fe^{3+}/Fe^{2+})>E^{\ominus}(Sn^{4+}/Sn^{2+})$

根据　$\Delta E^{\ominus}=E^{\ominus}_{氧化型/还原型}(+)-E^{\ominus}_{氧化型/还原型}(-)$

可得　$\Delta E^{\ominus}=0.771-0.154=0.617>0$

所以，此反应能够进行且反应方向是从左向右。

#### 5.2.3.3　测定药液的pH值和含量

由电极电势的能斯特方程式可知，电极的电极电势与溶液中离子浓度（或活度）有一定关系，通过电极电势或电动势的测定，可以对药液的pH值和含量进行定量分析，这就是电位分析法。这种方法要求其中一个电极电势必须是已知且稳定的。这种电极电势值为定值并可作为参照标准的电极，称为参比电极；另一个电极的电势与待测离子浓度（或活度）有关，并且它们之间符合能斯特方程式，这种电极称为指示电极。将参比电极和指示电极组成原电池，测得电池电动势，从而求得离子的浓度。电位分析法在制药行业中应用非常普遍。

#### 5.2.3.4　在医学上的应用

生物体的每一个细胞都被厚度约为 $(60\sim100)\times10^{-10}$m 的细胞膜所包围，这就是生物细胞膜。生物细胞膜是一种特殊类型的半透膜，膜的内外存在多种离子组成的电解质溶液，当膜内外的离子浓度不等而引起的电势差称为膜电势，一般为$-30\sim-100$mV。膜电势的测定和控制在医学上有很多应用，例如，心电图就是测量心肌收缩与松弛时心肌膜电势相应变化，来诊断心脏是否工作正常。此外，脑电图就是监测头皮上两点之间的电势差随时间的变化而了解大脑中神经细胞的电活性。由此可见，根据生物膜电势变化的规律来研究生物机体活动的情况，是生物电化学研究中十分活跃的领域。

## 5.3　氧化还原滴定法

氧化还原滴定法是以氧化还原反应为基础的一类滴定分析方法，是滴定分析中应用较广泛的分析方法之一。可以直接测定具有氧化性和还原性的物质，还可间接测定本身不具有氧化还原性，但能与氧化剂或还原剂定量反应的物质。

### 5.3.1　氧化还原滴定法的分类

根据配制标准溶液所用氧化剂的不同可分以下几种。

① 高锰酸钾法　是以高锰酸钾为标准溶液，在酸性溶液中测定还原性物质含量的方法。

② 碘量法　是以碘为氧化剂，或以碘化物为还原剂，进行氧化还原滴定的方法。

③ 亚硝酸钠法　是以亚硝酸钠为标准溶液，在酸性溶液中直接测定芳香族伯胺和仲胺类化合物含量的方法。

除上述方法外，还有铈量法、溴酸盐法、高碘酸钾法、重铬酸钾法等。

### 5.3.2　氧化还原滴定法中常用的指示剂

氧化还原滴定法中常用的指示剂一般有以下几种类型。

(1) 自身指示剂　在氧化还原滴定中，有的标准溶液或样品溶液本身有颜色，而滴定产物无色或颜色很浅，可用其自身颜色变化来指示终点。这类溶液称自身指示剂。例如，用高锰酸钾在酸性溶液中滴定无色或浅色的样品溶液时，就可以利用其自身稍过量的粉红色来指示滴定终点。

（2）氧化还原指示剂　在化学计量点附近，凡能指示氧化还原反应终点到达的物质，称为氧化还原指示剂。这类指示剂本身必须是氧化剂或还原剂，而且它的氧化型和还原型具有不同的颜色。在滴定到化学计量点附近时，因被氧化或还原而发生颜色变化，从而指示终点。常用的氧化还原指示剂见表 5-1。

**表 5-1　常用的氧化还原指示剂**

| 指示剂 | 分子式 | 颜色变化 | | $[H^+]=1mol/L$ $E^\ominus(ln)/V$ | 配制方法 |
|---|---|---|---|---|---|
| | | 氧化型 | 还原型 | | |
| 亚甲基蓝 | | 蓝色 | 无色 | 0.36 | 0.05%水溶液 |
| 二苯胺 | $C_{12}H_{11}N$ | 紫色 | 无色 | 0.76 | 1g 溶于 100mL,2%的 $H_2SO_4$ 中 |
| 二苯胺磺酸钠 | $C_{12}H_{10}O_3NSNa$ | 紫红色 | 无色 | 0.85 | 0.8g 加 $Na_2CO_3$,2g 加水稀释至 100mL |
| 邻二氮菲① | $C_{12}H_8N_2 \cdot H_2O$ | 浅蓝色 | 红色 | 1.06 | 1.485g 及 0.965g $FeSO_4$ 溶于 100mL 水中 |
| 邻苯氨基苯甲酸 | $C_{13}H_{11}NO_2$ | 紫红色 | 无色 | 1.08 | 0.107g 溶于 20mL 5%$Na_2CO_3$,用水稀释至 100mL |
| 5-硝基邻二氮菲 | $C_{12}H_2O_2N_3$ | 浅蓝色 | 紫红 | 1.25 | 1.608g 及 0.695g $FeSO_4$ 溶于 100mL 水中 |

① 另一种配法：称 0.83g 邻二氮菲硫酸亚铁盐溶于适量水中，然后加水稀释至 100mL，所配成的溶液为 0.025mol/L。

（3）特殊指示剂　有的物质本身无氧化还原性，但它能与某氧化剂或还原剂作用而产生颜色变化以指示终点，这类物质称特殊指示剂。例如，淀粉溶液能与 $I_2(I_3^-)$ 产生深蓝色吸附化合物，故可根据其蓝色的出现或消失指示滴定终点。

（4）不可逆指示剂　所谓不可逆指示剂是指在过量氧化剂存在下，能发生不可逆颜色变化来指示终点的一类指示剂。例如溴酸钾法中，过量的溴酸钾液在酸性溶液中能析出溴，而溴能破坏甲基红或甲基橙的呈色结构，使红色消褪而指示滴定终点。

## 5.3.3　常见的氧化还原滴定方法

本章主要介绍高锰酸钾法和碘量法。

### 5.3.3.1　高锰酸钾法

（1）基本原理　高锰酸钾法是以高锰酸钾为标准溶液的氧化还原滴定法。高锰酸钾是强氧化剂。它的氧化作用与溶液的酸度有关，在强酸性溶液中，$KMnO_4$ 获得 5 个电子还原为 $Mn^{2+}$，半电池反应如下：

$$MnO_4^- + 8H^+ + 5e^- \rightleftharpoons Mn^{2+} + 4H_2O \qquad E^\ominus = +1.51V$$

可以测定电势较低的还原性物质的含量。

在中性或碱性溶液中，获得 3 个电子还原为 $MnO_2$，

$$MnO_4^- + 2H_2O + 3e^- \rightleftharpoons MnO_2\downarrow + 4OH^- \qquad E^\ominus = +0.59V$$

因此，高锰酸钾只能在强酸性溶液中进行，才能充分发挥其氧化能力。酸度的调节以硫酸为宜，因为硝酸是氧化剂，盐酸中的 $Cl^-$ 具有还原性，可被 $KMnO_4$ 氧化，发生副反应。

高锰酸钾标准溶液本身为紫红色，用它滴定无色或浅色溶液时，一般不需另加指示剂，采用 $KMnO_4$ 作自身指示剂，待滴定过程中达到化学计量点后稍微过量的 $MnO_4^-$ 本身的颜色（粉红色）来指示终点。其颜色可被察觉的浓度约为 $2\times10^{-6}$ mol/L。

（2）标准溶液的配制和标定

① 0.02mol/L 高猛酸钾标准溶液的配制　市售 $KMnO_4$ 中常含有二氧化锰和其他杂质，而配制用的蒸馏水中常常含有微量的还原性物质，能慢慢地使 $KMnO_4$ 还原为 $MnO(OH)_2$ 沉淀。$KMnO_4$ 在溶液中能离解为 $K^+$ 与 $MnO_4^-$，而 $MnO_4^-$ 能自发地与水发生氧化还原反应，生成 $MnO_2$ 沉淀：

$$4MnO_4^- + 2H_2O \rightleftharpoons 4MnO_2\downarrow + 3O_2 + 4OH^-$$

$MnO_2$ 或 $MnO(OH)_2$ 又能进一步促进 $KMnO_4$ 溶液的分解，特别是 $MnO_2$ 对 $MnO_4^-$ 与 $H_2O$ 的反应有催化作用。故一般不用 $KMnO_4$ 试剂直接配成标准溶液，而是先配制成近似浓度的溶液，放置 7～10 天，并用垂熔玻璃滤器滤除还原产物 $MnO_2$ 沉淀，密闭保存于棕色瓶中，再进行标定。

② 0.02mol/L 高锰酸钾标准溶液的标定　标定 $KMnO_4$ 溶液浓度的基准物质有：$H_2C_2O_4 \cdot 2H_2O$、$Na_2C_2O_4$、$(NH_4)_2C_2O_4$、$As_2O_3$、$FeSO_4$、$(NH_4)_2SO_4 \cdot 6H_2O$ 和纯铁丝等，其中以 $Na_2C_2O_4$ 最常用。因为它不含结晶水，不吸水、易精制和保存。具体标定时应注意控制酸度，一般控制在 0.5～1mol/L。提高液温，《中国药典》规定滴定终了时，溶液温度不能低于 55℃。滴定速度先慢后快。

### 5.3.3.2　碘量法

(1) 基本原理　碘量法也是常用的氧化还原滴定方法之一。它是以 $I_2$ 的氧化性和 $I^-$ 的还原性为基础的滴定方法，其半反应式为：

$$I_2 + 2e^- \rightleftharpoons 2I^- \qquad E^{\ominus}(I_2/I^-) = +0.535V$$

$I_2$ 在水中的溶解度很小（25℃为 0.0018mol/L），为增大其溶解度，通常将 $I_2$ 溶解在 KI 溶液中，使 $I_2$ 以 $I_3^-$ 配离子形式存在，其半反应式为：

$$I_3^- + 2e^- \rightleftharpoons 3I^- \qquad E^{\ominus}(I_3/I^-) = +0.536V$$

由于两者标准电势相差很小，为了简便，习惯上仍以前者表示。

$I_2$ 是较弱的氧化剂，只能与较强的还原剂作用；而 $I^-$ 是中强还原剂，能与许多氧化剂作用而被氧化为 $I_2$。因此，可利用 $I_2$ 的氧化性直接测定较强的还原剂，也可以利用 $I^-$ 的还原性被氧化剂氧化析出 $I_2$，再用硫代硫酸钠标准溶液滴定，可间接地计算出氧化性物质的含量。因此，碘量法又分为直接碘量法和间接碘量法。

① 直接碘量法（又称碘滴定法）　用 $I_2$ 标准溶液直接滴定电极电势比 $E^{\ominus}(I_2/I^-)$ 低的还原性物质的方法，称直接碘量法。用于测定具有较强还原性的药物。如维生素 C、青霉素类药物等。

直接碘量法只能在酸性、中性或弱碱性溶液中进行。如果 pH＞9 就会发生下列歧化反应（是指元素的原子一部分被氧化，氧化数升高，同时另一部分原子被还原，氧化数降低，这种自身氧化还原反应称为歧化反应）：

$$3I_2 + 6OH^- = IO_3^- + 5I^- + 3H_2O$$

用直接碘量法测定硫代硫酸钠含量应在中性或弱酸性溶液中进行，因为在强碱性溶液中除 $I_2$ 生成 $IO_3^-$ 外；$I_2$ 和 $S_2O_3^{2-}$ 将会发生下述副反应：

$$S_2O_3^{2-} + 4I_2 + 10OH^- = 2SO_4^{2-} + 8I^- + 5H_2O$$

若在强酸性溶液中，$Na_2S_2O_3$ 溶液会发生分解：

$$S_2O_3^{2-} + 2H^+ = SO_2\downarrow + S\downarrow + H_2O$$

只有在中性或弱酸性溶液中 $Na_2S_2O_3$ 和 $I_2$ 反应才如下：

$$2Na_2S_2O_3 + I_2 = Na_2S_4O_6 + 2NaI$$

根据碘标准溶液消耗的体积即可计算出硫代硫酸钠的含量。

② 间接碘量法（又称滴定碘法） 电极电势比 $E^{\ominus}(I_2/I^-)$ 高的氧化性物质，可在一定的条件下，用 $I^-$ 来还原产生定量的 $I_2$，再用 $Na_2S_2O_3$ 标准溶液滴定析出的 $I_2$，这种方法叫间接碘量法或称为滴定碘法。例如用间接碘量法测定 $KMnO_4$ 的反应如下：

$$2KMnO_4 + 10KI + 8H_2SO_4 = 5I_2 + 6K_2SO_4 + 2MnSO_4 + 8H_2O$$
$$2Na_2S_2O_3 + I_2 = Na_2S_4O_6 + 2NaI$$

根据硫代硫酸钠标准溶液的浓度和消耗的体积，可计算出 $KMnO_4$ 物质的含量。

③ 碘量法误差来源及减免 间接碘量法误差主要来源是 $I_2$ 的挥发和 $I^-$ 被空气中的 $O_2$ 氧化。通常采取以下措施予以减免。防止 $I_2$ 挥发的方法是：第一是加入比理论量大 2～3 倍的 KI，增大 $I_2$ 的溶解度；第二是室温下进行；第三在碘瓶中操作，快滴慢摇，以减少 $I_2$ 的挥发。防止 $I^-$ 被空气氧化的方法：第一是降低酸度；第二是防止阳光直射；第三是滴定前的反应完全后立即滴定，快滴慢摇，以减少 $I^-$ 与空气的接触。

（2）标准溶液的配制与标定 碘量法中常用 $Na_2S_2O_3$ 和 $I_2$ 两种标准溶液。

① 0.1mol/L 碘标准溶液的配制 碘是以升华法制得的具有光泽的片状结晶，易挥发，有腐蚀性，不宜在分析天平上称量，故用间接法配制。由于碘在水中的溶解度很小，又易挥发，通常将它溶解在浓的 KI 溶液里，使 $I_2$ 与 KI 形成可溶性的 $KI_3$ 配合物，同时电极电势又无明显变化。配制后用垂熔玻璃漏斗过滤，置于带玻塞的棕色瓶中，密闭、暗凉处保存。

② 0.1mol/L 碘标准溶液的标定 标定碘溶液的浓度，可由准确浓度的硫代硫酸钠标准溶液用比较法测得，也可用基准物质进行标定。碘溶液浓度的标定，常用升华法精制的三氧化二砷（俗称砒霜，剧毒!）作为基准物质。三氧化二砷难溶于水，可加氢氧化钠溶液使其生成亚砷酸钠而溶解。

$$As_2O_3 + 6NaOH \longrightarrow 2Na_3AsO_3 + 3H_2O$$

然后用盐酸中和过量的碱，并加入 $NaHCO_3$ 使溶液呈弱碱性（pH≈8），再用碘液滴定，其反应式如下：

$$Na_3AsO_3 + I_2 + 2NaHCO_3 = Na_3AsO_4 + 2NaI + 2CO_2\uparrow + H_2O$$

③ 0.1mol/L 硫代硫酸钠标准溶液的配制 $Na_2S_2O_3 \cdot 5H_2O$ 为无色晶体，一般均含有少量 S、$Na_2SO_3$、$Na_2SO_4$ 等杂质。因此，不能用直接法配制。硫代硫酸钠溶液不稳定，容易分解，其原因有以下三个方面。

a. 嗜硫细菌的作用，这是硫代硫酸钠分解的主要原因。

$$Na_2S_2O_3 \rightleftharpoons Na_2SO_3 + S\downarrow$$

b. 水中 $CO_2$ 的作用。

$$Na_2S_2O_3 + CO_2 + H_2O \rightleftharpoons NaHCO_3 + NaHSO_3 + S\downarrow$$

c. 与空气中的氧作用。

$$2Na_2S_2O_3 + O_2 = 2Na_2SO_4 + 2S\downarrow$$

由于以上原因，配制时应用新煮沸并冷却的蒸馏水溶解 $Na_2S_2O_3$，以除去水中的 $O_2$、$CO_2$ 和杀死嗜硫细菌；加入少量碳酸钠，使溶液呈碱性，既可抑制嗜硫细菌生长，又可防止 $Na_2S_2O_3$ 分解；配制好的 $Na_2S_2O_3$ 溶液应放置一个月后，滤除 S 再标定。并于棕色玻瓶中，暗凉处保存。

④ 0.1mol/L 硫代硫酸钠标准溶液的标定　标定硫代硫酸钠液的基准物质很多，如 $K_2Cr_2O_7$、纯 $I_2$、$KIO_3$、$KBrO_3$、$K_4[Fe(CN)_6]$ 等。常用 $K_2Cr_2O_7$，因其性质稳定，易于精制，在酸性溶液中和 KI 作用生成定量 $I_2$，利用生成的 $I_2$ 和 $Na_2S_2O_3$ 标准溶液反应，即可计算出 $Na_2S_2O_3$ 溶液的浓度。这种标定方法是间接碘量法的应用，其反应式为：

$$K_2Cr_2O_7 + 6KI + 14HCl = 8KCl + 2CrCl_3 + 3I_2 + 7H_2O$$

$$I_2 + 2Na_2S_2O_3 = Na_2S_4O_6 + 2NaI$$

具体标定时应注意以下几个问题。

a. 控制溶液的酸度和温度，一般酸度在 0.8～1mol/L。

b. 加入过量 KI，过量 KI 可提高 $K_2Cr_2O_7$ 与 KI 反应的速率，并于碘瓶中，水封，暗处放置 10min 后，再用待标定的硫代硫酸钠液滴定。

c. 滴定前需将溶液稀释，这样既可降低溶液酸度，减慢 $I^-$ 被空气氧化的速度，又可使 $Na_2S_2O_3$ 的分解作用减小；稀释后还可降低 $Cr^{3+}$ 的浓度，使其绿色（减弱）变浅，便于观察终点。

d. 正确判断滴定终点，为防止大量碘被淀粉吸附得较牢，使标定结果偏低，应滴定至近终点、溶液呈浅黄绿色时，加入淀粉指示剂。

e. 正确判断回蓝现象，若滴定至终点后，溶液迅速回蓝，表明 $Cr_2O_7^{2-}$ 与 $I^-$ 反应不完全，应重新标定；若滴定至终点经 5min 后回蓝，是由于空气中 $O_2$ 氧化溶液中 $I^-$ 所引起的，不影响标定结果。

⑤ 碘和硫代硫酸钠标准溶液的比较　碘和硫代硫酸钠滴定液中，如有一个浓度已标定，则另一滴定液就可以通过比较法求得准确浓度。

## 5.3.4 《中国药典》实例

### 5.3.4.1 维生素C 的测定

维生素 C 是预防和治疗坏血病及促进全身健康、抵抗疾病传染的药物，也是常用的掩蔽剂。维生素 $C(C_6H_8O_6)$ 中含有连烯二醇基具有还原性，能被碘定量地氧化成二酮基。反应式如下：

```
 ┌──O─────────┐       H   OH            ┌───O──────────┐       H   OH
 │            │       │   │             │              │       │   │
 C──C══C──────C───────C───CH  +I2 ══    C───C───C──────C───────C───CH+2HI
 ‖  │  │      │       │   │             ‖   ‖   ‖      │       │   │
 O  OH OH     H       OH  H             O   O   O      H       OH  H
```

在碱性条件下更有利于反应向右进行，但因维生素 C 易被空气氧化，在碱性溶液中氧化更快，所以应在醋酸的酸性溶液中进行滴定，以减少维生素 C 受其他氧化剂作用的影响。

操作方法：取维生素 C 约 0.2g，精密称定，加新煮沸过的冷水 100mL 与稀醋酸 10mL 使其溶解，加淀粉指示液 1mL，立即用碘标准溶液（0.05mol/L）滴定，至溶液显蓝色并在 30s 内不褪。每毫升碘标准溶液（0.05mol/L）相当于 8.806mg 的 $C_6H_8O_6$。

计算公式：

$$含量 = \frac{VT\dfrac{c}{0.05}\times 1000}{S}\times 100\%$$

式中　$c$——碘标准溶液的浓度，mol/L；

$V$——消耗碘标准溶液的体积，mL；

$S$——样品的称样量，g；

$T$——滴定度。

### 5.3.4.2 右旋糖酐20葡萄糖注射液中葡萄糖的含量测定

右旋糖酐 20 葡萄糖注射液为血容量扩充剂，静脉注射后能提高血浆胶体渗透压，吸收血管外水分进入体循环而增加血容量，升高和维持血压。由于葡萄糖分子中的醛基具有还原性，能在碱性条件下被 $I_2$ 氧化成羧基。采用剩余碘量法，先加入定量、过量的碘标准溶液，待反应完全后，再用 $Na_2S_2O_3$ 标准溶液滴定剩余的 $I_2$。反应式如下：

$$I_2 + 2NaOH \rightleftharpoons NaIO + NaI + H_2O$$

NaIO 在碱性溶液中将葡萄糖氧化成葡萄糖酸盐：

$$CH_2OH(CHOH)_4CHO + NaIO + NaOH \rightleftharpoons CH_2OH(CHOH)_4COONa + NaI + H_2O$$

剩余的 NaIO 在碱性溶液中按下式转变成 $NaIO_3$ 及 NaI：

$$3NaIO \rightleftharpoons NaIO_3 + 2NaI$$

溶液经过酸化后，又生成 $I_2$：

$$NaIO_3 + 5NaI + 3H_2SO_4 \rightleftharpoons 3I_2 + 3Na_2SO_4 + 3H_2O$$

最后用 $Na_2S_2O_3$ 标准溶液滴定剩余的 $I_2$。

操作方法：精密量取本品 2mL，置具塞锥形瓶中，精密加碘标准溶液（0.05mol/L）25mL，边振摇边滴加氢氧化钠标准溶液（0.1mol/L）50mL，在暗处放置 30min，加稀硫酸 5mL，用硫代硫酸钠标准溶液（0.1mol/L）滴定，至近终点时，加淀粉指示液 2mL，继续滴定至蓝色消失，并将滴定的结果用 0.12g（6%规格）或 0.20g（10%规格）的右旋糖酐 20 做空白试验校正。每毫升碘标准溶液（0.05mol/L）相当于 9.909mg 的 $C_6H_{12}O_6 \cdot H_2O$。

《中国药典》中碘标准溶液的浓度是以 I 来计算的，因此以上滴定中的计量关系为：

$$1\text{mol I} \rightarrow \frac{1}{2}\text{mol NaIO} \rightarrow \frac{1}{2}C_6H_{12}O_6 \cdot H_2O$$

计算公式：

$$\text{葡萄糖的量 (mg)} = \frac{(V_0 - V)cT}{0.1}$$

式中 $c$——硫代硫酸钠标准溶液的浓度，mol/L；

$V_0$——空白试验时消耗硫代硫酸钠标准溶液的体积，mL；

$V$——滴定时消耗的硫代硫酸钠标准溶液的体积，mL；

$T$——滴定度。

## 习　题

1. 氧化还原反应的实质是什么？氧化还原反应共分为几大类？

2. 配制 $Na_2S_2O_3$ 溶液，为什么需用新煮沸且冷至室温的蒸馏水？为什么需要加少量 $Na_2CO_3$？

3. 氧化还原滴定法的指示剂一般有几种类型？

4. 何谓电极电势？请叙述出标准氢电极的组成？

5. 请根据标准电极电势表判断下列氧化还原反应向何方向进行？

(1) $2Fe^{3+} + Cu = 2Fe^{2+} + Cu^{2+}$　　(2) $2Fe^{3+} + 2I^- = 2Fe^{2+} + I_2$

6. 原电池的设计可分三个步骤：①找出反应中的氧化剂和还原剂；②把氧化剂电对安排在正极，还原剂电对安排在负极；③根据电池组成式的书写规则写出该电池的组成式。将下列两组反应设计成原电池，写出正负极反应、电池反应、电极组成式与分类、电池组成式。

$$2MnO_4^- + 10Cl^- + 16H^+ \Longrightarrow 2Mn^{2+} + 5Cl_2 + 8H_2O$$

$$K_2Cr_2O_7 + 6KI + 7H_2SO_4 \Longrightarrow Cr_2(SO_4)_3 + 4K_2SO_4 + 3I_2 + 7H_2O$$

7. 电极反应 $Cl_2 + 2e^- \rightleftharpoons 2Cl^-$ 和 $I_2 + 2e^- \rightleftharpoons 2I^-$ 中的四个物质，哪个是较强的氧化剂？哪个是较强的还原剂？

8. 用 20.00mL $KMnO_4$ 溶液，恰能氧化 0.1500g 的 $Na_2C_2O_4$，试计算 $KMnO_4$ 溶液的浓度为多少？

9. 在测定磺胺类药物时，常用亚硝酸钠（$NaNO_2$）标准溶液，现称取 0.4997g 对氨基苯磺酸（$C_6H_7O_3NS$），加水 30mL 与浓氨试液 3mL，在酸性条件下，溶解后，加盐酸（1→2）20mL，用亚硝酸钠（$NaNO_2$）标准溶液滴定，消耗体积为 28.80mL，求亚硝酸钠标准溶液的浓度。($M_{C_6H_7O_3NS}$ = 173.2g/mol)

反应式：

$$HO_3S\text{—}C_6H_4\text{—}NH_2 + NaNO_2 + 2HCl \longrightarrow HO_3S\text{—}C_6H_4\text{—}N^+ \equiv NCl^- + NaCl + 2H_2O$$

10. 称取苯酚样品 0.5000g，用少量 10% 的 NaOH 溶解后，移入 250.0mL 容量瓶中，稀释至刻度，摇匀。吸取 25.00mL，于碘量瓶中，加入标准 $KBrO_3$-KBr 溶液 25.00mL 及 HCl 和 KI，用 $c_{Na_2S_2O_3}$ = 0.1050mol/L 标准溶液滴定至终点，消耗 20.50mL。另取 25.00mL 标准溶液 $KBrO_3$-KBr 溶液进行空白试验，消耗 48.50mL。求样品中苯酚的含量。

11. 碘酊中碘和碘化钾含量测定时，精密量取本品 10mL，依法操作，用硫代硫酸钠液（0.1021mol/L）滴定至溶液无色时，消耗 15.29mL；取上述滴定后的溶液，以曙红为指示剂，用硝酸银液（0.1043mol/L）滴定至沉淀由黄色转变为玫瑰红色时，消耗 23.06mL。试问该样品是否符合含碘（I）应为 1.80%～2.20%(g/mL)；含碘化钾（KI）应为1.35%～1.65%(g/mL) 的规定？

12. 有一种 $Al_2O_3$ 和 $Fe_2O_3$ 的混合物 0.1500g，将其中的铁还原为亚铁，用浓度为 0.01015mol/L $KMnO_4$ 溶液滴定，用去 $KMnO_4$ 溶液 9.51mL，求混合物中的 $Al_2O_3$ 和 $Fe_2O_3$ 的质量分数。

# 第6章 配位滴定法

配位化合物（coordination compound）简称配合物，旧称络合物，是一类广泛存在、组成复杂的重要的化合物。生物体内的金属元素多以配合物的形式存在，如人体血液中起着输送氧气作用的血红蛋白，是铁的配合物；叶绿素承担着植物的光合作用，是镁的配合物；对调节体内的物质代谢（尤其是糖类代谢）有着重要作用的胰岛素，是锌的配合物；对恶性贫血有防治作用的维生素 $B_{12}$，是钴的配合物；在体内起着支配生化反应作用的各种酶，也是金属配合物。配合物已经广泛地渗透到有机、分析、制药、生化检验、环境监测等领域。现已发展成为一门独立的化学分支学科——配位化学。

## 6.1 配合物的基本概念

### 6.1.1 配合物及其组成

配合物种类繁多，组成复杂，目前还没有一个严格的定义，一般只能从它的形成上理解这一概念。例如向 $HgCl_2$ 溶液中加入 KI，开始生成橘黄色 $HgI_2$ 沉淀，继续加入 KI 至过量时，沉淀溶解，变为无色溶液。反应过程为：

$$HgCl_2 + 2KI = HgI_2 \downarrow + 2KCl$$

$$HgI_2 + 2KI = K_2[HgI_4]$$

此时溶液里，除了 $K^+$ 和复杂离子 $[HgI_4]^{2-}$ 之外，几乎检测不到 $Hg^{2+}$ 的存在。再如，在硫酸铜溶液中滴加氨水，开始有蓝色的碱式硫酸铜 $Cu(OH)_2SO_4$ 沉淀生成，氨水过量时，蓝色沉淀溶解变成深蓝色的 $[Cu(NH_3)_4]SO_4$ 溶液。同样，溶液中存在着$[Cu(NH_3)_4]^{2+}$ 和 $SO_4^{2-}$，几乎没有 $Cu^{2+}$。

像 $[HgI_4]^{2-}$ 和 $[Cu(NH_3)_4]^{2+}$ 这样比较复杂的离子称为配离子，其定义可以归纳为：由一个中心原子（或叫中心离子，以下统称为中心原子，如 $Hg^{2+}$ 和 $Cu^{2+}$）与几个配体（阴离子或分子，如 $I^-$ 和 $NH_3$）以配位键相结合而形成的复杂离子（或分子）叫做配离子。含有配离子的化合物（如 $K_2[HgI_4]$、$[Cu(NH_3)_4]SO_4$）和配位分子（如 $[Ni(CO)_4]$、$[Co(NH_3)_3Cl_3]$）统称为配合物。配位分子是指由中心原子和配体形成的分子。

配离子的电荷数等于中心原子与配体总电荷的代数和。$[HgI_4]^{2-}$ 的电荷数是 $-2$，$[Cu(NH_3)_4]^{2+}$ 的电荷数是 $+2$，$[Fe(CN)_6]^{4-}$ 的电荷数是 $-4$。

配合物是由内界和外界组成的，内界是配合物的特征部分，是由中心原子和配体通过配位键结合而成的一个相当稳定的整体，用方括号标明。方括号外面的离子，离中心较远，构成外界。内界和外界之间的化学键是离子键。

以 $K_4[Fe(CN)_6]$ 和 $[Ni(NH_3)_4]SO_4$ 为例说明配合物的组成：

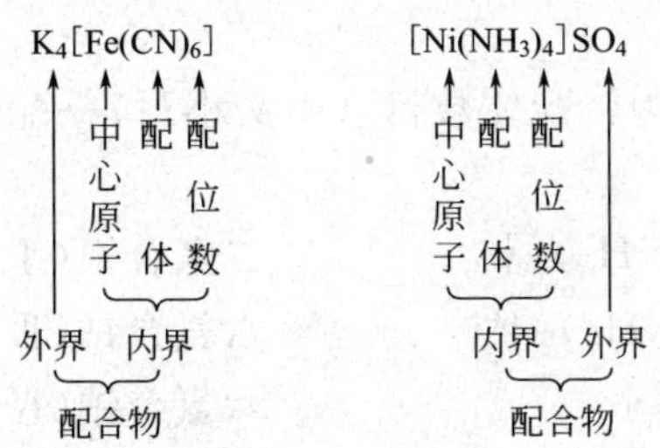


#### 6.1.1.1　中心原子

中心原子是配合物的核心，在配离子（或配位分子）中，接受孤对电子的阳离子或原子统称为中心原子。中心原子多为过渡元素的离子，如 $Cu^{2+}$、$Ag^{+}$、$Zn^{2+}$、$Fe^{2+}$、$Co^{2+}$ 等，有些中性金属原子和高氧化数的非金属离子也有此功能，如 Ni、Fe 和 $[SiF_6]^{2-}$ 中的 Si(Ⅳ)等。

#### 6.1.1.2　配体和配位原子

在配合物中，与中心原子以配位键结合的阴离子或中性分子称为配体。如 $I^-$、$OH^-$、$CN^-$、$NH_3$、$H_2O$ 等。配体中直接向中心原子提供孤对电子形成配位键的原子称为配位原子，配位原子都是非金属元素。上述配体中的 I、O、C、N、O 是配位原子。根据配体中配位原子的数目可把配体分成单基配体和多基配体两类。只含一个配位原子的配体叫做单基配体，如 $Cl^-$、$CN^-$、$NH_3$、$H_2O$ 等；含有两个或两个以上配位原子的配体叫做多基配体，如乙二胺 $H_2NCH_2CH_2NH_2$（简写作 en）有两个配位原子（N），EDTA 含有 6 个配位原子（N、O）。

某些少数配体虽有两个配位原子，但两个配位原子靠得太近，只能选择其一与中心原子成键，如 $NO_2^-$ 中，N 和 O 原子均可作为配位原子，以 N 为配位原子的称硝基（$—NO_2$）；以 O 为配位原子的称亚硝酸根（$ONO^-$）；在 $SCN^-$ 中，以 S 为配位原子的称硫氰根（$SCN^-$）；以 N 为配位原子的称异硫氰根（$NCS^-$）。

#### 6.1.1.3　配位数

在配合物中，直接与中心原子形成配位键的配位原子的总数称为配位数。从本质上讲，配位数就是中心原子与配体形成配位键的数目。配体都是单基的简单配合物，中心原子的配位数等于配体的数目；配体是多基的配合物，中心原子的配位数等于配体数目的整数倍（即配位数＝配体数×每个配体的配位原子数）。如 $[Ag(NH_3)_2]^+$ 中 $Ag^+$ 的配位数是 2，$[Cu(NH_3)_4]^{2+}$ 中 $Cu^{2+}$ 的配位数是 4，$[Ni(en)_2]^{2+}$ 中 $Ni^{2+}$ 的配位数也是 4，$[Ca(EDTA)]^{2-}$ 中的 $Ca^{2+}$ 配位数是 6。

中心原子的配位数与中心原子和配体的性质有关，也与形成配合物的条件有关。在一定条件下，某些中心原子有特征配位数，如 $Ag^+$、$Cu^+$ 等的配位数是 2；$Cu^{2+}$、$Zn^{2+}$、$Ni^{2+}$、$Hg^{2+}$、$Cd^{2+}$、$Pt^{2+}$ 等的配位数是 4；$Fe^{3+}$、$Al^{3+}$、$Cr^{3+}$、$Co^{3+}$、$Fe^{2+}$、$Pt^{4+}$ 等的配位数是 6。

### 6.1.2　配合物的命名

配合物的命名方法基本遵循无机化合物的命名原则，先命名阴离子再命名阳离子。

#### 6.1.2.1 配离子的命名

含有相同配体的命名顺序为：配体数目（中文小写）→配体→“合”→中心原子（用罗马数字标明氧化数）。

| | |
|---|---|
| $[Ag(NH_3)_2]^+$ | 二氨合银(Ⅰ)离子 |
| $[Co(NH_3)_6]^{3+}$ | 六氨合钴(Ⅲ)离子 |
| $[PtCl_6]^{2-}$ | 六氯合铂(Ⅳ)离子 |

含有不同配体的命名顺序为：配体数目（中文小写）→阴离子配体→“·”→配体数目（中文小写）→中性分子配体→“合”→中心原子（用罗马数字标明氧化数）。当阴离子不止一种时，则先写简单的，再写复杂的，最后写有机酸根离子。不同中性分子配体的命名顺序是：$NH_3$→$H_2O$→有机分子。

| | |
|---|---|
| $[PtCl_3NH_3]^-$ | 三氯·一氨合铂(Ⅱ)离子 |
| $[CoCl(SCN)(en)_2]^+$ | 一氯·一硫氰酸根·二(乙二胺)合钴(Ⅲ)离子 |
| $[Co(NH_3)_5H_2O]^{3+}$ | 五氨·一水合钴(Ⅲ)离子 |

#### 6.1.2.2 配合物的命名

（1）配离子为阴离子的配合物　称为“某酸某”或“某某酸”。

| | |
|---|---|
| $K_2[HgI_4]$ | 四碘合汞(Ⅱ)酸钾 |
| $K_4[Fe(CN)_6]$ | 六氰合铁(Ⅱ)酸钾 |
| $K_3[Fe(CN)_6]$ | 六氰合铁(Ⅲ)酸钾 |
| $Na_2[Cu(NH_3)_4]$ | 四氨合铜(Ⅱ)酸钠 |
| $NH_4[Cr(SCN)_4(NH_3)_2]$ | 四硫氰·二氨合铬(Ⅲ)酸铵 |
| $H[AuCl_4]$ | 四氯合金(Ⅲ)酸 |

（2）配离子为阳离子的配合物　称为“某化某”或“某酸某”。

| | |
|---|---|
| $[Zn(NH_3)_4]SO_4$ | 硫酸四氨合锌(Ⅱ) |
| $[PtCl(NO_2)(NH_3)_4]CO_3$ | 碳酸一氯·一硝基·四氨合铂(Ⅳ) |
| $[Cu(NH_3)_4]Br_2$ | 二溴化四氨合铜(Ⅱ) |
| $[CoCl_2(NH_3)_3(H_2O)]Cl$ | 一氯化二氯·三氨·一水合钴(Ⅲ) |

（3）中性配合物　中心原子的氧化数可不必标明。

| | |
|---|---|
| $[Ni(CO)_4]$ | 四羰基合镍 |
| $[PtCl_4(NH_3)_2]$ | 四氯·二氨合铂 |
| $[Co(NO_2)_3(NH_3)_3]$ | 三硝基·三氨合钴 |

除了正规的命名法之外，有些配合物至今还沿用习惯命名，如 $[Cu(NH_3)_4]^{2+}$ 叫铜氨配离子，$K_3[Fe(CN)_6]$ 叫赤血盐或铁氰化钾，$K_4[Fe(CN)_6]$ 叫黄血盐或亚铁氰化钾。

## 6.2 配位离解平衡

### 6.2.1 配合物的离解

可溶性配合物在水中有两种离解情况。一种是发生在内界与外界之间，属于强电解质，全部离解，如：

$$[Ag(NH_3)_2]NO_3 \longrightarrow [Ag(NH_3)_2]^+ + NO_3^-$$

另一种情况是发生在内界的中心离子与配体之间，与弱电解质相似，只是部分离解，存在着离解和配位两种倾向，如：

$$[Ag(NH_3)_2]^+ \underset{\text{配位}}{\overset{\text{离解}}{\rightleftharpoons}} Ag^+ + 2NH_3$$

不同的配离子，其离解程度不同，形成配离子的程度也就不同。

### 6.2.2　配离子的稳定常数

在配离子溶液中，当离解速度和配位的速度相等时，就达到了平衡状态，叫做配位离解平衡。为定量地描述配离子在溶液中的离解情况，一般用配离子的稳定常数 $K_{稳}$ 或不稳定常数 $K_{不稳}$ 来表示。

$$[Ag(NH_3)_2]^+ \rightleftharpoons Ag^+ + 2NH_3$$

$$K_{不稳} = \frac{[Ag^+][NH_3]^2}{[Ag(NH_3)_2]^+} \qquad K_{稳} = \frac{[Ag(NH_3)_2]^+}{[Ag^+][NH_3]^2}$$

$K_{不稳}$ 值越大，说明配离子的离解程度越大，配离子越不稳定。$K_{稳}$ 值越大，说明配离子离解程度越小，配离子越稳定。显然，$K_{稳}$ 与 $K_{不稳}$ 互成倒数关系，一般常用 $K_{稳}$ 表示配离子的稳定性，为计算方便用 $K_f$ 代替 $K_{稳}$。不同配离子的 $K_f$ 值不同，附录五列出了常见配离子的稳定常数。

对于配体个数相同的配离子，在不发生副反应的情况下，可以通过 $K_f$ 值的大小来判断，如 $[Cd(CN)_4]^{2-}$ 的 $K_f = 1.1\times10^{16}$，$[Cd(NH_3)_4]^{2+}$ 的 $K_f = 1.3\times10^7$，$[Cd(CN)_4]^{2-}$ 的稳定性远大于 $[Cd(NH_3)_4]^{2+}$。对于配体个数不等的配离子之间，不能直接用 $K_f$ 来比较，要通过计算溶液中中心原子的浓度来进行判断。

在溶液中，配离子的离解是逐级进行的，反过来，配离子的生成也是逐步实现的，如：

$$Ag^+ + NH_3 \rightleftharpoons [Ag(NH_3)]^+ \qquad K_{f_1} = \frac{[Ag(NH_3)]^+}{[Ag^+][NH_3]}$$

$$[Ag(NH_3)]^+ + NH_3 \rightleftharpoons [Ag(NH_3)_2]^+ \qquad K_{f_2} = \frac{[Ag(NH_3)_2]^+}{[Ag(NH_3)]^+[NH_3]}$$

总反应为 $Ag^+ + 2NH_3 \rightleftharpoons [Ag(NH_3)_2]^+$　$K_f = \dfrac{[Ag(NH_3)_2]^+\ [Ag(NH_3)]^+}{[Ag^+]\ [NH_3]^2\ [Ag(NH_3)]^+} = K_{f_1}K_{f_2}$

显然，配离子的稳定常数等于逐级稳定常数的乘积，即：

$$K_f = K_{f_1}K_{f_2}K_{f_3}\cdots K_{f_n}$$

根据化学平衡原理，运用配离子的稳定常数 $K_f$ 可以进行有关计算。

**例 6-1**　将 10mL 的 0.20mol/L $AgNO_3$ 溶液与 10mL 的 2.00mol/L $NH_3\cdot H_2O$ 溶液混合，计算溶液中 $Ag^+$ 的浓度。

**解：** 两种溶液混合后，$Ag^+$ 的浓度和 $NH_3\cdot H_2O$ 的浓度分别变为原来的 1/2，由于 $NH_3\cdot H_2O$ 过量，$Ag^+$ 可以定量地转化为 $[Ag(NH_3)_2]^+$。设平衡时 $[Ag^+] = x$，

| | $Ag^+$ | $+2NH_3$ | $\rightleftharpoons [Ag(NH_3)_2]^+$ |
|---|---|---|---|
| 起始浓度/(mol/L) | 0.10 | 1.00 | 0.00 |
| 平衡浓度/(mol/L) | $x$ | $1.00-0.20+2x$ | $0.10-x$ |
| | | $\approx0.80$ | $\approx0.10$ |

$$K_f = \frac{[Ag(NH_3)_2]^+}{[Ag^+][NH_3]^2} = \frac{0.10}{[Ag^+]\times0.80^2} = 1.6\times10^7$$

$$[Ag^+]=\frac{0.10}{K_f \times 0.80^2}=\frac{0.10}{1.6\times 10^7\times 0.80^2}=9.77\times 10^{-9}(mol/L)$$

### 6.2.3 配位平衡移动

与化学平衡一样，配位平衡也是一个动态平衡。改变影响平衡的条件之一，平衡就会发生移动。酸碱反应、沉淀反应、氧化还原反应往往都能对配位平衡产生影响。

#### 6.2.3.1 溶液酸度的影响

在配合物中，很多配体是弱酸阴离子或弱碱，如 $[Fe(CN)_6]^{3-}$、$[Cu(NH_3)_4]^{2+}$，改变溶液的酸度有可能使配位平衡发生移动。增加 $H^+$ 的浓度，$CN^-$ 和 $NH_3$ 生成 HCN 和 $NH_4^+$ 而使配离子 $[Fe(CN)_6]^{3-}$、$[Cu(NH_3)_4]^{2+}$ 的离解程度增大，当 $H^+$ 的浓度增加到一定程度，配离子将被彻底离解。

$$Fe^{3+}+6CN^- \rightleftharpoons [Fe(CN)_6]^{3-}$$

$$+$$

$$6H^+ \rightleftharpoons 6HCN^-$$

总反应为：$[Fe(CN)_6]^{3-}+6H^+ \rightleftharpoons Fe^{3+}+6HCN$

$$Cu^{2+}+4NH_3 \rightleftharpoons [Cu(NH_3)_4]^{2+}+4H^+ \rightleftharpoons 4NH_4^+$$

总反应为：$[Cu(NH_3)_4]^{2+}+4H^+ \rightleftharpoons Cu^{2+}+4NH_4^+$

相反，降低 $H^+$ 的浓度，会使配离子中的过渡金属离子发生水解，当 $OH^-$ 浓度增加到一定程度时，会生成氢氧化物沉淀，使配离子发生离解，导致平衡移动。所以，为使配离子在溶液中稳定存在，必须将溶液的酸度控制在一定范围内。

#### 6.2.3.2 沉淀剂的影响

在配离子的溶液中加入适当的沉淀剂，可使中心离子生成难溶物质，发生沉淀，配位平衡遭到破坏。如在 $[Cu(NH_3)_4]^{2+}$ 配离子的溶液中加入 $S^{2-}$，$S^{2-}$ 与配离子离解出来的 $Cu^{2+}$ 生成难溶物质 CuS，而使配位平衡发生移动。

$$[Cu(NH_3)_4]^{2+}+S^{2-} \rightleftharpoons CuS\downarrow +4NH_3$$

这是沉淀反应与配位反应的竞争反应。令其平衡常数为 $K_J$，则有：

$$K_J=\frac{[NH_3]^4}{[Cu(NH_3)_4]^{2+}[S^{2-}]}=\frac{[NH_3]^4[Cu^{2+}]}{[Cu(NH_3)_4]^{2+}[S^{2-}][Cu^{2+}]}=\frac{1}{K_f K_{sp}}$$

$$=\frac{1}{2.08\times 10^{13}\times 6.3\times 10^{-36}}=7.63\times 10^{21}$$

$K_J$ 相当大，说明平衡向右移动，正向反应进行的程度相当大，在标准状态下，$[Cu(NH_3)_4]^{2+}$ 将彻底离解，生成黑色的 CuS 沉淀。

**例 6-2** 在 1L 溶液中含有 0.20mol/L 的 $[Cu(NH_3)_4]^{2+}$，0.01mol/L 的 $NH_4Cl$，0.10mol/L 自由氨，计算能否有 $Cu(OH)_2$ 沉淀生成?

**解**：要判断能否生成 $Cu(OH)_2$ 沉淀，需要知道 $Cu^{2+}$ 和 $OH^-$ 的浓度之积是否达到其 $K_{sp}$。查表可知：

$K_f([Cu(NH_3)_4]^{2+})=2.08\times 10^{13}$　$K_{sp}[Cu(OH)_2]=2.2\times 10^{-20}$　$K_b(NH_3)=1.76\times 10^{-5}$

由于 $NH_3$ 和 $NH_4Cl$ 组成缓冲溶液，$OH^-$ 的浓度可由 $[OH^-]=K_b\frac{[NH_3]}{[NH_4Cl]}$ 求出。

已知　$[NH_3]=0.10mol/L$　　$[NH_4Cl]=0.01mol/L$

$$[OH^-]=\frac{1.76\times10^{-5}\times0.1}{0.01}=1.76\times10^{-4}(mol/L)$$

$Cu^+$ 的浓度需要借助于 $K_f$ 求得：

| | $Cu^{2+}$ | $+4NH_3\rightleftharpoons$ | $[Cu(NH_3)_4]^{2+}$ |
|---|---|---|---|
| 起始浓度/(mol/L) | 0.00 | 0.10 | 0.20 |
| 平衡浓度/(mol/L) | $x$ | $0.10+4x$ | $0.20-x$ |
| | | $\approx0.10$ | $\approx0.20$ |

$$K_f=\frac{[Cu(NH_3)_4]^{2+}}{[Cu^{2+}][NH_3]^4}=\frac{0.2-x}{x(0.10+4x)^4}\approx\frac{0.20}{x\times0.10^4}=2.08\times10^{13}$$

$$x=\frac{0.20}{2.08\times10^{13}\times0.10^4}=9.6\times10^{-11}(mol/L)$$

$$[Cu^{2+}][OH^-]^2=9.6\times10^{-11}\times(1.76\times10^{-4})^2=2.97\times10^{-18}>K_{sp}$$

所以有沉淀生成。

#### 6.2.3.3　氧化还原剂的影响

在配合物的水溶液中，作为中心原子的金属离子主要以配离子的形式存在，游离的金属离子浓度很低，这就使其氧化能力大为降低。在配离子溶液中加入适当的氧化剂或还原剂，可使通常不能发生的氧化还原反应得以进行，或可使通常能够进行的氧化还原反应不能发生。例如金矿中的金十分稳定，以游离态形式存在。在水中 $E^{\ominus}(Au^+/Au)$ (+1.692V)$>$ $E^{\ominus}(O_2/OH^-)$(+0.401V)，$O_2$ 不可能将 Au 氧化成 $Au^+$。如果向金矿粉中加入稀 NaCN 溶液，再通入空气（加入氧化剂），因生成了稳定的 $[Au(CN)_2]^-$，这样在配离子中加入氧化剂（$O_2$），就可以使 Au 与 $O_2$ 的反应能够进行。

$$4Au+O_2+2H_2O\rightleftharpoons4Au^++4OH^-$$

平衡移动的方向 ↓ +

$$8CN\rightleftharpoons4[Au(CN)_2]^-$$

总反应为：$4Au+8CN^-+O_2+2H_2O\rightleftharpoons4\ [Au(CN)_2]^-+4OH^-$

上式反应可拆分成两个半电池反应，得：

$O_2+2H_2O+4e^-\rightleftharpoons4OH^-$　　$E^{\ominus}(O_2/OH^-)=+0.401V$

$Au+2CN^-\rightleftharpoons[Au(CN)_2]^-+e^-$　　$E^{\ominus}([Au(CN)_2]^-/Au)=-0.574V$

因 $E^{\ominus}(O_2/OH^-)>E^{\ominus}([Au(CN)_2]^-/Au)$，所以 $O_2$ 可以氧化 Au 成 $[Au(CN)_2]^-$。

若再向溶液中加入还原剂 Zn，就又可以得到 Au。反应式为：

$$2[Au(CN)_2]^-+Zn\rightleftharpoons[Zn(CN)_4]^{2-}+2Au$$

这是由于 $Au^+$ 与配体 $CN^-$ 形成配离子 $[Au(CN)_2]^-$ 后，使电对 $E^{\ominus}([Au(CN)_2]^-/Au)$ 的电极电势降低，增强了还原态 Au 的还原能力。这时再向配离子中加入还原剂 Zn，就得到了 Au。这就是近代从金矿石中提取金的最有效、最常用的氰化法。在充分供氧的条件下，矿石中的金溶于碱性氰化物溶液，生成可溶性氰配合物，然后再用锌置换就得到金。

#### 6.2.3.4　配位反应之间的转化

在配合物溶液中，加入一种能与中心原子生成新配离子的配体，可能出现两种情况：一是新生成的配离子的稳定性小于原配离子，这使新配离子不能存在，溶液中的配位平衡不受影响；二是新生成的配离子的稳定性大于原配离子，则溶液中的配位平衡将遭到破坏，平衡向新配离子生成的方向移动。

例如在 $[Cu(NH_3)_4]^{2+}$ 溶液中加入 KCN，则有：

$$[Cu(NH_3)_4]^{2+} \rightleftharpoons Cu^{2+} + 4NH_3 + 4CN^- \rightleftharpoons [Cu(CN)_4]^{2-}$$

总反应为：$[Cu(NH_3)_4]^{2+} + 4CN^- \rightleftharpoons [Cu(CN)_4]^{2+} + 4NH_3$

这是两种配位反应的竞争反应，平衡时 $K_J$ 有如下关系：

$$K_J = \frac{[Cu(CN)_4]^{2-}[NH_3]^4[Cu^{2+}]}{[Cu(NH_3)_4]^{2+}[CN^-]^4[Cu^{2+}]} = K_f[Cu(CN)_4]^{2-}/K_f[Cu(NH_3)_4]^{2+}$$

$$= \frac{2.0\times10^{27}}{2.08\times10^{13}} = 9.6\times10^{13}$$

竞争平衡常数非常大，说明平衡向右移动，而且进行得很彻底。在溶液中加入足量的 KCN，$[Cu(NH_3)_4]^{2+}$ 将被离解，生成新的配离子 $[Cu(CN)_4]^{2-}$。这说明，在配合物中加入另一种配体，配位平衡将向生成更稳定配离子的方向移动。

同样，在一种配合物溶液中，加入一种能与配体生成更稳定配离子的金属离子，原配离子也将遭到破坏，配位平衡向生成新配离子的方向移动。如在 $[Cu(CN)_4]^{2-}$ 溶液中加入 $Hg^{2+}$，$Hg^{2+}$ 将把 $Cu^{2+}$ 从 $[Cu(CN)_4]^{2-}$ 中置换出来。

$$[Cu(CN)_4]^{2-} + Hg^{2+} \rightleftharpoons [Hg(CN)_4]^{2-} + Cu^{2+}$$

这是因为 $K_f[Hg(CN)_4]^{2-} = 3.3\times10^{41}$，$K_f[Cu(CN)_4]^{2-} = 2.0\times10^{27}$，前者远大于后者的缘故。

## 6.2.4 螯合物

螯合物是由中心原子与多基配体形成的环状配合物，又称为内配合物。如 $Cu^{2+}$ 与两分子乙二胺 $H_2N\text{-}CH_2\text{-}CH_2\text{-}NH_2$（简写为 en）形成两个五元环的螯合物。

$$Cu^{2+} + 2\begin{array}{l} CH_2-NH_2 \\ | \\ CH_2-NH_2 \end{array} = \left[\begin{array}{ccccc} & \overset{H_2}{N} & & \overset{H_2}{N} & \\ H_2C & & \searrow \quad \swarrow & & CH_2 \\ | & & Cu & & | \\ H_2C & & \nearrow \quad \nwarrow & & CH_2 \\ & \underset{H_2}{N} & & \underset{H_2}{N} & \end{array}\right]^{2+}$$

上述的螯合物可写为 $[Cu(en)_2]^{2+}$。螯合物中的环状结构称为螯环，能形成螯环的配体叫做螯合剂，在 $[Cu(en)_2]^{2+}$ 中，en 就是螯合剂。$Cu^{2+}$ 的配位数不是 2 而是 4，因为每个 en 有两个配位原子与中心原子结合，像螃蟹的双螯一样钳住中心原子。除了乙二胺外，乙二胺四乙酸（EDTA）、草酸根（$^-OOCCOO^-$）、氨基酸等都可作螯合剂。螯合物中，中心原子与螯合剂分子或离子数目之比称为螯合比。$[Cu(en)_2]^{2+}$ 中螯合比为 1∶2。

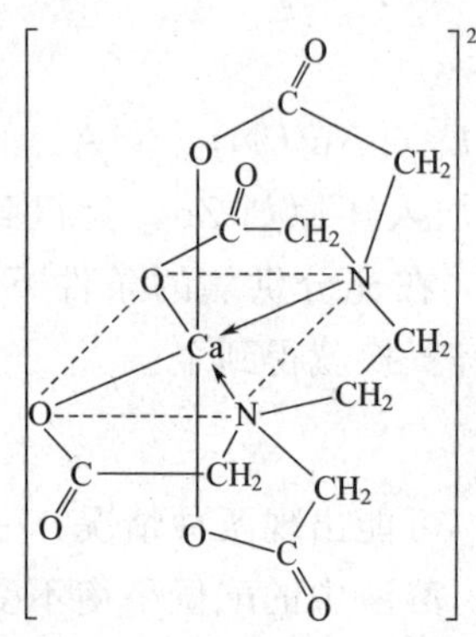

图 6-1　$Ca^{2+}$ 与 EDTA 形成的螯合物结构

由于螯环的存在，使得在相同配位数情况下，螯合物比单基配体形成的配合物有特殊的稳定性，这种稳定性称为螯合效应。例如中心原子相同、配位数相同的两种配离子 $[CuCl_4]^{2-}$、$[Cu(en)_2]^{2+}$ 的 $K_f$ 分别为 $4.17\times10^5$ 和 $1.0\times10^{20}$，$[Cu(en)_2]^{2+}$ 的稳定性远大于 $[CuCl_4]^{2-}$ 的稳定性。

螯合物的稳定性与螯环的大小、多少有关，一般来说五元环和六元环最稳定；一种螯合剂与中心原子形成的螯环越多越稳定。例如 $Ca^{2+}$ 能与 EDTA 形成五个五元环的螯合物（如图 6-1 所示）此螯合物很稳定。

形成螯合物必须具备两个条件：

① 螯合剂分子或离子有两个或两个以上配位原子，且每两个配位原子之间相隔 2～3 个其他原子，以便与中心原子形成稳定的五元环或六元环；

② 中心原子具有空轨道，可以接受孤电子对，这也是过渡元素金属离子易生成螯合物的主要原因。

## 6.3 配位滴定法

### 6.3.1 配位滴定的概念

配位滴定是以配位反应为基础的滴定分析方法。它是以配位剂（配体）作为标准溶液直接或间接滴定被测物质。主要用于金属离子的测定。包括直接滴定、返滴定、置换滴定和间接滴定等方式。

配位滴定中的配位剂可分为两种：一是无机配位剂，由于许多无机配位剂与金属离子形成的配合物稳定常数不大，反应过程比较复杂或难于找到指示剂而不能应用于滴定分析；二是有机配位剂特别是氨羧配位剂，能与金属离子形成稳定的、组成一定的配合物，在分析化学中得到广泛的应用，成为最重要的滴定方法。

氨羧配位剂大多是以氨基二乙酸［$-N(CH_2COOH)_2$］为基本结构的有机配体，这类配合剂中含有配合能力很强的氨基氮和羧基氧两种配位原子，它能与很多金属离子形成稳定的可溶性配合物。氨羧配合剂很多，其中最重要的是乙二胺四乙酸，简称为 EDTA，它的结构式为：

$$\begin{matrix} H\ddot{O}OCH_2C & & & & CH_2CO\ddot{O}H \\ & \diagdown & & \diagup & \\ & \ddot{N}-CH_2-CH_2-\ddot{N} & & & \\ & \diagup & & \diagdown & \\ H\ddot{O}OCH_2C & & & & CH_2CO\ddot{O}H \end{matrix}$$

EDTA 分子中含有 2 个氨基 N 和 4 个羧基 O，共有 6 个配位原子，可以和很多金属离子形成非常稳定的配合物。用 EDTA 作标准溶液可以滴定几十种金属离子，因此，通常所说的配位滴定就是指 EDTA 滴定。

### 6.3.2 配位滴定的基本原理

EDTA 是一个四元酸，常用符号 $H_4Y$ 表示。它在水中溶解度很小，22℃时每 100mL 水中仅能溶解 0.02g，也难溶于酸和有机溶剂，而易溶于 NaOH 溶液和氨水中，生成相应的盐。在实际滴定中，常使用含结晶水的二钠盐 $Na_2H_2Y \cdot 2H_2O$，习惯也称为 EDTA，此二钠盐在水中溶解度较大，22℃时每 100mL 水能溶解 11.1g，其浓度约为 0.3mol/L。

#### 6.3.2.1 EDTA 的电离与配位反应

作为四元酸的 EDTA，在水中存在着四步电离：

$$H_4Y \rightleftharpoons H^+ + H_3Y^- \qquad K_{a_1} = 1.00 \times 10^{-2}$$

$$H_3Y^- \rightleftharpoons H^+ + H_2Y^{2-} \qquad K_{a_2} = 2.16 \times 10^{-3}$$

$$H_2Y^{2-} \rightleftharpoons H^+ + HY^{3-} \qquad K_{a_3} = 6.92 \times 10^{-7}$$

$$HY^{3-} \rightleftharpoons H^+ + Y^{4-} \qquad K_{a_4} = 5.50 \times 10^{-11}$$

从电离常数可以看出，EDTA 的第一级、第二级电离程度比较大，第三级、第四级电离程度比较小，所以 EDTA 有二元中强酸的性质，在溶液中 EDTA 以多种形式存在。加酸抑制它的电离，加碱促进它的电离，溶液的 pH 值越高，EDTA 的电离程度越大，当 pH＞10.3 时，它几乎完全电离，主要以 $Y^{4-}$ 形式存在。

EDTA 配位能力很强，它与金属离子形成配合物时具有以下特点。

（1）组成一定　一般情况下，EDTA 与金属离子形成配合物的螯合比为 1∶1，与金属离子的价态无关。

$$M^{2+}+H_2Y^{2-}\rightleftharpoons MY^{2-}+2H^+$$

$$M^{3+}+H_2Y^{2-}\rightleftharpoons MY^{-}+2H^+$$

$$M^{4+}+H_2Y^{2-}\rightleftharpoons MY+2H^+$$

这使滴定分析的计算变得简单方便，这也是 EDTA 滴定的优越之处。

（2）稳定性高　EDTA 与金属离子所形成的配合物属于螯合物，具有多个五元环结构；稳定常数大，稳定性很高。

（3）可溶性　EDTA 与金属离子形成的配合物一般都可溶于水，这使滴定分析能够在水溶液中进行。

（4）普遍性　除碱金属外，EDTA 几乎能与所有的金属离子发生配位反应，生成螯合物。用 EDTA 滴定金属离子非常实用。

（5）配合物的颜色　EDTA 与无色金属离子配位时，一般生成无色螯合物，与有色金属离子配位时则生成颜色更深的螯合物。如 $Ni^{2+}$ 显浅绿色，而 $NiY^{2-}$ 显蓝绿色；$Cu^{2+}$ 显浅蓝色，而 $CuY^{2-}$ 显深蓝色。

#### 6.3.2.2　酸度对配位滴定的影响

由 EDTA 在溶液中的分步电离可知，EDTA 在溶液中有多种存在形式，但只有 $Y^{4-}$ 能与金属离子直接配位，EDTA 的电离—配位平衡可表示为：

$$H_2Y^{2-}+M^{n+}\rightleftharpoons MY^{n-4}+2H^+$$

增加溶液的酸度，平衡会向逆向移动，致使 EDTA 的配位能力降低。这种由于酸度的增加而使 EDTA 配位能力降低的现象称为酸效应。因此，在 EDTA 的配位滴定中溶液的 pH 值不能太低，否则，配位反应就会不完全。当然，pH 值也不能过高，过高的 pH 值会使金属离子发生水解，甚至生成氢氧化物沉淀。由于不同金属离子的 EDTA 配合物的稳定性不同，金属离子能被准确滴定所允许的 pH 值也不同；$K_f$ 值越大，滴定所允许的最低 pH 值也就越小。为了寻找各种金属离子能被 EDTA 准确滴定的 pH 值范围，将各种金属离子滴定所允许的最低 pH 值对其 $\lg K_f$ 作图，得到一条曲线，这条曲线称为 EDTA 滴定的酸度曲线，如图 6-2 所示。应用酸效应曲线，可以方便地解决 EDTA 滴定过程中有关问题。

（1）确定最低 pH 值　单独滴定某一金属离子时，可以在曲线上准确地查出滴定所允许的最低 pH 值。如用 EDTA 滴定 $Hg^{2+}$ 时，pH 值应大于 2；滴定 $Fe^{2+}$ 时 pH 值应大于 5，滴定 $Ca^{2+}$ 时 pH 值应大于 7.5。可见 EDTA 配合物的稳定性较高的金属离子，可以在较高的酸度下滴定。

（2）判断干扰离子　在溶液中有多种金属离子存在时，要在某一 pH 值条件下滴定其中一种离子，可以应用酸效应曲线判断其他离子是否有干扰。例如在 pH＝3～5 时，滴定 $Cu^{2+}$，若存在 $Zn^{2+}$、$Al^{3+}$、$Ca^{2+}$ 等离子，$Zn^{2+}$ 和 $Al^{3+}$ 有干扰，$Ca^{2+}$ 无干扰。

（3）确定分步滴定的 pH 值　当溶液中有几种金属离子共存时，欲将它们分别滴定，可以查看它们在酸效应曲线上的相对位置，如果彼此相距较远，可以调整 pH 值，进行分步滴定。例如 $Fe^{3+}$、$Cu^{2+}$、$Fe^{2+}$ 和 $Mg^{2+}$ 共存时，由于它们在酸效应曲线上相距较远，可以调整溶液酸度，在 pH＝1～2 时滴定 $Fe^{3+}$，在 pH＝3～4 时滴定 $Cu^{2+}$，在 pH＝5～6 时滴定

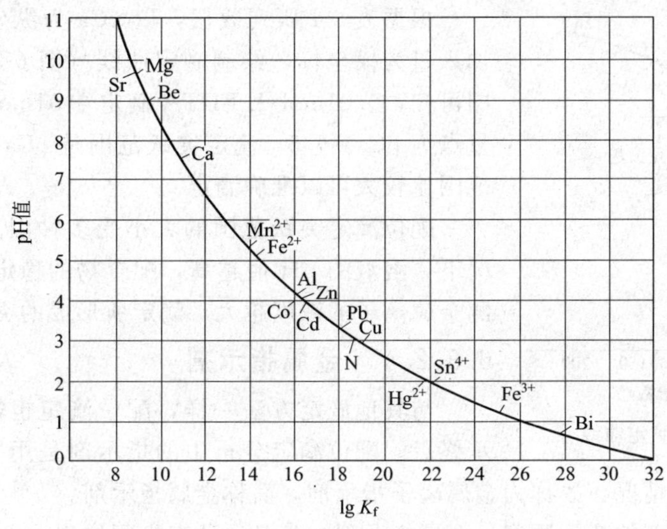


图 6-2　EDTA 滴定的酸效应曲线

$Fe^{2+}$，最后在 pH＝10 左右滴定 $Mg^{2+}$。

应当指出，酸效应曲线所给出的是配位滴定所允许的最高酸度，也就是最低 pH 值。实际滴定分析中，为了测定的准确性，必须使配位反应更完全，这就需要将 pH 值调得适当高些。例如用 EDTA 滴定 $Mg^{2+}$ 时，酸效应曲线给出的是 pH＝9.7，实际采用 pH＝10，若 pH＞12 时，有 $Mg(OH)_2$ 沉淀生成。

用 EDTA 滴定金属离子时，除了需要考虑滴定前溶液的 pH 值，还要注意滴定过程中溶液的酸度变化。因为 EDTA 与金属离子配位反应时，不断有 $H^+$ 释放出来，使溶液的 pH 值降低。因此，配位滴定中常加入缓冲溶液来控制溶液的酸度，如在 pH＝5～6 时滴定，可选用 HAc-NaAc 缓冲体系；在 pH＝8～10 时滴定可选用 $NH_3$-$NH_4Cl$ 缓冲体系。一般在 pH＜2 或 pH＞12 的溶液中滴定时，可以直接用强酸或强碱控制。

### 6.3.2.3　配位滴定曲线

与酸碱滴定相似，在配位滴定中，随着 EDTA 的加入，金属离子浓度会逐渐降低，滴定到化学计量点附近，溶液中金属离子浓度发生突变，形成滴定突跃。以浓度为 0.01mol/L 的 EDTA 溶液，滴定浓度为 0.01mol/L、体积为 20.00mL 的 $Ca^{2+}$ 溶液为例，计算 pH＝12 时，滴定过程中的 pCa（$Ca^{2+}$ 浓度的负对数）变化，计算情况列于表 6-1 中。

**表 6-1　0.01mol/L EDTA 滴定 0.01mol/L $Ca^{2+}$ 的 pCa 变化**

| 加入 EDTA 溶液 /mL | 加入 EDTA 溶液 /% | 溶液组成 | $[Ca^{2+}]$计算公式 | pCa 值 |
|---|---|---|---|---|
| 0 | 0 | $Ca^{2+}$ | $[Ca^{2+}]=c_{Ca^{2+}}$ | 2.0 |
| 18.00 | 90 | $CaY+Ca^{2+}$ | $[Ca^{2+}]$ 按剩余的 $Ca^{2+}$ 计算 | 3.3 |
| 19.80 | 99 | | | 4.3 |
| 19.98 | 99.9 | | | 5.3 |
| 20.00 | 100.0 | CaY | $[Ca^{2+}]=\sqrt{\frac{[CaY]}{K_{f(CaY)}}}$ | 6.5 |
| 20.02 | 100.1 | CaY＋Y | $[Ca^{2+}]=\frac{[CaY]}{K_{f(CaY)}[Y]}$ | 7.7 |
| 20.20 | 101 | | | 8.7 |
| 40.00 | 200 | | | 10.7 |

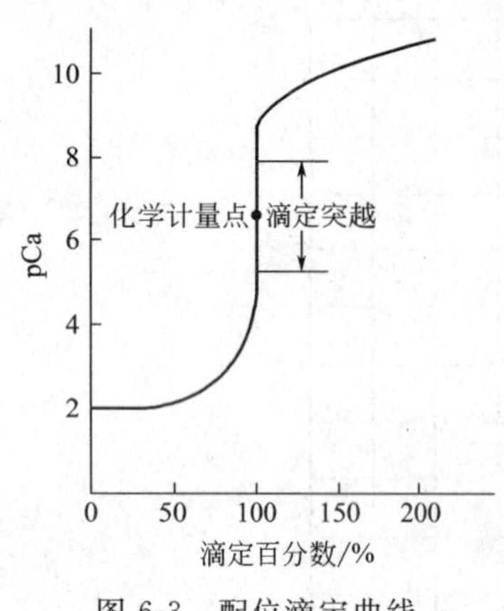


图 6-3　配位滴定曲线

根据表 6-1 所列数据，以 pCa 为纵坐标，以 EDTA 的加入量为横坐标，绘制滴定曲线（图 6-3）。通过计算和绘图可知，0.01mol/L EDTA 滴定 0.01mol/L $Ca^{2+}$，化学计量点为 pCa＝6.5，滴定突跃范围是 pCa＝5.3～7.7。突跃范围比较大可以准确滴定。

配位滴定突跃范围的大小受多种因素影响，在一般情况下，溶液的 pH 值越高，配合物的稳定常数 $K_f$ 越大，被测金属离子的浓度越大，滴定所形成的突跃就越大。

### 6.3.2.4　金属指示剂

与其他滴定方法一样，配位滴定也需要用指示剂来指示终点。配位滴定分析中的指示剂是用来指示溶液中金属离子的浓度的变化情况，故称为金属离子指示剂，简称金属指示剂。

（1）金属指示剂的变色原理　金属指示剂本身是一种有机配位剂，可与金属离子生成一种有颜色的配合物。这种配合物的颜色与金属指示剂本身颜色明显不同。把指示剂滴加到被测金属离子溶液中，它立即与部分金属离子配位，此时溶液呈现该配合物的颜色，若用 M 表示金属离子，用 In 表示指示剂阴离子（略去电荷），其反应可表示为：

$$\mathrm{M+In \rightleftharpoons MIn}$$

（甲色）（乙色）

滴定开始后，随着 EDTA 的不断加入，溶液中游离的金属离子逐步与 EDTA 配位，由于金属离子与指示剂形成的配合物（MIn）的稳定性比金属离子与 EDTA 的配合物稳定性差，因此，EDTA 能从 MIn 中夺取 M 生成 MY，而使 In 游离出来。其反应为：

$$\mathrm{MIn+Y \rightleftharpoons MY+In}$$

（乙色）　　（甲色）

此时，溶液颜色由乙色转变为甲色而指示终点到达。

（2）金属指示剂应具备的条件　金属离子的显色剂很多，但只有具备下列条件的才能用作配位滴定的金属指示剂。

① 在滴定的 pH 值范围内，MIn 颜色与 In 颜色应有显著的不同，这样终点颜色变化才明显。

② MIn 的稳定性要适当，一般要求 $K_f(\mathrm{MIn})<10^4$，$K_f(\mathrm{MIn})<K_f\mathrm{MY}$ 并且 $\lg K_f(\mathrm{MY})-\lg K_f(\mathrm{MIn})\geqslant 2$。如果 MIn 的稳定性太低，它的离解程度就很大，造成终点提前或颜色变化不明显，终点难以确定。反之，如果稳定性过高，达到化学计量点时，EDTA 难于夺取 MIn 中的 M，In 不能及时游离出来，终点看不到颜色变化或颜色变化拖后。

③ MIn 应易溶于水，配位反应灵敏性高，指示剂稳定，并且有较好的选择性。

（3）常用的金属指示剂

① 铬黑 T　简称 BT 或 EBT，它属于二酚羟基偶氮类染料。在不同 pH 值范围内它有不同的颜色；pH＜6 时显红色，7＜pH＜11 时显蓝色，pH＞12 时显橙色。铬黑 T 能与许多二价金属离子如 $Mg^{2+}$、$Ca^{2+}$、$Zn^{2+}$、$Cd^{2+}$、$Pb^{2+}$ 等形成红色配合物。因此，铬黑 T 只能在 pH＝7～11 的范围内使用，终点时才有明显的颜色变化，即由红色变为蓝色。在实际工作中常在 pH＝9～10 的酸度下使用铬黑 T，其原因就在于此。

② 钙指示剂　简称 NN 或钙红，它也属于偶氮染料。在不同 pH 值范围内，也呈现不

同颜色：pH＜7 时显红色，pH＝8～13.5 时显蓝色，pH＞13.5 时显橙色。由于在 pH＝12～13 时，它能与 $Ca^{2+}$ 形成红色配合物，所以常在此酸度下测定钙的含量，终点时溶液由红色变为蓝色，颜色变化很明显。

铬黑 T 和钙指示剂纯品固体比较稳定，但在水溶液或乙醇溶液中均不稳定，因此常把这两种指示剂与纯净的中性盐如 NaCl 按 1∶100 比例混合均匀、研细、密闭保存于干燥器中备用。《中国药典》就是采用上述方法配制铬黑 T 指示剂。

## 6.4　配合物在医药上的应用

有着特殊结构和性质的配合物，近年来，已经渗透到自然科学的各个领域，在医药方面也同样尽显其独特地位和重要的作用。

(1) 在药物分析上的应用

① 利用配合物或配离子的特征颜色作鉴别　在药物分析时，常常采用配离子的特征颜色来进行药物的鉴别。例如，在鉴别抗贫血药葡萄糖酸亚铁时，采用加铁氰化钾（$K_3[Fe(CN)_6]$）试液生成暗蓝色沉淀，就是利用 $Fe^{2+}$ 与 $[Fe(CN)_6]^{3-}$ 生成蓝色难溶化合物六氰合亚铁酸铁(Ⅲ)（$KFe[Fe(CN)_6]$）配合物。

② 利用配位滴定法测定药品含量　EDTA（乙二胺四乙酸）能与大多数的金属离子生成稳定性不一的配合物，是滴定分析中的一种优良的滴定剂。通过控制溶液的 pH 值和加入掩蔽剂、解蔽剂，用 EDTA 可从各种金属离子的混合溶液中分别定量地滴定出它们的含量，省去分离干扰元素的步骤。《中国药典》测定葡萄糖酸钙及其制剂和复方氢氧化铝片等药品含量时，均采用 EDTA 配位滴定法。

(2) 金属配合物在医学上的应用

① 解毒作用　在人类的健康杀手中，有一些重金属元素（Pb、Hg、Cd 等），它们能与蛋白质中的—SH 基相结合，抑制酶的活性，也有的能取代必须的微量元素，如 $Cd^{2+}$ 能取代 $Zn^{2+}$ 从而抑制锌金属酶的活性。某些含 Hg 化合物进入人体后会迅速通过脑屏障，导致对细胞的损害。临床上常利用配合反应来除去这些有毒的金属离子，如 Pb 中毒可以注射依地酸钙钠（EDTA Na-Ca），又名解铅乐，使 Pb 转变成可溶于水，且不被人体吸收的螯合物随新陈代谢排出体外。依地酸钙钠（EDTA Na-Ca）还是排出体内铀（U）、钍（Th）、钚（Pu）等放射性元素的解毒剂。配合物治疗重金属中毒在临床上已经得到广泛的应用。

② 治癌作用　以金属配合物为基础的抗癌药物，具有广谱、高效的抗癌活性。如顺式二氯·二氨合铂（Ⅱ）（顺铂），该配合物具有脂溶性载体配体 $NH_3$，可顺利地通过细胞膜的脂质层进入癌细胞内，进入癌细胞的顺式二氯·二氨合铂（Ⅱ）（顺铂），由于有可取代配体 $Cl^-$ 存在，$Cl^-$ 即被配位能力更强的 DNA 中的配位原子所取代，进而破坏癌细胞的 DNA 复制能力，抑制了癌细胞的生长，该配合物从 1978 年开始正式应用于临床，目前在世界上得到了广泛使用。现在临床使用的含铂药物还有卡铂、奥沙利铂等抗癌药物。

③ 维持机体正常生理功能的作用　生物体内的微量金属元素，尤其是过渡金属元素，主要是通过形成配合物来完成生物化学功能的。例如与生物体的呼吸作用有密切关系的血红蛋白（Hb），是由亚铁血红素和一分子的珠蛋白构成。血红蛋白（Hb）是生物体在呼吸过程中输送氧气和 $CO_2$ 的载体。当有 CO 气体存在时，氧合血红蛋白（$Hb\cdot O_2$）中的氧会很快被 CO 置换，在肺泡进行气体交换时，CO 就迅速与血红蛋白结合成碳氧合血红蛋白

(Hb·CO)配合物，其结合力要比氧与血红蛋白的结合力大240倍，碳氧合血红蛋白(Hb·CO)配合物一旦形成后，就使血红蛋白丧失了输送氧气的能力，因此CO中毒将导致组织低氧症，如果血液中50%的血红蛋白与CO结合，即可形成心肌坏死。因此，临床上常采用高压氧气疗法抢救CO中毒的患者，高压的氧气可使溶于血液的氧气增多，使下列反应平衡向左移动，达到治疗CO中毒的目的。

$$Hb \cdot O_2 + CO \rightleftharpoons Hb \cdot CO + O_2$$

现在，已知的1000多种的生物酶中，约有1/3是金属配合物。这些酶对维持机体正常的生理功能起着非常重要的作用。

## 习　　题

1. 命名下列配合物，并指出中心离子、配体、配位原子、配位数和配离子的电荷数。

(1) $[CoBr(NH_3)_5]SO_4$

(2) $[NiCl(NH_3)_3]Cl$

(3) $(NH_4)_2[FeCl_5(H_2O)]$

(4) $K_2[Zn(OH)_4]$

(5) $[PtCl_4(NH_3)_2]$

(6) $Na_3[Ag(S_2O_3)_2]$

2. 写出下列配合物的化学式。

(1) 一氯化二氯·一水·三氨合钴（Ⅲ）

(2) 硫酸四氨合铜（Ⅱ）

(3) 四硫氰·二氨合钴（Ⅲ）酸铵

(4) 四氯·二氨合铂（Ⅳ）

3. 解释下列名词

(1) 配离子　(2) 螯合物　(3) 酸效应　(4) 金属指示剂

4. 简要回答下列问题。

(1) 配合物中内外界之间，金属离子与配体之间存在着什么化学键？

(2) EDTA配位滴定有哪些特性？

(3) 金属指示剂的变色原理是什么？

(4) 酸效应曲线有哪些应用？

5. 无水$CrCl_3$和氨能形成两种配合物，组成相当于$CrCl_3 \cdot 5NH_3$和$CrCl_3 \cdot 6NH_3$，$AgNO_3$从第一种配合物中能将含氯量的2/3沉淀为AgCl，而从第二种配合物能将几乎所有的氯沉淀为AgCl。从上述实验事实中确定两种配合物的结构。

6. 在$ZnSO_4$溶液中慢慢加入NaOH溶液，可生成白色沉淀$Zn(OH)_2$，把沉淀分成三份，分别加入氨水、HCl和过量的NaOH溶液，沉淀都能溶解。写出三个反应式。

7. 0.10mol/L $[Ag(NH_3)_2]^+$溶液中，含有0.10mol/L的氨水；0.10mol/L $[Ag(CN)_2]^-$溶液中，含有0.10mol/L $CN^-$。比较这两种溶液中的$Ag^+$浓度。

8. 在1L 0.01mol/L $Pb^{2+}$溶液中加入0.050mol EDTA及0.001mol $Na_2S$，此溶液能否有PbS沉淀生成（设反应前后溶液体积不变）？

9. 在25℃时，1L 6mol/L氨水能溶解多少克AgCl？

10. 在pH=10的条件下，以铬黑T为指示剂，滴定25.00mL水样中的$Ca^{2+}$、$Mg^{2+}$

总量，共用去 0.0100mol/L 的 EDTA 标准溶液 4.93mL，求此水样的总硬度是多少度。

11. 取 100mL 水样，调节 pH＝10，用铬黑 T 作指示剂，用去 0.0100mol/L EDTA 25.40mL；另取 100mL 水样，调节 pH＝12，用钙指示剂，用去 EDTA 14.25mL，求每升水样中 CaO、MgO 各多少毫克？

12. 试剂厂生产无水 $ZnCl_2$，采用 EDTA 测定产品中 $ZnCl_2$ 的含量，先准确称取样品 0.2500g，溶于水后，在 pH＝6 的情况下，以二甲酚橙为指示剂，用 0.1024mol/L EDTA 滴定溶液中 $Zn^{2+}$，用去 17.90mL，求样品 $ZnCl_2$ 的质量分数。

# 第7章　分光光度法

分光光度法是通过测定物质在特定波长处或一定波长范围内的吸光度，对该物质进行定性、定量的分析方法。它具有灵敏度高、准确度高（相对误差在1%～5%）、操作简便、测定快速、应用范围广、仪器也不太贵重等优点。因此在医药、卫生、环保、化工等方面得到广泛应用，本章主要介绍分光光度法的基本原理及其应用。

## 7.1　分光光度法的基本原理

### 7.1.1　光的本质与溶液颜色的关系

光是一种电磁波，通常用频率和波长来描述光。人的视觉所能感觉到的光称为可见光，波长范围在 400～760nm，人的眼睛感觉不到的还有红外光（波长大于 760nm）、紫外光（波长小于 400nm）、X 射线等。

在可见光区，不同波长的光呈不同的颜色，但各种有色光之间并没有严格的界线，而是由一种颜色逐渐过渡到另一种颜色。

具有单一波长的光称为单色光，由不同波长的光组成的光称为复合光。白光属于复合光，如果让一束白光通过棱镜，便可分解为红、橙、黄、绿、青、蓝、紫七种颜色的光，这种现象称为光的色散。

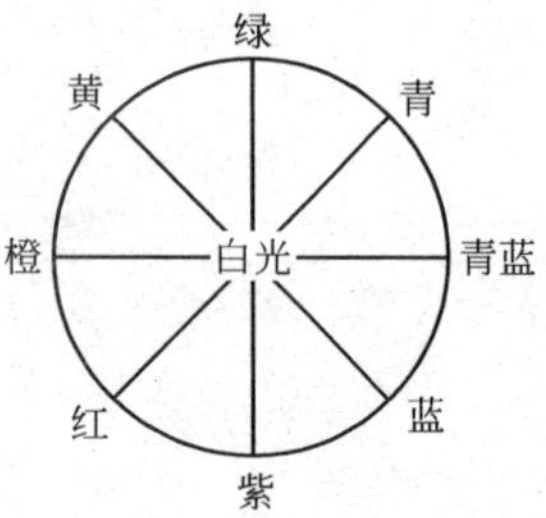

绿
黄　青
橙　白光　青蓝
红　蓝
紫

图 7-1　光的互补色示意

两种适当颜色的单色光按一定强度比例混合可成为白光，这两种单色光称为互补色光，如图 7-1 中直线相连的两种色光彼此混合可成白光。

当一束白光通过一种溶液时，如果该溶液对各种颜色的光都不吸收，则溶液无色透明，反之，则为黑色。如果某些波长的光被溶液吸收，另一些波长的光不被吸收而透过溶液，溶液的颜色是由透过光的波长决定的，所以人们看到溶液的颜色就是它所吸收光的互补色。如高锰酸钾溶液因吸收了白光中的绿光而呈现紫色；硫酸铜因吸收了白光中的黄光而呈现蓝色。

### 7.1.2　吸收光谱

吸收光谱又称吸收光谱曲线，它是在溶液浓度一定的条件下，以波长为横坐标，以吸光度为纵坐标，所绘制的曲线。将不同波长的单色光依次通过一定浓度高锰酸钾溶液，便可测出该溶液对各种单色光的吸光度。然后以 $\lambda$ 波长为横坐标，以吸光度 $A$ 为纵坐标，绘制曲线，曲线上吸光度最大的地方称为最大吸收峰，它所对应的波长称为最大吸收波长，用 $\lambda_{max}$ 表示。如图 7-2 所示，配制四种不同浓度的高锰酸钾溶液分别进行测定，可得四条吸收光谱曲线，它们的最大吸收波长是不变的，但吸光度随浓度增大而增大，高锰酸钾溶液的 $\lambda_{max}$ 为

525nm，说明高锰酸钾溶液对波长 525nm 附近的绿光有最大吸收，而对紫色光和红色光则吸收很少，故高锰酸钾溶液显紫色。

在定量分析中，吸收曲线可提供选择测定的适当波长，一般以灵敏度大的 $\lambda_{max}$ 作为测定波长。

分光光度法常用的仪器是分光光度计，常用的有可见分光光度计和紫外-可见分光光度计等。

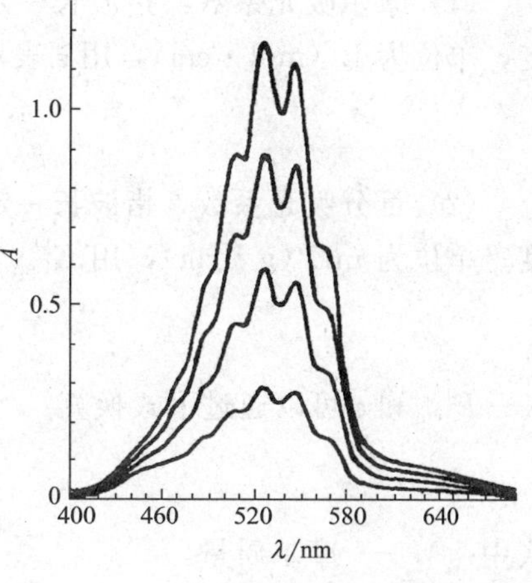


图 7-2　$KMnO_4$ 吸收光谱曲线

## 7.1.3　光的吸收定律

### 7.1.3.1　透光率（$T$）和吸光度（$A$）

当一束单色光透过均匀、无散射的溶液时，一部分被吸收，另一部分透过溶液，即：

$$I_0 = I_a + I_t$$

式中　$I_0$——入射光的强度；

$I_a$——溶液吸收光的强度；

$I_t$——透过光强度。

当入射光 $I_0$ 的强度一定时，溶液吸收光的强度 $I_a$ 越大，则溶液透过光的强度 $I_t$ 越小，用 $I_t/I_0$ 表示光线透过溶液的能力，称为透光率，用符号 $T$ 表示，其数值可用小数或百分数表示，即：

$$T = \frac{I_t}{I_0} \times 100\%$$

透光率的倒数反映了物质对光的吸收程度，应用时取它的对数 $\lg \frac{1}{T}$ 作为吸光度，用 $A$ 表示，即：

$$A = \lg \frac{I_0}{I_t} = \lg \frac{1}{T} = -\lg T$$

### 7.1.3.2　光的吸收定律——朗伯-比尔定律

这是吸光度法的基本定律，比尔定律说明吸光度与浓度的关系，朗伯定律说明吸光度与液层厚度的关系，将两者综合即为朗伯-比尔定律。

朗伯-比尔定律：当一束平行的单色光通过均匀、无散射现象的溶液时，在单色光强度、溶液的温度等条件不变的情况下，溶液吸光度与溶液的浓度及液层厚度的乘积成正比。

$$A = EcL$$

朗伯-比尔定律不仅适用于有色溶液，也适用于无色溶液及气体和固体的非散射均匀体系；不仅适用于可见光区的单色光，也适用于紫外和红外光区的单色光。

### 7.1.3.3　吸光系数

朗伯-比尔定律中的 $E$ 为吸光系数，物理意义是吸光物质在单位浓度、单位液层厚度时的吸光度。在一定条件下，吸光系数是物质的特性常数之一，可作为定性鉴别的重要依据。吸光系数的表示方法常用的有两种。

（1）摩尔吸光系数　指波长一定时，溶液的浓度为1mol/L时，液层厚度为1cm的吸光度，单位为L/(mol·cm)，用ε表示。

$$\varepsilon=\frac{A}{cL}$$

（2）百分吸光系数　指波长一定时，溶液浓度为1%（g/mL），液层厚度为1cm的吸光度，单位为mL/(g·cm)，用$E_{1\mathrm{cm}}^{1\%}$表示。

$$E_{1\mathrm{cm}}^{1\%}=\frac{A}{cL}$$

$E_{1\mathrm{cm}}^{1\%}$和ε可以通过下式换算：

$$E_{1\mathrm{cm}}^{1\%}=\frac{\varepsilon\times10}{M}$$

式中　$M$——摩尔质量。

**例 7-1**　$Fe^{2+}$浓度为$5.0\times10^{-4}$g/100mL的溶液，与1,10-邻二氮杂菲反应，生成橙红色配合物。该配合物在波长508nm，比色皿厚度2cm时，测得$A=0.19$。计算1,10-邻二氮杂菲亚铁的$E_{1\mathrm{cm}}^{1\%}$和ε。

**解：**　已知铁的相对原子量为55.85，根据朗伯-比尔定律

$$E_{1\mathrm{cm}}^{1\%}=\frac{A}{cL}=\frac{0.19}{5.0\times10^{-4}\times2}=190\mathrm{mL/(g\cdot cm)}$$

$$\varepsilon=\frac{ME_{1\mathrm{cm}}^{1\%}}{10}=\frac{55.85\times190}{10}=1.06\times10^{3}\mathrm{L/(mol\cdot cm)}$$

对于多组分体系，吸光度具有加和性，即如果各种吸光物质之间没有相互作用，这时体系的总吸光度等于各组分吸光度之和。

$$A_{总}=A_1+A_2+A_3+\cdots+A_n$$

这个性质对于理解分光光度法的实验操作和应用有着极其重要的意义。

## 7.2　定量分析方法

### 7.2.1　单组分的定量

#### 7.2.1.1　标准曲线法

标准曲线法是可见、紫外分光光度法中最经典的方法。测定时，先取与被测物质含有相同组分的标准品，配成一系列浓度不同的标准溶液，置于相同厚度的吸收池中，分别测其吸光度。然后以溶液浓度$c$为横坐标，以相应的吸光度$A$为纵坐标，绘制$A$-$c$曲线图，如果符合比尔定律，该曲线为通过原点的一条直线——标准曲线（或工作曲线），如图7-3所示。在相同条件下测出样品溶液的吸光度，从标准曲线上便可查出与此吸光度对应的样品溶液的浓度。

朗伯-比尔定律只适用于稀溶液，浓度较大时，吸光度与浓度不成正比，当浓度超过一定数值时，引起溶液对比尔定律的偏离，曲线顶端发生向下或向上的弯曲现象，如图7-4所示。

标准曲线法对仪器的要求不高，尤其适用于单色光不纯的仪器，因为在这种情况下，虽然测得的吸光度值可以随所用仪器的不同而有相当的变化，但若是认定一台仪器，固定其工作状态和测定条件，则浓度与吸光度之间的关系仍可写成$A=Ec$，不过这里的$E$仅是一个比例常数，不能用作定性的依据，也不能互用。

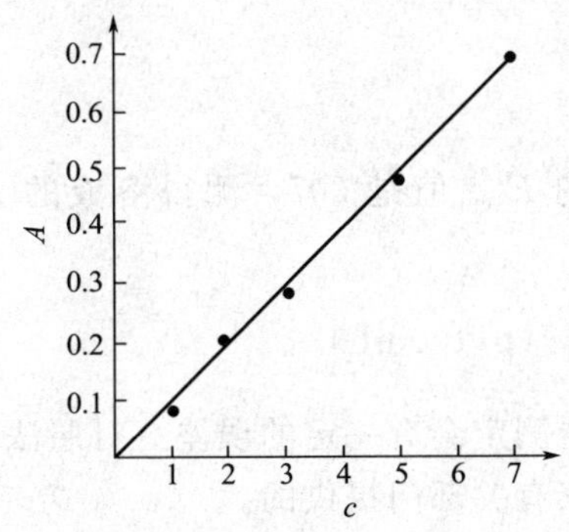


图 7-3　标准曲线（A-c 曲线）

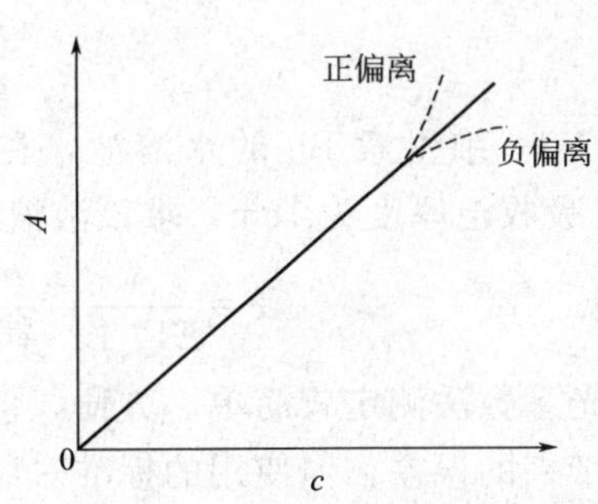


图 7-4　标准曲线弯头现象

#### 7.2.1.2　对照法

对照法又称比较法。在相同条件下，在线性范围内配制样品溶液和标准溶液，在选定波长处，分别测量吸光度。根据比尔定律：

$$A_X = E_X c_X L_X$$

$$A_R = E_R c_R L_R$$

式中　$A_X$——样品溶液吸光度；

$c_X$——样品溶液的浓度；

$A_R$——标准溶液吸光度；

$c_R$——标准溶液的浓度。

因是同种物质，同台仪器，相同厚度吸收池及同一波长测定，故 $E_X = E_R$，$L_X = L_R$，所以：

$$c_X = \frac{A_X}{A_R} c_R$$

为了减少误差，比较法配制的标准溶液浓度常与样品溶液的浓度相接近。

当测定不纯样品中某纯品的含量时，可先配制相同浓度的不纯样品溶液和标准品溶液，即 $c_{原样} = c_R$，设 $c_X$ 为 $c_{原样}$ 溶液中纯被测物的浓度。在最大吸收峰处分别测定其吸光度 $A$ 值，便可直接计算出样品的含量。

$$\omega_{纯被测组分} = \frac{c_X}{c_{原样}} = \frac{c_R \dfrac{A_X}{A_R}}{c_{原样}} = \frac{A_X}{A_R}$$

即

$$\omega = \frac{A_X}{A_R} \times 100\%$$

**例 7-2**　不纯的 $KMnO_4$ 样品与标准品 $KMnO_4$ 各准确称取 0.1500g，分别用 1000mL 容量瓶定容。各取 10.0mL 稀释至 50.00mL，在 $\lambda_{max} = 525nm$ 处各测得 $A_X = 0.250$；$A_R = 0.280$，求样品中纯 $KMnO_4$ 的含量。

**解**　由配制方法可知样品与标准品溶液浓度一致，则：

$$\omega_{KMnO_4} = \frac{A_X}{A_R} = \frac{0.250}{0.280} = 0.8929$$

#### 7.2.1.3　吸光系数法

吸光系数是物质的特性常数。只要测定条件不致引起对比尔定律的偏离，即可根据测得的吸光度 $A$，按比尔定律求出浓度或含量。《中国药典》中均采用百分吸光系数法。$E$ 值可从手册或文献中查到。

$$c=\frac{A}{EL}$$

**例 7-3** 维生素 $B_{12}$ 的水溶液，在 $\lambda_{max}=361nm$ 的 $E_{1cm}^{1\%}$ 值是 207，测得溶液的 $A$ 值为 0.414，吸收池厚度为 1cm，求该溶液的浓度。

**解：**
$$c=\frac{A}{E_{1cm}^{1\%}L}=\frac{0.414}{207\times1}=2.0\times10^{-3}(g/100mL)$$

吸光系数法测定较简单、方便，但不同型号的仪器测定会有一定的误差。对照法可以排除仪器带来的误差，但使用的标准对照品必须是由国家有关部门提供的。

## 7.2.2 多组分的定量

根据吸光度的加和性，可以在同一试样中不经分离同时测定两个以上的组分。

假定溶液中存在 A、B 两种组分，在一定条件下将其转化为有色物质，分别绘制各自的吸收曲线，将会得到以下两种情况，如图 7-5 所示。

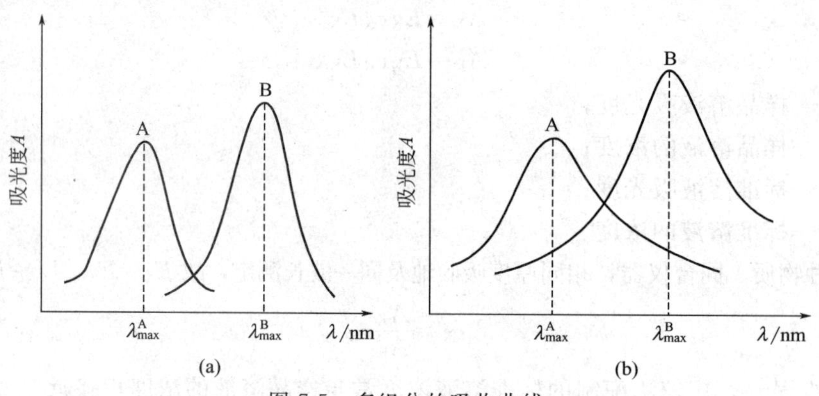


图 7-5 多组分的吸收曲线

图 7-5(a) 表明，A、B 组分互不干扰，因此可分别在 $\lambda_{max}^{A}$ 与 $\lambda_{max}^{B}$ 处测定 A、B 组分的吸光度，从而求出各自的含量。在图 7-5(b) 则说明溶液中 A、B 组分彼此相互干扰，这时可在波长 $\lambda_{max}^{A}$ 与 $\lambda_{max}^{B}$ 处分别测定 A、B 两组分的总的吸光度 $A_1$ 和 $A_2$，然后再根据吸光度的加和性联立方程。

$$A_1=\varepsilon_1^{A}bc_A+\varepsilon_1^{B}bc_B$$
$$A_2=\varepsilon_2^{A}bc_A+\varepsilon_2^{B}bc_B$$

式中 $\varepsilon_1^{A}$，$\varepsilon_1^{B}$，$\varepsilon_2^{A}$，$\varepsilon_2^{B}$——组分 A 和 B 在 $\lambda_{max}^{A}$ 与 $\lambda_{max}^{B}$ 波长处的摩尔吸光系数，其值可由已知准确的纯组分 A 和组分 B 在两种波长处测得，然后解联立方程即可求出 A、B 组分的含量。

对于更多组分体系，可采取同样的方法，用计算机处理测定结果。

# 7.3 显色反应及测量条件的选择

## 7.3.1 显色反应和显色剂

在分光光度法中，许多不吸收光的无色物质可以用显色反应变成有色物质，使之能进行比色测定，并能提高测定的灵敏度和选择性。在比色分析或分光光度分析中，将待测组分转变成有色化合物的反应叫做显色反应，与待测组分反应生成有色化合物的试剂叫显色剂。

在实际分析中，同一待测组分可与多种显色剂发生显色反应，生成不同的有色物质。为了保证测定的灵敏度和准确度，在分析时常需对显色反应进行选择，选择原则如下。

① 选择性好，干扰少或干扰易消除。

② 灵敏度要高，要求生成有色化合物的摩尔吸光系数要足够大（$\varepsilon$ 为 $10^3 \sim 10^5$）。

③ 生成有色化合物的组成恒定，化学性质稳定。

④ 生成的有色化合物与显色剂之间的颜色需有明显的差别，要求最大吸收波长之差大于60nm。

## 7.3.2　误差来源和测量条件的选择

### 7.3.2.1　分光光度法的误差来源

（1）溶液偏离比尔定律引起的误差　一方面是溶液中吸光物质不稳定，在测定过程中，被测物质逐渐发生离解、缔合，使被测物质的组成改变产生的误差；另一方面是单色光纯度差引起溶液对比尔定律的偏离，使标准曲线上部发生弯曲，产生误差。

（2）仪器误差　由于仪器不够精密引起的误差，如光源不稳定、光电管灵敏性差、吸收池的厚度不均匀等都会引入误差。

（3）操作者主观因素引起的误差　由于使用仪器不够熟练或操作不当；样品液与标准液的处理没有按相同的条件和步骤进行；读数不够准确等，都属于主观误差。

### 7.3.2.2　测量条件的选择

（1）波长的选择　为了使测定结果有较高的灵敏度和准确度，要根据吸收光谱曲线选择波长为 $\lambda_{max}$ 的光作为入射光，在此波长下，溶液对光的吸收度最大，灵敏度最高。另外，在此波长处的一个较小范围内，吸光度变化不大，不会造成对朗伯-比尔定律的偏离。

（2）选择适当的吸光度读数范围　读数范围控制在吸光度 0.8～0.1（紫外分光光度法吸光度为 0.7～0.3），透光率控制在 8%～20%，误差较小。

（3）选择适当的参比（空白）溶液　与样品溶液相同的溶剂为空白溶液，在具体测定时通常以蒸馏水为空白溶液。

## 习　　题

1. 朗伯-比尔定律的物理意义是什么？

2. 解释下列名词，并说明它们之间的数学关系。

透光率　　吸光度　　百分吸光系数　　摩尔吸光系数

3. 什么是分光光度法的标准曲线？绘制标准曲线的意义何在？

4. 药物安络血的摩尔质量为 236，将其配成每 100mL 含 0.4962mg 的溶液，盛于 1cm 吸收池中，在 $\lambda_{max}$ 为 355nm 处测得 $A$ 值为 0.557，试求安络血的 $E_{1cm}^{1\%}$ 和 $\varepsilon$ 值。

5. 精密称取维生素 C 0.0500g，溶于 100mL 的 0.005mol/L 的硫酸溶液中，再量取此溶液 2.0mL，稀释至 100mL，取此溶液于1cm 吸收池中，在 $\lambda_{max}$245nm 处测得 $A$ 值为 0.551，求样品中维生素 C 的质量分数（已知 $E_{1cm}^{1\%}=5600$）。

6. 50mL 含 $Cd^{2+}$ 5.0μg 的溶液，用卟啉显色剂显色后，在 428nm 波长下，用 0.5cm 比

色皿测得吸光度 $A=0.46$，求摩尔吸光系数。

7. 已知一种溶液在 $\lambda_{max}$ 处 $\varepsilon=1.40\times10^4$ L/(mol·cm)，现用 1.0cm 比色皿测得该物质的吸光度为 0.85，计算该溶液的浓度。

8. 一化合物的摩尔质量为 125g/mol，其摩尔吸光系数 $\varepsilon=1.40\times10^4$ L/(mol·cm)。欲配制 1.0L 该化合物的溶液，使其在 200 稀释倍后，放在厚度为 1.0cm 的比色皿中测得的吸光度为 0.60，问应称取该化合物多少克？

9. 维生素 $D_2$ 在 264nm 处有最大吸收，其摩尔吸光系数为 $1.82\times10^4$ L/(mol·cm)，摩尔质量为 397g/mol。称取维生素 $D_2$ 粗品 0.0081g，配成 1L 的溶液，在 1.50cm 比色皿中用 264nm 紫外光测得溶液的吸光度为 0.35，计算粗品中维生素 $D_2$ 的含量。

# 第 8 章　原子结构和共价键理论

原子结构是指原子核和核外电子的结构。研究证明，元素的化学性质主要与核外电子排布及其运动状态有关，所以原子结构的主要内容是核外电子的数目、排布、能量及运动状态。共价键是分子中原子或原子团的主要连接形式，它在很大程度上决定了元素化合物的理化性质及应用范围。

## 8.1　原 子 结 构

### 8.1.1　核外电子的运动状态

在化学反应中，原子核不发生变化，主要表现是原子核外电子的跃迁。电子带负电荷，质量很小，速度很快。在一定时间内，电子在有些区域出现的机会（或称概率）较大，而在另一些区域出现机会较小，犹如笼罩在核外周围的一层带负电的云雾，形象地称为电子云。电子云出现机会最大的区域，就是电子云密度最大的地方。通常用小黑点来表示核外电子运动概率密度的大小，小黑点疏密说明电子云密度值大小。人们把电子出现的概率相等的地方连接起来，称为等密度线，亦称作电子云的界面，这个界面所包括的空间范围仍习惯地称为原子轨道。电子云的界面图能表示电子云的形状。

电子在原子核外一定区域内作高速运动，都具有一定的能量。实验证明，电子离核越近，能量越低；离核越远，能量越高。氢原子核外只有一个电子，它在离核 $0.53\times10^{-10}$ m 处出现概率最大，能量最低，称为基态。处于基态的电子最稳定。如果给氢原子增加能量，电子会跳到离核较远的区域运动，这时电子的状态称为激发态。由此可见，核外电子由于能量的不同表现为分层运动。

对于多电子原子，核外电子的运动比较复杂，需从以下四个方面来描述。

#### 8.1.1.1　电子层

在含有多个电子的原子里，电子的能量并不相同。能量低的，通常在离核近的区域运动；能量高的，通常在离核远的区域运动。根据电子能量的差异和运动区域离核远近的不同，可以将核外电子分成不同的电子层，各电子就在这些不同的电子层上运动。

电子层按离核远近的顺序不同分为若干层，用字母 $n$ 表示。离核最近 $n=1$ 为第一层，其余依次类推，$n=2$ 为第二层，$n=3$ 为第三层……习惯上用 K、L、M、N、O、P、Q 等字母来表示。现已知的最复杂的原子，不超过 7 层。电子层数越大，说明电子离核的距离越远，电子的能量也越高，因此电子层数是电子能量高低的主要参数。

必须指出：电子层并不是指电子就固定在那些地方运动，而是指电子在那些地方出现的概率较大。

#### 8.1.1.2 电子亚层和电子云形状

在同一个电子层中，电子的能量还稍有差别，电子云的形状也不相同。根据这个差别，又可以把一个电子层分成一个或几个亚层，分别用 s、p、d、f 等符号表示。s 亚层电子云是以原子核为中心的球形，p 亚层的电子云是纺锤形，d 亚层、f 亚层电子云形状比较复杂，在这里不讨论了。

K 电子层只包含一个亚层，即 s 亚层；L 层包括两个亚层，即 s 亚层和 p 亚层；M 层包括三个亚层，即 s、p、d 亚层；N 层包括四个亚层，即 s、p、d、f 亚层。在同一个电子层里，亚层电子的能量是按 s、p、d、f 的次序递增的。为了清楚地表示某个电子处于核外哪个区域，可将电子层的序数 $n$ 标在亚层符号的前面。如 L 层的 s 亚层的电子表示为 2s；M 层的 d 亚层表示为 3d；处于 N 层的 d 亚层和 f 亚层表示为 4d 和 4f。

#### 8.1.1.3 电子云的伸展方向

电子云不仅有确定的形状，而且有一定的伸展方向。s 电子云是球形对称的，在空间各个方向上伸展的程度相同。p 电子云在空间有 3 个伸展方向。d 电子云可以有 5 个伸展方向，f 电子云可以有 7 个伸展方向。

原子轨道是在一定电子层上，具有一定形状和伸展方向的电子云所占据的空间。那么，s、p、d、f 四个亚层就分别有 1、3、5、7 个原子轨道。各电子层可能有的最多原子轨道数见表 8-1。

**表 8-1 各电子层的原子轨道数**

| 电子层 | 亚　层 | 原子轨道数 | 电子层 | 亚　层 | 原子轨道数 |
|---|---|---|---|---|---|
| 1 | s | $1=1^2$ | 4 | s、p、d、f | $1+3+5+7=16=4^2$ |
| 2 | s、p | $1+3=4=2^2$ | | | |
| 3 | s、p、d | $1+3+5=9=3^2$ | $n$ | … | $n^2$ |

由表 8-1 可知，每个电子层可能有的最多原子轨道数应为 $n^2$。

#### 8.1.1.4 电子的自旋

实验证明电子除了在核外作高速运动外，本身还作自旋运动。电子自旋有两种状态，相当于顺时针和逆时针两种方向。常用向上箭头（↑）和向下箭头（↓）来表示不同的自旋状态。

由于自旋方向相同的两个电子所产生的磁场方向相同，同性相斥，因此不能在同一轨道上运动。而自旋方向相反的电子产生的磁场方向相反，因而可以互相吸引，可共处于一个原子轨道中。因此，电子在核外的运动状态必须从电子层、电子亚层、电子云的伸展方向和自旋状态四个方面来确定。

### 8.1.2 原子核外电子的排布

#### 8.1.2.1 泡利不相容原理

泡利（W. Pauli）于 1925 年根据元素在周期表中的位置和光谱分析的结果提出："在同一个原子中没有运动状态四个方面完全相同的电子存在"。由此可以推出：

① 每个原子轨道只能容纳两个电子，且自旋方向相反，因为只有这样才能使原子的能量最低；

② s、p、d、f 亚层最多容纳的电子数分别为 2、6、10 和 14，泡利不相容原理限制了每一原子轨道中的电子数，各亚层的轨道数又是一定的，则每一亚层中可容纳的最多电子数也就确定了；

③ 各电子层最多容纳 $2n^2$ 个电子。

#### 8.1.2.2 能量最低原理

多电子原子处于基态时，在不违背泡利不相容原理的前提下，电子尽可能先占据能量较低的轨道，而使原子体系的总能量最低，处于最稳定状态。

为了表示原子中各电子层和亚层电子能量的差异，把原子中不同电子层和亚层的电子按能量高低顺序排列，像台阶一样，称为能级。在一个原子中，离核越近，n 值越小的电子层能量越低；在同一电子层中，各亚层的能量是按 s、p、d、f 的次序增高的。

1939 年，鲍林根据大量光谱实验结果，总结出多电子原子中原子轨道的近似能级图，如图 8-1 所示。图 8-1 中每一个小方框代表一个原子轨道，每个小方框所在的位置的相对高低表示原子轨道能量的相对高低。

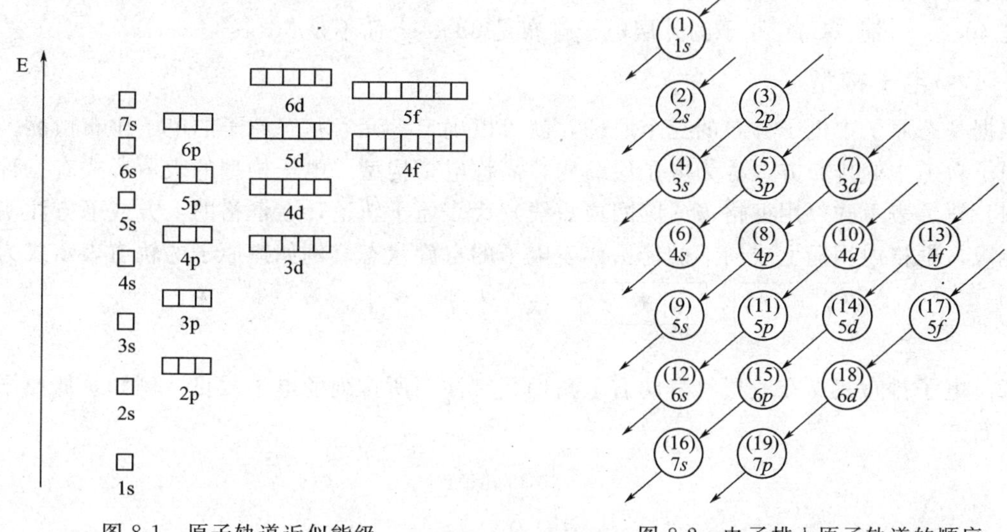


图 8-1 原子轨道近似能级　　图 8-2 电子排入原子轨道的顺序

应用多电子原子的近似能级图，并根据能量最低原理，就可以确定电子排入各原子轨道的次序，如图 8-2 所示。

在上述多电子原子的近似能级图中，出现了 $E_{4s}<E_{3d}$、$E_{5s}<E_{4d}$、$E_{6s}<E_{4f}$ 等能级交错现象，其原因是，多电子原子中的外层电子，既受到原子核的吸引又受到其余电子的排斥，设原子中某电子 i 受其他电子的排斥，相当于其他电子屏蔽住原子核，抵消了部分核电荷对电子 i 的吸引力，称为对电子 i 的屏蔽作用。用屏蔽常数 $\sigma$ 表示其他电子所抵消的部分核电荷［$\sigma$ 可由斯莱特（Slater）经验规则算出］，这样，能吸引电子 i 的核电荷就是有效核电荷，用 $Z^*$ 表示，它是核电荷 $Z$ 和屏蔽常数 $\sigma$ 的差：

$$Z^* = Z - \sigma$$

有效核电荷就是指多电子原子中某一电子实际经受的核电荷的吸引力。有效核电荷（$Z^*$）越大，核对该电子的吸引力越大，电子就越靠近原子核，电子的能量（$E$）越低；有效核电荷（$Z^*$）越小，核对该电子的吸引力越小，电子就越远离原子核，电子的能量（$E$）越高。如钾原子中19个电子，核电荷 $Z=19$，如果最后填入的一个电子在4s上，则1s、2s、3s和3p电子对4s电子的屏蔽，其 $\sigma=16.8$，则核对4s电子的有效核电荷 $Z^*=19-16.8=2.2$。如果钾原子中最后填入的一个电子在3d上，则1s、2s、2p、3s和3p电子对3d电子的屏蔽，其 $\sigma=18.0$，则核对3d电子的有效核电荷 $Z^*=19-18.0=1.0$。所以 $E_{4s}<E_{3d}$。

### 8.1.2.3 洪特规则

洪特（Hund）于1925年根据大量的光谱实验数据总结出一个规律，即电子在等价轨道（能量相同的原子轨道）上排布时，总是尽可能分占不同的轨道，且自旋方向相同。这种排布体系能量最低，最稳定。

光谱实验还表明，当等价轨道中的电子处于半充满、全充满或全空的状态时具有额外的稳定性。

半充满　　$s^1$、$p^3$、$d^5$、$f^7$

全充满　　$s^2$、$p^6$、$d^{10}$、$f^{14}$

全空　　$s^0$、$p^0$、$d^0$、$f^0$

此规则称为全满、半满、全空规则。例如，铬（Cr）原子的外层电子排布是 $3d^5 4s^1$，而不是 $3d^4 4s^2$，铜（Cu）原子的外层电子排布是 $3d^{10} 4s^1$ 而不是 $3d^9 4s^2$。

### 8.1.2.4 电子构型

根据基态原子中电子分布的三个原理，就可以确定各元素基态原子的电子排布情况。电子在原子轨道中的排布方式称为电子层结构，简称电子构型。电子构型的表示形式有三种。

(1) 轨道表示式　用框格（或圆圈或短线）代表原子轨道，在框格的上方或下方注明轨道的能级，框格内用向上或向下的箭头代表电子的自旋状态。例如氮原子的轨道表示式为：

[↑↓]　[↑↓]　[↑|↑|↑]　或　↑↓　↑↓　↑　↑　↑

1s　2s　2p　　1s　2s　2p

(2) 电子排布式　在亚层符号的右上角用数字注明所排列的电子数目。例如，氮原子的电子排布式：

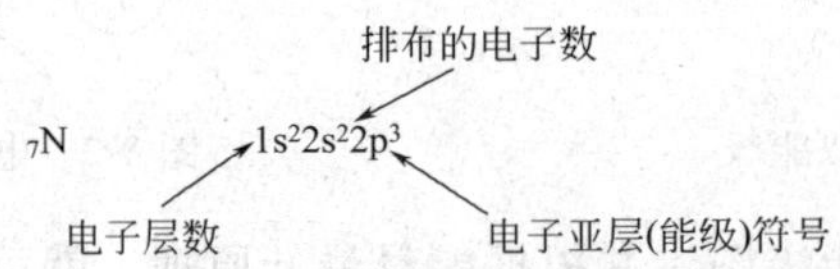


通常外层电子对化学反应起作用，除去外层电子后的剩余电子称为原子实电子。对于原子序数大的原子中，部分内层电子构型常用“原子实”代替。“原子实”是指原子内电子构型中与某一稀有气体电子构型相同的那一部分实体，常用方括号内写上该稀有气体的符号表示。例如：

**Al**　**$1s^2 2s^2 2p^6 3s^2 3p^1$**　表示为　**[Ne]$3s^2 3p^1$**

**Fe**　**$1s^2 2s^2 2p^6 3s^2 3p^6 4s^2 3d^6$**　表示为　**[Ar]$4s^2 3d^6$**

(3) 价电子层结构式　价电子层结构是价电子（即能参与成键的电子）所排布的电子层结构。

主族　　$ns^{1\sim2}np^{1\sim6}$

副族　　$(n-1)d^{1\sim10}ns^{1\sim2}$

周期表中1～36号元素基态原子的电子构型列于表8-2中。

**表 8-2　元素基态原子的电子构型**

| 原子序数 | 元素符号 | 电子构型 | 原子序数 | 元素符号 | 电子构型 |
|---|---|---|---|---|---|
| 1 | H | $1s^1$ | 19 | K | $[Ar]4s^1$ |
| 2 | He | $1s^2$ | 20 | Ca | $[Ar]4s^2$ |
| 3 | Li | $[He]2s^1$ | 21 | Sc | $[Ar]4s^2 3d^1$ |
| 4 | Be | $[He]2s^2$ | 22 | Ti | $[Ar]4s^2 3d^2$ |
| 5 | B | $[He]2s^2 2p^1$ | 23 | V | $[Ar]4s^2 3d^3$ |
| 6 | C | $[He]2s^2 2p^2$ | 24 | Cr | $[Ar]4s^1 3d^5$ |
| 7 | N | $[He]2s^2 2p^3$ | 25 | Mn | $[Ar]4s^2 3d^5$ |
| 8 | O | $[He]2s^2 2p^4$ | 26 | Fe | $[Ar]4s^2 3d^6$ |
| 9 | F | $[He]2s^2 2p^5$ | 27 | Co | $[Ar]4s^2 3d^7$ |
| 10 | Ne | $[He]2s^2 2p^6$ | 28 | Ni | $[Ar]4s^2 3d^8$ |
| 11 | Na | $[Ne]3s^1$ | 29 | Cu | $[Ar]4s^1 3d^{10}$ |
| 12 | Mg | $[Ne]3s^2$ | 30 | Zn | $[Ar]4s^2 3d^{10}$ |
| 13 | Al | $[Ne]3s^2 3p^1$ | 31 | Ga | $[Ar]4s^2 3d^{10} 4p^1$ |
| 14 | Si | $[Ne]3s^2 3p^2$ | 32 | Ge | $[Ar]4s^2 3d^{10} 4p^2$ |
| 15 | P | $[Ne]3s^2 3p^3$ | 33 | As | $[Ar]4s^2 3d^{10} 4p^3$ |
| 16 | S | $[Ne]3s^2 3p^4$ | 34 | Se | $[Ar]4s^2 3d^{10} 4p^4$ |
| 17 | Cl | $[Ne]3s^2 3p^5$ | 35 | Br | $[Ar]4s^2 3d^{10} 4p^5$ |
| 18 | Ar | $[Ne]3s^2 3p^6$ | 36 | Kr | $[Ar]4s^2 3d^{10} 4p^6$ |

## 8.1.3　元素周期表

元素周期律是俄国化学家门捷列夫（Mendeleev）于 1869 年总结出来的，指出了元素的性质随着原子量的增加而呈周期性的变化，并根据这个规律将当时已发现的 63 种元素排列成了元素周期表。

原子结构的研究证明，决定元素性质变化的主要因素不是原子量，而是原子序数，因此，元素周期律是：随着元素原子序数的递增，元素的性质呈周期性变化的规律。原子的外电子层构型是决定元素性质的主要因素，而各元素原子的外电子层构型则是随原子序数的递增而呈周期性地重复排列，因此，原子核外电子排布的周期性变化是元素周期律的本质原因。元素周期表则是各元素原子核外电子排布呈周期性变化的反映。

### 8.1.3.1　周期

具有相同的电子层数而又按照原子序数递增的顺序排列的一系列元素称为一个周期。周期的序数等于该元素的原子具有的电子层数。除第一周期外，同一周期中，从左至右，各元素原子最外电子层的电子数都是从 1 个逐渐增加到 8 个。除第一周期从气态元素氢开始，第七周期尚未填满外，每一个周期的元素都是从活泼的金属开始，逐渐过渡到活泼的非金属元素，最后以稀有气体结束。

第六周期中 57 号元素镧（La）到 71 号元素镥（Lu），共 15 种元素，它们的电子层结构非常相似，总称镧系元素。为使表的结构紧凑，将镧系元素放在周期表的同一格里，并按原子序数递增的顺序，把它们列在表的下方，实际上还是各占一格。

第七周期的 89 号元素锕（Ac）到 103 号元素铹（Lr），共 15 种元素，它们彼此的电子层结构和性质非常相似，总称锕系元素。同样放在周期表的同一格里，并按原子序数递增的顺序另立在表下方镧系元素的下面。锕系元素中铀后面的元素多数是人工进行核反应制得的元素，称为超铀元素。

### 8.1.3.2　族

族可分为主族和副族。由短周期和长周期元素共同构成的族，称为主族（用 A 表示）；

完全由长周期元素构成的族，称为副族（用B表示）。用罗马数字表示族数，放在A或B的前面表示某一族元素。稀有气体元素称为0族，第8、第9、第10纵行为Ⅷ族。因此，在元素周期表里，有7个主族，7个副族，1个0族，1个Ⅷ族，共16个族。

#### 8.1.3.3 区

根据原子中最后一个电子填充的轨道（或亚层）不同，把周期表中的元素划分为四个区，见表8-3。各区元素在性质上各有一定的特征。

**表8-3 周期表中元素的分区**

| 区 | 外电子层构型 | 包含的族 |
| --- | --- | --- |
| s | $ns^{1\sim2}$ | ⅠA和ⅡA族 |
| p | $ns^2np^{1\sim6}$ | ⅢA～ⅦA族、0族 |
| d | $(n-1)d^{1\sim10}ns^{1\sim2}$ | ⅠB～ⅦB、Ⅷ族 |
| f | $(n-2)f^{1\sim14}(n-1)d^{0\sim2}ns^2$ | La系和Ac系 |

从以上的讨论可以证明，元素在周期表中的位置与其基态原子的电子层构型密切相关，元素周期表实质是各元素原子电子层构型周期性变化的反映。由此，可以从元素在周期表中的位置推算该原子的电子层构型；反之，知道了原子的电子层构型，就能确定元素在周期表中的位置。

### 8.1.4 元素性质的周期性

元素性质取决于原子的结构，原子的电子层结构有周期性，从而使元素的基本性质亦呈现出周期性。

#### 8.1.4.1 原子半径

通常讲的原子半径都是原子处于某种特定条件下，采用特定方法获得的。常见的原子半径有金属半径、共价半径和范德华半径。一般说来，共价半径最小，金属半径较大，范德华半径最大，如图8-3所示。

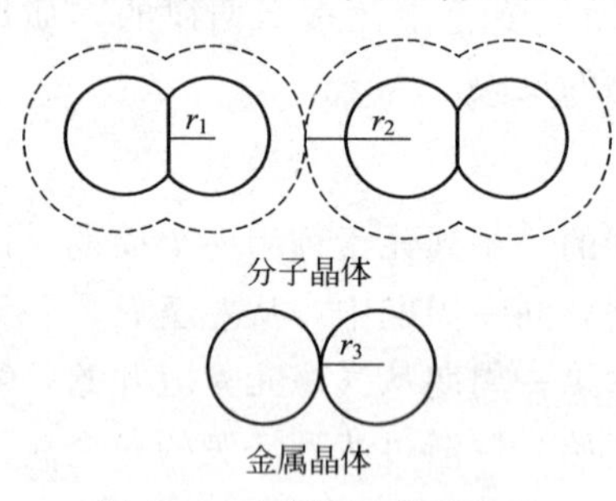

图8-3 三种原子半径示意
$r_1$—共价半径；$r_2$—范德华半径；$r_3$—金属半径

（1）金属半径 在金属单质晶体中，相邻两原子核间距离的一半称金属半径。

（2）共价半径 同种元素的两原子以共价单键结合时，其核间距的一半，称为共价半径。

（3）范德华半径 在分子晶体中，相邻两分子的两原子的核间距的一半称为范德华半径。

在同一主族中原子半径的变化一般是由上而下增大的，因为同族元素原子由上而下电子层数增多，尽管核电荷由上而下也增大，但由于内层电子的屏蔽，有效电荷增加使半径缩小的作用不如因电子层增加而使半径加大所起的作用大，所以总的效果是半径由上至下加大。第六周期副族元素增加的幅度要相应小些，这是与镧系收缩有关。

同一周期中原子半径的变化一般是由左向右减小的。因为在短周期中，从左向右电子增加在同一外层，电子在同一层内相互屏蔽作用是比较小的，所以随着原子序数增大，核电荷对电子吸引力增强，导致原子收缩，半径减小。但是，到了氟以后的氖，半径又加大，此时已不是共价半径，而是范德华半径。因此，在使用半径数据进行解释时一定要弄清楚，采用的是什么半径。

总之，原子半径随原子序数的递增而变化的情况，具有明显的周期性，其原因是有效核电荷变化的周期性，如图 8-4 所示。

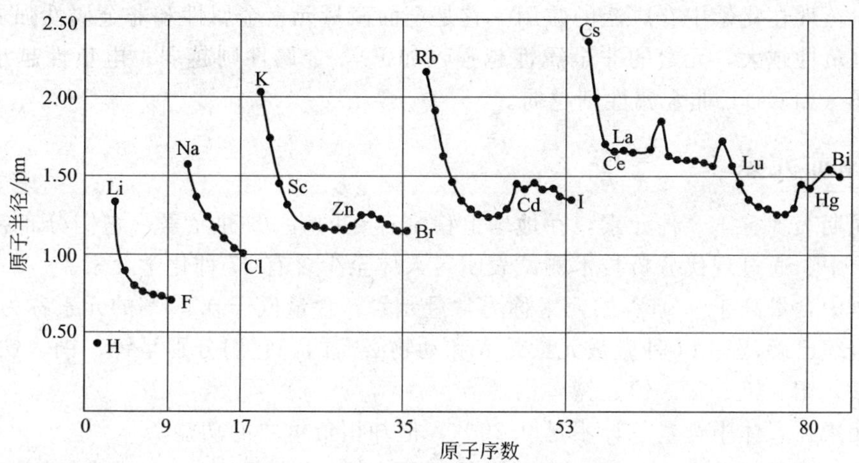


图 8-4 元素原子半径与原子序数的关系

### 8.1.4.2 元素的电负性

在分子内一个原子吸引电子的能力称为元素的电负性，它能全面反映原子在化合物中吸引电子的能力。电负性大者，原子在化合物中吸引成键电子的能力强，反之，该原子吸引成键电子的能力就弱。

从表 8-4 中可以看出，元素的电负性在周期系中具有明显的周期性变化规律。

**表 8-4 元素的电负性**

鲍林标度 **$X_P$**— F 3.98

| | | | | | | | | | | | | | | | | |
|---|---|---|---|---|---|---|---|---|---|---|---|---|---|---|---|---|
| **H** 2.20 | | | | | | | | | | | | | | | | |
| **Li** 0.98 | **Be** 1.57 | | | | | | | | | | | **B** 2.04 | **C** 2.55 | **N** 3.04 | **O** 3.44 | **F** 3.98 |
| **Na** 0.93 | **Mg** 1.31 | | | | | | | | | | | **Al** 1.61 | **Si** 1.90 | **P** 2.19 | **S** 2.58 | **Cl** 3.16 |
| **K** 0.82 | **Ca** 1.00 | **Sc** 1.36 | **Ti** 1.54 | **V** 1.63 | **Cr** 1.66 | **Mn** 1.55 | **Fe** 1.83 | **Co** 1.88 | **Ni** 1.91 | **Cu** 1.90 | **Zn** 1.65 | **Ga** 1.81 | **Ge** 2.01 | **As** 2.18 | **Se** 2.55 | **Br** 2.96 |
| **Bb** 0.82 | **Sr** 0.95 | **Y** 1.22 | **Zr** 1.33 | **Nb** 1.6 | **Mo** 2.16 | **Tc** 1.9 | **Ru** 2.2 | **Rh** 2.28 | **Pd** 2.20 | **Ag** 1.93 | **Cd** 1.00 | **In** 1.78 | **Sn** 1.96 | **Sb** 2.05 | **Te** 2.1 | **I** 2.66 |
| **Cs** 0.79 | **Ba** 0.89 | **La** 1.10 | **Hf** 1.3 | **Ta** 1.5 | **W** 2.36 | **Re** 1.9 | **Os** 2.2 | **Ir** 2.20 | **Pt** 2.28 | **Au** 2.54 | **Hg** 2.00 | **Tl** 2.04 | **Pb** 2.33 | **Bi** 2.02 | **Po** 2.0 | |
| | | | | | **U** 1.38 | **Np** 1.36 | **Pu** 1.28 | | | | | | | | | |

| **Ce** | **Pr** | **Nd** | **Pm** | **Sm** | **Eu** | **Gd** | **Tb** | **Dy** | **Ho** | **Er** | **Tm** | **Yb** | **Lu** |
|---|---|---|---|---|---|---|---|---|---|---|---|---|---|
| 1.12 | 1.13 | 1.14 | — | 1.17 | — | 1.20 | — | 1.22 | 1.23 | 1.24 | 1.25 | — | 1.27 |

鲍林标度 $X_P$ 摘自 Allred AL，Inorg J. Nucl. Chem，1961，17：215.

Lagowski J J. Modem Inorganic Chemistry. New York：Marcel Dekker，1973.

同一主族元素，自上而下，电负性一般表现为递减，表示元素的金属性逐渐增强，非金属性逐渐减弱。

副族元素电负性的变化规律较差，同周期从左到右，总的趋向于增大。同族元素的电负性变化很不一致，这与镧系收缩有关。另外，对同一元素的不同氧化态有不同的电负性值，通常随氧化态升高，电负性值增大。

元素电负性在化学中有广泛的应用。它是全面衡量元素金属性和非金属性强弱的一个重要数据。电负性越大，元素的非金属性越强（如 F），金属性则越弱；电负性越小，元素的金属性越强（如 Cs），非金属性则越弱。

### 8.1.5 生命元素

元素周期表现有 118 种元素，在地球上稳定存在的有 92 种元素，它们分布在陆地、海洋及大气层中。通过现代分析技术测试表明，人体至少含有 37 种化学元素。

在人体中含量高于 0.01%的元素称为常量元素。含量低于 0.01%的元素称为微量元素。世界卫生组织已确认有 14 种微量元素是人和动物必需的，它们分别是锌、铜、铁、碘、硅、铬、钴、锰、钼、钒、氟、镍、锶、锡。

微量元素在人体中含量总计不足 0.29%，但却担负重要的功能。

（1）构成酶的活性中心　铁、铜、碘等与酶蛋白的亚单位保持在一起或结合底物于活性中心。

（2）激素、维生素的成分和重要的活性成分　甲状腺素，又称四碘甲腺原氨酸（$T_4$）和三碘甲腺原氨酸（$T_3$），两者都是低分子的含碘氨基酸。甲状腺素影响机体的生长发育、组织分化、物质代谢，并涉及神经系统、心脏等多种器官、系统的功能。甲状腺合成甲状腺素的主要原料是碘和酪氨酸。机体能自行合成酪氨酸，但碘则需从食物中摄物，因此人体内碘的含量正常与否极为重要。

（3）载体　铁是血红蛋白运输氧的载体，通过铁的化合价升降，将体外氧运输到体内，保证细胞的新陈代谢。

（4）调节体液渗透压和酸碱平衡　人体液中钾、钠、钙、镁等常量元素与微量元素协同工作，调节体液渗透压和酸碱度，保持人体的生理活动正常进行。

另外，微量元素在遗传、防癌和抗癌等方面也有不可替代的作用。

## 8.2 共价键理论

在自然界中，除了稀有气体为单原子分子之外，其他元素的原子都是相互结合成分子或晶体。分子或晶体之所以能稳定存在，是因为在分子或晶体中相邻原子之间存在强烈的相互作用。通常把分子或晶体中直接相邻的原子或离子间的强烈相互作用称为化学键。化学键可以分为离子键、金属键和共价键，其中，共价键具有特殊地位，因为在已知的全部化合物中，以共价键结合的占 90%以上。

原子间通过共用电子对（电子云重叠）而形成的化学键称为共价键。一般说来，同种或电负性相差不太大的元素原子间的化学键都是共价键。

### 8.2.1 共价键理论

#### 8.2.1.1 共价键的饱和性与方向性

两个原子相接近时，自旋方向相反的未成对的价电子可以配对形成共价键。一个原子含有几个未成对电子，就可以和几个自旋方向相反的电子配对成键，或者说，原子能形成共价键的数目是受原子中未成对电子数的限制的，这就是共价键的饱和性。

成键电子的原子轨道如果重叠越多，核间电子云密度越大，则所形成的共价键就越稳定，这也就是最大重叠原理。按最大重叠原理，成键原子的电子云必须在各自密度最大的方向上重叠，这就决定了共价键具有方向性。

### 8.2.1.2　共价键的类型

根据成键时原子轨道的重叠方式的不同，共价键可分为 $\sigma$ 键和 $\pi$ 键。

（1）$\sigma$ 键　如果两个原子轨道都沿着轨道对称轴的方向重叠，键轴（原子核间的连线）与轨道对称轴重合，或者说以“头碰头”的方式发生原子轨道重叠，称为 $\sigma$ 键。两个原子间只能有一个 $\sigma$ 键，如图 8-5(a) 所示。

（2）$\pi$ 键　如果两个 p 轨道的对称轴相平行，同时它们的节面又互相重合，那么这两个 p 轨道就可以从侧面互相重叠，重叠部分对称于节面，这样形成的共价键称为 $\pi$ 键。形象地说，$\pi$ 键是两个 p 轨道以“肩并肩”的方式重叠而形成的共价键。$\pi$ 键可以有一个或两个，且不能单独存在，如图 8-5(b) 所示。

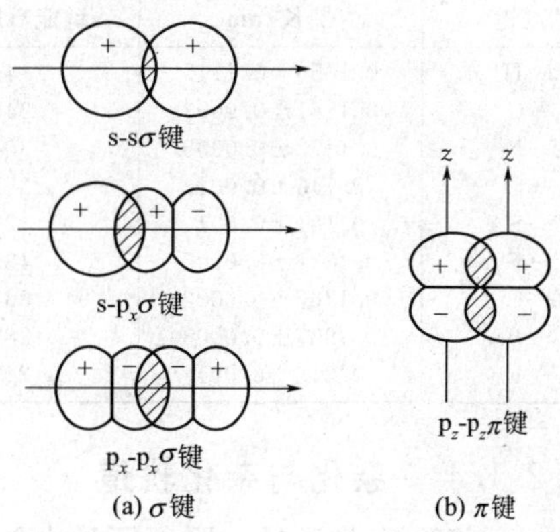


图 8-5　$\sigma$ 键和 $\pi$ 键

根据图 8-5，可将 $\sigma$ 键和 $\pi$ 键作一对比列于表 8-5。

表 8-5　$\sigma$ 键和 $\pi$ 键的比较

| 项　目 | $\sigma$ 键 | $\pi$ 键 |
| --- | --- | --- |
| 原子轨道重叠方式 | “头碰头” | “肩并肩” |
| 原子轨道重叠方向 | 沿键轴方向 | 与原子轨道的对称轴相互平行 |
| 原子轨道重叠形状 | 圆柱形对称，成键原子可以绕键轴自由旋转 | 节面对称，成键的两个原子不能旋转 |
| 原子轨道重叠程度 | 较大 | 较小，电子云易极化 |
| 键能 | 大 | 小 |
| 电子能量 | 较低，较稳定 | 较高，较活泼，易于参加化学反应 |
| 存在形式 | 单键 | 双键或叁键 |

### 8.2.1.3　共价键的键参数

在讨论以共价键形成的分子时，常用到键长、键能、键角、键的极性等表征共价键性质的物理量，叫做共价键的键参数。

（1）键长　两个原子形成共价键，是由于两个原子通过原子核对共用电子对的吸引而联系在一起的，但两个原子核之间还有很强的斥力，使原子核不能无限靠近，而保持一定的距离。键长是分子中成键的两个原子核之间平均距离（即核间距）。同一种键，在不同化合物中，其键长的变化是很小的。例如 C—C 键在丙烷中为 0.154nm，在环已烷中为 0.153nm。

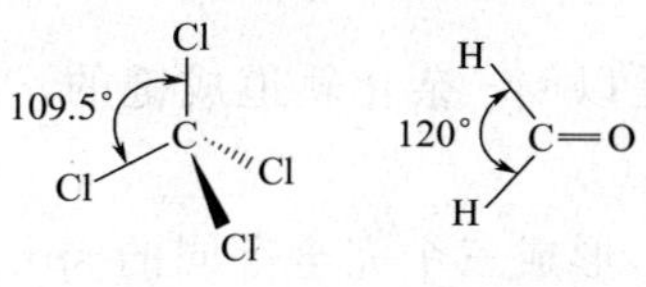


图 8-6　四氯甲烷分子和甲醛分子中的键角

（2）键角　两个共价键在空间形成的夹角叫做键角。键长和键角决定分子的立体形状。四氯甲烷分子和甲醛分子中的键角如图 8-6 所示。

（3）键能　在标准状况下，将 1mol 气态的双原子分子 AB 的化学键拆开，形成两个中性气态原子 A 和 B 所需要的能量，叫做 A—B 键的离解能，通常就叫做键能，单位为 kJ/mol。

键能是化学键强度的主要标志之一，它在一定程度上反映了键的稳定性，是决定物质化学性质的重要因素；相同类型的化学键，键能越大，键越稳定。例如，将 1mol 甲烷分解为 4 个氢原子及 1 个碳原子，即打开 4 个 C—H 键，需要吸收 1660kJ 热，那么，C—H 键的键能可近似看作 415kJ。

键能是一个平均值。常见的共价键的键长与键能见表 8-6。

**表 8-6　常见的共价键的键长与键能**

| 键 | 键长/nm | 键能/(kJ/mol) | 键 | 键长/nm | 键能/(kJ/mol) |
|---|---|---|---|---|---|
| C—H | 0.1056～0.1115 | 413 | C=C | 0.1337±0.0006 | 610 |
| C—C | 0.1541±0.0003 | 345.6 | C≡C | 0.1204±0.0002 | 835 |
| C—N | 0.1472±0.0005 | 304.6 | C=N | 0.127 | 748.9 |
| C—O | 0.143±0.001 | 357.7 | C=O | 0.123±0.001 | 736.4 |
| C—S | 0.181±0.001 | 272 | C≡N | 0.1158±0.0002 | 880.2 |
| C—F | 0.1831±0.0005 | 485.3 | O—H | 0.0960±0.0005 | 462.8 |
| C—Cl | 0.1767±0.0002 | 338.6 | N—H | 0.1038 | 390.8 |
| C—Br | 0.1937±0.0003 | 284.5 | S—H | 0.135 | 347.3 |
| C—I | 0.213±0.001 | 217.6 | | | |

### 8.2.1.4　杂化与杂化轨道

原子形成分子时，同一原子中能量相近的不同原子轨道重新组合成一组新的轨道的过程称为杂化，所形成的新轨道称为杂化轨道。杂化的关键是在能量相近的一些原子轨道之间才能发生杂化，杂化前后轨道数目不变，杂化以后能量趋于平均化，杂化轨道的对称性更高。

杂化的类型很多，现以 C 原子为例说明轨道杂化。

(1) $sp^3$ 杂化　在甲烷分子中，碳原子与四个氢原子形成的 4 个 C—H 键是等同的，键长都是 0.109nm，键能为 435kJ/mol，两个 C—H 键的夹角是 109.5°。从这些实验数据可以知道，碳原子是不可能用一个 2s 轨道和三个 2p 轨道去与四个氢原子形成 4 个等同的 C—H 键。

杂化理论认为，碳原子的一个 2s 轨道与三个 2p 轨道进行能量的重新分配，形成四个完全相同的 $sp^3$ 杂化轨道。如图 8-7 所示为 $sp^3$ 杂化。

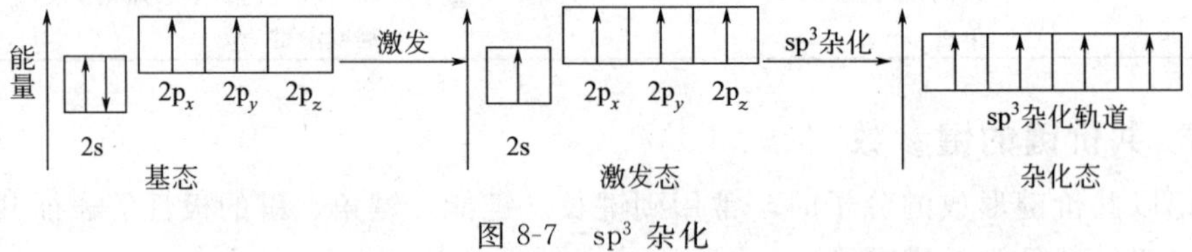


图 8-7　$sp^3$ 杂化

$sp^3$ 轨道的能量稍高于 2s 轨道，稍低于 2p 轨道，在每个杂化轨道上都有 1 个可用于成键的电子（未配对电子），它们之间具有斥力，为使轨道尽可能隔开，4 个轨道分布在夹角为 109.5°的正四面体最为有利。$sp^3$ 杂化轨道的形状类似于保龄球瓶，一头大一头小，小的一端不用于成键，大的一端用于成键，因此，杂化轨道成键时可实现最大程度的重叠。如图 8-8 所示为甲烷形成示意。

(2) $sp^2$ 杂化　当碳原子与其他原子形成双键时，碳原子是以 $sp^2$ 杂化轨道成键的。如图 8-9 所示为 $sp^2$ 杂化。

在 $sp^2$ 杂化轨道中，碳原子的 2s 轨道和两个 2p 轨道杂化，形成三个完全等同的 $sp^2$ 杂化轨道，每个杂化轨道上都有一个可成键的电子，未参与杂化的 2p 轨道也有 1 个可成键的电子。为使三个杂化轨道处于尽可能分开的位置，$sp^2$ 杂化轨道分布在一个正三角形的平面

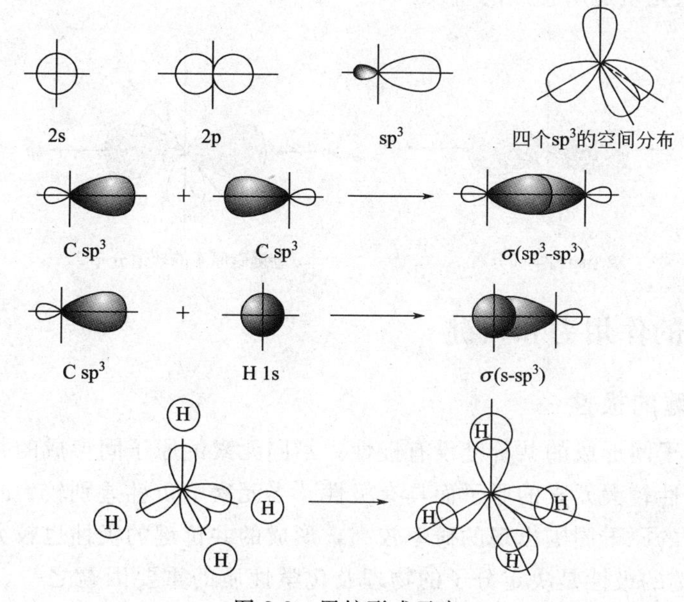


图 8-8　甲烷形成示意

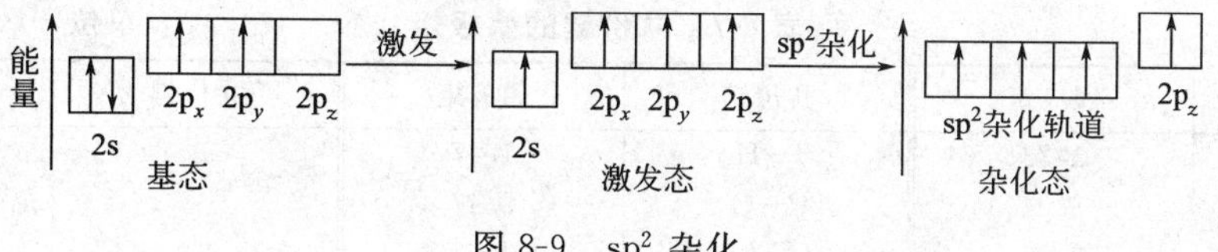


图 8-9　$sp^2$ 杂化

上，夹角 120°，未参与杂化的 2p 轨道垂直于三个 $sp^2$ 杂化轨道所组成的平面。

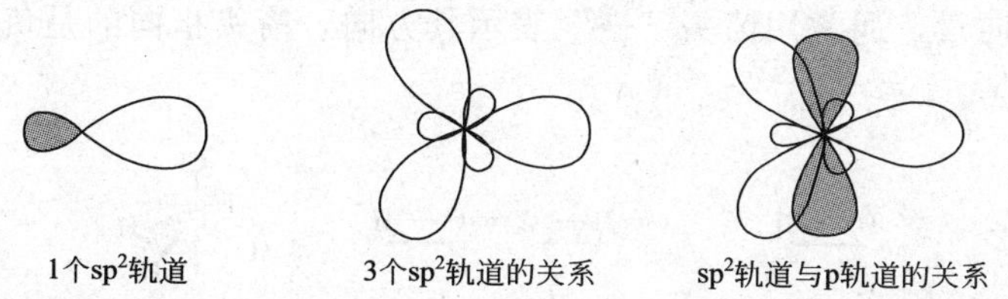


在乙烯分子中，两个碳原子之间各用一个 $sp^2$ 杂化轨道形成一个 C—C σ 键（双键中的一个），碳原子上余下的两个 $sp^2$ 杂化轨道分别与两个氢原子形成 C—H σ 键，每个碳原子上未参与杂化的 2p 轨道垂直于 σ 键所组成的平面。它们从侧面重叠形成 π 键（双键中的第二个）。

（3）sp 杂化　当碳原子与其他原子形成叁键时，碳原子采用 sp 杂化方式。如图 8-10 所示为 sp 杂化。

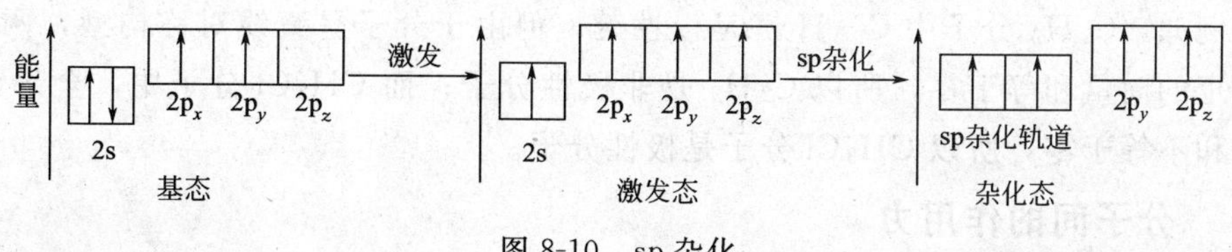


图 8-10　sp 杂化

sp 杂化轨道的形状与 $sp^3$ 杂化轨道相似，但在空间的分布不同。两个 sp 杂化轨道的对称轴在一条直线上，其夹角为 180°，故 sp 杂化称为直线型杂化。未参与杂化的两个 2p 轨道都垂直于两个 sp 杂化轨道所构成的直线。

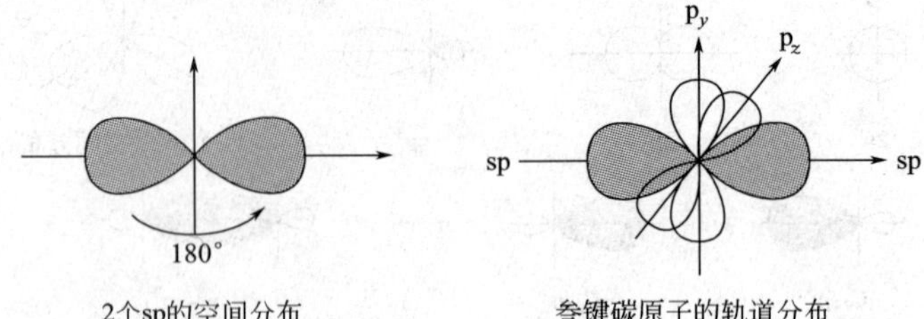


2个sp的空间分布　　叁键碳原子的轨道分布

## 8.2.2　分子间的作用力和氢键

### 8.2.2.1　共价键的极性

相同元素的原子间形成的共价键没有极性，不同元素的原子间形成的共价键，由于共用电子对偏向于电负性较大元素的原子而具有极性。当元素电负性差别较大时，成键的电子对在电负性较大元素的原子周围出现的概率较高，形成的共价键的极性也较大。键的极性以偶极矩（$\mu$）表示。键的极性是决定分子的物理及化学性质的重要因素之一。常见共价键的偶极矩见表 8-7。

**表 8-7　共价键的偶极矩**　　单位：$\times 10^{-30}$ C·m

| 共价键 | 偶极矩 | 共价键 | 偶极矩 | 共价键 | 偶极矩 |
|---|---|---|---|---|---|
| C—H | 1.33 | I—H | 1.47 | C—N | 0.73 |
| O—H | 5.04 | C—O | 2.47 | | |
| Cl—H | 3.06 | C—Cl | 4.87 | C—F | 5.03 |
| Br—H | 2.74 | C—Br | 4.60 | | |

偶极矩是一个向量，通常用箭头"→"表示其方向，箭头指向的是负电中心。偶极矩越大，键的极性越强。

H—Cl　　H—C≡C—H　　$CH_3Cl$

$\mu=3.06\times10^{-30}$C·m　　$\mu=0$　　$\mu=6.24\times10^{-30}$C·m

### 8.2.2.2　分子的极性

分子的极性与化学键的极性、分子的空间构型有关。对于双原子分子来说，键的偶极矩就是分子的偶极矩。对于多原子分子来说，则分子的偶极矩是各键偶极矩的向量和，也就是说多原子分子的极性不只决定于键的极性，也决定于各键在空间分布的方向，即决定于分子的形状。例如，$C_2H_2$ 分子中 C—H 键是极性键，但由于分子呈直线对称构型，两个 C—H 键的偶极矩的向量和等于零，所以 $C_2H_2$ 是非极性分子；而 $CH_3Cl$ 分子中，全部键的偶极矩的向量和不等于零，所以 $CH_3Cl$ 分子是极性分子。

### 8.2.2.3　分子间的作用力

有机分子通常是非极性或弱极性的，除了高度分散的气体之外，分子之间也存在一定的作用力，这种分子间的作用力较弱，要比键能小 1～2 个数量级，但却是影响有机物的三态变化（固态、液态、气态）及溶解性的重要因素，这种分子间的作用力也叫范德华（Van der Waals）力。

分子间的作用力从本质上说都是静电作用力，通常来自分子偶极间的相互作用，它可分为三种类型。

（1）取向力　当两个极性分子相互接近时，极性分子的固有偶极间发生同极相斥、异极相吸，使杂乱的分子相对偏转而取向排列，固有偶极处于异极相邻状态。这种由极性分子固有偶极之间的取向而产生的分子间作用力叫做取向力。

分子的偶极矩越大，取向力也就越大。

（2）诱导力　当极性分子与非极性分子靠近时，极性分子的固有偶极使非极性分子变形产生的偶极叫诱导偶极，诱导偶极与极性分子的固有偶极相吸引产生的作用力称诱导力。

（3）色散力　非极性分子内由于电子的运动在某一瞬间，分子内的电荷分布可能不均匀，产生一个很小的暂时偶极，而且还可以影响周围分子也产生暂时偶极。暂时偶极会很快消失，但也会不断出现，结果非极性分子间靠暂时偶极而相互吸引。两个暂时偶极相互吸引产生的作用力称为色散力。

色散力、诱导力和取向力总称为范德华力。在有机化合物中，除极少数强极性分子外，大多数分子间作用力都以色散力为主。范德华力的大小与分子的偶极矩、分子的极化率成正比。所谓极化率是指一个中性分子由于邻近的具有永久或暂时偶极的分子的作用而产生偶极的能力。分子的极性、分子量、分子体积和分子的表面积越大，分子间的力也越大。

范德华力只在分子间靠得很近的部分才起作用，而且很弱，但对有机物的性质却有重要的影响。

### 8.2.2.4　氢键

当氢原子与一个原子半径较小而电负性又很强的 X 原子以共价键相结合时，就有可能再与另一个电负性大的 Y 原子生成一种较弱的键，这种键称为氢键。氢键实际上也是分子间作用力。共价键 H—X 间电子云密度主要集中在 X 原子一端，而使氢原子几乎成为裸露的质子（原子核）而显正电性，这样，带部分正电荷的氢原子便可与另一分子中电负性强的 Y 原子相互吸引，与 Y 原子的未共用电子对通过静电引力形成氢键。氢键实际上也是具有永久偶极的分子间产生的取向力。它是分子间作用力最强的，但最高不超过约 25kJ/mol。通常用虚线表示氢键（X—H…Y）。液态水、液态氨的分子间氢键及氨溶于水时的氢键如图 8-11(a)～(c)所示。

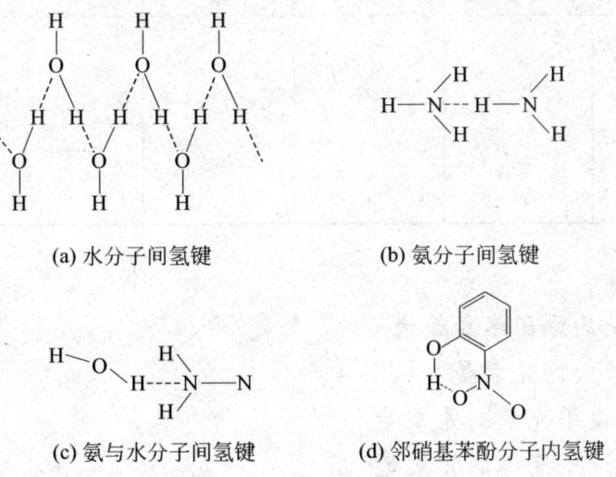


图 8-11　氢键的形成

在特定情况下，分子内的原子间也能形成氢键，如图 8-11(d) 所示。

要形成有效氢键，两个电负性原子必须来自下列元素：F、O、N。因为只有这三种元素具有足够的电负性，元素原子半径足够小，负电荷集中，成键的氢才具有足够的正性，这时才具有足够的吸引作用。

氢键不仅对化合物的熔点、沸点、溶解度和物质的聚积状态有重要的影响，而且对蛋白质和核酸的形状与结构也起着关键的作用。

## 习　题

1. 为什么各个电子层所能容纳的最多电子数是 $2n^2$？

2. 某元素原子的电子排布式是 $1s^2 2s^2 2p^6 3s^2 3p^6 3d^{10} 4s^1$，说明这个元素的原子核外有多少个电子层？每个电子层有多少个轨道？有多少个电子？

3. 下列各种事实跟原子结构哪一部分有关？

(1) 元素在周期表中的排列顺序；

(2) 原子量大小；

(3) 元素具有同位素；

(4) 元素的化学性质；

(5) 元素的化合价；

(6) 元素在周期表里处于哪个周期；

(7) 主族元素在周期表里处于哪个族。

4. 已知下列元素原子的价电子构型为：

$3s^1$，$2s^2 2p^2$，$2s^2 2p^4$，$3s^2 3p^3$，$4s^2 4p^5$

它们各属于第几周期？第几族？最高正化合价是多少？各是什么元素？

5. 解释下列问题。

(1) ${}_{6}C$ 的价电子构型是 $2s^2 2p^2$，而不是 $2s^1 2p^3$。

(2) ${}_{29}Cu$ 的价电子构型是 $3d^{10} 4s^1$，而不是 $3d^9 4s^2$。

(3) Cu 的原子半径比 Ni 大。

6. 已知某些元素的原子序数，试填出下表空白。

| 原子序数 | 电子排布式 | 各层电子数 | 周期 | 族 | 区 | 金属还是非金属 |
|---|---|---|---|---|---|---|
| 7 | | | | | | |
| 11 | | | | | | |
| 15 | | | | | | |
| 20 | | | | | | |
| 26 | | | | | | |
| 35 | | | | | | |

7. 填空题

(1) 哪种元素原子的原子半径最大　(　　)

(2) 元素电负性最大的元素是　(　　)

(3) 原子中 4p 轨道半充满的元素是　(　　)

(4) 原子中 3d 轨道半充满的元素是　(　　)

8. 试回答下列物质分子中哪些是极性的分子？哪些是非极性分子？为什么？

(1) $CH_4$　(2) $CHCl_3$　(3) $CO_2$　(4) $BCl_3$　(5) $H_2O$　(6) HCl　(7) $CCl_4$
(8) $CS_2$

9. 说明下列各组物质分子之间存在着什么形式的分子间力（取向力、诱导力、色散力、氢键）。

(1) 氯气和四氯化碳 (2) 碘和酒精 (3) 乙醇和水 (4) 氨和水

10. 下列说法正确与否，举例说明。

(1) 由极性键形成的分子一定是极性分子。

(2) $NH_3$ 分子中三个 N—H 键中，一个是 $\sigma$ 键，另外两个是 $\pi$ 键。

(3) 中心原子采用 $sp^3$ 杂化轨道成键的分子，其空间构型必定是正四面体，其分子一定是非极性分子。

(4) 凡是有机物分子间只存在色散力。

# 第9章 烃

有机化合物大量存在于自然界中，与生命息息相关，与药学专业密不可分。烃是最简单的有机化合物，其他有机化合物都可以看做是烃的衍生物。本章主要介绍烃类物质。

## 9.1 有机化合物概述

### 9.1.1 有机化合物与有机化学

早在18世纪，瑞典化学家舍勒就得到一系列纯的化合物，如草酸、酒石酸、柠檬酸等，它们的性质完全不同于从矿物中得到的无机化合物；1806年，德国化学家F.W.A泽尔蒂纳从鸦片中提取出吗啡，并用于临床，主要是用来止咳、镇痛、麻醉及治疗肺结核病。当时，人们接触的有机化合物都是来自有生命的动、植物体，因此把有机化合物又称为“有生机之物”。

1828年，德国化学家维勒（F. Wöhler）在实验室里蒸发氰酸铵水溶液时得到了当时公认的有机化合物尿素。

$$NH_4CNO \xrightarrow{\triangle} H_2NCONH_2$$

无机化合物与有机化合物的界限被冲破。随着科学的发展，越来越多的原来由生物体中取得的有机物，都可以用人工的方法来合成，其中还包括自然界中不存在的有机化合物。因此，“有机”一词已不再是原来的“有生机”之意。

有机化合物简称有机物。它们都是含碳的化合物，但碳的氧化物、碳酸盐及碳化钙等化合物仍归入无机物。1999年12月，美国的化学文摘收录的自然界得到的和人工合成的化合物数目已经达到2230万种，其中90％为有机化合物。在已知的有机物中，除主要含有碳、氢外，许多还含有氧、氮、硫、磷、卤素等元素，所以，有机物相对确切的定义是碳氢化合物及其衍生物。

有机化学是研究有机化合物的结构、性质、合成、应用以及有机化合物之间相互转变规律的一门科学。有机化学是化学、化工、制药、生命科学及环境工程等专业的基础课程，有机物的结构是研究各类有机物理化性质的基础，官能团反应是掌握有机物合成及应用的重点，其掌握程度直接影响到后续众多专业课程的学习。

### 9.1.2 有机化合物的结构

有机化合物的结构是指分子中各原子相互连接的顺序和方式。在有机物分子中，原子的种类、数目、连接的顺序或排列的方式不同，分子的结构就不同，性质也不同。

#### 9.1.2.1 结构式

表示有机物分子结构的化学式叫做结构式。用短线表示有机物分子中的共价键。结构式中单键简化后称为结构简式。结构简式比其他表示方法更为常用。例如：

结构式

结构简式 $CH_3CH_2CH_3$　　$CH_3CH_2CH{=}CHCH_3$　　$CH_3CH_2{-}\overset{O}{\overset{\|}{C}}{-}H$

键线式

丙烷　　Z-2-戊烯　　丙醛

所谓键线式，是只标明特征价键或官能团构造特点的结构式。

### 9.1.2.2 同分异构现象

分子组成相同而结构不同的化合物互为同分异构体，简称异构体。这种现象称为同分异构现象。例如乙醇和甲醚，分子式都是 $C_2H_6O$，但是分子内原子的排列不同，性质也完全不同，它们互为同分异构体。

乙醇　　甲醚

液体，沸点78.4℃，与Na反应放出$H_2$　　气体，沸点－24.5℃，不与Na反应

有机物的同分异构现象非常普遍。因此，有机物一般不能用分子式表示，而必须用结构式表示。

## 9.1.3 有机化合物的特性

有机物分子中的化学键主要为共价键，因而决定了有机物在结构和性质上有它不同于无机物的特性，见表 9-1。

**表 9-1 有机化合物的特性**

| 性　质 | 有 机 化 合 物 | 无 机 化 合 物 |
|---|---|---|
| 溶解性 | 难溶于水，易溶于苯、酒精、乙醚等有机溶剂 | 食盐易溶于水，难溶于植物油等有机溶剂 |
| 导电性 | 电的不良导体 | 金属及电解质水溶液是导体 |
| 可燃性 | 汽车轮胎、塑料、化纤衣物等都易燃烧(燃烧时碳变成 $CO_2$，氢生成 $H_2O$) | 铁、食盐、砂石等不燃烧 |
| 耐热性 | 苯、甲醛等常温下就挥发，沸点低；夏季沥青路面变软，熔点低；受热易分解甚至碳化变黑 | 熔点、沸点较高，受热不易挥发或熔化 |
| 反应特征 | 反应速率较慢，需要一定的时间，反应产物复杂，常常伴有副反应 | 反应速率很快、进行完全 |
| 反应机理 | 非极性或弱极性分子，只有弱的分子间力存在发生化学反应时，分子中的某个键破裂才能进行反应时，分子与试剂接触不局限于某一特定部位 | 以离子键、极性共价键或金属键结合在水溶液中以离子形式存在，离子间发生反应 |

## 9.1.4 有机化合物的分类

有机化合物数目众多，结构复杂，为了便于学习和研究，一般按碳的骨架或官能团进行分类。

#### 9.1.4.1 按碳的骨架分类

碳的骨架即碳原子的连接方式，以此可将有机物分成三类。

（1）开链化合物　这类化合物中碳原子相互结合成链状，由于开链化合物最初是在油脂中发现的，所以又称为脂肪族化合物。例如：

$CH_3CH{=}CH_2$　　$CH_3CH_2CH(CH_3)_2$　　$CH_3CHO$

丙烯　　异戊烷　　乙醛

（2）碳环化合物　成环的原子全部是碳原子的化合物称为碳环化合物。碳环化合物又分为脂环族化合物和芳香族化合物两类。

① 脂环族化合物　碳原子互相链接成环状结构的化学键类型与脂肪族化合物相似。例如：

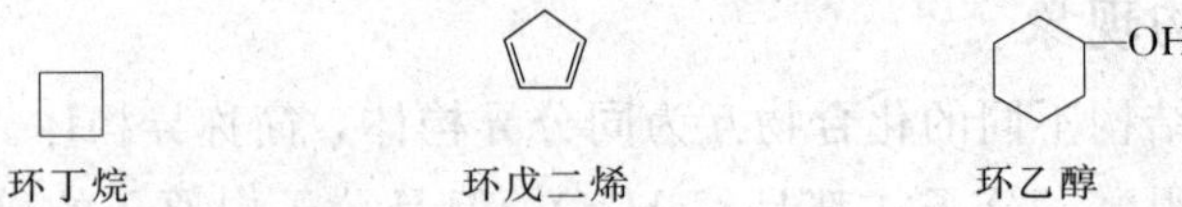


环丁烷　　环戊二烯　　环乙醇

② 芳香族化合物　这类化合物分子中大都含有一个苯环，它们在性质上与脂肪族化合物有较大的区别。例如：

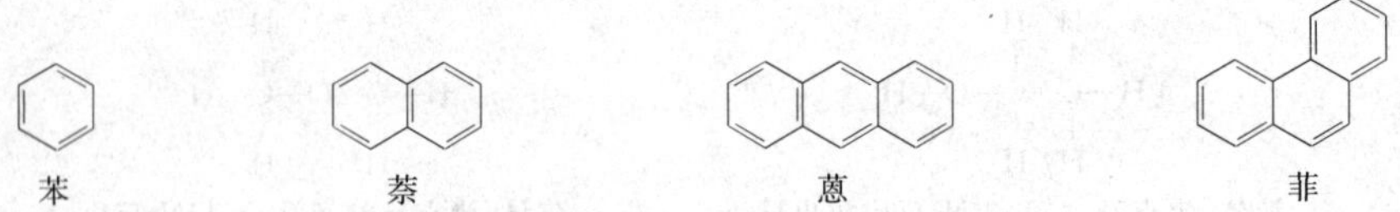

苯　　萘　　蒽　　菲

（3）杂环化合物　所谓“杂环”是由碳原子和其他原子（如 N、O、S 等）所组成的环。通常称碳原子以外的其他原子为“杂原子”。例如：

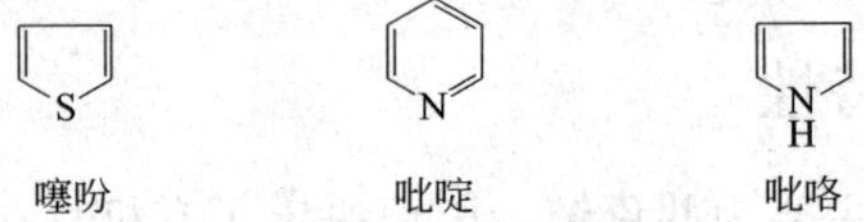


噻吩　　吡啶　　吡咯

#### 9.1.4.2 按官能团分类

官能团是指决定一类有机物主要化学性质的原子或原子团，有机化学反应一般发生在官能团上。

按官能团分类，是将含有相同官能团的化合物归为一类，它们的性质基本相似。官能团的特征结构，即有机物分子结构中的特殊化学键，不仅能帮助识别有机物所属类别，而且也代表了典型反应发生处。有机物中的主要官能团及其结构见表 9-2。

**表 9-2　有机化合物中主要的官能团**

| 官　能　团 | 官能团名称 | 有机物类别 | 官　能　团 | 官能团名称 | 有机物类别 |
|---|---|---|---|---|---|
| $>C{=}C<$ | 双键 | 烯烃 | $-\overset{\vert}{\underset{\vert}{C}}-O-\overset{\vert}{\underset{\vert}{C}}-$ | 醚键 | 醚 |
| $-C{\equiv}C-$ | 叁键 | 炔烃 | $-\overset{O}{\overset{\Vert}{C}}-OH$ | 羧基 | 羧酸 |
| $-X(F,Cl,Br,I)$ | 卤原子 | 卤代烃 | | | |
| $-OH$ | 羟基 | 醇或酚 | $-NH_2(-NHR,-NR_2)$ | 氨基 | 胺 |
| $-\overset{O}{\overset{\Vert}{C}}-H$ | 醛基 | 醛 | $-SH$ | 巯基 | 硫醇 |
| | | | $-C{\equiv}N$ | 氰基 | 腈 |
| $-\overset{O}{\overset{\Vert}{C}}-$ | 酮基 | 酮 | $-SO_3H$ | 磺酸基 | 磺酸 |
| $-NO_2$ | 硝基 | 硝基化合物 | $-N{=}N-$ | 偶氮基 | 偶氮化合物 |

# 9.2 饱和烃

只由碳和氢两种元素组成的化合物称为碳氢化合物，简称烃。

根据烃分子中碳原子之间化学键的不同，可以将烃分为饱和烃、不饱和烃。饱和烃又称烷烃，常见的不饱和烃除烯烃、炔烃和二烯烃以外，还包括芳香烃。

## 9.2.1 烷烃的分子结构

### 9.2.1.1 烷烃的结构、通式

烷烃是只含有碳碳单键的烃。在烷烃分子中，碳原子只能以 4 个单键（$\sigma$ 键）与其他碳原子或氢原子结合，这种碳原子称为饱和碳原子。烷烃分子中的碳原子都是饱和碳原子。甲烷分子为正四面体结构，四个完全相同的 C—H $\sigma$ 键，键角为 109.5°。人们常用球棒模型（Kekulé 模型）和比例模型（Stuart 模型）表示分子的立体结构，如图 9-1 所示。

烷烃分子中的每一个碳原子都为 $sp^3$ 杂化，随着碳原子数的增多，碳链不是直线而是呈锯齿形的。丁烷的球棒模型及比例模型如图 9-2 所示。

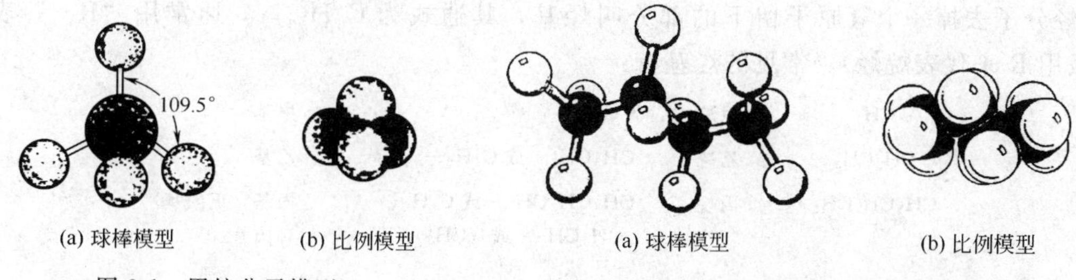


(a) 球棒模型　(b) 比例模型

图 9-1　甲烷分子模型

(a) 球棒模型　(b) 比例模型

图 9-2　丁烷的球棒模型及比例模型

通式是代表一类物质通用的分子式。烷烃的通式为 $C_nH_{2n+2}$。只要知道烷烃分子所含的碳原子数，就可以写出此烷烃的分子式。例如，含 8 个碳原子的烷烃分子式为 $C_8H_{18}$。

相邻两个烷烃分子之间总是相差一个 $CH_2$ 原子团，不相邻两个烷烃组成上相差 $CH_2$ 的整数倍，这种结构相似、在组成上相差一个或几个“$CH_2$”原子团的一系列化合物称为同系列。其中，$CH_2$ 原子团称为同系差，同系列中的化合物互称为同系物。有机化合物中有很多同系列。例如，甲醇（$CH_3OH$）、乙醇（$CH_3CH_2OH$）和丙醇（$CH_3CH_2CH_2OH$），它们互为同系物并同属于饱和一元醇同系列。因此，研究一些典型的或有代表性的化合物，就可以推测同系列中其他同系物的基本性质。

### 9.2.1.2 烷烃的构造异构

烷烃的异构通常是由于分子中原子的连接顺序和连接方式不同而引起的构造异构。甲烷、乙烷、丙烷没有异构体，从丁烷（$C_4H_{10}$）开始出现同分异构现象，有正丁烷和异丁烷 2 个异构体，$C_5H_{12}$ 有下面 3 个异构体：

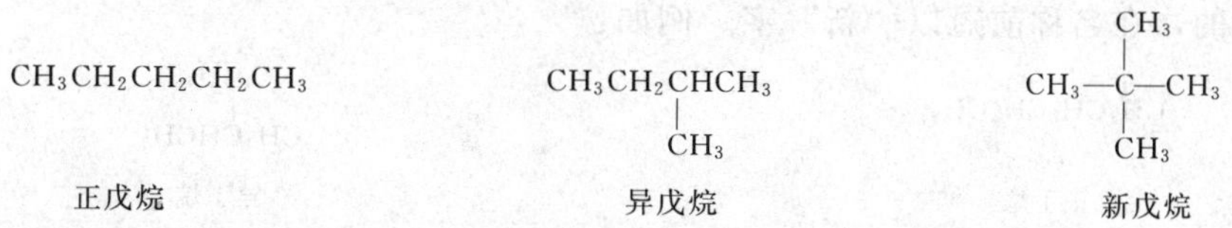

$CH_3CH_2CH_2CH_2CH_3$ 正戊烷

$CH_3CH_2CH(CH_3)CH_3$ 异戊烷

$C(CH_3)_4$ 新戊烷

随着碳原子数的增加，异构体数目也迅速地增多。$C_6H_{14}$有5个异构体，$C_{10}H_{22}$则有75个异构体。因为烷烃的异构现象是分子中碳原子的骨架不同而引起的，所以这种构造异构又称为碳架异构。

## 9.2.2 烷烃的命名

### 9.2.2.1 碳原子的类别

烷烃分子中的碳原子，按照它们所连的碳原子数目的不同，分为四类：只与一个碳原子相连的碳原子称为伯（一级）碳原子，通常用“1°”表示；与两个碳原子相连的碳原子称为仲（二级）碳原子，常用“2°”表示；与三个碳原子相连的碳原子称为叔（三级）碳原子，常用“3°”表示；与四个碳原子相连的碳原子称季（四级）碳原子，常用“4°”表示。例如：

```
                          1°           1°
                          CH3          CH3
          1°      2°      |3°   2°     |4°    1°
        H3C—CH2— CH—CH2— C —CH3
                                       |1°
                                       CH3
```

与伯、仲、叔碳原子相连的氢原子，分别称为伯（1°）、仲（2°）、叔（3°）氢原子。

### 9.2.2.2 烃基

烃分子去掉一个氢原子留下的部分叫烃基，其通式为$C_nH_{2n+1}$，通常用“R—”表示（一般用R来代表烷烃）。常见的烃基有：

| | | | |
|---|---|---|---|
| $CH_4$ | 甲烷 | $CH_3$— | 甲基 |
| $CH_3CH_3$ | 乙烷 | $CH_3CH_2$—或$C_2H_5$— | 乙基 |
| $CH_3CH_2CH_3$ | 丙烷 | $CH_3CH_2CH_2$—或$C_3H_7$— | 丙基（正丙基） |
| | | $CH_3CH(CH_3)$— 或 $(CH_3)_2CH$— | 异丙基 |

丁烷对应的烃基种类：

| | | | |
|---|---|---|---|
| $CH_3CH_2CH_2CH_3$ 丁烷（正丁烷） | $CH_3CH_2CH_2CH_2$— 丁基（正丁基） | $CH_3CH_2CH(CH_3)$— 仲丁基 | |
| $CH_3CH(CH_3)CH_3$ 异丁烷 | $CH_3CH(CH_3)CH_2$— 异丁基 | $CH_3C(CH_3)_2$— 叔丁基 | 或 $(CH_3)_3C$— 叔丁基 |

### 9.2.2.3 烷烃的命名

（1）普通命名法　普通命名法适于结构比较简单的烷烃的命名，其基本原则如下。

① 根据烷烃分子中碳原子的数目称为“某烷”，十个碳原子以下用甲、乙、丙、丁、戊、己、庚、辛、壬、癸十大天干表示，十一个碳原子以上用中文小写数字十一、十二……表示。

② 以“正”、“异”、“新”等前缀区别不同的构造异构体。直链烷烃在名称前加“正”字；链端第二个碳原子有一个甲基支链的，在名称前冠以“异”字；链端第二个碳原子有两个甲基支链的，在名称前冠以“新”字。例如：

$CH_3CH_2CH_2CH_3$ 正丁烷　　　　$CH_3CH(CH_3)CH_3$ 异丁烷

```
                           CH3                 CH3
                           |                   |
CH3CH2CH2CH2CH3      CH3CH2CHCH3          H3C—C—CH3
                                               |
                                               CH3
    正戊烷               异戊烷               新戊烷
```

(2) 系统命名法　系统命名法是根据国际纯粹和应用化学联合会（International Union of Pure and Applied Chemistry，IUPAC）制定的命名原则，结合我国文字特点对有机物进行命名的方法。它是普遍适用的命名法。

在系统命名法中，直链烷烃的命名依据碳原子数称为“某烷”。带有支链的烷烃命名步骤如下。

① 选主链　选择最长的碳链作为主链，根据主链所含碳原子数称为“某烷”。主链以外的支链作为取代基。

```
           5      6      7
        H2 C—CH2—CH3
          4|        3      2      1
H3C—CH2—C H—CH2—CH—CH3
                       |
                       CH3
```

2-甲基-4-乙基庚烷

当有几个等长碳链可供选择时，应选择支链较多的碳链作为主链。

```
                        CH3
                        |
         CH3            CH2
    6    |5     4       |3     2     1
H3C—C H—CH2—C H—CH—CH3
                               |
                               CH3
```

2,5-二甲基-3-乙基己烷

② 编号　从靠近支链最近的一端开始给主链碳原子依次用阿拉伯数字1,2,3…编号，取代基的位次用与之相连的主链碳原子的编号表示；然后将取代基的位次和名称依次写在主链名称之前，两者之间用半字线“-”相连。

```
5      4      3      2      1             6  5      4      3      2     1
CH3—CH2—CH—CH2—CH3             H3 C—CH2—CH2—CH2—CH—CH3
             |                                              |
             CH2CH3                                         CH3
      3-乙基戊烷                                2-甲基己烷
```

当支链距主链两端相等时，把两种不同的编号系列逐项比较，最先遇到位次最小者为“最低系列”，即是应选取的正确编号。

```
         CH3                             CH3
1        2|    3      4      5      6|    7
CH3—C H—CH—CH2—CH2—CH—CH3
               |
               CH2CH3
```

2,6-二甲基-3-乙基庚烷

③ 命名　命名按取代基的位置、短横线、取代基的数目、取代基的名称、主链名称的顺序书写；主链上连有几个相同的取代基时，相同基团合并，用二、三、四等表示其数目，并逐个标明所在位次，位次号之间用逗号“,”分开；主链上连有几个不同的取代基时，按由小至大的顺序排列，两种取代基之间用半字线“-”相连。例如：

```
                       CH3   CH3
               4      3|    2|     1               1      2      3
CH3—CH2—CH—CH—CH—CH3            CH3—CH2—CH—CH3
               5|                                          4|     5      6
                CH—CH3                                     CH—CH2—CH3
               6|                                           |
                CH3                                         CH3
    2,3,5-三甲基-4-乙基己烷                       3,4-二甲基己烷
```

## 9.2.3 烷烃的物理性质

有机化合物的物理性质，通常是指物态、熔点、沸点、溶解度、折射率和相对密度等。纯净物的物理性质在一定条件下都有固定的数值，通常把这些相对固定的物理数值称为物理常数。通过测定这些物理常数，可以鉴定有机物的种类或检验已知有机物的纯度。表 9-3 所示为直链烷烃的物理常数。

**表 9-3 直链烷烃的物理常数**

| 名称 | 分子式 | 熔点/℃ | 沸点/℃ | 相对密度(20℃) | 折射率 |
|---|---|---|---|---|---|
| 甲烷 | $CH_4$ | −182 | −162 | 0.424(−164℃) | — |
| 乙烷 | $C_2H_6$ | −172 | −88.5 | 0.546(−100℃) | — |
| 丙烷 | $C_3H_8$ | −187 | −42 | 0.582(−45℃) | — |
| 丁烷 | $C_4H_{10}$ | −138 | 0 | 0.579 | — |
| 戊烷 | $C_5H_{12}$ | −130 | 36 | 0.626 | 1.3575 |
| 己烷 | $C_6H_{14}$ | −95 | 69 | 0.659 | 1.3751 |
| 庚烷 | $C_7H_{16}$ | −90.5 | 98 | 0.684 | 1.3878 |
| 辛烷 | $C_8H_{18}$ | −57 | 126 | 0.703 | 1.3974 |
| 壬烷 | $C_9H_{20}$ | −54 | 151 | 0.718 | 1.4054 |
| 癸烷 | $C_{10}H_{22}$ | −30 | 174 | 0.730 | 1.4102 |
| 十一烷 | $C_{11}H_{24}$ | −26 | 196 | 0.740 | 1.4172 |
| 十二烷 | $C_{12}H_{26}$ | −10 | 216 | 0.749 | 1.4216 |
| 十三烷 | $C_{13}H_{28}$ | −6 | 234 | 0.757 | 1.4256 |
| 十四烷 | $C_{14}H_{30}$ | 5.5 | 252 | 0.764 | 1.4290 |
| 十五烷 | $C_{15}H_{32}$ | 10 | 266 | 0.769 | 1.4315 |
| 十六烷 | $C_{16}H_{34}$ | 18 | 280 | 0.775 | 1.4345 |
| 十七烷 | $C_{17}H_{36}$ | 22 | 292 | 0.777 | — |
| 十八烷 | $C_{18}H_{38}$ | 28 | 308 | 0.777 | — |
| 十九烷 | $C_{19}H_{40}$ | 32 | 320 | — | — |
| 二十烷 | $C_{20}H_{42}$ | 36 | — | — | — |

由表 9-3 可以看出，烷烃系列的物理常数随着分子质量的增加而呈现规律性的变化。

(1) 物态 在常温常压（25℃、101.325Pa）下，$C_1$～$C_4$ 的直链烷烃为气态，$C_5$～$C_{16}$ 的直链烷烃为液态，$C_{17}$ 以上的直链烷烃为固态。

(2) 沸点 由于烷烃是由碳氢两种元素组成的，烷烃基本上是非极性分子，分子间的作用力主要是色散力。随碳原子数的增加，分子增大，色散力增强，破坏这种力所需要的能量增高，因此烷烃的沸点升高。

在烷烃的同系列中，每增加一个 $CH_2$，沸点约升高 20～30℃，但随着烷烃分子中碳原子数的增多，分子量增大，$CH_2$ 在分子中所占比例减小，$CH_2$ 对整个分子的影响减小。

在分子量相同的烷烃异构体中，直链烷烃的沸点比支链烷烃的沸点高，支链越多，沸点越低。如戊烷的沸点为 36℃，2-甲基丁烷的沸点 28℃，2,2-二甲基丙烷的沸点 9.5℃，这是由于支链多，分子间距离大，分子间力减弱的缘故。

(3) 熔点 直链烷烃的熔点也随碳原子数的增加而有规律的升高。烷烃的熔点与沸点相似，也与分子间作用力有关，但在晶体中，分子间的作用力不仅取决于分子的大小，而且取决于分子在晶格中填充的情况。分子在晶格中排列得越紧密，分子间作用力越大，熔点越高；对称性高的偶数碳原子的烷烃，晶格比较紧密，熔点相对较高，因此，含偶数碳原子的烷烃通常比含奇数碳原子的烷烃熔点升高得多。

烷烃的构造异构体中，对称性越高，熔点也越高。例如，戊烷中 2,2-二甲基丙烷的对称性最高，熔点也最高。

（4）相对密度　直链烷烃比水轻，相对密度都小于 1。其相对密度随着碳原子数增加而增大，但随碳原子数增多密度增加的量逐渐变小。

（5）溶解度　根据“相似相溶”原理，烷烃几乎不溶于极性很强的水和其他强极性溶剂，而易溶于非极性或弱极性的有机溶剂中，如汽油、乙醚等。

（6）折射率　直链烷烃的折射率也随碳原子数的增加而缓慢增大。折射率是液体有机化合物的固有特性，也可作为鉴定液体有机化合物方法之一。

## 9.2.4　烷烃的化学性质

烷烃是饱和链烃，原子之间以比较牢固的 $\sigma$ 键相连，C—H $\sigma$ 键的极性小，在常温下化学性质比较稳定，一般不与强酸、强碱、氧化剂等发生反应，因此，常将烷烃作为反应中的溶剂。

但是，在一定温度、压力和催化剂存在的条件下，烷烃中 $\sigma$ 键也可以断裂，发生某些化学反应。

### 9.2.4.1　取代反应

烷烃分子中的氢原子被其他原子或基团所取代的反应，称为取代反应。若被卤原子（X：F、Cl、Br、I）取代称为卤代反应。

（1）卤代反应　烷烃和氯气混合物在室温和黑暗中不起反应，在光照、紫外线、加热或催化剂作用下，可发生剧烈反应，甚至引起爆炸。烷烃分子中的氢原子被卤原子所取代，生成烃的衍生物和卤化氢，同时放出热。例如：

$$CH_4 + Cl_2 \xrightarrow{\text{加热}} \underset{\text{一氯甲烷}}{CH_3Cl} + HCl$$

卤素与烷烃的反应速率为：$F_2 > Cl_2 > Br_2 > I_2$，氟代反应太激烈，碘代反应难以进行，所以，卤代反应通常是指氯代和溴代。

（2）有机反应的基本类型　化合物分子之间发生化学反应的实质是分子中某些化学键的断裂和新的化学键的形成，从而生成新的分子。

有机化合物绝大多数是共价化合物，以碳原子与其他非碳原子 Y 间共价键的断裂为例，共价键的断裂方式有两种。一种是均裂，即共价键断裂时，组成该键的一对电子由成键的两个原子各留一个。均裂产生的带电子的原子（或基团）叫做自由基（或游离基）。例如：

$$C:Y \xrightarrow{\text{均裂}} C\cdot + Y\cdot$$

另一种称为异裂，即共价键断裂时，成键的一对电子保留在一个原子上。异裂产生的带电的原子（或基团）叫做离子。例如：

$$C:Y \xrightarrow{\text{异裂}} C^+ + :Y^-$$

化学键断裂方式决定于分子结构和反应条件。

（3）反应机理　反应机理又称反应历程，即化学反应所经历的途径或过程。反应机理是根据大量实验事实做出的理论推测。研究反应机理可以帮助了解反应的内在规律，从而达到控制和利用反应的目的。

按照反应时化学键的断裂方式，将按均裂进行的反应叫做自由基反应。烷烃的卤代反应是属于自由基反应。发生自由基反应多在高温、光照或过氧化物存在下进行。

按异裂进行的反应叫做离子型反应。离子型反应分为亲电性反应（亲电取代反应和亲电加成反应）和亲核性反应（亲核取代反应和亲核加成反应）。必须明确，离子型反应与无机物的瞬间离子反应不同，它一般只是发生在极性分子之间，通过共价键的异裂形成一个离子型中间体而完成。

以甲烷与氯气的卤代反应为例说明自由基反应机理。自由基反应一般分为链引发、链增长、链终止三个阶段。

① 链引发　在光照或加热下，氯分子吸收能量，分解成两个高能量的氯自由基（Cl·），即：

$$Cl_2 \xrightarrow[\text{或}\triangle]{h\nu} 2Cl\cdot$$

② 链增长　氯自由基的反应活性很强，夺取甲烷分子中的一个氢原子，生成氯化氢和·$CH_3$（甲基自由基），甲基自由基从氯分子中夺取一个氯原子，生成一氯甲烷和新的氯自由基。新的氯自由基又与甲烷反应，这样经过多次重复形成了链反应。

$$Cl\cdot + CH_4 \longrightarrow HCl + \cdot CH_3$$

$$\cdot CH_3 + Cl_2 \longrightarrow CH_3Cl + Cl\cdot$$

氯自由基也可以夺取一氯甲烷分子中的氢原子，生成氯化氢和氯甲基自由基（·$CH_2Cl$），后者再与氯分子反应，生成二氯甲烷和氯自由基，氯自由基还可以与二氯甲烷、三氯甲烷继续反应，因此，反应的最终产物是一氯甲烷、二氯甲烷、三氯甲烷和四氯化碳的混合物。

$$Cl\cdot + CH_3Cl \longrightarrow HCl + \cdot CH_2Cl$$

$$\cdot CH_2Cl + Cl_2 \longrightarrow CH_2Cl_2 + Cl\cdot$$

$$CH_2Cl_2 + \cdot Cl \longrightarrow HCl + \cdot CHCl_2$$

$$\cdot CH_2Cl + Cl_2 \longrightarrow CHCl_3 + Cl\cdot$$

$$CHCl_3 + \cdot Cl \longrightarrow HCl + \cdot CCl_3$$

$$\cdot CCl_3 + Cl_2 \longrightarrow CCl_4 + Cl\cdot$$

③ 链终止　当反应体系内的自由基相互结合时，反应将停止。

$$Cl\cdot + \cdot CH_3 \longrightarrow CH_3Cl$$

$$Cl\cdot + \cdot Cl \longrightarrow Cl_2$$

$$\cdot CH_3 + \cdot CH_3 \longrightarrow CH_3CH_3$$

(4) 卤代反应的取向　同一烷烃分子中，由于碳原子的位置不同，与其相连的氢原子被卤原子取代的难易程度、反应的位置不同，即取向不同。实验结果表明，烷烃分子中氢原子的反应活性为：

叔氢＞仲氢＞伯氢＞甲烷

#### 9.2.4.2　氧化反应

有机化合物加氧或去氢的反应称为氧化反应。烷烃在常温下一般不与氧化剂反应，也不与空气中的氧反应，但在高温或催化剂存在下，也可发生氧化反应。

(1) 燃烧　烷烃可以在空气中燃烧，生成二氧化碳和水，并放出大量的热量。

$$CH_4 + 2O_2 \xrightarrow{\text{燃烧}} CO_2 + H_2O + 881kJ/mol$$

(2) 催化氧化　若控制反应条件，烷烃可以被氧化成醇、醛、羧酸等含氧有机物。由高级烷烃用空气或氧气氧化制备的高级脂肪酸，其中含 $C_{12}$～$C_{18}$ 的羧酸可代替天然脂肪制造肥皂。

$$R—CH_2—CH_2—R'+O_2 \xrightarrow[110℃]{MnO_2} R—COOH+HOOC—R'+其他羧酸$$

### 9.2.5 重要的烷烃

（1）石油　石油是古代动、植物的尸体在隔绝空气的情况下逐渐分解而产生的碳氢化合物。从油田开采出来的石油是黄褐色、暗绿色或棕黑色的黏稠液体，其主要成分是各类烷烃的复杂混合物，也含有一些环烷烃和芳香烃，有一些产区的石油成分是以环烷烃和芳香烃为主。

石油初步加工（炼油）的主要工艺是分馏。将石油按不同沸程分成若干馏分，便可得到各种石油产品。表 9-4 为石油的主要馏分的组成和用途。

**表 9-4　石油主要馏分的组成和用途**

| 名　称 | 主要馏分 | 沸点范围/℃ | 用　途 |
|---|---|---|---|
| 石油气 | $C_1 \sim C_4$ | 30 以下 | 化工原料、燃料 |
| 石油醚 | $C_5 \sim C_6$ | 30～60 | 溶剂 |
| 汽油 | $C_7 \sim C_9$ | 60～200 | 内燃机燃料、溶剂 |
| 航空煤油 | $C_{10} \sim C_{15}$ | 160～245 | 喷气式飞机燃料油 |
| 煤油 | $C_{11} \sim C_{16}$ | 175～310 | 燃料、工业洗涤油 |
| 柴油 | $C_{15} \sim C_{19}$ | 250～400 | 柴油机燃料 |
| 润滑油 | $C_{16} \sim C_{20}$ | 300 以上 | 机械润滑、防锈 |
| 液体石蜡 | $C_{18} \sim C_{24}$ | 350 以上 | 缓泻剂 |
| 凡士林 | $C_{20} \sim C_{25}$ | 350 以上 | 软膏基质、防锈涂料 |
| 固体石蜡 | $C_{25} \sim C_{30}$ | 350 以上 | 蜡烛、蜡纸、脂肪酸 |
| 沥青 | $C_{30} \sim C_{40}$ | 350 以上 | 防腐绝缘材料、铺路、建筑材料 |

（2）石油醚　石油醚属低级烷烃（$C_5 \sim C_6$）的混合物，为无色透明液体，由石油分馏制得、具有乙醚气味，因此称石油醚。石油醚是良好的非极性溶剂，可溶解大多数有机物；其沸点范围 30～90℃，极易挥发和燃烧，使用和储存时要特别注意低温与防火。

（3）石蜡　石蜡分液体石蜡和固体石蜡。液体石蜡为无色透明液体，不溶于水和酒精，能溶于醚和氯仿，在医药上可作缓泻剂。固体石蜡在医药上用于调节软膏的硬度，在工业上可用于制造蜡纸及脂肪酸。

（4）凡士林　凡士林呈黄色、以半固体状态存在，是液体石蜡和固体石蜡的混合物，经漂白后为白色。凡士林不被皮肤吸收，且化学性质稳定，不易与其他物质发生反应，因此，医药上常用作软膏基质。

（5）生物体中的烷烃　生物体中烷烃很少，一些植物表皮外的蜡质层中含有少量高级烷烃，某些昆虫分泌的外激素中也找到一些烷烃。有一种雌虎蛾分泌的“性引诱剂”是 2-甲基十七烷。

## 9.3 不饱和烃

不饱和烃分子中含有碳碳双键（C═C）或碳碳叁键（C≡C），烯烃、炔烃、二烯烃及芳香烃都属于不饱和烃。所谓“不饱和”烃，意味着烃分子能够与其他原子结合生成饱和的化合物。

## 9.3.1 烯烃

分子中含有碳-碳双键（C═C）的不饱和烃，叫做烯烃。例如：

$CH_2═CH_2$ 乙烯　　$CH_3—CH═CH_2$ 丙烯　　$CH_3—CH_2—CH═CH_2$ 1-丁烯

$CH_3—CH_2—C(CH_3)═CH_2$ 2-甲基-1-丁烯　　$CH_3—CH═C(CH_3)—CH_3$ 2-甲基-2-丁烯

烯烃分子中因含有双键，比相应的烷烃少两个氢原子，所以，单烯烃的通式为 $C_nH_{2n}$（$n\geqslant2$）。最简单的烯烃是乙烯。

碳-碳双键（C═C）是烯烃的官能团。

### 9.3.1.1 乙烯分子的结构

当碳原子以双键和其他原子结合时，双键碳原子进行 $sp^2$ 杂化［图 9-3(a)］，余下一个 2p 轨道不参加杂化［图 9-3(b)］，保持原来的形状，其轴垂直于三个 $sp^2$ 杂化轨道形成的平面。三个 $sp^2$ 杂化轨道的轴在一个平面上，键角都是 120°。

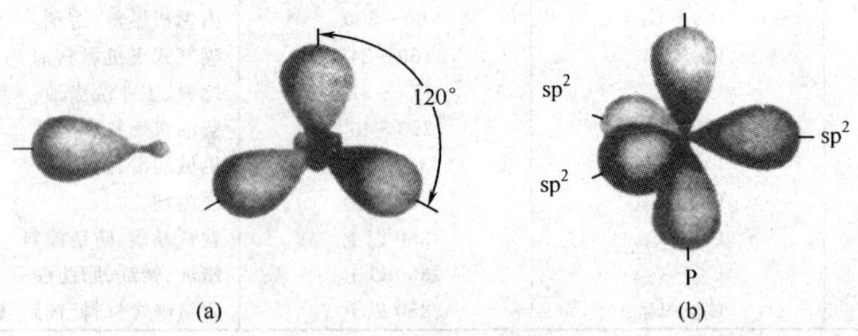


图 9-3 碳原子的 $sp^2$ 杂化轨道

两个碳原子与四个氢原子结合成乙烯分子时，碳原子之间各用一个 $sp^2$ 杂化轨道互相结合形成 C—C σ 键，每个碳原子所余的两个 $sp^2$ 杂化轨道分别与氢结合［图 9-4(a)］；碳碳之间未参加杂化的 p 轨道相互平行，从侧面重叠，形成 π 键［图 9-4(b)］。在乙烯分子中，所有的原子都在同一平面，π 键的电子云分布在分子平面的上、下两侧，π 键重叠程度小，并且不能自由旋转。

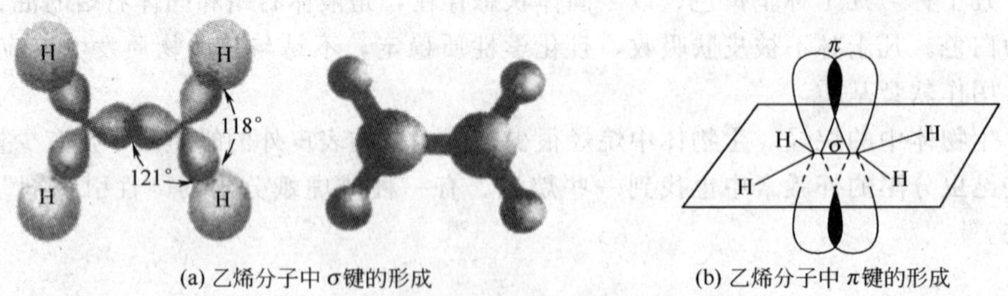


图 9-4 乙烯分子的价键构成

C—C σ 键和 C—C π 键两个共价键，构成了乙烯分子中的 C═C 双键。

### 9.3.1.2 烯烃的异构现象

烯烃的异构现象较烷烃复杂，除了与烷烃相同的碳链异构外，还存在双键位置不同的位置异构及顺反异构。

(1) 碳链异构 从四个碳的烯烃开始碳的骨架出现多种连接方式，即碳链异构。例如：

$$CH_3CH_2CH{=}CH_2 \qquad CH_3\overset{\overset{\displaystyle CH_3}{|}}{C}{=}CH_2$$

1-丁烯 2-甲基-1-丙烯

(2) 位置异构 烯烃分子中碳碳双键官能团，在含有相同碳原子的烯烃中，其位置的不同产生位置异构。例如：

$$CH_3CH_2CH_2CH{=}CH_2 \qquad CH_3CH_2CH{=}CHCH_3$$

1-戊烯 2-戊烯

(3) 顺反异构 由于烯烃分子中双键碳原子不能绕$\sigma$键轴自由旋转，因此，当双键的两个碳原子上各连接两个不同的原子或基团时，四个基团可以产生两种不同的空间排列方式。例如：

$$\begin{matrix} H_3C & & CH_3 \\ & C{=}C & \\ H & & H \end{matrix} \qquad \begin{matrix} H & & CH_3 \\ & C{=}C & \\ H_3C & & H \end{matrix}$$

顺-2-丁烯 反-2-丁烯

上述两个异构体中原子或基团的连接顺序及官能团的位置均相同，它们的区别仅在于基团在空间的排列方式不同；两个相同的基团（甲基或氢原子）在双键的同侧，称为顺式异构体，两个相同的基团在双键的相反侧，称为反式异构体，这种异构现象叫做顺反异构。

分子中的原子或基团在空间的排列方式称为构型。因此，顺反异构是一种构型异构。构型异构体具有不同的物理性质和化学性质。例如，顺-2-丁烯与反-2-丁烯的熔点分别是−139.3℃和−105.5℃，属于两种不同的化合物。

分子产生顺反异构现象，在结构上应具备两个条件：

① 分子中必须有限制旋转的因素，如C═C、C═N、N═N及环等；

② 双键连接的每个碳原子必须和两个不同的原子或基团相连，例如，1-丁烯就没有顺反异构现象。

#### 9.3.1.3 命名

烯烃的命名原则和烷烃基本相同，但是烯烃分子中有官能团（C═C）存在，因此命名时与烷烃又有所不同。烯烃系统命名法的原则如下。

(1) 选主连 将包含双键的最长碳链作为主链，根据主链所含碳原子数称为“某烯”。当然，包含双键的最长碳链，有时可能不是该化合物分子中最长的碳链。

(2) 编号 从距离碳碳双键最近的一端开始为主链上的碳原子编号，给予双键碳原子以最小的编号。四个碳原子以上的烯烃，有官能团的位置异构，命名时必须注明双键的位置（以双键所连碳原子的号数较小的一个表示，写在“某烯”之前，并用半字线相连）。

(3) 取代基的位次、数目、名称写在烯烃名称之前 其原则和书写格式与烷烃相同。例如：

$$\overset{5}{C}H_3-\underset{\displaystyle CH_3}{\overset{4}{C}H}-\overset{3}{C}H_2-\underset{\displaystyle CH_2-CH_3}{\overset{2}{C}}{=}\overset{1}{C}H_2 \qquad \overset{1}{C}H_3-\underset{\displaystyle CH_3}{\overset{2}{C}}{=}\overset{3}{C}H-\underset{\displaystyle CH_3}{\overset{4}{C}H}-\underset{\displaystyle CH_3}{\overset{5}{C}H}-\overset{6}{C}H_3$$

4-甲基-2-乙基-1-戊烯 2,4,5-三甲基-2-己烯当烯烃主碳链的碳原子数多于10个时，命名时在烯字之前加“碳”字，即“某碳烯”，例如：

$$CH_3(CH_2)_7—CH{=}CH—(CH_2)_7CH_3$$

9-十八碳烯

（4）*Z*、*E*-命名法　两个双键碳原子所连接的四个原子或基团都不相同时，必须确定原子或基团的排列次序，即依据次序规则决定 *Z*、*E* 构型。次序规则如下。

① 将与双键碳原子直接相连的原子按原子序数大小排列，原子序数大者为“较优”基团。

② 如果与双键碳原子直接相连原子的原子序数相同，则比较由该原子外推至相邻的第二个原子的原子序数，如仍相同，再依次外推，直至比较出较优基团为止。例如，几个简单烷基的优先次序为：

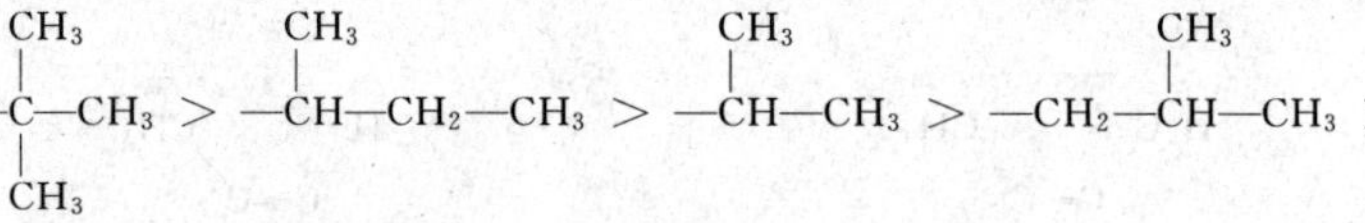

$$\begin{array}{c} CH_3 \\ | \\ —C—CH_3 \\ | \\ CH_3 \end{array} > \begin{array}{c} CH_3 \\ | \\ —CH—CH_2—CH_3 \end{array} > \begin{array}{c} CH_3 \\ | \\ —CH—CH_3 \end{array} > \begin{array}{c} \quad\quad CH_3 \\ \quad\quad | \\ —CH_2—CH—CH_3 \end{array} >$$

$$—CH_2CH_2CH_2CH_3 > —CH_2CH_2CH_3 > —CH_2CH_3 > —CH_3$$

③ 当基团是不饱和的，也就是含有双键或叁键时，可以认为双键和叁键原子连接着两个或三个相同的原子。由此推出：

$$—C{\equiv}CH > —CH{=}CH_2 > —CH_2CH_3$$

根据次序规则，当两个双键碳原子上的“较优”原子或基团处于双键的同侧时，称为 *Z*-型（德文 Zusammen，为同侧之意）；两个双键碳原子上的“较优”原子或基团处于双键的两侧时，则称为 *E*-型（德文 Entgegen，相反之意）。*Z*、*E* 放在相应烯烃名称之前，同时用半字线相连。

例如：

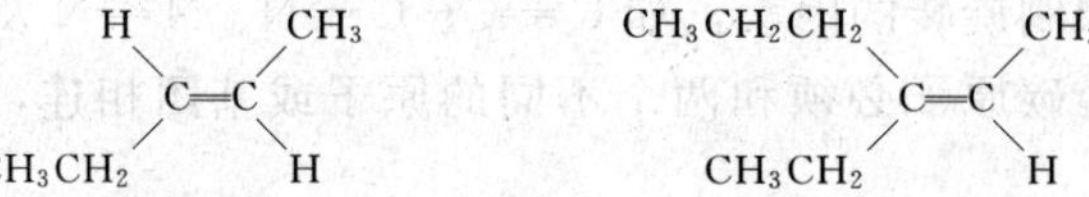

$$\begin{array}{ccc} H & & CH_3 \\ & C{=}C & \\ CH_3CH_2 & & H \end{array} \qquad\qquad \begin{array}{ccc} CH_3CH_2CH_2 & & CH_3 \\ & C{=}C & \\ CH_3CH_2 & & H \end{array}$$

*E*-2-戊烯　　　　　　　*Z*-3-乙基-2-己烯

如果每个双键上所连接的基团都有 *Z*、*E* 两种构型，要逐个表明其构型。例如：

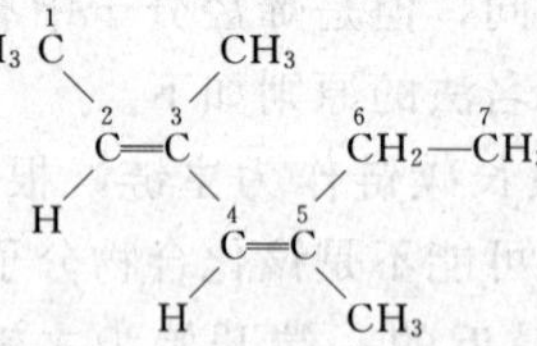

$$\begin{array}{ccccc} \overset{1}{H_3C} & & CH_3 & & \\ & \overset{2}{C}{=}\overset{3}{C} & & \overset{6}{C}H_2—\overset{7}{C}H_3 & \\ H & & \overset{4}{C}{=}\overset{5}{C} & & \\ & H & & CH_3 & \end{array}$$

2*E*,4*Z*-3,5-二甲基-2,4-庚二烯

### 9.3.1.4　烯烃的物理性质

烯烃的物理性质和烷烃相似，难溶于水，而易溶于非极性或弱极性的有机溶剂，如苯、乙醚和氯仿等。常见烯烃的物理性质见表9-5。

从表9-5可以看出，顺反异构体的熔点、沸点有所不同，如 *E*-2-丁烯的沸点比 *Z*-2-丁烯略低，这是因为 *E*-异构体的对称性高，其偶极矩为零，分子没有极性，而 *Z*-异构体有微弱的极性；而对于熔点来说则相反，对称的分子在晶格中可以排得较紧，所以，*E*-2-丁烯的熔点要高一些。

**表 9-5 常见烯烃的物理性质**

| 名　称 | 结构式 | 沸点/℃ | 熔点/℃ | 相对密度 |
|---|---|---|---|---|
| 乙烯 | $CH_2=CH_2$ | −103.7 | −169.5 | 0.566(−102℃) |
| 丙烯 | $CH_3CH=CH_2$ | −47.7 | −185.2 | 0.5193 |
| 1-丁烯 | $CH_3CH_2CH=CH_2$ | −6.3 | −130 | 0.5951 |
| *Z*-2-丁烯 | $H_3C$　　$CH_3$<br>C=C<br>H　　H | 3.5 | −139.3 | 0.6213 |
| *E*-2-丁烯 | H　　$CH_3$<br>C=C<br>$H_3C$　　H | 0.9 | −105.5 | 0.6042 |
| 甲基丙烯 | $(CH_3)_2C=CH_2$ | −6.9 | −140.8 | 0.6310 |
| 1-戊烯 | $CH_3(CH_2)_2CH=CH_2$ | 30.1 | −166.2 | 0.6405 |
| 1-己烯 | $CH_3(CH_2)_3CH=CH_2$ | 63.5 | −139 | 0.6731 |
| 1-庚烯 | $CH_3(CH_2)_4CH=CH_2$ | 93.6 | −119 | 0.6970 |
| 1-十八碳烯 | $CH_3(CH_2)_{15}CH=CH_2$ | 179.0 | 17.5 | 0.7910 |

### 9.3.1.5 化学性质

烯烃的官能团双键中有一个是$\sigma$键，一个是$\pi$键。$\pi$键重叠程度较差，电子云暴露于分子的外部，受原子核的作用较小，容易将其一对电子给向如$H^+$这样的缺电子试剂，即亲电子试剂。所以，烯烃分子中的$\pi$键比$\sigma$键容易断裂，碳-碳双键能发生多种反应。

(1) 加成反应　在一定条件下，烯烃与试剂作用，双键中的$\pi$键断裂，两个双键碳原子分别与试剂的一部分结合，生成饱和产物，该反应叫做加成反应。

① 加氢　烯烃在催化剂（Ni、Pt、Pd）存在下，与氢气发生加成反应，生成相应的烷烃，又称催化加氢。

$$\underset{\text{烯烃}}{R-CH=CH_2} + H_2 \xrightarrow{Pt} \underset{\text{烷烃}}{R-CH_2-CH_3}$$

催化剂将氢与烯烃都吸附在其表面，氢分子发生键的断裂生成活泼的氢原子，烯烃的$\pi$键因被吸附而松弛，活化的烯烃与氢原子发生顺式加成生成相应的烷烃。

碳-碳双键的位置异构或烯烃的顺、反异构体，加氢后都得到相同的产物。例如，1-丁烯、2-丁烯的顺式及反式异构体，加氢后都生成丁烷。

上述加氢反应是定量完成的，所以可以通过反应吸收氢的量来确定分子中含有碳-碳双键的数目。

有机化合物加氢或去氧的反应又称为还原反应。

② 与卤素的加成　烯烃与卤素（氯或溴）在室温下很容易发生加成反应。

$$CH_2=CH_2 + Br_2 \longrightarrow \underset{\text{1,2-二溴乙烷}}{\underset{Br\quad\ \ Br}{CH_2-CH_2}}$$

当乙烯或其他烯烃通入到溴水或溴的四氯化碳溶液中，溴水的颜色迅速消失生成无色的1,2-二溴乙烷。因此，溴水或溴的四氯化碳溶液都是鉴别不饱和键常用的试剂。

③ 与卤化氢的加成　烯烃与HX（HF、HCl、HBr、HI）发生加成反应，生成卤代烃。

$$H_2C=CH_2 + HX \longrightarrow [H_3C-\overset{+}{C}H_2] + X^- \longrightarrow \underset{\text{卤乙烷}}{H_3C-CH_2X}$$

加成历程是 $H^+$ 首先与碳-碳双键中的一对 p 电子结合使碳-碳双键中的另一个碳原子形成碳正离子，然后，碳正离子再与 $X^-$ 结合形成卤代烷。

$H^+$ 是亲电子试剂，由亲电子试剂先进攻引起的加成反应叫亲电加成。

乙烯是一个对称分子，所以它与卤化氢加成时，无论氢加到哪个碳原子上，都得到相同的产物。但不对称烯烃加成时，就有可能形成两种不同的产物。例如，丙烯与溴化氢的加成，实际上，得到的产物主要是 2-溴丙烷。

$$CH_3—CH═CH_2 + HBr \begin{cases} \nearrow CH_3—\underset{}{\overset{Br}{\overset{|}{C}H}}—CH_3 \quad \text{2-溴丙烷} \\ \searrow CH_3—CH_2—CH_2Br \quad \text{1-溴丙烷} \end{cases}$$

当不对称烯烃和卤化氢加成时，氢原子主要加到含氢较多的碳原子（即 $C_1$）上，这个经验规律叫做马尔柯夫尼柯夫（Markovnikov）规律，简称马氏规律。

马氏规律可以用诱导效应来解释。因分子中原子或基团的极性（电负性）不同而引起成键电子云沿着碳链向某一方向移动的效应称为诱导效应。诱导效应的方向一般以 C—H 键中的氢为比较标准，如果取代原子或原子团的电负性大于氢原子，则电子云偏向于原子或原子团（用 X 表示），X 就为吸电子基，由吸电子基引起的诱导效应称为吸电子诱导效应，用 $-I$ 表示。如果原子或原子团的电负性小于氢原子，则电子云偏向碳原子，这时的原子或原子团（用 Y 表示）就为供电子基，由供电子基引起的诱导效应称为供电子诱导效应，用 $+I$ 表示。

$$—\overset{|}{\underset{|}{C}}\rightarrow X \qquad —\overset{|}{\underset{|}{C}}—H \qquad —\overset{|}{\underset{|}{C}}\leftarrow Y$$

$-I$效应　　比较标准　　$+I$效应

常见的基团电负性的顺序为：

$$—F>—Cl>—Br>—I>—OCH_3>—OH>—NHCOCH_3>—C_6H_5>$$
$$—CH═CH_2>—H>—CH_3>—C_2H_5>—CH(CH_3)_2>—C(CH_3)_3$$

排在 H 前面的基团为吸电子基；H 后面的基团为供电子基。

在丙烯与溴化氢的加成中，与不饱和碳原子相连的甲基（或烷基）与氢原子相比，甲基或烷基是供电子基，排斥电子，在丙烯分子中，甲基将碳碳双键上一对流动性较大的 p 电子斥向箭头所指方向，如下：

$$^3CH_3 \longrightarrow \underset{\delta^+}{^2CH}═\underset{\delta^-}{^1CH_2} \xrightarrow{H^+} [CH_3 \longrightarrow {}^+CH—CH_3] \xrightarrow{Br^-} CH_3 \longrightarrow \overset{Br}{\overset{|}{C}H}—CH_3$$

其结果是 $C_1$ 上的电子密度增高，而 $C_2$ 上的电子密度减小。所以在与卤化氢加成时，$H^+$ 由于静电吸引必然加到 $C_1$ 上。即氢更易加到含氢较多的双键碳原子上。

诱导效应的特点是电子云沿着碳链通过 $\sigma$ 键传递的，其作用是随着距离的增加而迅速下降，一般经过 3～4 个键以后影响就很小了。

在通常情况下，烯烃与不对称试剂加成时都遵守马氏规律。利用马氏规律可以预测很多加成反应的产物，其预测结果与实验结果是一致的。

④ 与水的加成　在强酸（硫酸、盐酸）存在下，烯烃与 $H_2O$ 加成生成醇，又称烯烃的水合。

$$CH_3—CH═CH_2 + H_2O \xrightarrow{H^+} CH_3—\underset{OH}{\underset{|}{C}H}—CH_3$$

2-丙醇

烯烃与水的加成也遵守马氏规律。由丙烯水合只能得到异丙醇，而不能制备正丙醇。

（2）氧化反应　烯烃中双键很容易被氧化，其氧化产物较复杂，随烯烃的结构、氧化剂、反应条件和催化剂的不同，氧化产物也不同。

① 稀、冷的高锰酸钾中性或碱性溶液　烯烃中双键上的 $\pi$ 键断裂，生成邻二醇，反应过程中高锰酸钾的紫色消失，生成褐色二氧化锰沉淀，现象明显，用此反应来鉴别烯烃。

$$CH_3—CH═CH_2 + KMnO_4 + H_2O \xrightarrow{OH^-} \underset{1,2\text{-丙二醇}}{CH_3—\underset{|}{\overset{}{CH}}(OH)—\underset{|}{CH_2}(OH)} + MnO_2 + KOH$$

除不饱和烃外，醇、醛等有机化合物也能被高锰酸钾所氧化，因此不能认为能使高锰酸钾溶液褪色的就一定是不饱和烃。

② 热、浓的高锰酸钾碱性溶液（常温下用酸性高锰酸钾）　碳-碳双键完全断裂，生成酮、羧酸等氧化产物。例如：

$$CH_3CH_2CH_2\overset{CH_3}{\overset{|}{C}}═CHCH_3 \xrightarrow{KMnO_4 + H^+} \underset{2\text{-戊酮}}{CH_3CH_2CH_2—\overset{O}{\overset{\|}{C}}—CH_3} + \underset{\text{乙酸}}{CH_3—\overset{O}{\overset{\|}{C}}—OH}$$

碳-碳双键在碳链端位时，亚甲基被氧化成 $CO_2$ 和 $H_2O$。例如：

$$CH_3CH_2CH═CH_2 \xrightarrow{KMnO_4 + H^+} \underset{\text{丙酸}}{CH_3CH_2—\overset{O}{\overset{\|}{C}}—OH} + CO_2 + H_2O$$

③ 臭氧的氧化　与臭氧作用生成臭氧化物，随后在锌粉作还原剂条件下水解，则生成醛或酮。例如：

$$CH_3\overset{CH_3}{\overset{|}{C}}═CHCH_3 \xrightarrow{O_3} (H_3C)_2C\langle O—O\rangle O\,CH(CH_3) \xrightarrow{Zn,\ H_2O} \underset{\text{乙醛}}{CH_3—\overset{H}{\overset{|}{C}}═O} + \underset{\text{丙酮}}{O═\overset{CH_3}{\overset{|}{C}}—CH_3}$$

烯烃结构不同，氧化产物不同。根据烯烃的氧化产物推断原烯烃的结构，也可利用此反应制备醛和酮。

（3）聚合反应　在催化剂作用下，烯烃分子中的 $\pi$ 键断裂，相同分子间通过加成方式互相结合，生成高分子化合物，这种反应称为聚合反应。例如：

$$nCH_2═CH_2 \xrightarrow[60\sim70℃]{TiCl_4\text{-}Al(C_2H_5)_3} \underset{\text{聚乙烯}}{[CH_2—CH_2]_n}$$

$$nCH_3CH═CH_2 \xrightarrow[50℃,2MPa]{TiCl_4\text{-}Al(C_2H_5)_3} \underset{\text{聚丙烯}}{[\underset{\underset{CH_3}{|}}{CH}—CH_2]_n}$$

聚乙烯无毒，化学稳定性好，耐低温，并有绝缘和防辐射性能力，可用作防辐射保护衣、食品包装、绝缘部件等。

#### 9.3.1.6　重要的烯烃

乙烯是石油化工的一种基本原料。用于制造合成橡胶、树脂、合成纤维、塑料、乙醇、乙醛、乙酸和环氧乙烷等。乙烯也是植物的激素之一，不少植物器官都含有微量的乙烯。乙烯有促进果实成熟，也可以使摘下来的未成熟的果实加速成熟，即催熟作用。

实际应用时，常用果实催熟剂——乙烯利（2-氯乙基膦酸）代替乙烯，它被植物吸收后，在一定的酸碱度条件下，能分解并释放出乙烯，起到与直接使用乙烯同样的效果。

$$ClCH_2CH_2-\overset{O}{\overset{\|}{P}}(OH)_2 \xrightarrow[H_2O]{pH>4} CH_2=CH_2+HCl+H_3PO_4$$

## 9.3.2 炔烃

分子中含有碳-碳叁键（C≡C）的烃，叫做炔烃。例如：

| H—C≡C—H | $CH_3$—C≡CH | $CH_3$—$CH_2$—C≡CH | $CH_3$—C≡C—$CH_3$ |
|---|---|---|---|
| 乙炔 | 丙炔 | 1-丁炔 | 2-丁炔 |

炔烃是不饱和烃，比相应的烯烃又少了两个氢原子，所以，单炔烃的通式为 $C_nH_{2n-2}$ ($n\geqslant2$)。

碳-碳叁键（C≡C）是炔烃的官能团。炔烃同系列中最简单、最重要的是乙炔。

### 9.3.2.1 乙炔分子结构

乙炔分子中的两个碳原子采取 sp 杂化方式，生成一个 C—C σ 键，又分别与氢原子结合成 C—H σ 键。乙炔分子中的碳原子和氢原子都在一条直线上（图 9-5）。实验也测得乙炔分子的键角是 180°，是直线型分子。

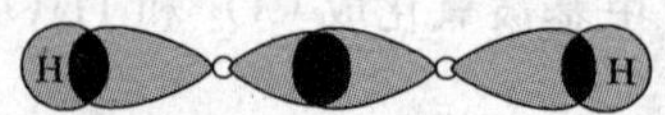

图 9-5 乙炔分子中的 σ 键

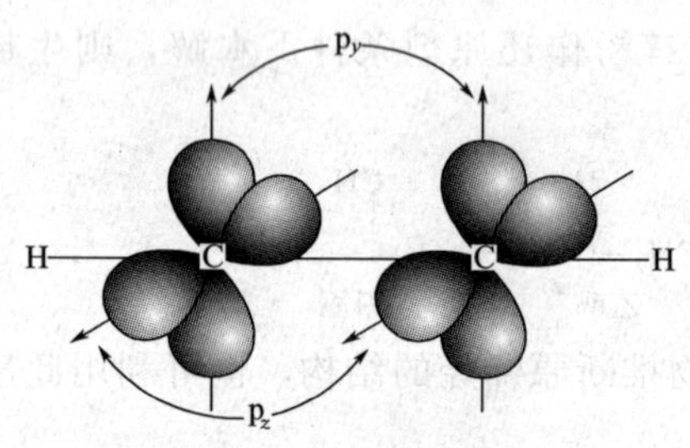

图 9-6 乙炔分子中的两个 π 键

每个碳原子上余下的两个 p 轨道，它们的轴相互垂直，分别平行重叠，形成两个相互垂直的 π 键，且与 sp 杂化轨道之间相当于空间三维坐标的关系（如图 9-6），两个 π 键的电子云合在一起，形成围绕 C—C σ 键的、像厚厚的圆柱一样的形状（图 9-7）。乙炔分子的比例模型图9-8所示。

炔烃分子中的叁键是一个 σ 键和两个相互垂直的 π 键。炔烃同系物的结构与乙炔相似。

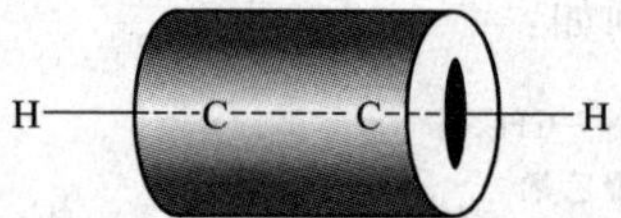

图 9-7 乙炔分子中两个 π 键形成的圆柱形

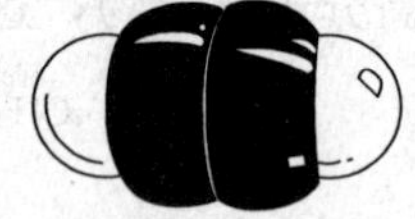
图 9-8 乙炔分子的比例模型

### 9.3.2.2 炔烃的命名和异构

炔烃叁键是直线型的对称结构，四个碳原子以上的炔烃，有碳链异构和叁键的位置异构。

炔烃同系物的命名规则与烯烃相似，主链称“某炔”。例如：

$$\overset{5}{CH_3}-\overset{4}{CH_2}-\overset{3}{CH_2}-\overset{2}{C}\equiv\overset{1}{CH}$$
1-戊炔

$$\overset{4}{CH_3}-\overset{3}{\underset{|\atop CH_3}{CH}}-\overset{2}{C}\equiv\overset{1}{CH}$$
3-甲基丁炔

$$\overset{5}{CH_3}-\overset{4}{\underset{|\atop CH_3}{CH}}-\overset{3}{C}\equiv\overset{2}{C}-\overset{1}{CH_3}$$
4-甲基-2-戊炔

### 9.3.2.3 炔烃的性质

炔烃与烯烃相似，沸点、相对密度等比相应的烯烃略高些；炔烃有微弱的极性，不易溶于水，易溶于丙酮等有机溶剂。炔烃能与 $H_2$、$X_2$、HX、$H_2O$ 等加成，可以被氧化剂氧化，也可以发生聚合反应等；此外，炔烃还有自身所特有的性质。

（1）加成反应 炔烃含有两个 $\pi$ 键，在适当的条件下，可以分步反应，得到与一分子试剂的加成产物，即烯烃或烯烃的衍生物；再与一分子试剂作用，产物则是烷烃或其衍生物。

① 催化加氢 在催化剂作用下，炔烃与氢进行加成，生成相应的烯烃或烷烃。例如：

$$CH\equiv CH \xrightarrow[Pd]{H_2} CH_2=CH_2 \xrightarrow[Pd]{H_2} CH_3-CH_3$$

② 与卤素加成 炔烃与氯在催化剂的作用下，能进行加成反应。例如：

$$HC\equiv CH \xrightarrow[CCl_4]{Cl_2,\ FeCl_3} \underset{1,2\text{-二氯乙烯}}{HC(Cl)=CH(Cl)} \xrightarrow[CCl_4]{Cl_2,\ FeCl_3} \underset{1,1,2,2\text{-四氯乙烷}}{HCCl_2-CHCl_2}$$

炔烃与溴的加成在室温下即可进行，溴的红棕色迅速褪去，此反应可用来鉴别碳-碳叁键。

$$CH_3-C\equiv CH + Br_2 \longrightarrow \underset{1,2\text{-二溴丙烯}}{CH_3-C(Br)=CH(Br)} \xrightarrow{Br_2} \underset{1,1,2,2\text{-四溴丙烷}}{CH_3-CBr_2-CHBr_2}$$

炔烃与亲电试剂进行亲电加成反应比烯烃困难。因为 sp 杂化的叁键碳原子比 $sp^2$ 杂化的双键碳原子具有较多的 s 轨道成分，s 成分越多，轨道越靠近原子核，轨道中的电子受原子核的吸引力越大，因此较难给出电子与亲电试剂进行亲电加成反应。

③ 与卤化氢加成 反应需用汞盐等作催化剂，并要加热。例如：

$$HC\equiv CH \xrightarrow[160\sim170^\circ C]{HCl,\ HgCl_2} \underset{\text{氯乙烯}}{H_2C=CH-Cl} \xrightarrow{HCl,\ HgCl_2} \underset{1,1\text{-二氯乙烷}}{H_3C-CHCl_2}$$

不对称的炔烃与卤化氢加成时，同样遵守马氏规律。

④ 与水的加成 与烯烃不同，炔烃在强酸和汞盐存在下，比较容易与水加成，首先得到括号中的产物乙烯醇，然后重排为羰基化合物（醛或酮）。例如：

$$H-C\equiv C-H + H-OH \xrightarrow[H_2SO_4]{HgSO_4} \left[\underset{\text{乙烯醇}}{H_2C=C(H)-O-H}\right] \longrightarrow \underset{\text{乙醛}}{CH_3-C(H)=O}$$

羟基（—OH）与双键碳原子相连的加成产物，称为烯醇。烯醇一般很不稳定，羟基（—OH）上的氢原子易按箭头所指的方向转移到另一个双键碳原子上重排，由烯醇式转变为酮式，生成羰基化合物。这种重排又称为烯醇式和酮式的互变异构。

$$\left[\underset{\text{烯醇式(不稳定)}}{-C=C(-O-H)-}\right] \rightleftharpoons \underset{\text{酮式(稳定)}}{-C(H)-C(=O)-}$$

除乙炔加成得到乙醛外，不对称炔烃与水加成遵从马氏规律，均得到酮。

⑤ 与氢氰酸加成 乙炔在氯化亚铜催化下，可与氢氰酸加成而生成丙烯腈。碳-碳双键一般不能进行此反应。

$$HC\equiv CH + HCN \xrightarrow[NH_4Cl]{Cu_2Cl_2} H_2C{=}CHCN$$

丙烯腈

含有—CN（氰基）的有机物总称为腈。丙烯腈是人造纤维的单体。

（2）氧化反应　炔烃的碳-碳叁键也能被高锰酸钾氧化成羧酸或 $CO_2$ 和 $H_2O$，但与烯烃相比，反应较难一些。

$$CH_3—C\equiv CH \xrightarrow{KMnO_4,\ H_2O} CH_3—\underset{\displaystyle OH}{\underset{|}{C}}{=}O + CO_2 + H_2O$$

乙酸

反应过程中，紫色高锰酸钾颜色消失，现象明显，可用此反应鉴别碳-碳叁键，也可通过产物推测原炔烃的结构。

（3）金属炔化物的生成　在炔烃分子中与叁键碳原子（sp 杂化状态的碳原子）直接相连的氢原子显弱酸性，能被某些金属离子取代，生成金属炔化物。例如，将乙炔通入银氨溶液或氯化亚铜的氨溶液中，分别生成白色的乙炔化银和砖红色的乙炔化亚铜沉淀。

$$CH\equiv CH + 2[Ag(NH_3)_2]NO_3 \longrightarrow AgC\equiv CAg\downarrow \text{(白色)}$$

乙炔银

$$CH\equiv CH + 2[Cu(NH_3)_2]Cl \longrightarrow CuC\equiv CCu\downarrow \text{(砖红色)}$$

乙炔化亚铜

$$RH\equiv CH + [Ag(NH_3)_2]NO_3 \longrightarrow RC\equiv CAg\downarrow \text{(白色)}$$

炔化银

此反应非常灵敏，现象明显，可用来鉴别炔烃分子中 C≡C 是在碳链的一端（端位炔烃）还是在碳链中间，因为只有叁键碳原子上连有氢（乙炔和端位炔烃），才能生成金属炔化物。

**注意**：生成的金属炔化物在湿润时比较稳定，干燥时遇热或撞击易爆炸，实验完毕应立即用稀硝酸把它分解掉。

## 9.3.3　二烯烃

分子中含有两个碳-碳双键的烃叫做双烯烃或二烯烃。例如：

$CH_2{=}C{=}CH_2$　丙二烯

$CH_2{=}CH—CH{=}CH_2$　1,3-丁二烯

$CH_2{=}CH—CH_2—\underset{\displaystyle CH_3}{\underset{|}{C}}{=}CH_2$　2-甲基-1,4-戊二烯

### 9.3.3.1　二烯烃分类

根据二烯烃分子中两个碳-碳双键的位置不同，将二烯烃分为三类。

（1）累积二烯烃　两个碳-碳双键相邻（即含有“—C=C=C—”结构）的二烯烃。例如，丙二烯。

（2）孤立二烯烃　分子中的两个碳-碳双键被两个或两个以上单键隔开（—C=C—C—C=C—）的二烯烃。例如：2-甲基-1,4-戊二烯。

（3）共轭二烯烃　两个碳-碳双键被一个单键隔开（—C=C—C=C—）的二烯烃。例如：1,3-丁二烯。

二烯烃的命名与烯烃相似，编号时应使两个双键的位号最小，并在“烯”前加上“二”字，分别注明两个双键的位置。

$\overset{4}{C}H_2{=}\overset{3}{C}H—\underset{\displaystyle CH_3}{\underset{|}{\overset{2}{C}}}{=}\overset{1}{C}H_2$　2-甲基-1,3-丁二烯

$\overset{6}{C}H_3—\underset{\displaystyle CH_3}{\underset{|}{\overset{5}{C}}}{=}\overset{4}{C}H—\underset{\displaystyle CH_3}{\underset{|}{\overset{3}{C}H}}—\overset{2}{C}H{=}\overset{1}{C}H_2$　3,5-二甲基-1,4-己二烯

$$\overset{5}{C}H_3-\overset{4}{C}=\overset{3}{C}H-\overset{2}{C}=\overset{1}{C}H_2 \quad (C_4\text{上连}CH_3,\ C_2\text{上连}CH(CH_3)-CH_3)$$

4-甲基-2-异丙基-1,3-戊二烯

$$\overset{1}{C}H_2=\overset{2}{C}H-\overset{3}{C}=\overset{4}{C}H-\overset{5}{C}=\overset{6}{C}H_2 \quad (C_2\text{上连}CH_3,\ C_3\text{上连}CH_3,\ C_5\text{上连}CH_2-CH_3)$$

2,3-二甲基-5-乙基-1,3,5-己三烯

二烯烃分子中含有两个碳-碳双键，通式是 $C_nH_{2n-2}$（$n\geqslant3$），与同数碳原子的单炔烃相同，互为同分异构体，它们的区别在于官能团不同，因此，又称为官能团异构。

三类二烯烃中，孤立二烯烃性质与烯烃相似，累积二烯烃较少，且不稳定，只有共轭二烯烃无论在理论上还是在实际应用中都非常重要。

### 9.3.3.2　1,3-丁二烯的结构

实验测定表明，在1,3-丁二烯分子中，C═C 键长是 0.137nm，比乙烯中的 C═C 键长（0.134nm）稍长；而 C—C 键长是 0.146nm，比烷烃中的 C—C 键（0.154nm）短；此外，还有一些物理及化学性质也不同于单烯烃或孤立二烯烃，说明1,3-丁二烯分子具有特殊结构。

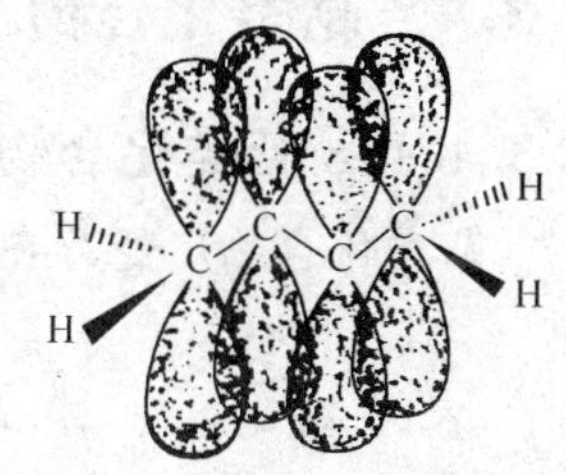


图 9-9　1,3-丁二烯 p 轨道重叠示意

在1,3-丁二烯分子中，所有的碳原子都是 $sp^2$ 杂化状态，相邻碳原子各以一个 $sp^2$ 杂化轨道结合形成 C—C $\sigma$ 键，其余的 $sp^2$ 杂化轨道分别与氢原子结合。分子中所有的原子都处于同一平面上（图 9-9）。

分子中每个碳原子上余下的 p 轨道与该平面垂直并彼此平行，从侧面相互重叠形成 $\pi$ 键。在构成 $\pi$ 键时，不仅 $C_1$ 与 $C_2$ 的 p 轨道和 $C_3$ 与 $C_4$ 的 p 轨道从侧面重叠，而且，$C_2$ 与 $C_3$ 之间的 p 轨道也有一定程度的侧面重叠，因此，$C_2$ 与 $C_3$ 之间的键长缩短，具有部分双键的性质。$C_2$、$C_3$ 的 p 轨道重叠结果形成一个包括四个碳原子和四个 p 电子组成的“大”共轭体系，称为共轭 $\pi$ 键。这种现象叫做电子的离域作用，所以，这种 $\pi$ 键也称为离域 $\pi$ 键。

由两个 $\pi$ 键相邻形成的共轭体系，叫做 $\pi$-$\pi$ 共轭体系。如果与碳-碳双键相连的原子上有 p 轨道，则此 p 轨道便能与 C═C 双键形成三个原子核共用的 $\pi$ 键，这种体系称为 p-$\pi$ 共轭体系。由此可见，共轭就是多个原子的原子轨道的重叠。像1,3-丁二烯分子中单双键交替出现的体系就称为共轭体系。在共轭体系中，由于原子间的相互影响，而使体系内的 $\pi$ 电子（或 p 电子）分布发生变化的一种电子效应就称为共轭效应。包括供电子的共轭效应（$+C$）和吸电子的共轭效应（$-C$）。

共轭体系在物理性质和化学性质上有许多特殊的表现。共轭体系中单键与双键的键长趋于平均化；由于电子的离域作用，使共轭体系的能量降低，体系趋于稳定；电子的离域程度越大，则体系的能量越低，化学性质也越稳定。

### 9.3.3.3　共轭二烯烃的化学性质

共轭二烯烃除具有一般单烯烃的性质外，还具有一些特殊的性质。

（1）1,4-加成反应　1,3-丁二烯与一分子试剂加成，得到1,2-加成产物，同时还有1,4-加成产物。例如：

$$CH_2=CH-CH=CH_2 \xrightarrow{Br_2} \begin{cases} \xrightarrow{-80℃} CH_2=CH-\underset{Br}{C}H-\underset{Br}{C}H_2 \quad 1,2\text{-加成} \\ \quad (3,4\text{-二溴丁烯}) \\ \xrightarrow{40℃} \underset{Br}{C}H_2-CH=CH-\underset{Br}{C}H_2 \quad 1,4\text{-加成} \\ \quad (1,4\text{-二溴-2-丁烯}) \end{cases}$$

一分子 $Br_2$ 加到同一双键的两个碳原子上时，称为 1,2-加成；而加到共轭双键两端碳原子上，称为 1,4-加成。加成产物的比例决定于共轭烯烃的结构及反应条件。上述反应说明，低温利于 1,2-加成，较高温度或加催化剂利于 1,4-加成。

（2）聚合反应　共轭二烯烃容易进行聚合反应，生成高分子聚合物。异戊二烯是一种重要的共轭二烯，其系统命名叫做 2-甲基-1,3-丁二烯，它在催化剂作用下，主要以 1,4-加成方式进行顺式加成聚合，生成异戊橡胶。

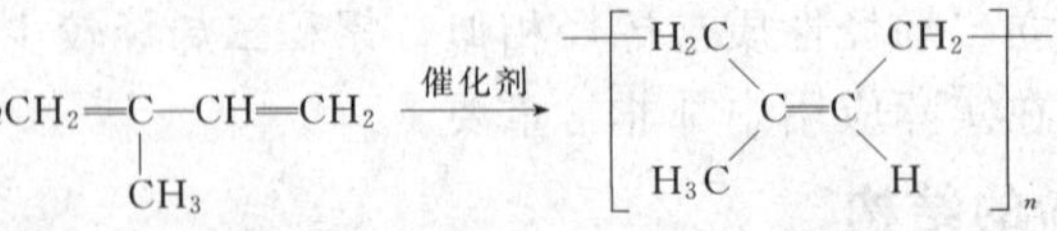

$$nCH_2{=}\underset{\displaystyle CH_3}{\underset{|}{C}}{-}CH{=}CH_2 \xrightarrow{\text{催化剂}} \left[\begin{array}{c} -H_2C \qquad CH_2- \\ \quad C{=}C \quad \\ H_3C \qquad\quad H \end{array}\right]_n$$

异戊二烯　　　　　　　　异戊橡胶

异戊像胶的结构和性质与天然橡胶相似，被称为合成的天然橡胶。

## 9.3.4　萜类化合物

### 9.3.4.1　萜类化合物的结构

萜类化合物广泛存在于动植物界，例如，植物香精油中的某些组分、植物及动物中的某些色素等。它们的种类很多，但都有一个共同特点，即它们分子中的碳架可以看成是由若干个异戊二烯单位首尾相连所组成的，这种结构特点叫做萜类的异戊二烯规律，如图 9-10 所示。

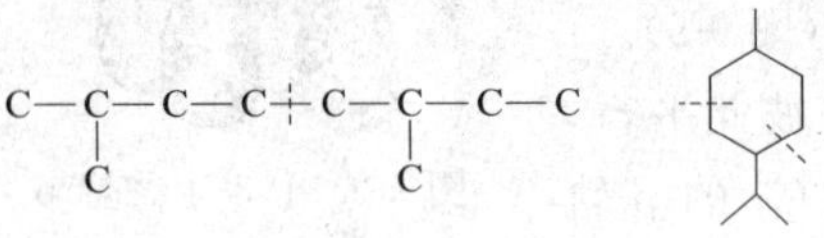

C—C—C—C┼C—C—C—C（两个 C 支链）

图 9-10　异戊二烯的碳架结构

从结构上看，萜类化合物是指以异戊二烯单位为碳架的一类碳氢化合物及其含氧衍生物。含有两个及两个以上异戊二烯单位的碳氢化合物统称为萜类。自然界中的萜类至少含有两个异戊二烯单位。萜类化合物常根据分子中含异戊二烯单位的数目分类（表 9-6）。

**表 9-6　萜类化合物分类**

| 异戊二烯单位数/个 | 2 | 3 | 4 | 6 | 8 | 多个 |
|---|---|---|---|---|---|---|
| 碳原子数/个 | 10 | 15 | 20 | 30 | 40 | 多个 |
| 类别 | 单萜 | 倍半萜 | 双萜 | 三萜 | 四萜 | 多萜 |

天然橡胶虽然也是异戊二烯的聚合体，但不属于萜类化合物，萜类化合物所包括的是异戊二烯的低聚体，而天然橡胶则是异戊二烯的高聚体。

### 9.3.4.2　重要的萜类化合物

萜类化合物结构复杂，系统命名法的名称使用不便，因此，常根据其来源和性质命名，即用俗名。

（1）单萜　单萜是由两个异戊二烯单位组成的有机物。存在于某些植物香精油中。根据碳架的不同，单萜又分为链状单萜、单环单萜和双环单萜。

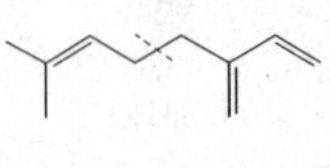

香叶烯

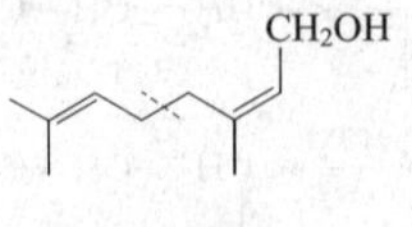

$CH_2OH$

橙花醇（沸点226～227℃）

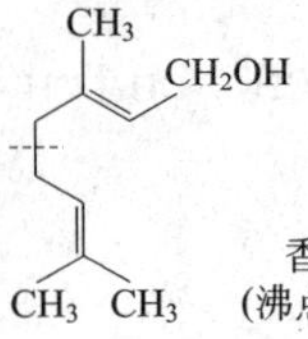

$CH_3$　$CH_2OH$　$CH_3$　$CH_3$

香叶醇（沸点230℃）

链状单萜（如香叶烯）及其含氧衍生物很多都是贵重的香料。橙花醇存在于香橙油中，有玫瑰香气，用于化妆香料；当蜜蜂发现食物时，为通知其他蜜蜂而分泌出的昆虫外激素就是香叶醇（橙花醇和香叶醇互为顺反异构体）。

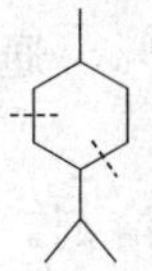

苧烷(对薄荷烷) 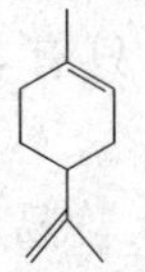　苧烯(柠檬烯) 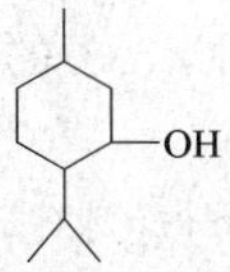　薄荷醇 (熔点43℃，沸点213.5℃)　薄荷酮

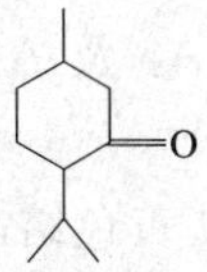

薄荷醇（单环单萜）与薄荷酮共存于薄荷油中，我国薄荷产量居世界之首。薄荷醇（俗名薄荷脑）为低熔点固体，散发芳香、清凉气味，具有杀菌和防腐作用，并有局部止痛的效力，广泛应用于医药、化妆品及食品工业中，如制造糖果、清凉油和牙膏等。

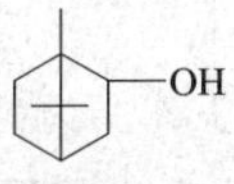

冰片(莰醇) (熔点208℃，沸点212℃)　樟脑(莰酮) (熔点179℃，沸点209℃)

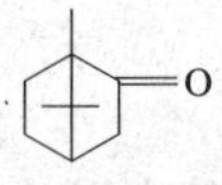

冰片（双环单萜）又称龙脑或2-莰醇，主要来自龙脑香树的香精油，为无色片状结晶，具有类似胡椒和薄荷香气，难溶于水，常用于医药、化妆品工业。

樟脑（双环单萜）又称2-莰酮，主要存在于樟树中，中国台湾和日本是樟树的主要产地。樟脑为无色闪光结晶体，易升华，有愉快香味，难溶于水而易溶于有机溶剂。樟脑主要用于驱虫剂、医药及化妆品工业。

(2) 倍半萜　倍半萜是三个异戊二烯单位的聚合体，常见的倍半萜有法尼醇（金合欢醇）、昆虫保幼激素和脱落酸等。

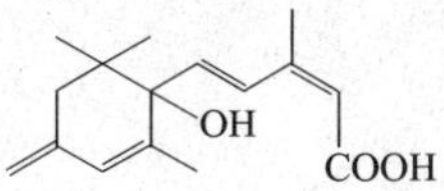

脱落酸 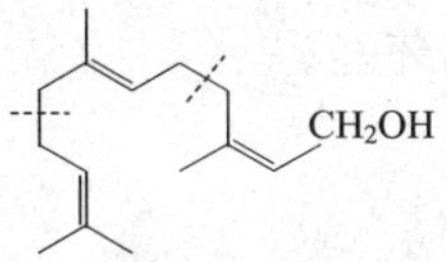　法尼醇(金合欢醇)

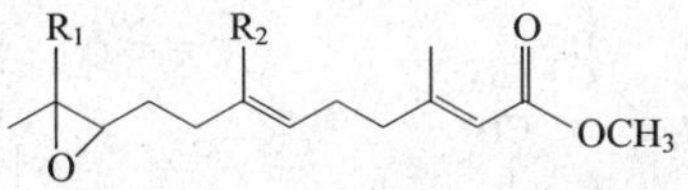

保幼激素 (JH) $JH_1$: $R_1=R_2=C_2H_5$
$JH_2$: $R_1=C_2H_5$，$R_2=CH_3$
$JH_3$: $R_1=R_2=CH_3$

法尼醇是无色黏稠状液体，有铃兰香气，存在于金合欢油、玫瑰油、茉莉油和橙花油中，但含量很低，是一种珍贵的香料，用于配制高档香精。法尼醇还具有保幼素活性，能抑制昆虫变态，使昆虫保持幼虫状态，可用于养蚕业和防治害虫。

脱落酸是植物调节剂，抑制植物生长，促进芽和种子休眠，使植物叶和果实脱落。

(3) 二萜和四萜　二萜是四个异戊二烯单位的聚合体，二萜中重要的是维生素A，它存在于鱼肝油、蛋黄、牛奶及动物肝脏中。四萜在自然界分布很广，这一类化合物的分子中都含有一个较长的碳-碳双键的共轭体系，所以，它们都是有颜色的物质，而且多数在黄到红的色区内，又称多烯色素。胡萝卜素是此类化合物中最早发现的，广泛存在于植物的花、叶、果实、蛋黄及动物乳汁和脂肪中。

维生素A(维生素$A_1$，熔点64℃)　　维生素$A_2$

维生素 A 有 $A_1$ 及 $A_2$ 两种，$A_2$ 的生理活性只有 $A_1$ 的 40%。通常将 $A_1$ 叫做维生素 A。

维生素 A 是淡黄色结晶，熔点 64℃，不溶于水，易溶于有机溶剂。它的化学性质比较活泼，容易被紫外光破坏，在空气中易被氧化。

维生素 A 是哺乳动物正常生长发育所必需的物质。体内缺乏维生素 A 则发育不健全，会导致眼膜和角膜硬化、夜盲症等，长期缺乏会造成营养不良和生长滞缓。

$\beta$-胡萝卜素

胡萝卜素有多种异构体，其中以 $\beta$-胡萝卜素的活性最强。在人和动物的肝脏或肠道酶的作用下，$\beta$-胡萝卜素分子从中间的碳链（虚线处）断开，转化成维生素 A。所以，胡萝卜素又称维生素 A 原。

# 9.4 环　　烃

环烃包括脂环烃和芳香烃两类。脂环烃可以看做是链状脂肪烃首尾相连、分子中带有碳环的烃类，其结构和性质与链状脂肪烃类似。在石油、天然的挥发性油、萜类和甾体等天然化合物中都是脂环烃的衍生物，人工合成的众多药物中也含有碳环结构。芳香烃是一类具有特定结构和特殊性质的环烃。

## 9.4.1 脂环烃

脂环烃按照碳原子的饱和程度可分为环烷烃、环烯烃、环炔烃等。例如：

环丁烷　　环己烯　　环辛炔　　环戊二烯

用键线式表示为：

脂环烃按照分子中所含碳环的数目可将其分为单环脂环烃、二环脂环烃、多环脂环烃。例如：

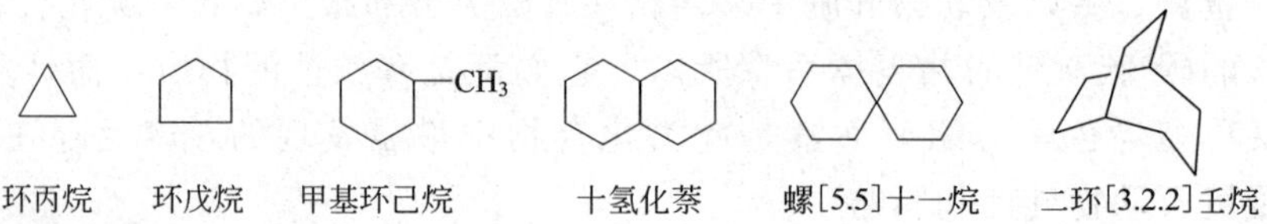


环丙烷　　环戊烷　　甲基环己烷　　十氢化萘　　螺[5.5]十一烷　　二环[3.2.2]壬烷

### 9.4.1.1 脂环烃的命名

通常所说的脂环烃就是指单环脂环烃。其命名与相应的开链烃相似，在名称前加一个"环"字。

简单的环烷烃的命名根据环中的碳原子数目称为环某烷，对于带有支链的环烷烃，则把支链看作取代基。当环上连有两个或两个以上取代基时，由连有较小取代基的碳原子开始，按照表示取代基位置的数字尽可能小的原则，将环编号；取代基的顺序与烷烃相同；对于只有一个双键或叁键的不饱和环烃，双键或叁键的位置也可以不标出来。例如：

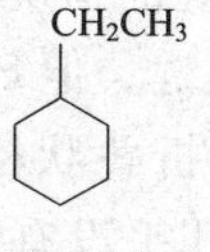

$CH_2CH_3$ $CH_3$ $CH_2CH_3$ $CH_2CH_3$

乙基环已烷 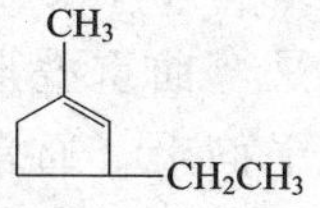　　1-甲基-3-乙基环戊烯 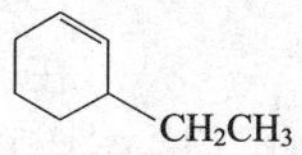　　3-乙基环已烯

当环上连有两个或两个以上取代基时，还有顺反异构。顺反异构体的命名是假定环中碳原子在一个平面上，以环平面为参考平面，两个取代基在环平面同侧者称为顺式，在异侧者称为反式。例如：

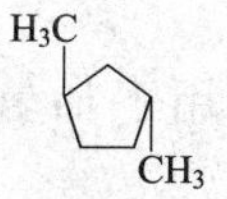

$H_3C$ $CH_3$ $H_3C$ $CH_3$

反-1,3-二甲基环戊烷 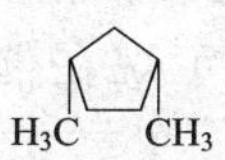　　顺-1,3-二甲基环戊烷

螺环化合物是两个碳环共用一个碳原子的化合物。共用的碳原子叫螺原子。命名时根据螺环上碳原子的总数称为"螺某烷"，并在螺字后面的方括号内，用阿拉伯数字按由小到大的顺序标明螺原子相连的两环的碳原子数（不计螺原子），数字之间用下角圆点隔开。编号从小环与螺原子相邻的碳原子开始，沿小环编号，然后经过螺原子到大环。例如：

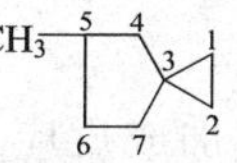

$CH_3$ 5 4 1 3 2 6 7　　2 1 6 7 5 8 3 4 10 9

5-甲基螺[2.4]庚烷 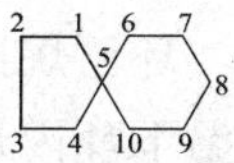　　螺[4.5]癸烷

桥环化合物是两个环共用两个或两个以上碳原子的化合物。两个环共用的碳原子叫桥头碳。命名时根据桥环上碳原子的总数称"二环某烷"，在环字后面方括号内，标明除桥头碳原子以外各桥身的碳原子数目，大在前，小在后，数字之间用下角圆点隔开。编号是从一个桥头碳原子开始，沿最长的桥到另一个桥头碳原子，再沿次长的桥回到第一个桥头碳原子，最短的桥最后编号。例如：

10 1 2 9 3 8 4 7 6 5　　8 1 2 5 4 7 6 3

二环[4.4.0]癸烷　　二环[3.2.1]辛烷

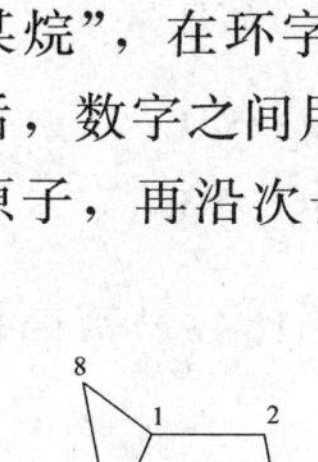

### 9.4.1.2 环丙烷的结构

在环丙烷分子中，所有的碳原子呈 $sp^3$ 杂化状态，杂化轨道之间的夹角应为 109.5°。环丙烷分子中碳原子连线应为正三角形。为了实现最大重叠，必须将杂化轨道的夹角压缩，但是，量子力学计算结果表明，$sp^3$ 杂化轨道的夹角不能小于 104°。

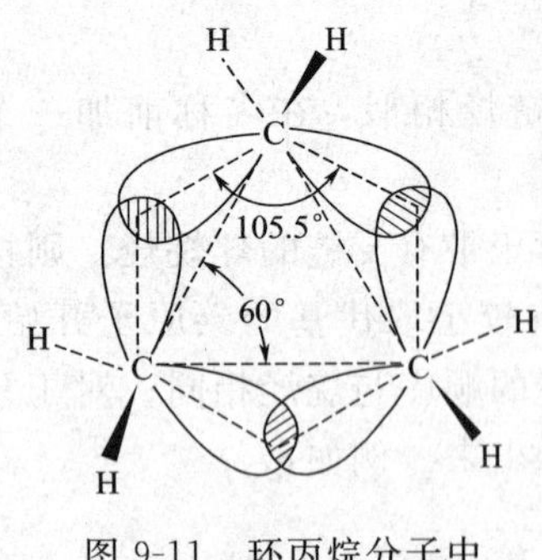


图 9-11 环丙烷分子中 $sp^3$ 轨道成键

因此，环丙烷分子中成键的 $sp^3$ 杂化轨道不能像开链烷烃那样从对称轴的方向实现最大重叠形成正常的 $\sigma$ 键，而只能偏离一定的角度，在碳-碳连线的外侧重叠，形成一种键能比较小和稳定性较差的弯曲键，如图 9-11 所示。

物理实验测定结果表明，环丙烷分子中碳-碳轨道间的夹角为 105.5°。在环丙烷分子内存在一种恢复正常键角的角张力（即产生了"张力"），角张力的存在使环丙烷的稳定性较小，较易发生开环反应。环丁烷的情况与环丙烷相似，$sp^3$ 杂化轨道也是弯曲重叠形成弯曲键。但环丁烷的四个碳原子不在同一个平面上，通常呈螺形折叠状构象，分子中也存在着张力，但比环丙烷小些，因而比环丙烷稳定。环戊烷分子中几乎没有张力。环己烷分子中已经具有与烷烃类似的稳定性。

#### 9.4.1.3 脂环烃的化学性质

环丙烷和环丁烷分子中存在张力，表现在化学性质上就比较活泼，容易与一些试剂加成开环形成链状化合物，同烯烃的性质很相似。

（1）催化氢化　环丙烷和环丁烷在催化剂作用下加氢，发生开环反应，生成相应的烷烃。

$$\text{环丙烷}(CH_2, H_2C—CH_2) + H_2 \xrightarrow[80℃]{Ni} CH_3CH_2CH_3$$

$$\text{环丁烷}(H_2C—CH_2, H_2C—CH_2) + H_2 \xrightarrow[200℃]{Ni} CH_3CH_2CH_2CH_3$$

$$\text{环戊烷}(CH_2, CH_2\ CH_2, CH_2—CH_2) + H_2 \xrightarrow[300℃]{Ni} CH_3CH_2CH_2CH_2CH_3$$

环戊烷比环丁烷要稳定，环己烷则很难与氢加成。

（2）与卤素的加成　常温下环丙烷与溴立即发生加成反应，而环丁烷与溴加成必须加热才能反应。

$$\text{环丙烷}(CH_2, H_2C—CH_2) + Br_2 \xrightarrow{CCl_4} \underset{\text{1,3-二溴丙烷}}{BrCH_2CH_2CH_2Br}$$

$$\text{环丁烷}(H_2C—CH_2, H_2C—CH_2) + Br_2 \xrightarrow[\triangle]{CCl_4} \underset{\text{1,4-二溴丁烷}}{BrCH_2CH_2CH_2CH_2Br}$$

环丙烷和环丁烷不像烯烃那样容易被高锰酸钾氧化，可以利用此性质来区别小的环烷烃与烯烃。

### 9.4.2 芳香烃

芳香烃简称芳烃，是众多芳香族化合物的母体。大多数芳香烃具有苯环结构，少数不含苯环。从组成上看，芳香烃具有高度的不饱和性，但在性质上却与饱和的烷烃类似，不易发生加成和氧化反应，而较易发生取代反应。这个特性被称为芳香性。

#### 9.4.2.1 芳香烃的分类与命名

根据分子中所含苯环的数目，可将芳香烃分为单环芳烃和多环芳烃。

（1）单环芳烃　单环芳烃是指分子中只含有一个苯环的芳烃，包括苯、苯的同系物。例如：

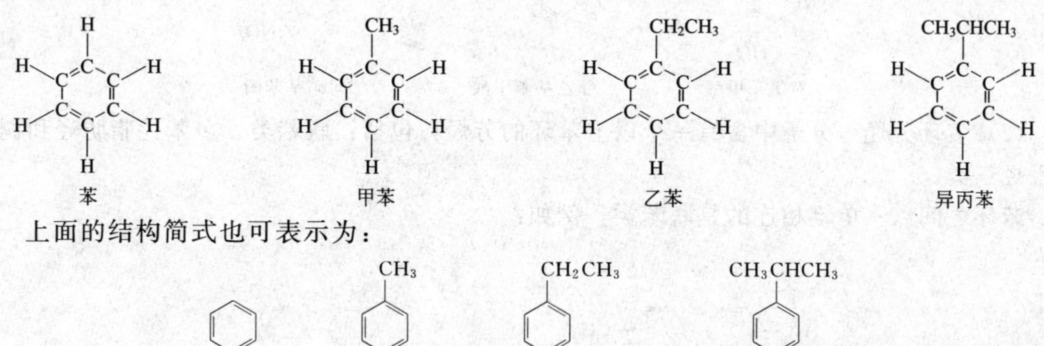

苯　甲苯　乙苯　异丙苯

上面的结构简式也可表示为：

苯的同系物命名时，以苯环为母体，烷基作取代基，称为“某烷基苯”（“烷基”两字常省略）；苯环上有两个取代基时，有三种异构体存在，因此，需将苯环碳原子编号，以确定取代基的位置。编号时选最小的支链为1位，并使支链的位置序数之和最小。例如：

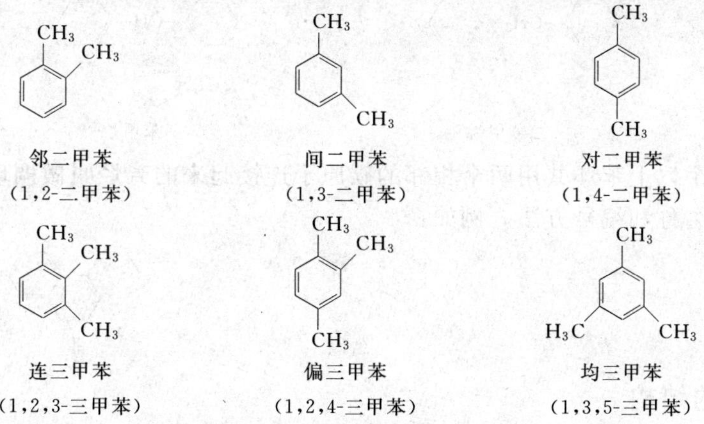

邻二甲苯（1,2-二甲苯）　间二甲苯（1,3-二甲苯）　对二甲苯（1,4-二甲苯）

连三甲苯（1,2,3-三甲苯）　偏三甲苯（1,2,4-三甲苯）　均三甲苯（1,3,5-三甲苯）

苯环上去掉一个氢原子后，余下的部分叫做苯基，即：

$C_6H_5—$　或　（苯基结构式）

芳烃分子中的芳环上去掉一个氢原子后余下的基团，称为芳基，芳基也可用“Ar”表示。

甲苯侧链甲基上去掉一个氢原子后所得到的基团叫做苄基或苯甲基，即：

$C_6H_5—CH_2—$　或　（苯环）$—CH_2—$

当苯环与不饱和烃或较复杂的烷基相连时，将苯环当作取代基，按烃的类别命名，例如：

（苯环）$—CH{=}CH_2$

苯乙烯

当苯环上含有两个不同官能团时，命名顺序为：羧基（—COOH）、醛基（—CHO）、羟基（—OH）、氨基（$—NH_2$）、烷氧基（—OR）、烷基（—R）、卤素（—X）、硝基（$—NO_2$）。

排在前面的官能团为母体，排在后面的作为取代基。

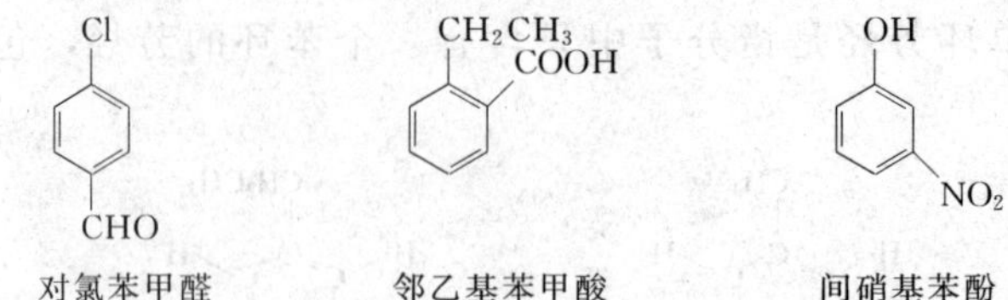


对氯苯甲醛　　邻乙基苯甲酸　　间硝基苯酚

（2）多环芳烃　分子中含有一个以上苯环的芳烃，包括：联苯类、多苯代脂肪烃和稠环芳香烃三类。

苯环之间以一单键相连的是联苯类，例如：

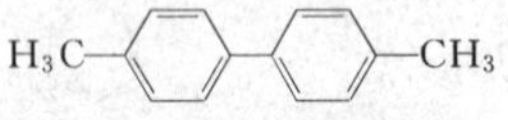

$H_3C$—⟨联苯⟩—$CH_3$

4,4′-二甲基联苯（联苯） 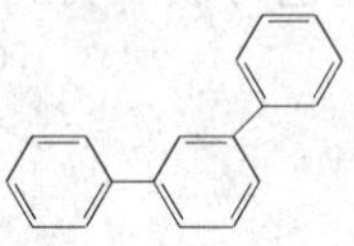　　1,3-联三苯（联苯）

苯代脂肪烃是把脂肪烃分子中的氢原子看作被苯基取代的产物，命名时将苯环作取代基，例如：

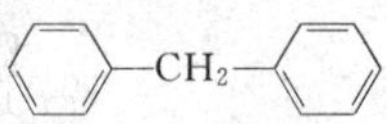

二苯甲烷 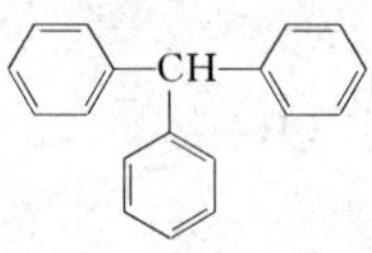　　三苯甲烷

由两个或两个以上苯环共用两个相邻的碳原子连接起来的芳烃叫做稠环芳香烃，这类化合物都有特定的名称和编号方法。例如：

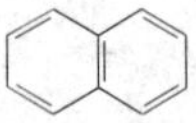

萘 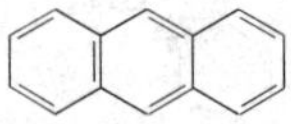　　蒽 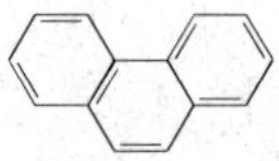　　菲

### 9.4.2.2　苯的结构

苯是芳香烃中最有代表性的化合物，19 世纪初期发现并测定了苯的分子式为 $C_6H_6$，是一种不饱和程度很高的化合物。近代物理方法测得，苯分子中 6 个碳原子和 6 个氢原子都在同一平面上，其中，6 个碳原子构成正六边形，碳-碳键长完全相等（0.139nm），所有的键角都是 120°。

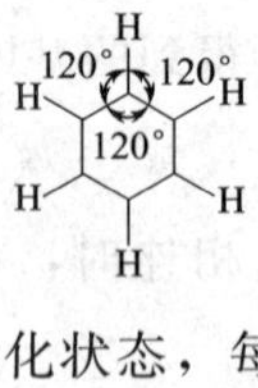

在苯分子中，6 个碳原子都是 $sp^2$ 杂化状态，每个碳原子以 $sp^2$ 杂化轨道与相邻的两个碳原子的 $sp^2$ 杂化轨道重叠形成碳-碳 $\sigma$ 键，与一个氢原子的 s 轨道重叠形成碳氢 $\sigma$ 键；6 个碳原子连成环状。每个碳原子上未参加杂化的 p 轨道，其对称轴垂直于 $\sigma$ 键所在平面，相互平行侧面重叠形成一个闭合的大 $\pi$ 键共轭体系，如图 9-12 所示。

体系中 p 轨道的重叠程度完全相等，共同形成一个环状离域的 $\pi$ 电子云，此电子云完全平均化，并像两个轮胎一样，分别处于苯环的上下面，如图 9-13 所示，从而使体系能量显著降低，得到稳定的苯分子。

苯分子中的六个碳-碳键相同，因此，苯的结构式应表示为环状（如图 9-14 所示）。

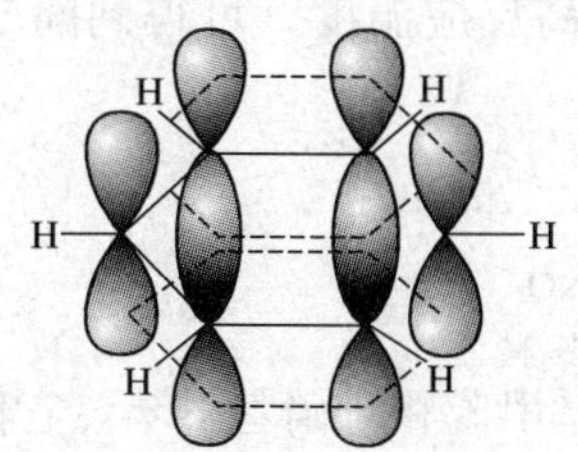

图 9-12　苯分子 p 轨道重叠示意

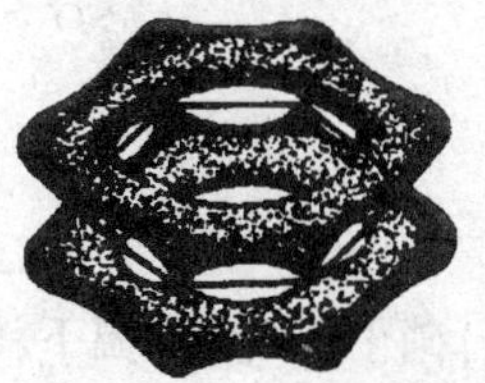
图 9-13　苯分子中 π 电子分布示意

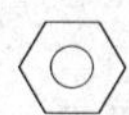
图 9-14　苯的环状结构式

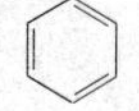
图 9-15　凯库勒式

但苯的结构式至今仍然习惯沿用单双键间隔的凯库勒式（图 9-15）表示。

### 9.4.2.3　单环芳烃的性质

苯及低级苯的同系物都是无色液体，比水轻，不溶于水，可溶于某些有机溶剂如四氯化碳、醇、醚等。单环芳烃具有特殊气味，有毒，易燃烧并有浓烟，使用时应注意通风。

苯分子不易开环，因而不易发生加成或氧化，而比较容易受亲电试剂进攻，发生取代反应，这是芳香族化合物具有的特性，称为芳香性。

（1）取代反应　苯环中离域的 π 电子云易受亲电试剂的进攻，使苯环上的氢原子被卤原子、硝基、磺酸基、烷基等亲电取代。

① 卤代　卤素在铁或卤化铁催化下，室温就能与苯发生卤代反应生成卤苯。例如：

$$C_6H_6 + Br_2 \xrightarrow{FeBr_3} C_6H_5Br + HBr$$

溴苯

在卤代产物中除一元溴代产物外，还有少量二元溴代产物——邻二溴苯和对二溴苯。

$$C_6H_5Br + Br_2 \xrightarrow[\triangle]{FeBr_3} o\text{-}C_6H_4Br_2 + p\text{-}C_6H_4Br_2 + HBr$$

邻二溴苯　　对二溴苯

甲苯的卤代比苯容易，在同样条件下，甲苯卤代主要生成邻溴甲苯和对溴甲苯取代产物。

$$C_6H_5CH_3 + Br_2 \xrightarrow{FeBr_3} o\text{-}CH_3C_6H_4Br + p\text{-}CH_3C_6H_4Br$$

邻溴甲苯　　对溴甲苯

苯的卤代反应中，卤素的活性顺序为：氟＞氯＞溴＞碘。

② 硝化　苯与浓硫酸和浓硝酸的混合物（也称浓混酸）共热，苯环上的氢原子被硝基（—$NO_2$）取代，这种反应称硝化反应。

$$C_6H_6 + HO—NO_2 \xrightarrow[50\sim60℃]{H_2SO_4} C_6H_5NO_2 + H_2O$$

硝基苯

硝基苯再硝化比苯困难，必须增加硝酸的浓度，并提高反应温度，可得到间二硝基苯。

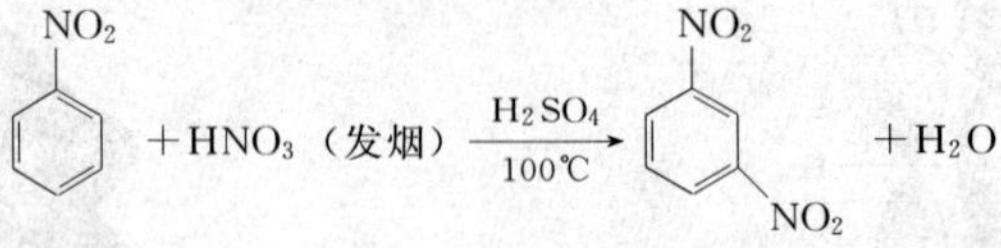

$$C_6H_5NO_2 + HNO_3（发烟）\xrightarrow[100℃]{H_2SO_4} m\text{-}C_6H_4(NO_2)_2 + H_2O$$

间二硝基苯

甲苯进行硝化，只在室温下就可以反应，主要得到邻硝基甲苯和对硝基甲苯。它们进一步硝化，60℃时得到2,4-二硝基甲苯，100℃得到2,4,6-三硝基甲苯（TNT），这是一种猛烈的炸药。

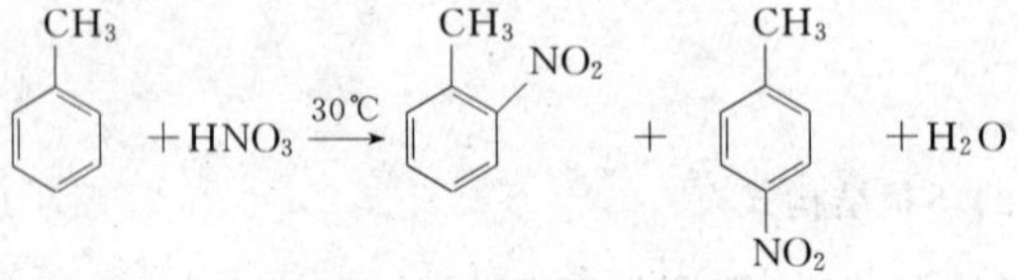

$$C_6H_5CH_3 + HNO_3 \xrightarrow{30℃} o\text{-}CH_3C_6H_4NO_2 + p\text{-}CH_3C_6H_4NO_2 + H_2O$$

邻硝基甲苯　对硝基甲苯

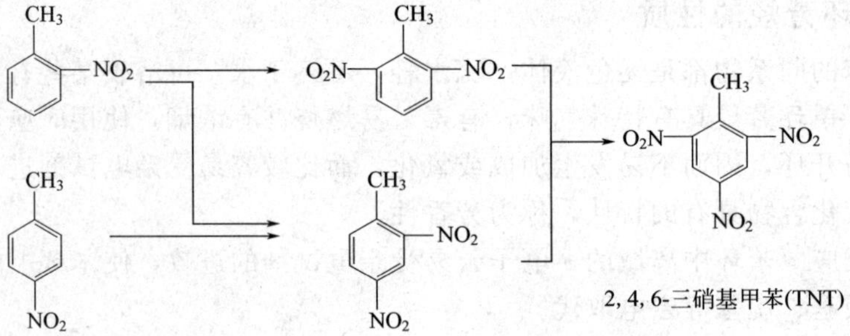

邻硝基甲苯 → 2,6-二硝基甲苯；邻硝基甲苯、对硝基甲苯 → 2,4-二硝基甲苯；二者 → 2, 4, 6-三硝基甲苯(TNT)

③ 磺化　苯和浓硫酸或发烟硫酸共热，苯环上的氢被磺酸基（—$SO_3H$）取代，这种反应称为磺化反应，反应产物是苯磺酸。

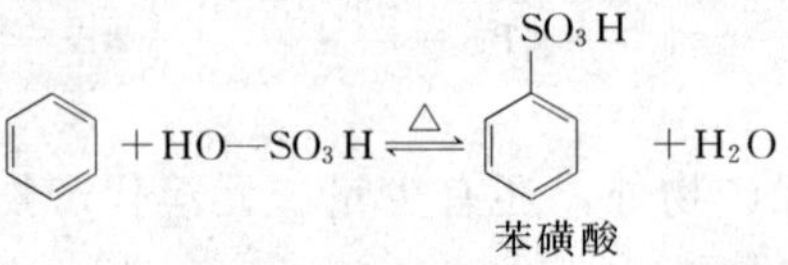

$$C_6H_6 + HO—SO_3H \overset{\triangle}{\rightleftharpoons} C_6H_5SO_3H + H_2O$$

苯磺酸

磺化反应是可逆反应，为使反应向正反应方向进行，常用发烟硫酸作磺化试剂。苯磺酸与硫酸都是强酸，易溶于水，难溶于有机溶剂。在磺化反应的混合物中通入水蒸气或将苯磺酸与稀硫酸共热，能够脱去磺酸基，因此，在有机合成中磺化反应很重要。

烷基苯比苯更易进行磺化反应，在常温下生成对位产物和少量邻位产物。

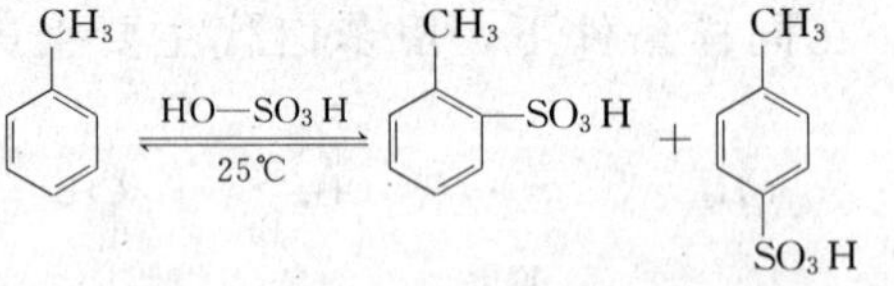

$$C_6H_5CH_3 \underset{25℃}{\overset{HO—SO_3H}{\rightleftharpoons}} o\text{-}CH_3C_6H_4SO_3H + p\text{-}CH_3C_6H_4SO_3H$$

邻甲基苯磺酸　对甲基苯磺酸

32%　62%

④ 烷基化和酰基化反应　在无水三氯化铝催化下，向苯环引入烷基或酰基的反应分别称为烷基化反应或酰基化反应。又称为付瑞德-克拉夫兹反应（Friedel-Crafts）。例如：

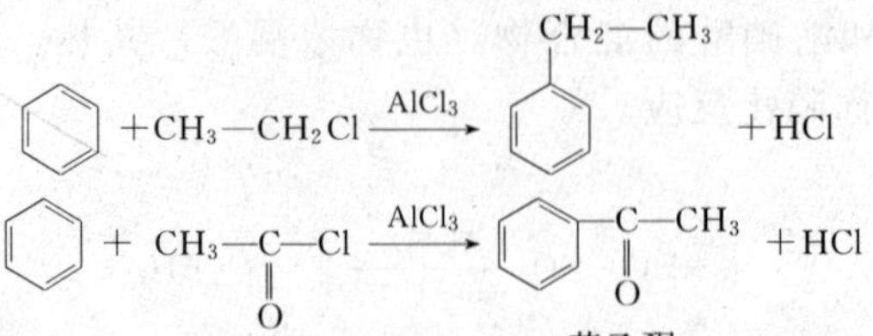

$$C_6H_6 + CH_3—CH_2Cl \xrightarrow{AlCl_3} C_6H_5CH_2—CH_3 + HCl$$

$$C_6H_6 + CH_3—\underset{O}{\overset{\|}{C}}—Cl \xrightarrow{AlCl_3} C_6H_5—\underset{O}{\overset{\|}{C}}—CH_3 + HCl$$

苯乙酮

烷基化反应中的卤代烷如果碳链较长，反应中碳链会发生异构化。例如：

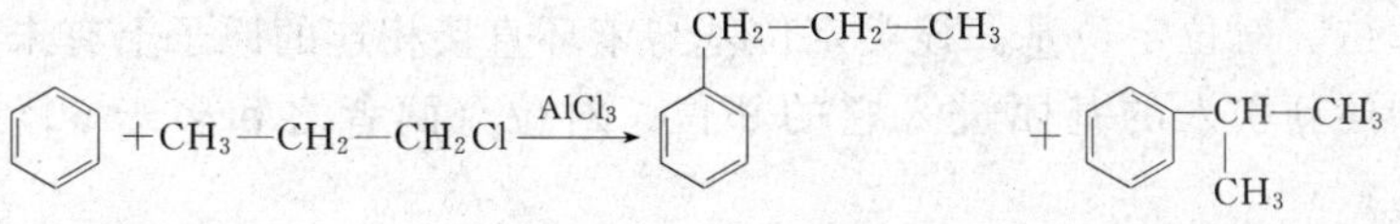

$$C_6H_6 + CH_3-CH_2-CH_2Cl \xrightarrow{AlCl_3} C_6H_5-CH_2-CH_2-CH_3 + C_6H_5-CH(CH_3)-CH_3$$

丙苯　　异丙苯

在烷基化反应中能提供烷基的试剂称为烷基化试剂。除卤代烷外，烯烃也可作烷基化试剂。

(2) 氧化反应　苯环不能被高锰酸钾等氧化剂氧化。但苯的同系物，只要与苯环相连的侧链碳原子上有氢原子，侧链就能被高锰酸钾或重铬酸钾等强氧化剂氧化成羧基，生成苯甲酸。例如：

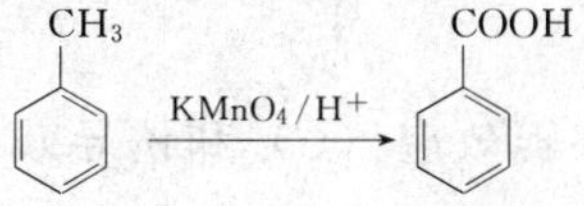

$$C_6H_5-CH_3 \xrightarrow{KMnO_4/H^+} C_6H_5-COOH$$

苯甲酸

$$CH_3CH_2CH_2-C_6H_4-CH(CH_3)CH_3 \xrightarrow{KMnO_4/H^+} HOOC-C_6H_4-COOH$$

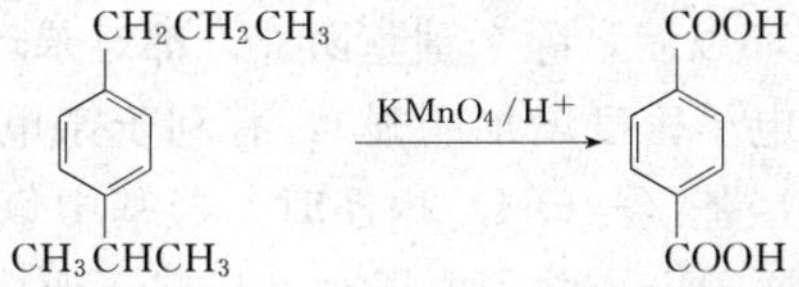

对苯二甲酸

此性质可以区别苯和苯的同系物。

在较高温度及催化剂作用下，苯也可被空气中的氧气氧化开环，生成顺丁烯二酸酐。

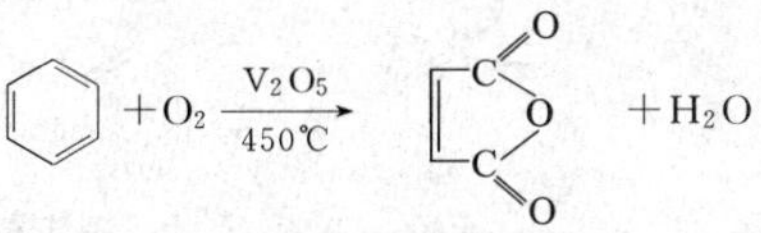

$$C_6H_6 + O_2 \xrightarrow[450℃]{V_2O_5} \text{顺丁烯二酸酐} + H_2O$$

顺丁烯二酸酐

(3) 加成反应　苯在高温和有催化剂的条件下，能与氢、卤素等发生加成反应。例如：

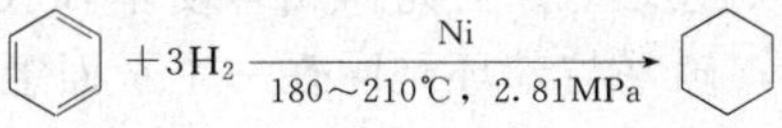

$$C_6H_6 + 3H_2 \xrightarrow[180\sim210℃,\ 2.81MPa]{Ni} C_6H_{12}$$

环已烷

$$C_6H_6 + 3Cl_2 \xrightarrow{光} C_6H_6Cl_6$$

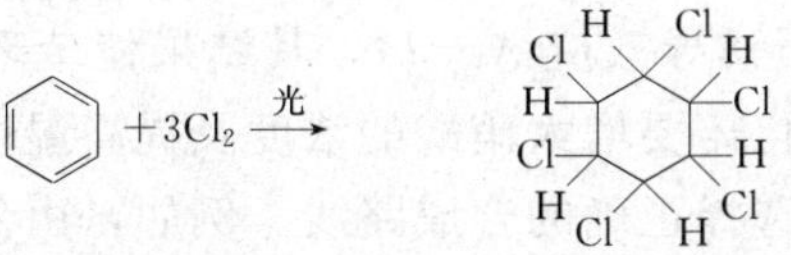

1,2,3,4,5,6-六氯环己烷(六六六)

苯的加成不会停留在加一分子或两分子氢的阶段，这进一步说明苯环中六个p电子形成了一个整体，不存在三个类似烯烃的双键。

### 9.4.2.4　苯环上亲电取代定位规律

根据苯及其同系物进行亲电取代反应的条件与产物类型可以看出，苯环上发生亲电取代反应时，苯环上的氢原子被新取代基取代的机会不是均等的，第二个取代基进入的位置，主要决定于原有取代基的结构。苯环上原有的取代基称为定位基。定位基对苯环的影响：一是定位，第二个取代基主要进入定位基的邻位、对位或是间位；二是活化或钝化苯环，使亲电取代反应更易或更难进行。

通过大量的实验，人们将苯环上的定位基根据其在亲电取代反应中的定位效应分为两类。

第一类是邻位、对位定位基。该类定位基与苯环直接相连的原子上有未共用电子对，在亲电取代反应中使新引入的基团进入它的邻位、对位（两者之和多于 60%），且定位（致活）能力依次为：

$-\ddot{O}^{-}>-\ddot{N}(CH_3)_2>-\ddot{N}H_2>-\ddot{O}H>-\ddot{O}CH_3>-\ddot{N}HCOCH_3>-\ddot{O}COCH_3>-CH_3$（或—R）$>-\ddot{B}r>-\ddot{C}l>-CH_2COOH$（致钝）

第二类是间位定位基。该类定位基与苯环直接相连的原子带正电荷或有重键，在亲电取代反应中使新引入基团进入它的间位（多于 40%），且定位（致钝）能力依次为：

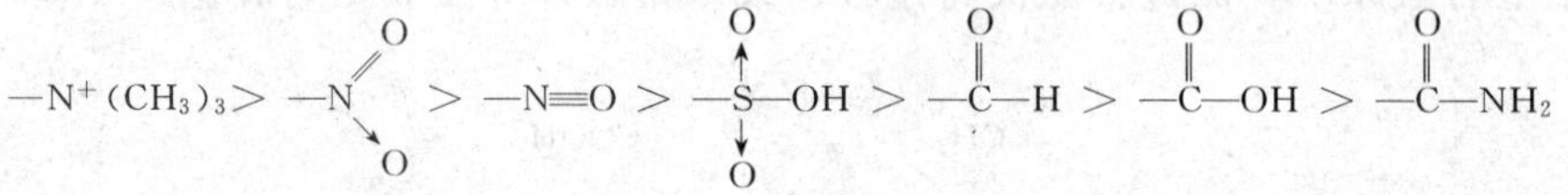

$$-N^{+}(CH_3)_3>-NO_2>-C\equiv N>-SO_3H>-CHO>-COOH>-CONH_2$$

苯环上原有的定位基，通过共轭效应（$C$）和诱导效应（$I$）的综合电子效应影响苯环的亲电取代反应。

（1）邻位、对位定位基进入苯环以后，除个别基团外，都对苯环起给电子作用，使苯环上电子密度增加（特别是邻位、对位电子密度增加明显），有利于亲电取代反应的进行，并具有使苯环活化的作用。例如，苯环与羟基（—OH）相连时，羟基中氧原子的电负性大于碳，表现为吸电子诱导效应（$-I$），但氧原子上未共用电子对可与苯环形成 p-π 共轭体系，表现为给电子的共轭效应（$+C$），并且$+C$的作用大于$-I$，综合作用结果，羟基对苯环表现为给电子效应，使苯环上电子密度比没有定位基的苯要高，苯酚比苯更易于进行亲电取代反应。

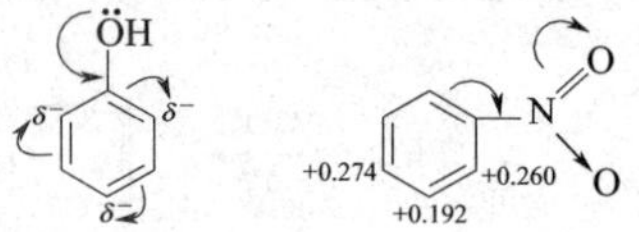

$\delta^-$ $\delta^-$ $\delta^-$ +0.274 +0.260 +0.192

苯酚　　硝基苯

（2）间位定位基进入苯环表现为吸电子作用，使苯环上电子密度降低（邻位、对位电子密度降低明显），因而对亲电取代反应有至钝作用，使苯环较难进行亲电取代反应。例如，硝基（$—NO_2$）与苯环相连时，硝基与苯环是同在一个平面上，氮原子及两个氧原子上的 p 轨道与苯环上的 p 轨道形成 π-π 共轭体系，而氧的电负性又较强，所以硝基对苯环的作用是吸电子共轭效应（$-C$）和吸电子诱导效应（$-I$），其结果使苯环上电子密度降低，从而不利于亲电反应的进行。若继续硝化需要增大硝酸的浓度及提高温度，反应才能进行。

应用取代基的定位规律可以选择正确的合成路线。例如，由苯合成邻氯苯甲酸，甲基是邻位、对位定位基，甲基被氧化生成羧酸变成间位定位基；氯虽然是邻位、对位定位基，但它使苯环钝化，不易再反应，因此，合成路线的设计显得尤为重要。

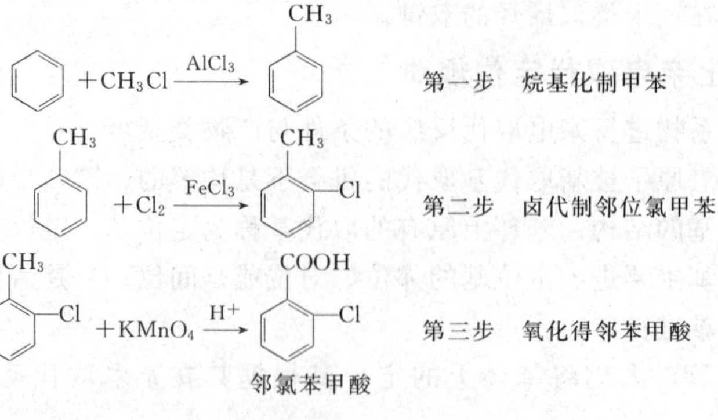

$$C_6H_6+CH_3Cl\xrightarrow{AlCl_3}C_6H_5CH_3$$ 第一步　烷基化制甲苯

$$C_6H_5CH_3+Cl_2\xrightarrow{FeCl_3}o\text{-}ClC_6H_4CH_3$$ 第二步　卤代制邻位氯甲苯

$$o\text{-}ClC_6H_4CH_3+KMnO_4\xrightarrow{H^+}o\text{-}ClC_6H_4COOH$$ 第三步　氧化得邻苯甲酸

邻氯苯甲酸

如果改变合成过程中的第二步与第三步的先后次序，反应的产物截然不同。

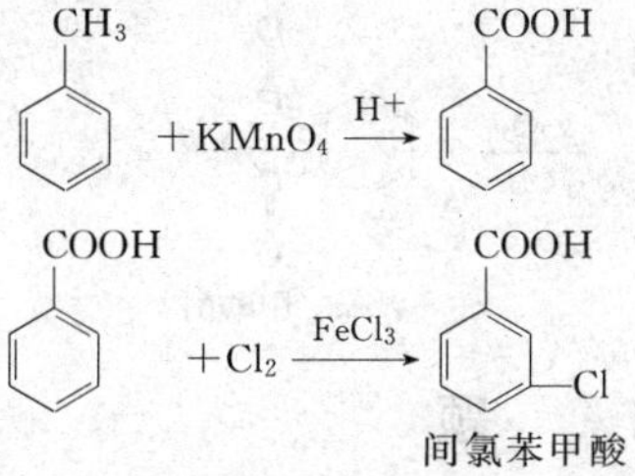

$$C_6H_5CH_3 + KMnO_4 \xrightarrow{H^+} C_6H_5COOH$$

第一步 烷基化制甲苯

第二步 氧化先制苯甲酸

$$C_6H_5COOH + Cl_2 \xrightarrow{FeCl_3} m\text{-}ClC_6H_4COOH$$

间氯苯甲酸

第三步 卤代制得间氯苯甲酸

根据取代基的定位规律，还可以推测反应的主要产物等。

#### 9.4.2.5 稠环芳香烃

稠环芳烃是苯环间共用两个碳原子并合而成的含有多个苯环的芳烃。稠环芳烃的母体以西文音译命名，并且芳环上的碳原子有固定的编号。例如：

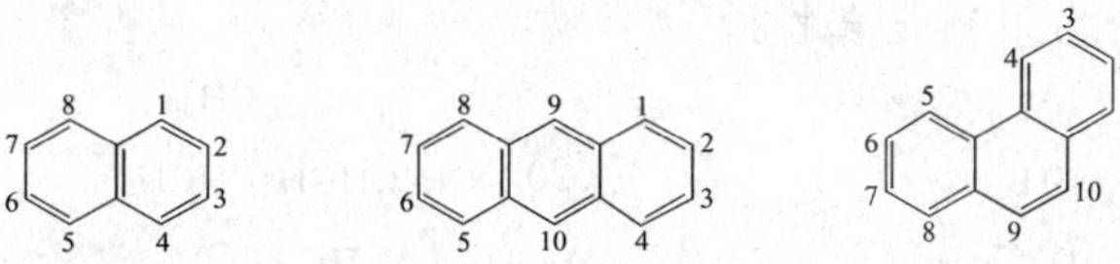

萘　蒽　菲

在萘和蒽分子中，1、4、5、8 位相同，称为 $\alpha$ 位；2、3、6、7 位相同，称为 $\beta$ 位；蒽分子中 9、10 位称为 $\gamma$ 位。稠环芳烃与苯相似，分子也呈平面结构，形成闭合的共轭 $\pi$ 键，但共轭体系中电子云密度分布不完全均匀，因此，碳-碳键不完全相等。

有很多稠环芳烃具有致癌作用，例如：1,2,5,6-二苯并蒽、2,3-苯并芘等。在汽车、柴油机排放的废气中，以及烟气中含有 2,3-苯并芘，这些烃本身并不引起癌变，而是进入人体后，经过某些生物过程转化为较活泼物质可与体内 DNA（脱氧核糖核酸）结合，从而引起细胞变异。因此，吸烟对健康的危害应引起人们足够重视。

1, 2, 5, 6-二苯并蒽　2, 3-苯并芘

稠环芳烃中比较重要的是萘、蒽和菲，它们是合成染料、药物的重要原料。萘、蒽、菲等也都具有芳香性。

（1）硝化　室温时，萘用混酸硝化主要产物是 $\alpha$-硝基萘，混酸的浓度要低于与苯硝化时的浓度。

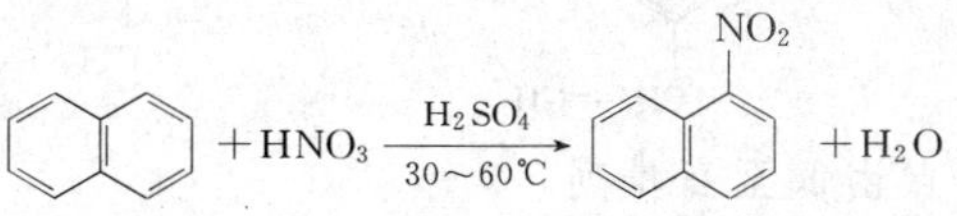

$$C_{10}H_8 + HNO_3 \xrightarrow[30\sim60℃]{H_2SO_4} C_{10}H_7NO_2 + H_2O$$

$\alpha$-硝基萘

（2）加氢　萘比苯容易进行加成，用金属钠与醇产生的新生氢就可使萘部分还原为四氢化萘，而同样条件下，苯不能被还原。

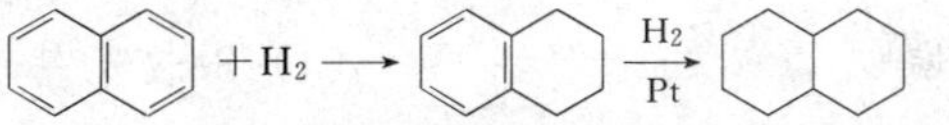

$$C_{10}H_8 + H_2 \longrightarrow C_{10}H_{12} \xrightarrow[Pt]{H_2} C_{10}H_{18}$$

四氢化萘　十氢化萘

四氢化萘分子中有一个完整的苯环，所以，进一步加氢时，必须使用催化剂才能完成。

（3）**氧化**　在五氧化二钒的催化下，萘可被氧化为邻苯二甲酸酐。

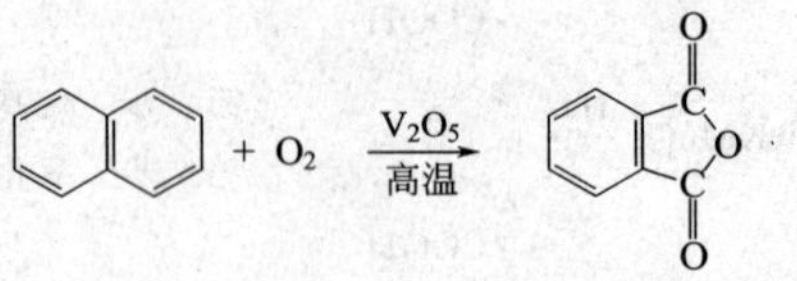

$$+ O_2 \xrightarrow[\text{高温}]{V_2O_5}$$

邻苯二甲酸酐

## 习　　题

1. 依据官能团的特征，将下列有机化合物分类。

（1）$C_4H_9—OH$　（2）$CH_3CH_2—Cl$　（3）$CH_3—O—CH_3$　（4）$CH_3CHO$

（5）$CH_3NH_2$　（6）$CH_3—O—CH_3$　（7）$CH_3—\overset{O}{\overset{\|}{C}}—CH_3$　（8）

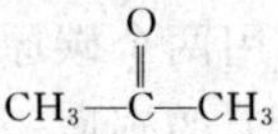

2. 用系统命名法命名下列化合物：

（1）$CH_3—CH_2—CH(CH_3)—CH_3$　（2）$CH_3CH(C_2H_5)CH_2CH(CH_3)CH_3$

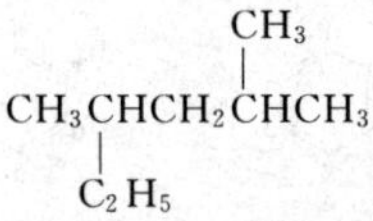

（3）$(CH_3)_3CCH_2C(CH_3)_3$　（4）$(CH_3)_2CHCH_2CH(C_2H_5)CH_2CH_2CH_3$

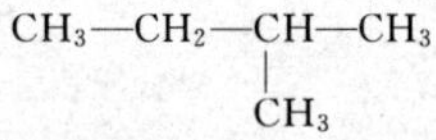

（5）$CH_3C(CH_3)═CH—CH═C(CH_3)—CH_3$　（6）$CH_3—CH(C_2H_5)—CH═CH_2$

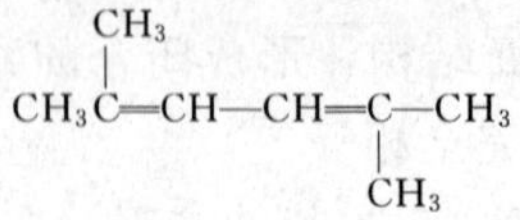

（7）$CH_3—CH_2—CH(CH_3)—C(CH_2—CH_3)═CH_2$　（8）$CH_3—CH═C(CH_3)—CH_2—CH(CH_3)—CH_3$

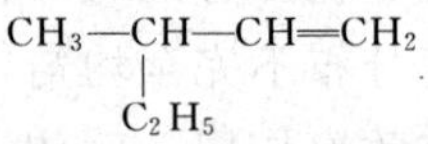

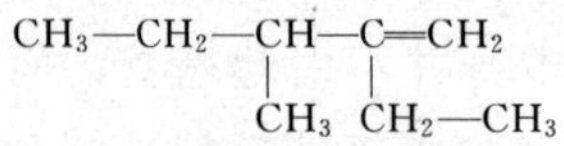

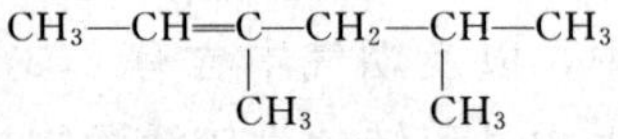

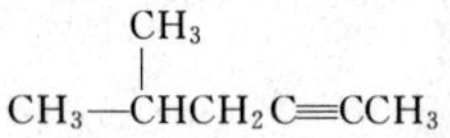

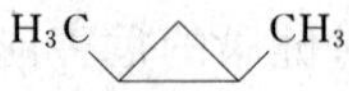

（9）$CH_3—CH(CH_3)CH_2C≡CCH_3$　（10）$H_3C$ $CH_3$　（11）

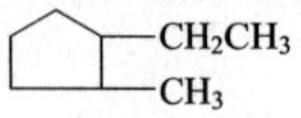

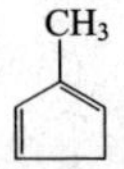

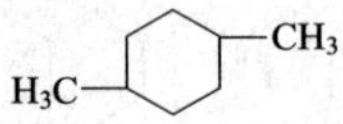

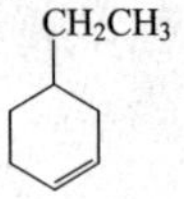

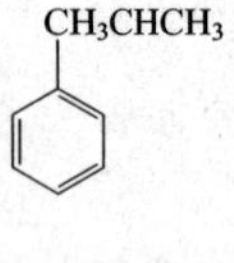

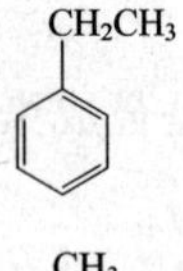

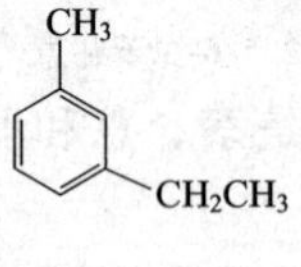

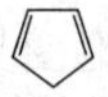

（12）$CH_2CH_3$ $CH_3$　（13）$CH_3$　（14）$H_3C$ $CH_3$　（15）$CH_2CH_3$

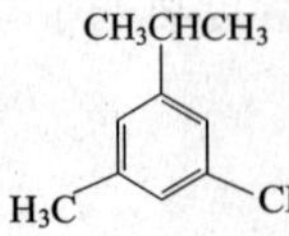

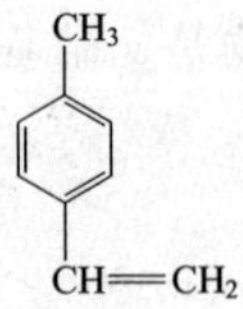

（16）$CH_3CHCH_3$　（17）$CH_2CH_3$　（18）$CH_3$ $CH_2CH_3$

（19）$CH_3CHCH_3$ $H_3C$ $CH_3$　（20）$CH_3$ $CH═CH_2$　（21）$CH_3CH_2C(CH_3)_2—CH(C_6H_5)CH_3$

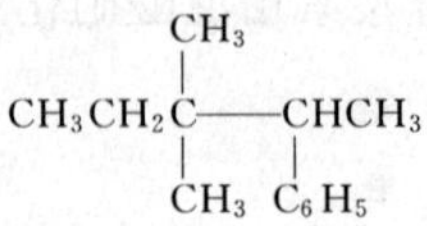

3. 将下列化合物按沸点由低至高排列

（1）2-甲基丙烷　（2）正戊烷　（3）2,2-甲基-己烷　（4）辛烷

4. 写出下列各化合物的结构式，并更正不正确的名称。

（1）3,4-二甲基戊烷　（2）2,2-二甲基-3-乙基己烷

（3）2-甲基-4-丙基庚烷　（4）3-叔丁基-2-甲基己烷

（5）2,3,6,6-四甲基-4-乙基辛烷　（6）2,3,3-三甲基丁烷

（7）(*Z*)-3-乙基-2-己烯　（8）3,4,4-三甲基-1-己炔

(9) 2-甲基-3-异丙基-1,3-戊二烯
(10) 2-甲基-1,3,5,-己三烯
(11) 1,3-二甲基环戊烯
(12) 乙基环己烷
(13) 环己二烯
(14) 1,3-二甲基环庚烷
(15) 2，4-二硝基甲苯
(16) 3-苯基-1-丁炔
(17) 二苯甲烷
(18) 对硝基氯苯

5. 写出分子式 $C_5H_{12}$ 烷烃的各种异构体，用系统命名法命名，并标出伯、仲、叔、季碳原子。

6. 写出分子式 $C_5H_{10}$ 烯烃的各种异构式，并用系统命名法命名。

7. 用简单的化学方法鉴别下列各组化合物。

(1) 丙烷、丙烯、丙炔　(2) 1-丁炔、2-丁炔　(3) 丁烷、2-丁烯、2-丁炔

8. 分析下列化合物，请写出顺反异构体，并用系统命名法命名（注明 $Z$ 或 $E$）。

(1) 丙烯　(2) 1-丁烯　(3) 2-丁烯　(4) 2-甲基-2-丁烯

9. 完成下列化学方程式：

(1) $CH_3-CH=CH_2+HCl\longrightarrow$

(2) $CH_2=CH_2+Cl_2\longrightarrow$

(3) $CH_3-CH_2-CH=CH_2+H_2\xrightarrow{Pt}$

(4) $CH_3-CH=CH-CH_3+H_2O\xrightarrow{H^+}$

(5) $CH_3-CH=\underset{\displaystyle CH_3}{\underset{|}{C}}-CH_3\xrightarrow{KMnO_4+H^+}$

(6) 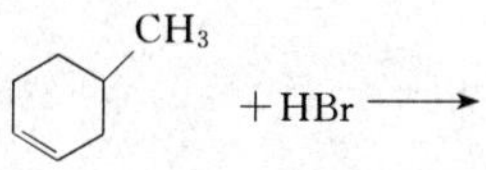 4-甲基环己烯（结构式）$+HBr\longrightarrow$

(7) 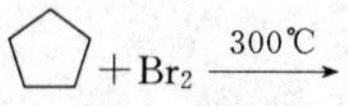 环戊烷（结构式）$+Br_2\xrightarrow{300℃}$

(8) 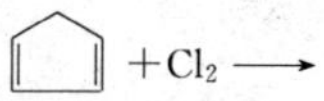 环戊烯（结构式）$+Cl_2\longrightarrow$

(9) 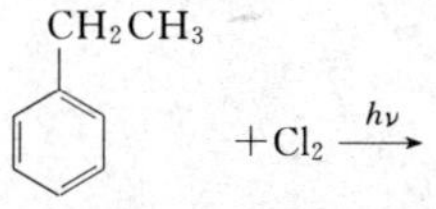 乙苯（结构式，$CH_2CH_3$）$+Cl_2\xrightarrow{h\nu}$

(10) 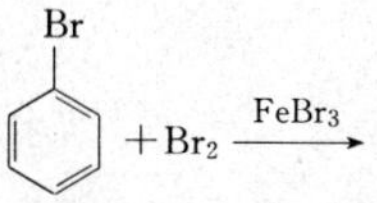 溴苯（结构式，Br）$+Br_2\xrightarrow{FeBr_3}$

(11) 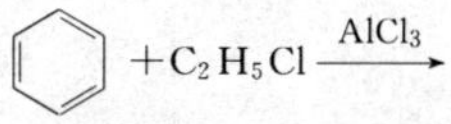 苯（结构式）$+C_2H_5Cl\xrightarrow{AlCl_3}$

(12) 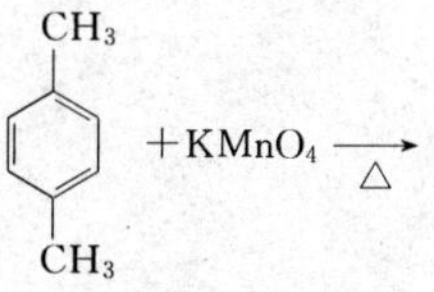 对二甲苯（结构式，$CH_3$，$CH_3$）$+KMnO_4\xrightarrow[\triangle]{}$

(13) 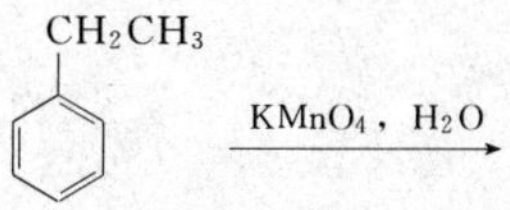 乙苯（结构式，$CH_2CH_3$）$\xrightarrow{KMnO_4，H_2O}$

(14) 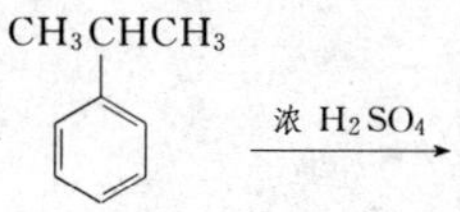 异丙苯（结构式，$CH_3CHCH_3$）$\xrightarrow{浓\ H_2SO_4}$

(15) 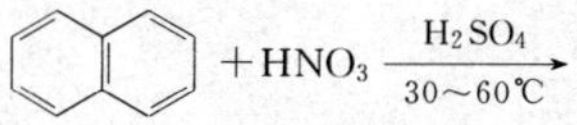 萘（结构式）$+HNO_3\xrightarrow[30\sim60℃]{H_2SO_4}$

(16) 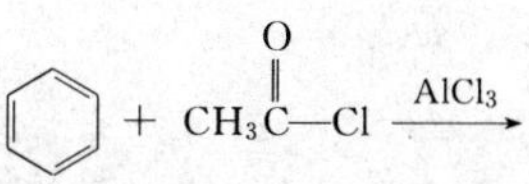 苯（结构式）$+CH_3\overset{\displaystyle O}{\overset{\|}{C}}-Cl\xrightarrow{AlCl_3}$

10. 合成下列化合物，需用哪种炔烃为原料？试写出反应式。

(1) $CH_3-\overset{\displaystyle Br}{\overset{|}{\underset{\displaystyle Br}{\underset{|}{C}}}}-CH_3$

(2) $CH_3-\underset{\displaystyle Br}{\underset{|}{C}}=\underset{\displaystyle Br}{\underset{|}{C}}-CH_3$

(3) $CH_3-C=O$ 
　　　　　　$|$
　　　　　$OH$

(4) $CH_3-C=O$
　　　　　　$|$
　　　　　$CH_3$

11. 两种互为同分异构体的丁烯，它们与碘化氢加成得到同一种碘代丁烷，写出这两个丁烯的结构式。

12. 某烃的分子式为 $C_7H_{14}$，当将其与 $KMnO_4$ 溶液一起加热后，生成4-甲基戊酸。判断该烃为何种物质？写出结构式和名称。

13. 异戊二烯与 $Br_2$ 加成可能生成何种产物？写出生成物的结构式。

14. 三甲苯的一种异构体，进行一元硝化时得到两种产物，写出这种三甲苯的名称、结构式。

15. 如何以苯为原料制取邻氯苯甲酸和间氯苯甲酸，分别写出各步骤的反应式。

16. 根据苯环上亲电取代定位规律，判断下列各组的反应难易程度

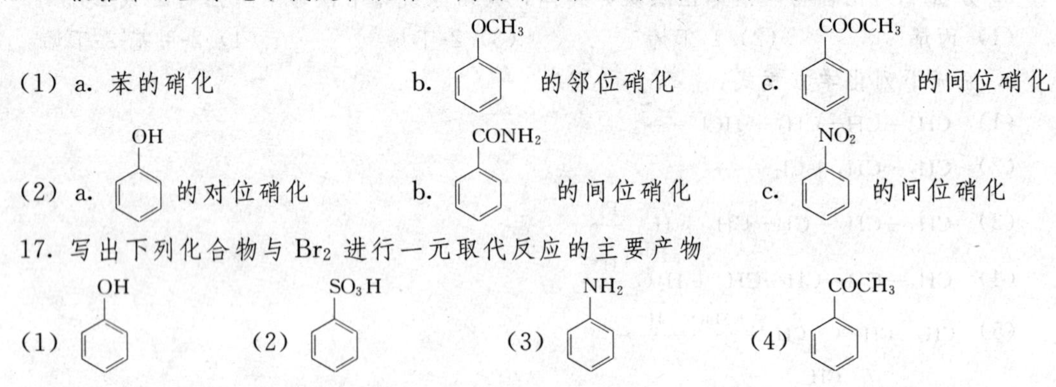

(1) a. 苯的硝化　　b. （$OCH_3$ 取代苯）的邻位硝化　　c. （$COOCH_3$ 取代苯）的间位硝化

(2) a. （OH 取代苯）的对位硝化　　b. （$CONH_2$ 取代苯）的间位硝化　　c. （$NO_2$ 取代苯）的间位硝化

17. 写出下列化合物与 $Br_2$ 进行一元取代反应的主要产物

(1) （OH 取代苯）　(2) （$SO_3H$ 取代苯）　(3) （$NH_2$ 取代苯）　(4) （$COCH_3$ 取代苯）

# 第10章 立体异构

同分异构现象在有机化学中极为普遍，这是构成有机化合物种类繁多、数目庞大的一个重要因素。有机化合物的异构现象可分为两大类：构造异构和立体异构。构造异构是指分子中原子相互连接的顺序和方式不同引起的异构，它包括四种类型：碳链异构、官能团位置异构、官能团异构和互变异构。立体异构是指分子的构造相同，但分子中原子或基团在空间的排列方式不同而引起的异构，它包括顺反异构（几何异构）、光学异构（对映异构）和构象异构三种。同分异构的分类见表 10-1。

**表 10-1 同分异构的分类**

<table>
<tr><td rowspan="6">同分异构</td><td rowspan="3">构造异构</td><td colspan="2">碳链异构(如:正丁烷和异丁烷)<br>官能团位置异构(如:1-丁烯和 2-丁烯)</td></tr>
<tr><td colspan="2">官能团异构(如:丁醇和乙醚)</td></tr>
<tr><td colspan="2">互变异构(如:烯醇式结构与酮式结构)</td></tr>
<tr><td rowspan="3">立体异构</td><td rowspan="2">构型异构</td><td>顺反异构(几何异构)</td></tr>
<tr><td>对映异构(光学异构)</td></tr>
<tr><td colspan="2">构象异构</td></tr>
</table>

## 10.1 光学异构

### 10.1.1 物质的光学活性

#### 10.1.1.1 偏振光

光是一种电磁波，其振动方向与前进方向互相垂直。普通光的光波在垂直于其前进方向所有可能的平面上振动，如图 10-1 所示。

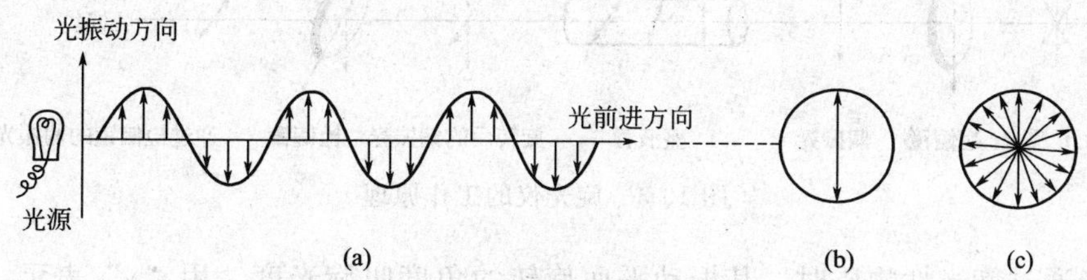


图 10-1 普通光的振动情况

(a) 光在纸面内振动振幅的周期性变化；(b) 光在纸面内振动振幅；(c) 光在所有平面内振动振幅

当普通光通过一个由方解石制成的尼克尔（Nicol）棱镜（其作用像一个栅栏）的晶体时，只有在与棱镜晶轴平行的平面上振动的光能够通过，而把在其他平面内振动的光阻挡

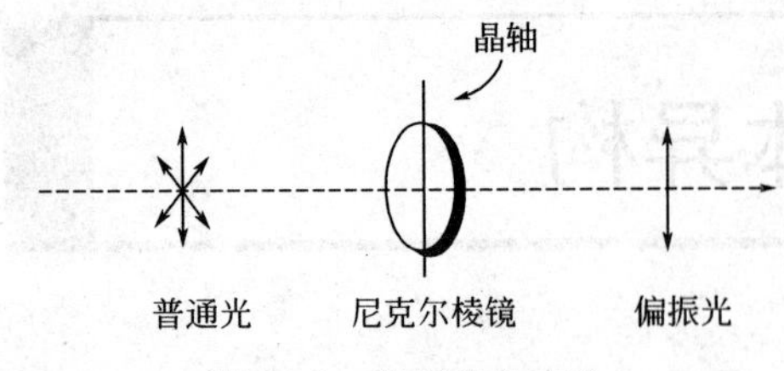

图 10-2 偏振光的产生

住，于是透过棱镜后射出的光就只在一个平面内振动了，如图 10-2 所示。这种透过尼克尔棱镜后只在一个平面内振动的光称为平面偏振光，简称偏振光。

#### 10.1.1.2 物质的旋光性

实验发现，当偏振光通过水、乙醇、丙酮、乙酸等物质时，其振动平面不发生改变，也就是说水、乙醇、丙酮、乙酸等物质对偏振光的振动平面没有影响（此类物质称为非旋光性物质或非光学活性物质）。而当偏振光通过葡萄糖、乳酸、氯霉素、酒石酸等物质（液态或溶液）时，其振动平面就会发生一定角度的旋转。物质的这种使偏振光的振动平面发生旋转的性质叫做旋光性；具有旋光性的物质叫做旋光性物质或光学活性物质。

能使偏振光的振动平面向右（顺时针方向）旋转的物质叫做右旋物质（简称右旋体），用（＋）表示；能使偏振光的振动平面向左（逆时针方向）旋转的物质叫左旋物质（简称左旋体），用（－）表示。如从肌肉中提取的乳酸就是（＋）乳酸，而由葡萄糖发酵得到的乳酸则是（－）乳酸。等量的左旋体和右旋体组成的混合体系，失去旋光性，称为外消旋体，用（±）表示。如酸牛奶中的乳酸就是（±）乳酸，外消旋体没有光学活性，但可以拆分为左旋体和右旋体两个有旋光活性的异构体。外消旋体的化学性质与对映体基本相同，但在生物体内，左、右旋体各自保持并发挥自己的功效。例如氯霉素左旋体具有强杀菌药效，而右旋体几乎无效。

#### 10.1.1.3 旋光度与比旋光度

旋光物质的旋光方向和旋转的角度可用旋光仪测定。旋光仪主要由光源、起偏镜、盛液管、检偏镜和目镜等几部分组成。光源发出的光通过起偏镜产生偏振光，偏振光通过盛液管，如果盛液管装的是乳酸等旋光物质，则会使偏振光的振动平面发生转动，检偏镜需要向左或向右旋转一定角度才能看到光透过；如果盛液管中装的是水等非旋光物质，检偏镜不需要旋转，只需与起偏镜保持平行，就可以看到光透过，如图 10-3 所示。

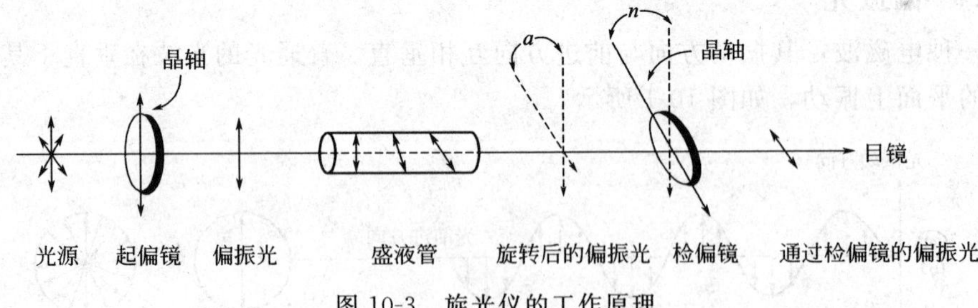

图 10-3 旋光仪的工作原理

偏振光通过旋光性物质时，其振动平面旋转的角度叫旋光度，用“$\alpha$”表示。由旋光仪测得的旋光度与盛液管的长度、被测样品的浓度、所用溶剂及测定时的温度和光源的波长都有关。为了比较不同物质的旋光性，消除溶液浓度和盛液管长度对旋光度的影响，通常在光源波长和测定温度一定的条件下，把被测样品的浓度规定为 1g/mL，盛液管的长度规定为 1dm，这时测得的旋光度叫比旋光度（也叫比旋度），用 $[\alpha]$ 表示，比旋光度 $[\alpha]$ 与旋光度 $\alpha$ 的关系为：

$$[\alpha]_{\lambda}^{t}=\frac{\alpha}{cl}(\text{溶剂})$$

式中　$\alpha$——用旋光仪所测得的旋光度；

$c$——旋光物质的浓度，g/mL，如果是纯液体，$c$ 则改为密度 $\rho$，单位为 $g/cm^3$；

$l$——盛液管的长度，dm；

$\lambda$——测定时光源的波长（通常用钠光作光源，波长为 589nm，用 D 表示）；

$t$——测定时的温度，℃。

比旋光度是旋光性物质的一个物理常数。在药品检验中，就是根据测定结果与《中国药典》中的旋光物质的比旋光度比较是否一致，来区别或检查某些药品的纯杂程度，也可用以测定含量。测定时要注意与《中国药典》规定的条件（温度、浓度、溶剂、波长等）一致。

**例 10-1**　《中国药典》规定氯霉素无水乙醇溶液的比旋度为＋18.5°～＋21.5°，精密称取经干燥的本品 5.4498g，加无水乙醇使溶解，置 100mL 的量瓶中，稀释至刻度。用 2dm 测定管于 20℃测得旋光度为＋2.2°，问该氯霉素的比旋度是否符合规定？

**解**：已知 $\alpha=+2.2°$，$c=5.4498$g/mL，$l=2$dm，则

$$[\alpha]_{D}^{20}=\frac{\alpha}{cl}=\frac{100\times 2.2}{5.4498\times 2}=20.18°$$

该氯霉素的比旋度为＋20.18°，符合《中国药典》2005 年版规定。

## 10.1.2　含有一个手性碳原子的化合物

### 10.1.2.1　物质的旋光性与分子结构的关系

为什么有些物质具有旋光性，而有些物质没有旋光性？大量事实表明，这与物质的分子结构是否具有手性有关。

如果把左手放在一面镜子前，可以观察到镜子里的镜像与右手完全一样（图 10-4）。所以，左手和右手具有互为实物与镜像的关系，两者不能重合（图 10-5）。因此，把这种物体与其镜像不能完全重合的性质称为手性。

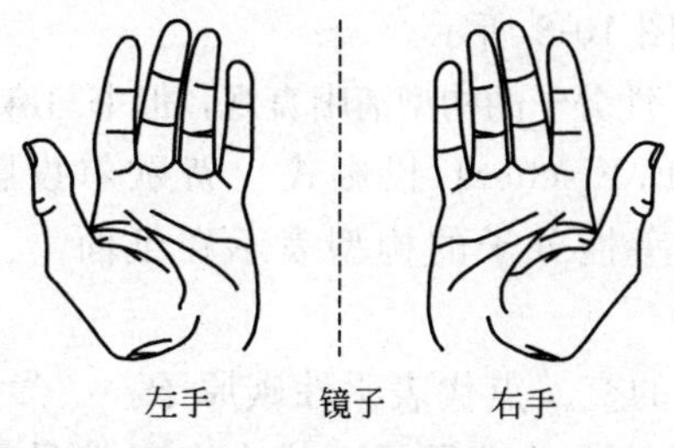


图 10-4　左手的镜像是右手

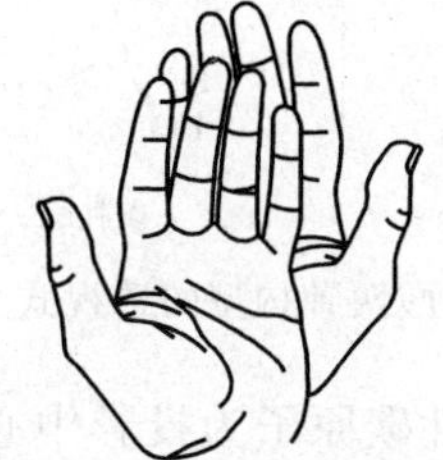

图 10-5　左手和右手不能重合

手性不仅是某些宏观物质的特性，有些微观分子也具有手性，这种互为实物与其镜像不能重合的分子称为手性分子。凡是手性分子，必有互为镜像关系的两种构型，如左旋乳酸和右旋乳酸（图 10-6 和图 10-7）。这种构造相同，构型不同，互为实物与镜像关系而不重合的立体异构体叫做对映异构体，简称对映体。对映体是成对存在的，它们的旋转角度相同，但旋光方向相反，如（＋）乳酸的 $[\alpha]_{D}^{20}=+3.28°$（水），（－）乳酸的 $[\alpha]_{D}^{20}=-3.28°$（水）。

手性分子必然存在着对映异构现象。或者说，分子的手性是产生对映异构的充分必要条件。

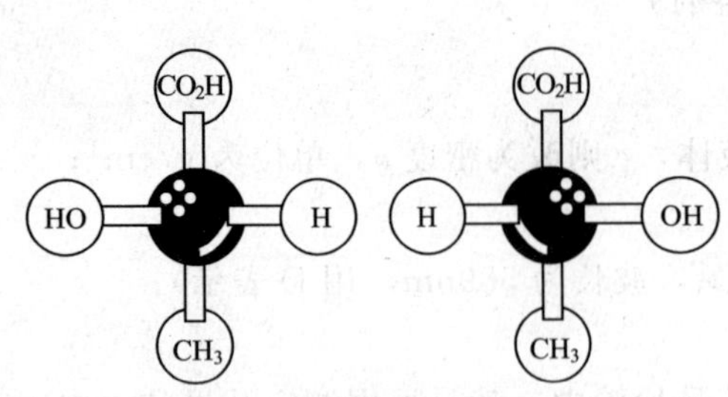


图 10-6　乳酸球棒模型

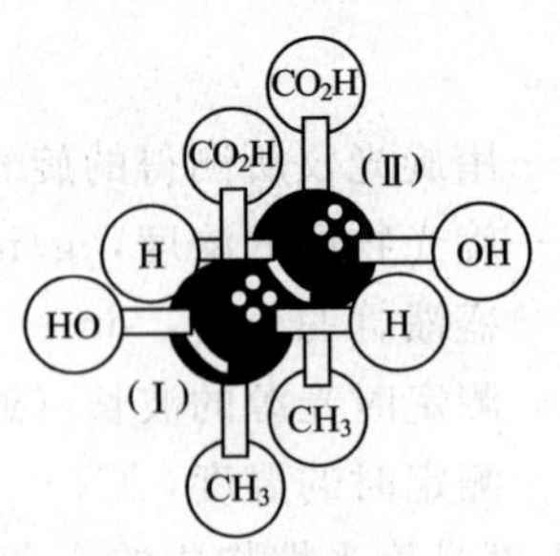


图 10-7　重合操作

凡具有手性的分子都具有旋光性质。分子的手性产生于分子的内部结构，与分子的对称性有关。判断一个分子是否具有手性，可通过分析分子中有无对称因素。不存在任何对称因素的分子称为不对称分子，不对称分子一定是手性分子，手性分子必然具有旋光性；具有旋光性的分子都是手性分子。分子的对称因素包括对称轴、对称面和对称中心。一般来讲，不存在对称面和对称中心的分子是手性分子，即具有旋光性。

### 10.1.2.2　手性碳原子

在有机分子中，$sp^3$ 杂化的碳原子是四面体结构。如果碳原子与四个不同的原子或基团相连接时，这样的饱和碳原子叫手性碳原子，简称手性碳，一般用（*）标记。

$$CH_3-\overset{\overset{\large Cl}{|}}{C^*}H-COOH \qquad CH_3-\overset{\overset{\large OH}{|}}{C^*}H-CHO \qquad CH_3-CH_2-\overset{\overset{\large Br}{|}}{C^*}H-CH_3$$

只含有一个手性碳原子的分子没有任何对称因素，所以是手性分子。

### 10.1.2.3　手性分子构型的表示方法

对映体在结构上的区别在于原子或基团在空间的相对位置不同，所以一般的平面表达式无法表示立体的分子构型，一般常用透视式和投影式表示。

（1）透视式　透视式是将手性碳原子和另外两个基团放在纸面上，用细实线表示处于纸平面，用楔形实线表示伸向纸面前方，用楔形虚线表示伸向纸面后方，如图 10-8 所示。

COOH, $H_3C$, C, H, OH　(+)-乳酸　｜　COOH, H, C, $CH_3$, HO　(−)-乳酸

图 10-8　乳酸两种构型的透视式

用透视式表示手性分子的构型清晰直观，但书写麻烦。

（2）费歇尔（E. Fischer）投影式　费歇尔投影式是采用投影的方法将手性分子的构型表示在纸面上。投影的规则是：

① 以手性碳原子为投影中心，画十字线，十字线的交叉点代表手性碳原子；

② 一般把分子中的碳链放在竖线上，且把氧化态较高的碳原子（或命名时编号最小的碳原子）放在上端，其他两个原子或基团放在横线上；

③ 竖线上的原子或基团表示指向纸平面后方，横线上的原子或基团表示指向纸平面前方。

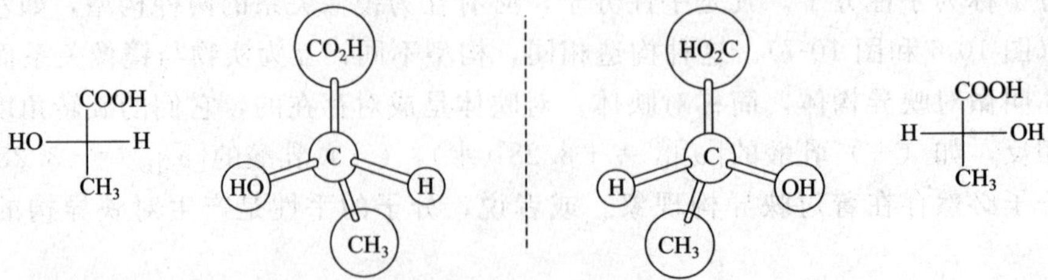

另外还应注意以下几点：

① 由于费歇尔投影式是用平面结构来表示分子的立体构型，所以在书写费歇尔投影式时，必须将模型按规定的方式投影，不能随意改变投影原则（横前竖后，交叉点为手性碳原子）；

② 费歇尔投影式不能离开纸面翻转，否则构型改变；

③ 费歇尔投影式可在纸面内旋转 180°或其整数倍，其构型不变；若旋转 90°或它的奇数倍，其构型改变。

④ 如果固定手性碳原子的一个基团位置不动，其余三个顺时针或逆时针旋转，则不会改变原化合物构型。

#### 10.1.2.4　构型的标记法

(1) D、L 标记法　在 1951 年前还没有实验方法（X 射线衍射法尚未问世）来测定分子的构型，费歇尔选择甘油醛作为标准，按投影原则写出甘油醛的费歇尔投影式，并人为规定其构型如下。

| CHO | | CHO |
|---|---|---|
| H—┼—OH | | HO—┼—H |
| $CH_2OH$ | | $CH_2OH$ |
| D-(+)-甘油醛 | | L-(−)-甘油醛 |

将其他分子的对映体构型与标准甘油醛通过各种直接或间接的方式相联系，来确定其构型。D、L 标记法有一定的局限性，它一般只能标记含一个手性碳原子的构型。但由于长期习惯，在糖类和氨基酸化合物中仍沿用 D、L 标记法。

D、L 标记法，是早期人们无法实际测出旋光物质的绝对构型而与人为规定的标准物相联系得出的相对构型，它只表示构型，不表示旋光方向，旋光方向只能测定。

(2) *R*、*S* 标记法　为了表示旋光异构体的不同构型，需要对手性分子进行标记，*R*、*S* 标记法是普遍使用的一种构型标记方法。该法是根据手性碳原子所连 4 个原子或基团在空间的排列来标记的，其具体方法如下。

① 根据次序规则，将手性碳原子上所连 4 个原子或基团（a，b，c，d）按优先次序排列；并设 a＞b＞c＞d。

② 将次序最小的原子或基团（d）放在距离观察者视线最远处，并令其和手性碳原子及眼睛三者成一条直线，这时其他 3 个原子或基团则分布在距离眼睛最近的同一平面上。

③ 按优先次序观察其他 3 个原子或基团的排列顺序，如果 a→b→c 按顺时针排列，该化合物的构型称为 *R* 型；如果 a→b→c 按逆时针排列，则称为 *S* 型，如图 10-9 所示。

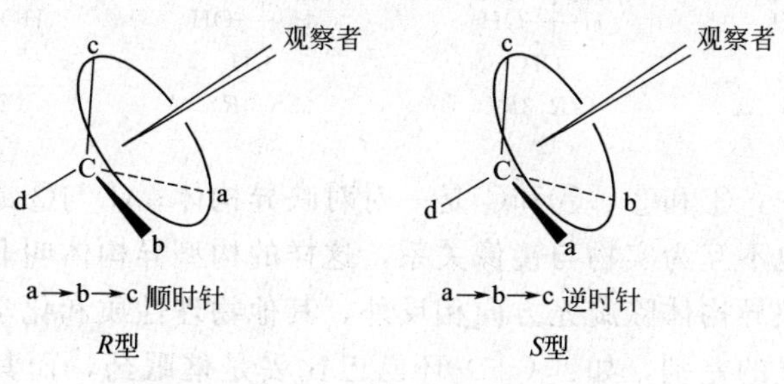


图 10-9　*R*、*S* 标记法

对于一个给定的费歇尔投影式，可以按下述方法标记其构型。

当按次序规则排列最小的原子或基团 d 处于投影式的竖线上时，如果其他 3 个原子或基团 a→b→c 为顺时针方向，则此投影式代表的构型为 *R* 型；反之，a→b→c 为逆时针方向排列，则为 *S* 型，如图 10-10 所示。

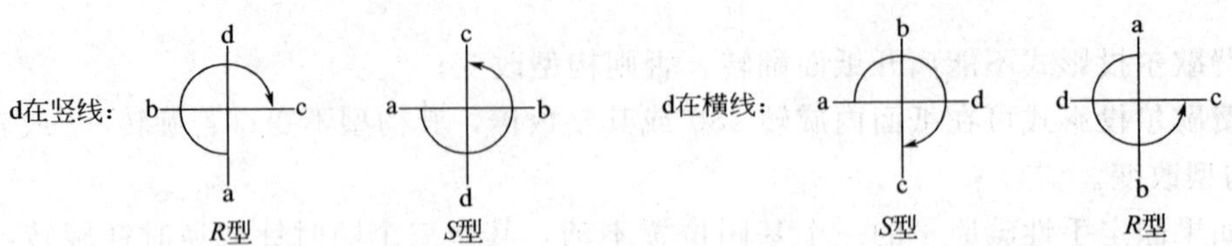


图 10-10　投影式的标记（a>b>c>d）

例如：

$$CH_3CH_2-\overset{H}{\underset{OH}{+}}-CH_3 \qquad CH_3CH_2-\overset{OH}{\underset{H}{+}}-CH_3$$

*R*-2-丁醇　　*S*-2-丁醇

当按次序规则排列最小的原子或基团 d 处于投影式的横线上时，如果其他 3 个原子或基团 a→b→c 为顺时针方向，则此投影式代表的构型为 *S* 型；反之，a→b→c 为逆时针方向排列，则为 *R* 型。

例如：

$$H-\overset{CHO}{\underset{CH_2OH}{+}}-OH \qquad OH-\overset{CHO}{\underset{CH_2OH}{+}}-H$$

*R*-甘油醇　　*S*-甘油醇

需要说明的是，*R*、*S* 标记法只表示光学异构体的不同构型，与旋光方向无必然联系。

## 10.1.3　含有两个手性碳原子化合物的对映异构

含有两个手性碳原子的化合物的旋光异构问题，根据两个手性碳所连的 4 个原子或基团是否对应相同，可分两种情况讨论。

### 10.1.3.1　含有两个不相同手性碳原子化合物的对映异构

含有两个不同的手性碳原子的化合物有四个对映异构体（两对对映体）。如 2,3-二羟基丁酸$\left(CH_3-\overset{OH}{\overset{|}{C^*}}H-\overset{OH}{\overset{|}{C^*}}H-COOH\right)$可形成以下 4 个对映异构体：

| ① | ② | ③ | ④ |
|---|---|---|---|
| COOH<br>HO—H<br>HO—H<br>CH₃ | COOH<br>H—OH<br>H—OH<br>CH₃ | COOH<br>HO—H<br>H—OH<br>CH₃ | COOH<br>H—OH<br>HO—H<br>CH₃ |
| (2*S*,3*S*) | (2*R*,3*R*) | (2*S*,3*R*) | (2*R*,3*S*) |

上述 4 个异构体中，①和②、③和④是一对对映异构体；①与③或④、②与③或④之间既不是同一化合物，也不互为实物与镜像关系，这样的构型异构体叫非对映异构体。

一般情况下，对映异构体除旋光方向相反外，其他物理性质和化学性质相同，但生理活性和药理作用却有明显的差别，如：（+）-环己巴比妥是催眠药，而其（－）-环己巴比妥几乎没有催眠作用。非对映异构体物理性质不同，化学性质基本相同。但药理的活性也一样差别很大，如麻黄碱和伪麻黄碱就是一对非对映异构体，麻黄碱（左旋体）具有兴奋中枢神经系统的作用，能收缩血管，增高血压，用作血管收缩药和平喘药。而伪麻黄碱（右旋体）上述作用较弱，临床上用作减轻鼻和支气管充血的支气管扩张药。因此，可以用作减轻过敏性鼻炎、鼻炎及鼻窦炎引起的鼻充血症状。

#### 10.1.3.2 含有两个相同手性碳原子化合物的对映异构

2,3-二羟基丁二酸（$HOOC—\overset{OH}{\overset{|}{C^*}}H—\overset{OH}{\overset{|}{C^*}}H—COOH$）即酒石酸，是含两个相同手性碳原子（即两个手性碳原子上连有同样的4个不同原子或基团）的化合物，可以形成4个分子构型，即：

| ① | ② | ③ | ④ |
|---|---|---|---|
| COOH<br>H—+—OH<br>HO—+—H<br>COOH | COOH<br>HO—+—H<br>H—+—OH<br>COOH | COOH<br>HO—+—H<br>HO—+—H<br>COOH | COOH<br>H—+—OH<br>H—+—OH<br>COOH |
| (2*R*,3*R*) | (2*S*,3*S*) | (2*S*,3*R*) | (2*R*,3*S*) |

①与②互呈实物与镜像关系；将③在纸面内旋转180°后，与④重合，因此③与④是同一种化合物。虽然③和④都含手性碳原子，但由于分子中存在一个对称面（$C_2$和$C_3$之间，垂直于纸面），所以使整个分子不具有手性，也没有旋光性。这种由于分子中存在对称面而使分子内部旋光性相互抵消的化合物，称为内消旋体，用meso表示。因此，酒石酸分子有3个旋光异构体，即左旋体、右旋体和内消旋体，且左旋体或右旋体与内消旋体是非对映异构体关系。

在旋光异构体中，外消旋体与内消旋体都没有旋光性，但两者有本质上的区别。外消旋体是混合物，它是由等量的左旋体和右旋体组成；而内消旋体是纯净物，它没有旋光性是由于分子内存在对称因素引起的。

手性碳原子是使分子具有手性的普通因素，但含有手性碳原子并不是分子具有手性的充分和必要条件。事实表明，如果分子中含有$n$个不相同的手性碳原子，理论上必然存在$2^n$个旋光异构体。其中有$2^{n-1}$对对映体，组成$2^{n-1}$个外消旋体。若分子中有相同的手性碳原子，因为存在内消旋体，所以构型异构体数目少于$2^n$个。

## 10.2 构象异构

在有机化学的发展中，对分子结构的认识经历了一个较长的历史过程，最初认为单键可以自由旋转，不受任何阻碍。随着实验和理论研究的逐步深入，到了1936年才认识到，即便像乙烷（$CH_3—CH_3$）这样简单的分子，碳-碳单键的旋转也不是自由的，需要克服一定的能垒（约12.6kJ/mol）才能转动，于是提出了构象的概念。

### 10.2.1 乙烷的构象

#### 10.2.1.1 基本概念

乙烷是最简单的C—C键化合物。在乙烷分子中，如果固定一个甲基，使另一个甲基绕C—C键转动，两个甲基上的氢原子的相对位置就会不断地变化，形成不同的空间排列方式。这种由于绕单键旋转而产生的分子中原子或基团在空间的不同排列方式叫作构象。构造相同，而具有不同构象的化合物互称为构象异构体。由于乙烷的C—C键可自由旋转，乙烷的构象异构体有无限多个。

### 10.2.1.2　表示方法

常用来表示构象的方式有透视式和纽曼投影式（Newman）两种。透视式又称锯架式，它是从侧面观察分子，夸大键的长度，把所有原子和键都能画出来，但比较难画；纽曼投影式是沿 C—C 键的延长线上观察分子，用三线交点表示距眼睛近（前面）的碳原子（从圆心伸出），用圆圈表示距眼睛远（后面）的碳原子（从圆周伸出），每个碳原子上的 3 个 C—H 键互成 120°。

（1）透视式

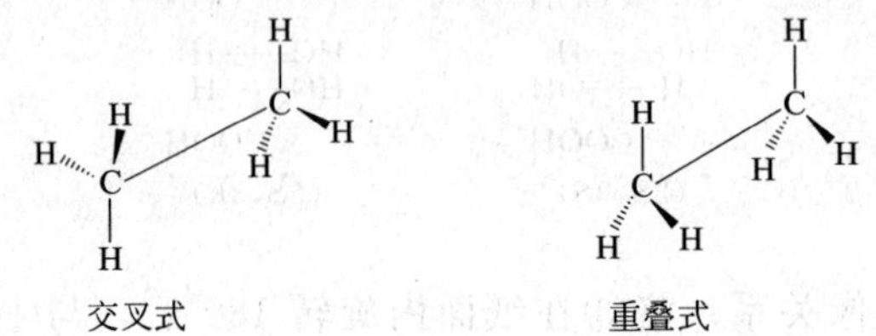


（2）纽曼投影式

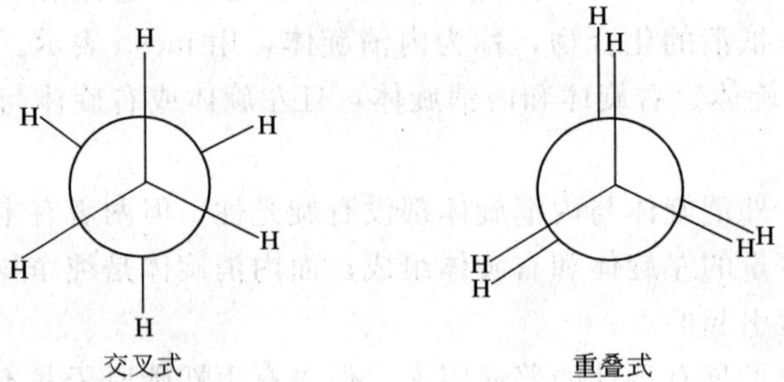


### 10.2.1.3　乙烷的典型构象

在乙烷无穷多个构象中，两个甲基相互重叠，两个碳原子上氢原子彼此距离最近，相互的排斥力最大，能量最高，最不稳定，这种构象叫重叠式（或顺叠式）构象。围绕 C—C 单键转动，当转到两个碳原子上的氢原子彼此相距最远，也就是两个甲基正好互相交叉，相互间的排斥力最小，因而能量最低，是最稳定的构象，这时的构象叫交叉式（或反叠式），也叫优势构象。重叠式和交叉式是乙烷的两种典型构象。

构象不同，分子能量不同，稳定性也不同。重叠式与交叉式构象之间的能量差为 12.6kJ/mol，其他构象的能量介于这两者之间，如图 10-11 所示。乙烷从交叉式旋转到重叠

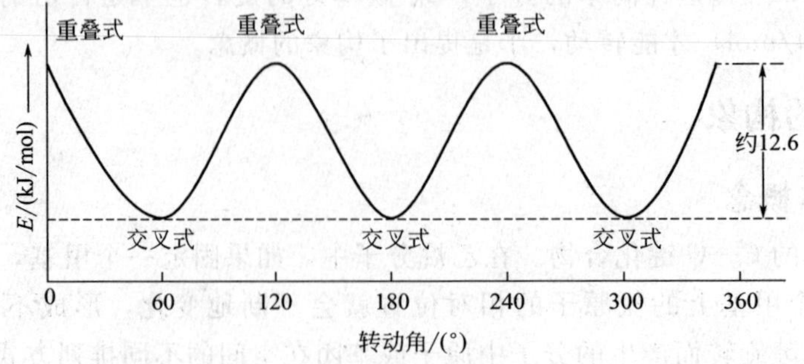


图 10-11　乙烷能量变化曲线

式必须克服一个约 12.6kJ/mol 的能量，这个能量来自两个碳原子的 C—H 键的 $\sigma$ 电子对的相互排斥力。这个能值较小，室温下的热能就足以使这两种构象之间以极快的速度互相转变，因此可以把乙烷看做是交叉式与重叠式以及介于两者之间的无限个构象异构体的平衡混合物。在室温下，不可能分离出某个构象异构体。

## 10.2.2 丁烷的构象

### 10.2.2.1 丁烷的典型构象

丁烷的构象比乙烷复杂得多，围绕 $C_2$—$C_3$ 单键为轴旋转，根据两个碳原子上所连接的两个甲基的空间相对位置，可以写出 4 种典型的构象式，如图 10-12 所示。

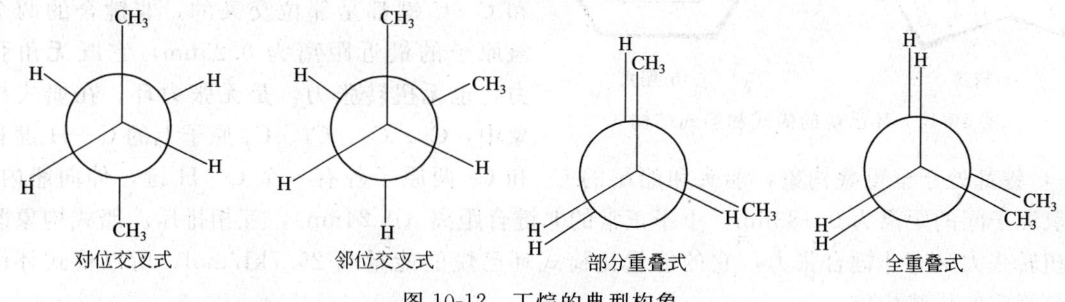


图 10-12 丁烷的典型构象

### 10.2.2.2 丁烷构象的能量变化

从图 10-13 中可以看出，在丁烷无穷多个构象中，能量高低变化为：对位交叉式＜邻位交叉式＜部分重叠式＜完全重叠式；稳定性高低变化为：对位交叉式＞邻位交叉式＞部分重叠式＞完全重叠式。因此丁烷的优势构象为能量最低、最稳定的对位交叉式。

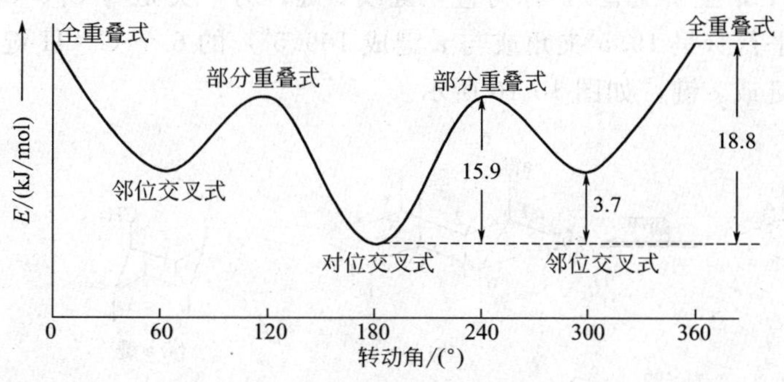


图 10-13 丁烷构象的能量变化曲线

## 10.2.3 环己烷的构象

### 10.2.3.1 环己烷的船式构象和椅式构象

在环己烷分子中，碳原子是 $sp^3$ 杂化，要保持 C—C 键角 109.5°，环己烷分子中的 6 个碳原子可以有两种典型的空间排列形式：一种是环中 $C_1$、$C_2$、$C_4$、$C_5$ 都在同一个平面内，$C_3$ 和 $C_6$ 分别在平面的上面和下面，其形状就像一把椅子，$C_3$ 像椅背，$C_6$ 像椅腿，这种构象称为椅式构象。另一种是环中 $C_1$、$C_2$、$C_4$、$C_5$ 4 个原子在同一平面内，$C_3$ 和 $C_6$ 两个原子都在平面的上面，形状像船，$C_3$ 和 $C_6$ 两原子分别是船头和船尾，这种构象称为船式构象，如图 10-14 所示。

图 10-14 环己烷的两种典型构象

环己烷的椅式构象和船式构象（图 10-15），可通过 C—C 的扭动而相互翻转，椅式构象和船式构象在常温下处于相互翻转的动态平衡。椅式构象中，任何两个相邻的 C—H 键和 C—C 键都是邻位交叉的，非键合的两个氢原子的最近距离为 0.25nm，它既无角张力，也无扭转张力，是无张力环。在船式构象中，$C_1$、$C_2$、$C_4$、$C_5$ 原子上的 C—H 键和 C—C 键都处于全重叠构象，船头和船尾的 $C_3$ 和 $C_6$ 两原子各有一个 C—H 键，伸向船内，两氢原子间的距离为 0.183nm，小于正常的非键合距离（0.24nm），互相排斥。船式构象既有扭转张力又有非键合张力，它的能量比椅式环己烷的能量高 29.7kJ/mol，所以椅式环己烷是稳定的优势构象。

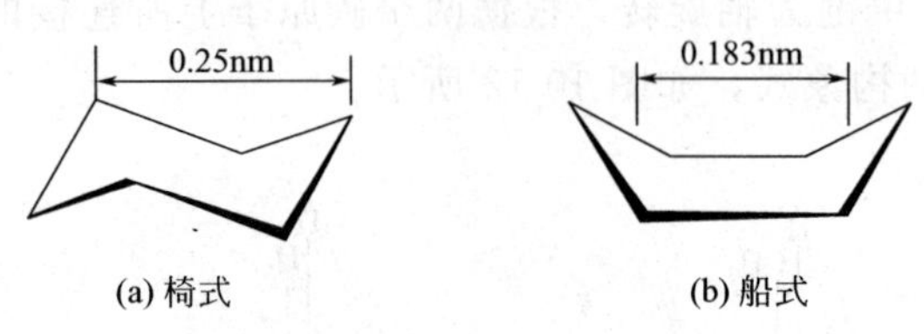


图 10-15 环己烷的椅式和船式结构

### 10.2.3.2 椅式构型中的直立键和平伏键

在环己烷的椅式构象中，$C_1$、$C_3$、$C_5$ 构成一个平面，$C_2$、$C_4$、$C_6$ 构成一个平面，两平面是平行的，实验证明这两个平面的距离为 0.05nm。在椅式构象中可以把 12 个 C—H 键分成两类，一类是垂直于 $C_1$、$C_3$、$C_5$ 平面和 $C_2$、$C_4$、$C_6$ 平面的 6 个 C—H 键（3 个方向朝上，3 个方向朝下，上下交替），称为直立键或 a 键；另一类是与 $C_1$、$C_3$、$C_5$ 平面和 $C_2$、$C_4$、$C_6$ 平面近似平行（呈 19.5°夹角或与 a 键成 109.5°）的 6 个 C—H 键（3 个向左，3 个向右），称为平伏键或 e 键，如图 10-16 所示。

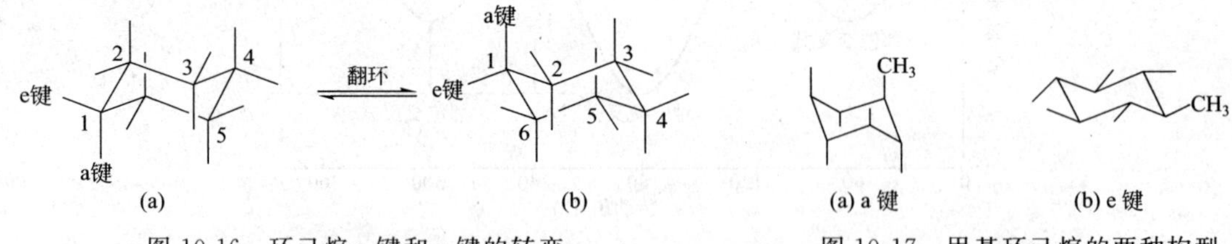


图 10-16 环己烷 a 键和 e 键的转变　　图 10-17 甲基环己烷的两种构型

环己烷分子在不停地做热运动，它可以由一种椅式构象翻转成另一种椅式构象，在翻转过程中，原来的 a 键就变成 e 键，原来的 e 键则变成了 a 键。

### 10.2.3.3 环己烷衍生物的优势构象

以 a 键相连的氢原子之间的距离比以 e 键相连的氢原子之间距离近，因此取代环己烷构象较复杂，一般以 e 键与环相连的为优势构象。如甲基环己烷中，甲基在 a 键时，受到同侧两个 a 键上的氢的排斥作用，内能较高，不太稳定；而甲基在 e 键时，没有上述情况，内能较低，比较稳定。因此，甲基以 e 键与环相连的为优势构象。取代基越大，在 e 键上的构象的比率越大，如图 10-17 所示。

## 习　题

1. 区分下列名词。

(1) 普通光和偏振光　　(2) 旋光度和比旋光度

(3) 手性分子和手性碳原子　　(4) 对映异构体和非对映异构体

(5) 内消旋体和外消旋体　　(6) 构象和构型

2. 下列化合物分子中有无手性碳原子（用 * 标出），写出可能有的旋光异构体的投影式，用 $R$、$S$ 标记，并指出内消旋体和外消旋体。

(1) 2-溴丁烷　　(2) 2,2-二甲基丁烷

(3) 2,3-二氯丁醛　　(4) 2,3-二氯丁二酸

3. 写出符合下列条件的化合物的构造式。

(1) 含有一个手性碳原子的分子式为 $C_7H_{16}$ 烷烃。

(2) 含有两个手性碳原子的二氯丁烷。

4. 下列化合物哪些是对映异构体、非对映异构体、构造异构体或同一化合物。

(1)
$$\begin{array}{c} Cl \\ | \\ H\cdots C — Br \\ H_3C \end{array} \qquad \begin{array}{c} CH_3 \\ | \\ Br\cdots C — Cl \\ H \end{array}$$

(2)
$$\begin{array}{c} CH_2OH \\ H — \!\!\!+\!\!\! — OH \\ CH_2OH \end{array} \qquad \begin{array}{c} CHO \\ HO — \!\!\!+\!\!\! — H \\ CH_2OH \end{array}$$

(3) （环丙烷结构：COOH, H, H, COOH　　HOOC, H, H, COOH）

(4) 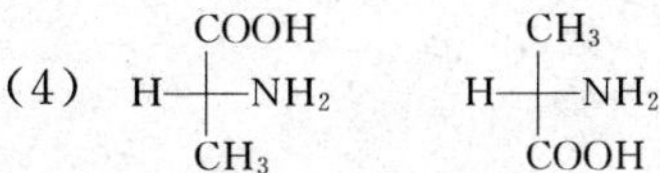

$$\begin{array}{c} COOH \\ H — \!\!\!+\!\!\! — NH_2 \\ CH_3 \end{array} \qquad \begin{array}{c} CH_3 \\ H — \!\!\!+\!\!\! — NH_2 \\ COOH \end{array}$$

(5)
$$\begin{array}{c} CH_3 \\ HO — \!\!\!+\!\!\! — H \\ HO — \!\!\!+\!\!\! — H \\ CH_3 \end{array} \qquad \begin{array}{c} CH_3 \\ H — \!\!\!+\!\!\! — OH \\ H — \!\!\!+\!\!\! — OH \\ CH_3 \end{array}$$

(6) （锯架式：OH, H, COOH; H, CH_3, OH　　COOH, H, OH; HO, H, CH_3）

5. 标记下列化合物的构型并命名。

(1)
$$\begin{array}{ccc} H_3C & & CH_2CH_3 \\ & C=C & \\ CH_3CH_2 & & CH_3 \end{array}$$

(2)
$$\begin{array}{c} CH_3 \\ H — \!\!\!+\!\!\! — OH \\ CH_2CH_3 \end{array}$$

(3)
$$\begin{array}{c} Cl \\ H — \!\!\!+\!\!\! — Br \\ CH_3 \end{array}$$

(4)
$$\begin{array}{ccc} H & & CH_2CH_2CH_3 \\ & C=C & \\ CH_3CH_2 & & CH_3 \end{array}$$

(5)
$$\begin{array}{ccc} H_3C & & CH_2CH_3 \\ & C=C & \\ CH_3CH_2 & & CH_3 \end{array}$$

(6)
$$\begin{array}{c} CH=CH_2 \\ H — \!\!\!+\!\!\! — CH_2CH_3 \\ C\equiv CH \end{array}$$

6. 画出下列化合物的优势构象。

(1) 乙烷　　(2) 丁烷　　(3) 环己烷　　(4) 甲基环己烷

7. 画出 1,2-二溴乙烷指定构象的纽曼投影式，并排列稳定性顺序。

(1) 全重叠式构象　　(2) 部分重叠式构象　　(3) 两种不同的交叉式构象

8. 旋光化合物 A($C_6H_{10}$)，能与硝酸银氨溶液生成白色沉淀 B($C_6H_9Ag$)。将 A 催化加氢生成 C($C_6H_{14}$)，C 没有旋光性。写出 A、B、C 的构造式。

9. 判断下列叙述哪些是正确的，哪些是错误的？

(1) 一对对映异构体总有实物与镜像关系。

(2) 具有手性碳原子的化合物都是手性分子。

(3) 内消旋体和外消旋体都无旋光性，都是非手性分子。

(4) 对映异构体通过单键旋转可以变为非对映异构体。

(5) 一种异构体转变为其对映异构体时，必须断裂与手性碳相连的键。

(6) 具有 $R$ 构型的手性化合物都是右旋体。

(7) 在丁烷构象的平衡体系中，因为全重叠式能量最高，所以平衡体系中不含有全重叠式。

(8) 1,1-二溴环己烷的两个溴原子都连在 e 键上。

# 第11章　卤代烃

烃分子中的氢原子被卤素原子取代后的化合物称为卤代烃。卤代烃是烃的卤素衍生物。卤素原子（F、Cl、Br、I）是卤代烃的官能团。自然界中含卤素的有机物很少见，目前已经得到的天然有机卤代物大多来源于海洋生物。在医药上，卤代烃是合成麻醉剂和防腐剂等的重要中间体和原料。

## 11.1　卤代烃的分类

（1）根据卤代烃分子中烃基结构的不同，卤代烃可分为：脂肪卤代烃（饱和卤代烃与不饱和卤代烃）、脂环卤代烃和芳香卤代烃。不饱和卤代烃中，卤素与碳-碳双键（C═C）直接相连的（如：氯乙烯和氯苯）叫乙烯型卤代烃；卤素与碳-碳双键（C═C）之间隔开一个饱和碳原子（$\alpha$-碳原子）的（如：3-氯丙烯或卤化苄）叫烯丙型卤代烃。

（2）根据卤代烃分子中卤原子所连碳原子类型不同，可分为伯卤代烃（一级卤代烃 1°）、仲卤代烃（二级卤代烃 2°）、叔卤代烃（三级卤代烃 3°）。

（3）根据卤代烃分子中卤素原子的种类不同，可分为：氟代烃、氯代烃、溴代烃、碘代烃。

| $CF_2=CF_2$ | $CH_3CH_2Cl$ | $CH_3CH_2Br$ | $CH_3CH_2I$ |
|---|---|---|---|
| 四氟乙烯 | 氟乙烷 | 溴乙烷 | 碘乙烷 |

（4）根据卤代烃分子中所含卤原子数目的不同可分为：一卤代烃、二卤代烃和多卤代烃。

| $C_6H_5$—Br | $CH_2Cl_2$ | $CHI_3$ | $CCl_2F_2$ |
|---|---|---|---|
| 溴苯 | 二氯甲烷 | 三碘甲烷（碘仿） | 二氟二氯甲烷 |

## 11.2　卤代烃的命名

（1）习惯命名法　简单卤代烃根据卤原子所连的烃基的名称将其命名为“卤某烃”或“某烃基卤”。

| $CH_3CH_2Cl$ | $CH_2=CHCl$ | $CH_3CH=CH_2Cl$ |
|---|---|---|
| 氯乙烷 | 氯乙烯 | 丙烯基氯 |
| （饱和卤代烃） | （不饱和卤代烃） | （丙烯型氯代烃） |
| $CH_2=CHCH_2Cl$ | $C_6H_5$—Cl | $C_5H_9$—Cl |
| 烯丙基氯 | 氯苯 | 氯代环戊烷 |
| （烯丙型卤代烃） | （芳香卤代烃） | （脂环卤代烃） |

（2）系统命名法　结构复杂的卤代烃要用系统命名法，卤原子为取代基。选择带有卤原

子的最长的碳链为主链，先按“最低系列”原则将主链编号，然后按次序规则中“较优基团后列出”来命名。

① 饱和卤代烃（卤代烷烃）

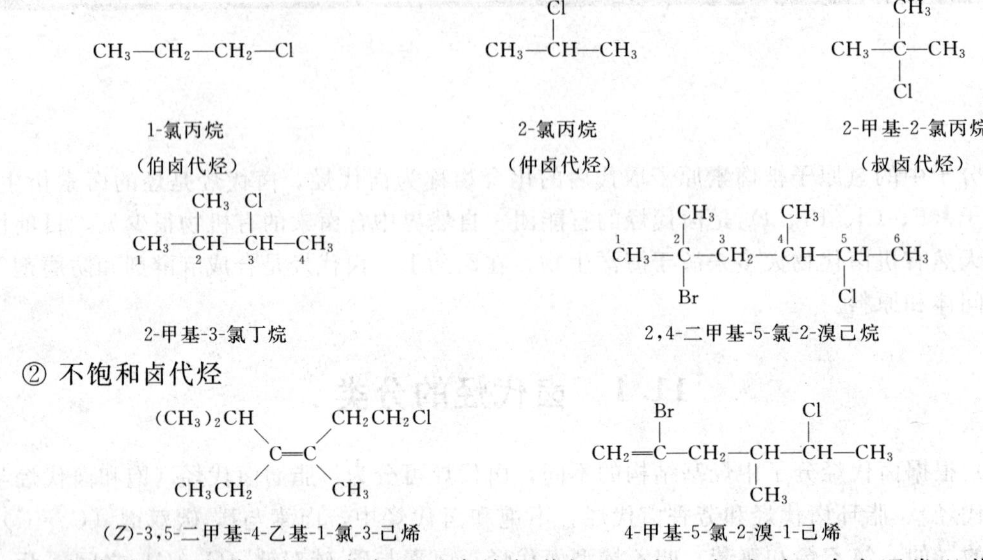

1-氯丙烷（伯卤代烃）　2-氯丙烷（仲卤代烃）　2-甲基-2-氯丙烷（叔卤代烃）

2-甲基-3-氯丁烷　2,4-二甲基-5-氯-2-溴己烷

② 不饱和卤代烃

(*Z*)-3,5-二甲基-4-乙基-1-氯-3-己烯　4-甲基-5-氯-2-溴-1-己烯

③ 卤代芳烃和卤代环烃　当卤原子直接与芳烃（环烃）相连时，命名通常以芳烃（环烃）为母体，卤原子为取代基；当卤原子连在芳环（环烃）侧链上时，命名则以脂肪烃为母体，芳基（环烃基）和卤原子都作为取代基。

4-甲基-5-溴环己烯　邻氯甲苯　环己基溴甲烷

5-甲基-3-苯基-5-氯-4-溴己炔　苯基氯甲烷（苄基氯）

## 11.3　卤代烃的物理性质

卤代烃的物理性质因烃基及卤原子的种类和数目的不同而异（表 11-1）。在常温常压下，除一氯甲烷、一氯乙烷、溴甲烷、氯乙烯是气体外，其余多为液体，高级（含 15 个碳原子以上）或一些多元卤代烃为固体。多数卤代烃是无色的，但溴代烃和碘代烃对光较敏感，光照下能缓慢地分解出游离卤素而分别带棕黄色和紫色，因此贮存需用棕色瓶装。不少卤代烃带香味，但其蒸气有毒，应防止吸入。

在卤原子相同的卤代烃中，熔点、沸点随着碳原子数的增加而升高。在烃基相同而卤素不同的卤代烷烃中，沸点变化规律是：RI＞RBr＞RCl＞RF。在卤代烷异构体中，支链越多，沸点越低。卤代烷比相应的烷烃熔点、沸点高。

卤代烃都不溶于水，易溶于有机溶剂，并能与烃类以任意比混溶，常用氯仿、四氯化碳从水层中提取有机物，在萃取时一般水层在上，而大多数卤代烃在下。除少数一氯代烷烃外，其余溴代烃、碘代烃及多卤代烃的相对密度多数大于 1。

**表 11-1　卤代烃的物理性质**

| 名　　称 | 结 构 式 | 沸点/℃ | 相对密度 |
|---|---|---|---|
| 氯甲烷 | $CH_3Cl$ | −24 | 0.920 |
| 溴甲烷 | $CH_3Br$ | 4.6 | 1.730 |
| 碘甲烷 | $CH_3I$ | 42.5 | 2.279 |
| 二氯甲烷 | $CH_2Cl_2$ | 40 | 1.326 |
| 三氯甲烷 | $CHCl_3$ | 61.2 | 1.489 |
| 四氯化碳 | $CCl_4$ | 76.8 | 1.595 |
| 氯乙烷 | $CH_3CH_2Cl$ | 12.2 | 0.897 |
| 溴乙烷 | $CH_3CH_2Br$ | 38.4 | 1.451 |
| 碘乙烷 | $CH_3CH_2I$ | 72.3 | 1.933 |
| 1-氯丙烷 | $CH_3CH_2CH_2Cl$ | 46.6 | 0.891 |
| 2-氯丙烷 | $CH_3CH(Cl)CH_3$ | 35.7 | 0.862 |
| 1-氯丁烷 | $CH_3CH_2CH_2CH_2Cl$ | 78.5 | 0.886 |
| 1-氯戊烷 | $CH_3CH_2CH_2CH_2CH_2Cl$ | 108 | 0.882 |
| 氯乙烯 | $CH_2=CHCl$ | −13.4 | 0.912 |
| 氯苯 | $C_6H_5$—Cl | 132 | 1.106 |
| 溴苯 | $C_6H_5$—Br | 156 | 1.495 |

## 11.4　卤代烃的化学性质

卤原子是卤代烷的官能团，虽然在卤代烷中所有的键都是 $\sigma$ 键。但由于卤原子电负性较强，在一定条件下 C—X（F、Cl、Br、I）键易断裂。卤代烷的化学性质主要表现在卤素原子上：①卤素原子被其他原子或基团取代，生成其他类有机化合物——亲核取代反应；②从卤代烷分子中消去卤化氢生成 C═C 双键——消除反应。另外，卤代烷还可与活泼金属反应生成金属有机化合物。

当烃基相同时，卤代烷的反应活性是：RI＞RBr＞RCl＞RF。

### 11.4.1　取代反应

由于卤原子的强吸电子能力，使得卤代烃分子中 C—X 键的极性较大，它们之间的共用电子对偏向卤原子，碳原子带有部分正电荷，与卤素相连的碳原子就容易受到亲核试剂（如负离子或带有未共用电子对的分子等）的进攻，因而使卤素带着 C—X 键的共用电子对以负离子的形式离去。这种反应称为亲核取代反应。

（1）水解　卤代烷不溶于水，水解反应很慢，并且是一个可逆反应。为了加速反应并使反应进行到底，通常用卤代烷与氢氧化钠或氢氧化钾的稀水溶液共热，使卤原子被羟基（—OH）取代而生成醇。

$$CH_3CH_2Br+NaOH \xrightarrow[\triangle]{H_2O} CH_3CH_2OH+NaBr$$

（2）醇解　伯卤代烷与醇钠作用时，卤原子被烷氧基（RO—）取代生成醚。此反应称为威廉森（Williamson）反应，这是制备混合醚的一种常用方法。

$$CH_3CH_2CH_2CH_2Cl+C_2H_5ONa \xrightarrow[\triangle]{C_2H_5OH} \underset{\text{乙丁醚}}{CH_3CH_2CH_2CH_2OC_2H_5}+NaCl$$

(3) 氨解　卤代烷与氨的乙醇溶液或液氨反应，卤原子被氨基（$—NH_2$）取代，得到胺。胺是一种有机碱。

$$CH_3CH_2CH_2Cl + NH_3 \xrightarrow[\triangle]{C_2H_5OH} \underset{\text{丙胺}}{CH_3CH_2CH_2NH_2} + NH_4Cl$$

(4) 氰解　卤代烷与氰化钠或氰化钾的醇溶液中反应，生成腈。此反应是非常有用的一个反应，产物比反应物卤代烷分子中多了一个碳原子，这是有机合成中增长碳链的方法之一。

$$CH_3CH_2I + KCN \xrightarrow[\triangle]{H_2O/C_2H_5OH} \underset{\text{丙腈}}{CH_3CH_2CN} + KCl$$

产物腈还可转化为胺、酰胺和羧酸，在合成纤维工业中有重要的用途。

(5) 与 $AgNO_3$ 的反应

$$RX + AgNO_3 \xrightarrow{C_2H_5OH} RONO_2 + AgX\downarrow$$

卤代烷与硝酸银的乙醇溶液反应，生成硝酸酯和卤化银沉淀。可用于卤代烷的定性鉴别。

$$R—X + AgNO_3 \xrightarrow{\text{乙醇}} \underset{\text{硝基烷基酯}}{R—O—NO_2} + AgX\downarrow$$

反应产物中有 AgX 沉淀产生，据沉淀出现的时间及颜色可确定分子中是何种卤原子。不同的卤代烷与硝酸银反应的速率不同，卤原子不同的卤代烷反应活性是：RI＞RBr＞RCl。烃基不同的卤代烷反应活性是：烯丙基卤、苄基卤、叔卤烃（常温下反应）＞仲卤烃（加热反应）＞伯卤烃（加热反应）。而乙烯型卤代烃和卤苯不与硝酸银反应。

## 11.4.2　消除反应

伯卤代烷与浓氢氧化钠或氢氧化钾的醇溶液共热，分子中脱去一个小分子（如 $X_2$、HX、$H_2O$ 等），生成不饱和化合物（如：烯烃）的反应称为消除反应，用 E（Elimination）表示。

$$R—\overset{\beta}{\underset{|}{C}}H—\overset{\alpha}{\underset{|}{C}}H_2 \xrightarrow[\triangle]{KOH/\text{醇}} R—CH=CH_2 + HX$$
$$\boxed{H \quad X}$$

卤代烷发生消除时，总是在 β-碳原子上的 H 与 X 一起脱去，因此又叫 β-消除反应。卤代烷的反应活性是：叔卤烃＞仲卤烃＞伯卤烃。

当 2-溴丁烷与浓氢氧化钠或氢氧化钾的乙醇溶液共热，消除一分子卤化氢时，可能生成两种产物。例如：

$$\underset{\underset{Br}{|}}{CH_3CH_2CHCH_3} \xrightarrow[\text{乙醇溶液}]{KOH,\ \triangle} \underset{19\%}{CH_3CH_2CH=CH_2} + \underset{81\%}{CH_3CH=CHCH_3}$$

不对称的仲卤代烃、叔卤代烷在发生消除反应时，总是消去含氢较少的 β-碳原子上的氢，主要产物是双键碳原子上连有较多烃基的烯烃，这一经验规律称为札依采夫（A. M. Saytzeff）规律。

消除反应与水解反应都是在碱的作用下进行的，只不过在稀碱水溶液及较低温度条件下，有利于发生取代反应；而在浓碱乙醇溶液及高温条件下，有利于发生消除反应。

### 11.4.3　与金属Mg的反应

卤代烷与金属镁在无水乙醚中反应，生成有机镁化合物RMgX（烷基卤化镁），该反应是由法国化学家格利雅（Grignard）在1900年发现，于是RMgX就被人们命名为格利雅试剂，简称格氏试剂。RMgX的性质非常活泼，可与水、$CO_2$、羰基化合物反应，通常需保存在无水乙醚中。

$$RX + Mg \xrightarrow{\text{无水乙醚}} RMgX\ (\text{格氏试剂})$$

格氏试剂中C—Mg键的极性很强，性质非常活泼，能被许多含活泼氢的化合物（如水、醇、酚、氨、末端炔等）分解生成烃。格氏试剂可以与许多物质反应，生成其他有机物或其他金属化合物，它是一种非常有用的合成试剂。由于格氏试剂遇到含活泼氢的化合物会立即分解，所以制备时要隔绝空气的条件下，使用无水、无醇的绝对乙醚作溶剂。

$$RMgX + H—Y \longrightarrow RH + Mg\begin{matrix} X \\ Y \end{matrix}$$

（Y=OH、OR、CN、$NH_2$）

## 11.5　重要的卤代烃

### 11.5.1　三氯甲烷

三氯甲烷（$CHCl_3$）俗称氯仿，是无色液体，沸点为61.2℃，有强烈的麻醉作用，不易燃，微溶于水，能与乙醇、乙醚、苯等有机溶剂混溶，是良好的有机溶剂。三氯甲烷在光照下能被空气中的氧气氧化而产生毒性很强的光气（$COCl_2$）。光气吸入肺中会引起肺水肿。如每升空气中含0.5mg光气，吸入10min可致死。空气中最高允许浓度为50μg/g，因此氯仿应保存在密封的棕色瓶中。

### 11.5.2　四氯化碳

四氯化碳（$CCl_4$）也可叫做四氯甲烷，是无色液体，沸点为76.8℃，微溶于水，能溶解脂肪、油漆、树脂、橡胶等多种有机物（亦能溶解某些无机物，如硫、磷、卤素等），是良好的有机溶剂，主要用作溶剂、萃取剂和灭火剂，也可用作干洗剂。

四氯化碳的密度很大，容易挥发，它的蒸气比空气重，不导电，而且不燃烧。因其蒸气能把燃烧物体覆盖，使之隔绝空气而熄灭，所以特别适宜于扑灭油类着火以及电源附近的火灾，是一种常用的灭火剂。用四氯化碳作灭火剂时，也常会产生光气，因此要注意空气流通，以防止中毒。

### 11.5.3　氯乙烯和聚氯乙烯

氯乙烯（$CH_2═CHCl$）常温下是无色气体，具有微弱芳香气味，沸点-13.4℃。不溶于水，易溶于多种有机溶剂，易燃烧，与空气形成爆炸性混合物，爆炸极限为4%～22%（体积分数）。空气中最高允许浓度为50μg/g。长期高浓度接触可引起许多疾病，并可致癌。氯乙烯主要用途是制备聚氯乙烯。

聚氯乙烯是目前中国产量最大的塑料，简称PVC，广泛用于农业、工业及日常生活中。但聚氯乙烯制品不耐热，不耐有机溶剂，而且在使用过程中由于其缓慢释放有毒物质而不可盛放食品。聚氯乙烯对酸、碱、盐、氧化剂、还原剂均稳定，对光和热的稳定性较差，电绝缘性和力学性能较好，具自熄性。

### 11.5.4 四氟乙烯和聚四氟乙烯

四氟乙烯（$CF_2{=}CF_2$）为无色气体，沸点－76.3℃。不溶于水，可溶于多种有机溶剂。四氟乙烯主要用途是合成聚四氟乙烯。聚四氟乙烯商品名称为特氟隆，是一种应用广泛、性能非常稳定的塑料。能耐360℃高温并具有耐寒性（－100℃），机械强度高，耐强酸强碱，无毒。其生物相容性也很好，是一种非常有用的工程和医用塑料，有“塑料王”之称，商品名称为“特氟隆”。

### 11.5.5 氟烷

氟烷又名三氟氯溴乙烷（$C_2HBrClF_3$），为无色、易流动的重质液体，有类似三氯甲烷的香气和甜味。其化学名为1,1,1-三氟-2-氯-2-溴乙烷。能与乙醇、三氯甲烷、乙醚或非挥发性油类任意混合，在水中微溶。相对密度为1.871～1.875，不燃不爆。遇光、热和湿空气能缓缓分解，通常加入0.01%（质量分数）麝香草酚作稳定剂，并置冷暗处密封保存。在医药上，氟烷作为吸入麻醉药，其麻醉作用约为乙醚的2～4倍，对黏膜无刺激性，麻醉诱导期短，停药后恢复快，用于全身麻醉药和局部麻醉药。

### 11.5.6 全氟碳类血液代用品

全氟碳为一类氢原子全被氟原子所取代的环烃和链烃，用其制成的乳剂，由于能溶解大量的氧和二氧化碳，已被用作人类血液的代用品。这类商品最早由日本生产出来，商品名为Fuoslo-DA。它是以全氟萘烷和全氟三丙胺为主体的一种乳剂，中国也有类似的化合物生产。

### 11.5.7 氟氯代烃

氟氯代烃是无色、无臭、不燃的气体；无毒，200℃以下对金属无腐蚀性；溶于乙醇和乙醚；化学性质稳定；沸点低，易压缩成液体，解除压力后立即气化，同时吸收大量的热，因此是良好的制冷剂和气雾剂。

氟氯代烃的商品名为氟里昂（Freon）。实际上氟里昂是一类被氟及氯取代的烷烃的总称（$CCl_2F_2$、$CCl_3F$、$CClF_3$、$CCl_2FCClF_2$、$CClF_2CClF_2$）。它们都是优良的制冷剂。由于在使用和制造氟里昂时，逸入大气中的氟里昂受日光中紫外线辐射分解出氯原子，破坏大气高空能屏蔽紫外线的臭氧层，导致大量紫外线透射到地面，对人类的生存及动植物生长产生极大威胁。因而引起了世界各国的高度重视。

## 习　题

1. 用系统命名法命名下列化合物。

(1) 环己烷环上1位连 $-CH_3$，3位连 Cl　　(2) $CH_3-C{\equiv}C-CH(CH_3)-CH_2Br$

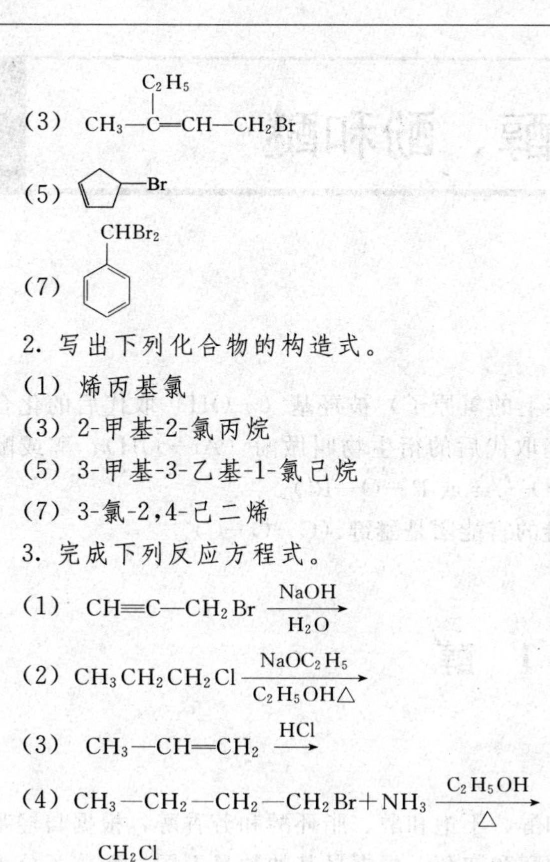

(3) $CH_3-C(C_2H_5)=CH-CH_2Br$　　(4) [苯环上 1,3-二 Cl]

(5) [环戊烯基-Br]　　(6) $(CH_3)_2CHCH_2CH_2Cl$

(7) [苯环-$CHBr_2$]　　(8) [苯环-$CH_2CH=CHCH_2Cl$]

2. 写出下列化合物的构造式。

(1) 烯丙基氯　　(2) 氯仿

(3) 2-甲基-2-氯丙烷　　(4) 2,2-二甲基-1-碘丙烷

(5) 3-甲基-3-乙基-1-氯己烷　　(6) 3-溴-1-丁炔

(7) 3-氯-2,4-己二烯　　(8) 3-溴-1,4-环己二烯

3. 完成下列反应方程式。

(1) $CH\equiv C-CH_2Br \xrightarrow[H_2O]{NaOH}$

(2) $CH_3CH_2CH_2Cl \xrightarrow[C_2H_5OH\triangle]{NaOC_2H_5}$

(3) $CH_3-CH=CH_2 \xrightarrow{HCl} \qquad \xrightarrow{KCN}$

(4) $CH_3-CH_2-CH_2-CH_2Br+NH_3 \xrightarrow[\triangle]{C_2H_5OH}$

(5) [苯环-$CH_2Cl$] $\xrightarrow{NaOH}$

(6) $CH_3CH_2CH_2Cl+AgNO_3 \xrightarrow[\triangle]{C_2H_5OH}$

(7) [环己基-Br] $\xrightarrow[C_2H_5OH,\triangle]{KOH}$

(8) [苯环]$-CH_2-CH(Br)-CH_3 \xrightarrow[\triangle]{浓KOH/乙醇}$

4. 用化学方法区别下列各组化合物。

(1) $CH_3CH=CHCl$，$CH_2=CHCH_2Cl$，$(CH_3)_2CHCl$，$CH_3(CH_2)_4CH_3$

(2) [苯环]$-CH_2CH_2Cl$，[苯环]$-CH_2I$，[苯环]$-Br$，[苯环]$-CH_2CH_2Br$

5. 2-溴戊烷与下列物质反应，其主要产物是什么？判断并标明产物属于哪一类化合物。

(1) $AgNO_3$（乙醇溶液）　　(2) Mg（无水乙醚）　　(3) $NH_3$

(4) KOH（水溶液共热）　　(5) KOH（乙醇溶液共热）

6. 卤代烃 A（$C_3H_7Br$）与热浓 KOH-乙醇溶液作用生成烯烃 B($C_3H_6$)。氧化 B 得两个碳的酸 C 和 $CO_2$。B 与 HBr 作用生成 A 的异构体 D。写出 A、B、C 和 D 的构造式。

# 第12章　醇、酚和醚

醇、酚和醚是烃的含氧衍生物。

烃分子中的氢原子（芳香烃必须是侧链上的氢原子）被羟基（—OH）取代后的化合物叫做醇（R—OH）；苯环上的氢原子被羟基取代后的衍生物叫做酚（Ar—OH）；醇或酚中羟基氢原子被烃基取代的产物叫做醚（R—O—Ar 或 R—O—R′）。

醇、酚的官能团都是羟基（—OH），醚的官能团是醚键（C—O—C）。

醚是醇或酚的同分异构体。

## 12.1　醇

### 12.1.1　醇的分类

根据烃基种类不同，醇分子可分为饱和醇、不饱和醇、脂环醇和芳香醇，根据与羟基直接相连的碳原子不同，醇分子分为伯醇、仲醇和叔醇。根据羟基的数目不同，醇分子分为一元醇、二元醇、多元醇。

饱和一元醇的通式可表示为 $C_nH_{2n+1}OH$。醇中的羟基又称醇羟基。

从丙醇开始出现同分异构现象，醇由于存在碳链异构（如2-丁醇与2-甲基-2-丙醇）和官能团的位置异构（如1-丁醇与2-丁醇），所以醇的同分异构体比相应的烷烃多。

### 12.1.2　醇的命名

（1）普通命名法　适用于结构简单的一元醇命名，即根据与羟基相连的烃基名称命名为“某醇”。

$CH_3CH_2OH$　乙醇（饱和醇）

$CH_2{=}CH—CH_2OH$　烯丙醇（不饱和醇）

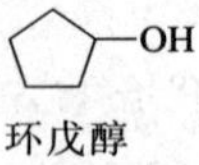

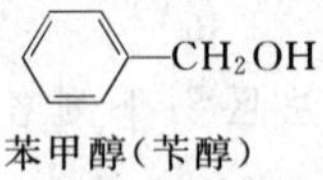

（环戊基）—OH　环戊醇（脂环醇）

（苯基）—$CH_2OH$　苯甲醇（苄醇）（芳香醇）

（2）系统命名法　用于结构比较复杂的醇命名，其原则如下。

① 选择主链　选择连有羟基的最长碳链为主链，不饱和醇应包含双键或叁键，多元醇应连有尽可能多的羟基。

② 编号　从离羟基最近的一端给主链上碳原子编号，根据主链上碳原子的数目称为“某醇”，然后按次序规则标出取代基的位次、数目及名称，羟基的位次在“某醇”前面（羟基的位次用碳原子的号数来表示）。

$CH_3—CH_2—CH_2—CH_2—OH$　1-丁醇［伯醇（正丁醇）］

$CH_3—CH(OH)—CH_2—CH_3$　2-丁醇（仲丁醇）

$(CH_3)_3C—OH$（$CH_3—C(CH_3)(OH)—CH_3$）　2-甲基-2-丙醇［叔醇（叔丁醇）］

| 2,3-二甲基-2-戊醇<br>(叔醇) | 3-丙基-2-己醇<br>(仲醇) | 2-甲基-1,3-丙二醇<br>(伯醇、二元醇) |
| --- | --- | --- |
| 2-苯基乙醇<br>(芳香醇) | 2-甲基-3-乙基-3-丁烯-2-醇<br>(叔醇) | 3-甲基-2-苯基-3-戊醇<br>(叔醇) |

## 12.1.3　醇的结构

醇中羟基（—OH）上的氧原子是 $sp^3$ 杂化状态，其中，两个未共用的电子对占据两个 $sp^3$ 杂化轨道，余下的两个 $sp^3$ 杂化轨道上各有一个电子，分别与一个碳原子和一个氢原子形成两个 $\sigma$ 键，如图 12-1 所示。

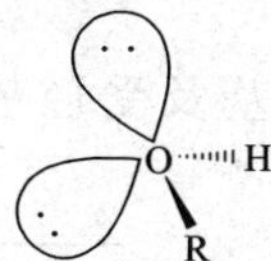


图 12-1　醇羟基中氧原子成键及未共用电子对示意

由于氧的电负性比碳强，所以在醇分子中，氧原子上的电子云密度较大，而与氧相连的碳原子和氢原子上电子云密度较小，分子呈现极性。

## 12.1.4　醇的性质

直链饱和一元醇 12 个碳原子以下的是无色液体，高级醇是蜡状固体；某些存在于花或果实中的醇，有特殊的香味，如苯乙醇有玫瑰香，可用于配制香精。

醇分子之间能够形成氢键，如图 12-2 所示。醇分子与水分子之间也能形成氢键。

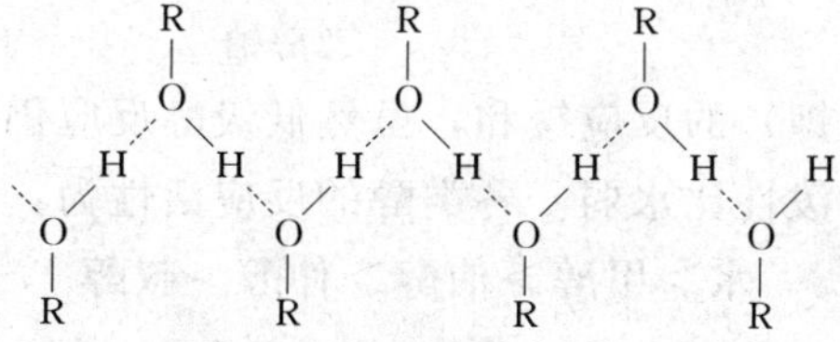


图 12-2　醇分子间的氢键

直链饱和一元醇的沸点随着碳原子的增加而有规律的上升。低级醇的沸点比分子量相近的烷烃高得多，例如，甲醇（相对分子质量 32）的沸点 64.65℃，而乙烷（相对分子质量 30）的沸点 −88.6℃。羟基的数目增加，多元醇的沸点也更高，例如，丙醇与乙二醇分子量接近，但沸点却相差很大。

低级醇（甲醇、乙醇、丙醇等）能与水混溶，从丁醇开始，溶解度显著减小；高级醇则不溶于水而溶于有机溶剂；多元醇的溶解度比一元醇大。一元醇的密度小于 $1g/cm^3$，多元醇和芳香醇的密度都大于 $1g/cm^3$。

某些醇的物理性质见表 12-1。

**表 12-1　某些醇的物理性质**

| 名　称 | 结构式 | 熔点/℃ | 沸点/℃ | 相对密度 | 溶解度/(g/100g 水)中 |
|---|---|---|---|---|---|
| 甲　醇 | $CH_3OH$ | −93.9 | 65 | 0.7914 | ∞ |
| 乙醇 | $CH_3CH_2OH$ | −117.3 | 78.5 | 0.7893 | ∞ |
| 丙醇 | $CH_3CH_2CH_2OH$ | −126.5 | 97.4 | 0.8035 | ∞ |
| 异丙醇 | $CH_3CH(OH)CH_3$ | −89.5 | 82.4 | 0.7855 | ∞ |
| 正丁醇 | $CH_3CH_2CH_2CH_2OH$ | −89.6 | 117.2 | 0.8098 | 7.9 |
| 正戊醇 | $CH_3CH_2CH_2CH_2CH_2OH$ | −79 | 137.3 | 0.8144 | 2.7 |
| 环己醇 | 环己基—OH | −25.1 | 161.1 | 0.9624 | 3.6 |
| 苯甲醇 | 苯基—$CH_2OH$ | −15.3 | 205.3 | 1.0419 | 4 |
| 乙二醇 | $CH_2(OH)—CH_2(OH)$ | −11.5 | 198 | 1.1088 | ∞ |
| 丙三醇 | $CH_2(OH)—CH(OH)—CH_2(OH)$ | 20 | 290(分解) | 1.2613 | ∞ |

醇的化学性质主要表现在官能团羟基及受羟基影响而比较活泼的 α-氢原子和 β-氢原子上。

$$R—\overset{\beta}{C}H_2—\overset{\alpha}{C}H_2—O—H$$

取代反应（C—O 键断裂）；与活泼金属反应（O—H 键断裂）

## 12.1.4.1　与活泼金属的反应

醇与水相似，羟基上的氢原子比较活泼，能与活泼金属钠、钾、镁、铝等反应生成金属醇化物，并放出 $H_2$。

$$ROH+Na \longrightarrow \underset{\text{醇钠}}{RONa}+H_2\uparrow$$

$$CH_3CH_2OH+Na \longrightarrow \underset{\text{乙醇钠}}{CH_3CH_2ONa}+H_2\uparrow$$

此反应比水与金属钠（钾）的反应缓和，虽然低级醇反应仍然很激烈，但不燃烧、不爆炸，表明羟基上氢原子的活泼性比水弱。各类醇的反应活性为：

水＞甲醇＞伯醇＞仲醇＞叔醇

## 12.1.4.2　与卤化氢（HX）反应

醇与氢卤酸作用，羟基被卤原子取代生成卤代烃和水，这是制备卤代烃的一种重要方法。

$$ROH+HX \xrightarrow{\triangle} \underset{\text{卤代烃}}{RX}+H_2O$$

$$CH_3CH_2CH_2OH+HBr \xrightarrow{\triangle} \underset{\text{1-溴丙烷}}{CH_3CH_2CH_2Br}+H_2O$$

此反应是卤代烃水解反应的逆反应。反应速率与氢卤酸的类型和醇的结构有关，活性次序分别如下。

HX：HI＞HBr＞HCl

ROH：叔醇＞仲醇＞伯醇＞甲醇

利用醇和浓盐酸作用的快慢，可以鉴别低级的伯醇、仲醇、叔醇。所用试剂为浓盐酸和无水氯化锌配成的溶液，称为卢卡斯（H. J. Lucas）试剂。低级一元醇（$C_6$ 以下）能溶于卢卡斯试剂中，而相应的氯代烃则不溶，溶液浑浊或分层表示有氯代烃生成。

$$R-\underset{R'}{\overset{R''}{C}}-OH + HCl \xrightarrow{ZnCl_2, 室温} R-\underset{R'}{\overset{R''}{C}}-Cl + H_2O \quad (很快浑浊)$$

$$R-\underset{OH}{CH}-R' + HCl \xrightarrow{ZnCl_2, 室温} R-\underset{Cl}{CH}-R' + H_2O \quad (数分钟后浑浊)$$

$$R-\underset{H}{\overset{H}{C}}-OH + HCl \xrightarrow{ZnCl_2, 室温} 不反应(不浑混)$$

### 12.1.4.3 酯化反应

醇与酸反应失去一分子水后生成相应的酯。醇与有机酸作用生成有机酸酯（羧酸酯）。

$$\underset{羧酸}{R'-COOH} + HO-R \xrightleftharpoons{浓\ H_2SO_4} \underset{羧酸酯}{R'-COOR} + H_2O$$

醇与无机酸作用生成无机酸酯。醇与浓硝酸作用可得硝酸酯。

$$\begin{matrix} CH_2OH \\ | \\ CHOH \\ | \\ CH_2OH \end{matrix} + \underset{(HNO_3)}{3HONO_2} \longrightarrow \underset{三硝酸甘油酯}{\begin{matrix} CH_2ONO_2 \\ | \\ CHONO_2 \\ | \\ CH_2ONO_2 \end{matrix}} + 3H_2O$$

三硝酸甘油酯俗称硝化甘油，它是一种无色或淡黄色的黏稠液体，在临床上用作扩张血管和缓解心绞痛的药物。主要用于心绞痛急性发作、急性左心室衰竭。三硝酸甘油酯及多元硝酸酯遇热或者撞击会猛烈分解发生爆炸，因此可用作制造炸药。

生命体的核苷酸中有磷酸酯，例如甘油磷酸酯与 $Ca^{2+}$ 的反应可用来控制体内 $Ca^{2+}$ 的浓度，如果这个反应失调，会导致佝偻病。

$$\begin{matrix} CH_2OH \\ | \\ CHOH \\ | \\ CH_2OH \end{matrix} + HO-\underset{OH}{\overset{O}{\overset{\|}{P}}}-OH \longrightarrow \underset{甘油磷酸酯}{\begin{matrix} CH_2O-\overset{O}{\overset{\|}{P}}-OH \\ | \quad\quad | \\ CHOH \quad OH \\ | \\ CH_2OH \end{matrix}} \xrightarrow{Ca^{2+}} \underset{甘油磷酸钙}{\begin{matrix} CH_2O-\overset{O}{\overset{\|}{P}}-O \\ | \quad\quad | \\ CHOH \quad O-Ca \\ | \\ CH_2OH \end{matrix}}$$

磷酸酯有很强的生理作用，曾广泛用作杀虫剂；在遗传物质DNA分子中，连接单核苷酸构成核苷酸长链的化学键即为磷酸二酯键。在生物体内，醇与酸在酶的作用下生成酯。

### 12.1.4.4 脱水反应

醇与浓硫酸共热可以发生脱水反应，脱水方式随反应温度而异。

(1) 分子内脱水　与卤代烃的消除反应一样，醇在浓硫酸存在下，加热至一定温度，脱水生成烯烃。

当醇分子中有不止一种 $\beta$-氢原子时，脱水过程同样遵守扎依采夫（Saytzeff）规律，即脱去羟基和含氢较少的β-碳上的氢原子，生成的主要产物是双键碳上连有较多烃基的烯烃。

$$CH_3CH_2CH(OH)CH_3 \xrightarrow[\triangle]{浓\ H_2SO_4} CH_3CH{=}CHCH_3 + H_2O \quad (65\%\sim80\%)$$

（2）分子间脱水　两分子醇在较低温度下发生分子间脱水，生成醚。

$$CH_3CH_2{-}OH + HO{-}CH_2CH_3 \xrightarrow[140℃]{浓\ H_2SO_4} \underset{乙醚}{CH_3CH_2{-}O{-}CH_2CH_3} + H_2O$$

仲醇和叔醇与浓硫酸共热的主要产物是烯烃。

### 12.1.4.5　氧化与脱氢反应

伯醇、仲醇分子中，与羟基直接相连的α-碳原子上的氢原子，因受羟基的影响，α-氢比较活泼，能被重铬酸钾、高锰酸钾等氧化剂氧化或在催化剂（Cu）作用下脱氢。

$$\underset{伯醇}{R{-}CH_2{-}OH} \xrightarrow{[O]} \underset{醛}{R{-}\overset{O}{\overset{\|}{C}}{-}H} \xrightarrow{[O]} \underset{羧酸}{R{-}\overset{O}{\overset{\|}{C}}{-}OH}$$

$$\underset{仲醇}{R{-}\overset{OH}{\overset{|}{C}H}{-}R'} \xrightarrow{[O]} \underset{酮}{R{-}\overset{O}{\overset{\|}{C}}{-}R'}$$

$$\underset{伯醇}{R{-}CH_2{-}OH} \xrightarrow[Cu,\triangle]{-2H} \underset{醛}{R{-}\overset{O}{\overset{\|}{C}}{-}H}$$

伯醇先被氧化成醛，醛很容易继续被氧化成羧酸；仲醇则被氧化成酮，叔醇分子中没有α-氢，一般很难被氧化。

生物体内的氧化还原反应是在酶的作用下常以脱氢或加氢的方式进行的。

### 12.1.4.6　邻二醇的特性

（1）与 $Cu(OH)_2$ 的反应

$$\begin{matrix} CH_2OH \\ | \\ CHOH \\ | \\ CH_2OH \end{matrix} + Cu(OH)_2 \longrightarrow \begin{matrix} CH_2{-}O \\ | \quad\quad \searrow Cu \\ CH{-}O \nearrow \\ | \\ CH_2{-}OH \end{matrix} + 2H_2O$$

甘油铜（深蓝色）

乙二醇等邻二醇类化合物都能发生此反应。因此常用此法来鉴别具有两个相邻羟基的多元醇。

（2）与高碘酸反应　邻二醇可被高碘酸或四乙酸铅氧化，使相邻两个醇羟基间的碳-碳键断裂，醇羟基转化为相应的醛、酮等相应的羰基化合物，并且能定量地反应。因此，此反应在《中国药典》中用于定量检验甘露醇等含有邻二醇结构的药物。又由于能生成 $AgIO_3$ 白色沉淀，此反应也可以用来鉴别邻二醇。

$$R{-}\overset{R''}{\underset{OH}{C}}{-}\overset{R'''}{\underset{OH}{C}}{-}R' + HIO_4 \longrightarrow \begin{matrix} R \\ R'' \end{matrix}\!\!>C{=}O + \begin{matrix} R' \\ R''' \end{matrix}\!\!>C{=}O + HIO_3 + H_2O$$

$$HIO_3 \xrightarrow{AgNO_3} AgIO_3(白色)\downarrow$$

$$\underset{\text{甘露醇}}{CH_2(OH)-\underset{OH}{\overset{H}{C}}-\underset{OH}{\overset{H}{C}}-\underset{H}{\overset{OH}{C}}-\underset{H}{\overset{OH}{C}}-CH_2OH} + 5HIO_4 \xrightarrow{H^+} 2HCHO + 4HCOOH + 5HIO_3 + H_2O$$

反应中剩余的高碘酸盐及反应生成的碘酸盐再与碘化钾作用，生成游离碘，以淀粉为指示剂，用硫代硫酸钠标准溶液滴定生成的游离碘，即可定量求算。

## 12.1.5 重要的醇

### 12.1.5.1 甲醇 ($CH_3OH$)

甲醇最初是由木材干馏得到的，因此又称木醇或木精。甲醇是无色易燃的液体，沸点64.65℃。甲醇有毒，服入或吸入其蒸气或经皮肤吸收，均可以引起中毒，损害视力以致失明，工业酒精中大约含有4%的甲醇，被不法分子当作食用酒精制作假酒，而被人饮用后，就会产生甲醇中毒。甲醇的致命剂量大约是70mL。

甲醇是一种用途十分广泛的基本有机化工原料。除了作为溶剂外，在合成材料、农药、医药、染料和油漆等许多化工产品的生产中都需要甲醇作原料。

### 12.1.5.2 乙醇 ($C_2H_5OH$)

乙醇俗称酒精，是各类酒的主要成分。乙醇是无色液体，有特殊香味。密度0.7893g/$cm^3$，沸点78.4℃，易挥发，可与水混溶。市售医用乙醇体积分数一般不低于94.58%。乙醇也有毒，服入较多或长期服用，可使肝、心、脑等器官发生病变。

乙醇是重要的化工原料，可用作消毒剂、溶剂、燃料等。工业上主要采用发酵法和乙烯水化法制取乙醇。例如乙醇汽油中的乙醇主要是利用含淀粉的谷物、马铃薯或甘薯为原料发酵制得。

### 12.1.5.3 乙二醇 ($HOCH_2CH_2OH$)

乙二醇是无色、黏稠、有甜味的液体，密度1.1088g/$cm^3$，沸点197.2℃，是常用的高沸点溶剂。乙二醇能与水、乙醇、丙酮等混溶，不溶于乙醚。

乙二醇的水溶液凝固点很低，如60%乙二醇水溶液的凝固点为－49℃，因此，可作发动机冷却液的防冻剂，如北方冬季汽车水箱的防冻；乙二醇与对苯二甲酸发生酯化反应（缩聚）而合成俗称涤纶的聚酯纤维。

### 12.1.5.4 丙三醇 ($HOCH_2CHOHCH_2OH$)

丙三醇俗称甘油，是无色、无臭、带有甜味的黏稠液体，沸点290℃（分解），可与水以任意比例混溶，其水溶液的凝固点很低。无水甘油具有强烈的吸湿性。甘油常用于制造化妆品、软化剂、抗生素发酵用营养剂、干燥剂等。

甘油是食品加工业中通常使用的甜味剂和保湿剂，大多出现在运动食品和代乳品中。食品中加入甘油，通常是作为一种甜味剂和保湿物质，使食品爽滑可口。

### 12.1.5.5 环己六醇 [$(CHOH)_6$]

环己六醇最初是从动物肌肉中分离得到的，又称肌醇。肌醇是一种生物活素，是生物体中不可缺少的成分。环己六醇在自然界存在有多个顺、反异构体，但有价值的、天然存在的异构体为顺-1,2,3,5-反-4,6-环己六醇。

在 80℃以上，从水或乙酸中得到的肌醇为白色晶体，熔点 253℃ ，密度 1.752g/cm³ (15℃ )，味甜，溶于水和乙酸，无旋光性。可由玉米浸泡液中提取。主要用于治疗肝硬化、肝炎、脂肪肝、血中胆固醇过高等症。

肌醇的六磷酸酯（肌醇六磷酸）又称植酸，以钙、镁盐的形式广泛存在于植物体内，尤以种子中的含量较高，种子发芽时，它在酶的作用下水解，供给幼芽生长所需要的磷酸。

# 12.2　酚

酚是羟基直接连在芳环上的化合物，例如：

α-萘酚　　苯酚　　α-蒽酚

酚的官能团又称酚羟基。

## 12.2.1　酚的分类、命名和结构

### 12.2.1.1　酚的分类

根据酚分子中芳环的不同，可分为苯酚、萘酚、蒽酚等；根据分子中羟基的数目又可分为一元酚、二元酚、多元酚等。一元酚的通式为 Ar—OH。

### 12.2.1.2　酚的命名

酚命名时一般是在酚字前面加上芳环的名称作母体，再加上其他取代基的位次、数目和名称。有时也把羟基当作取代基来命名。例如：

β-萘酚 (2-萘酚)　　邻苯二酚 (1,2-苯二酚)　　间苯二酚 (1,3-苯二酚)　　对苯二酚 (1,4-苯二酚)　　邻甲苯酚 (2-甲苯酚)

### 12.2.1.3　酚的结构

在酚中，羟基所连接的是封闭共轭体系中的 $sp^2$ 杂化碳原子，而且，酚中羟基氧原子的一对未共用电子以其 p 轨道参与了苯环的共轭，如图 12-3 所示。

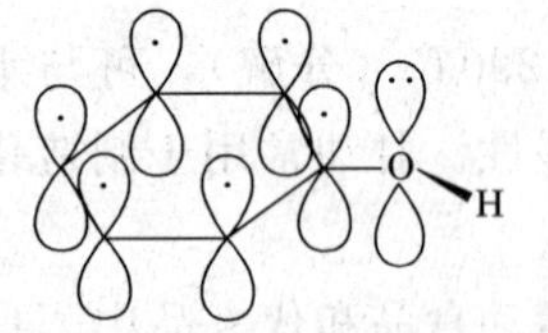

图 12-3　苯酚中 p-π 共轭示意

由于酚羟基中氧原子上的未共用电子对参与了苯环的共轭，增添了苯环上的电子云密度，增强了羟基上氢的解离能力。因此，酚羟基上的氢具有一定的活性，且易发生亲电取代反应等。

## 12.2.2　酚的性质

常温下，除少数烷基酚（如甲苯酚）是液体外，多数酚是固体。由于酚的分子间能形成氢键，所以酚的沸点都较高。酚在水中有一定的溶解度，分子中羟基数目越多，溶解度越大。纯净的酚是无色的，但因易被氧化而显不同程度的红色或黄色。

酚羟基上的氧原子中未共用电子对与芳环形成p-π共轭体系，因此，酚羟基难被取代。

#### 12.2.2.1　酸性

羟基氧原子上的电子云向苯环偏移，导致O—H键极性增大，使得O—H键易断裂，而离解出氢离子，使苯酚显弱酸性。

$$C_6H_5OH \rightleftharpoons C_6H_5O^- + H^+ \quad pK_a \approx 10$$

苯酚能与氢氧化钠等强碱作用，生成苯酚钠而溶于水中。

$$C_6H_5OH + NaOH \longrightarrow C_6H_5ONa + H_2O$$

苯酚钠

在苯酚钠的水溶液中通入$CO_2$，可使苯酚重新游离出来。说明苯酚的酸性比碳酸酸性弱。

$$C_6H_5ONa + CO_2 + H_2O \longrightarrow C_6H_5OH + NaHCO_3$$

#### 12.2.2.2　酚醚的生成

酚钠与卤代烃作用，可以间接的制取酚醚。

$$C_6H_5ONa + CH_3I \longrightarrow C_6H_5OCH_3 + NaI$$

苯甲醚

#### 12.2.2.3　与$FeCl_3$的显色反应

多数酚能与三氯化铁溶液反应生成紫、蓝、绿、棕等颜色的化合物。例如，苯酚与$FeCl_3$溶液作用显紫色，邻苯二酚与对苯二酚显绿色，甲苯酚遇三氯化铁显蓝色等。这种显色反应主要用来鉴别酚或烯醇式结构（$-\overset{|}{C}=\overset{|}{C}-OH$）的存在。

有些酚不与三氯化铁显色。此反应的机理以及生成的有色物质的组成目前尚不完全清楚。

#### 12.2.2.4　氧化反应

酚比醇更容易被氧化，空气中的氧就能将酚氧化而生成有色物质。例如：

$$C_6H_5OH \xrightarrow{O} \text{对苯醌} \xleftarrow{-2H} \text{对苯二酚}$$

对苯醌（黄色）　对苯二酚

$$\text{邻苯二酚} \xrightarrow{-2H} \text{邻苯醌}$$

邻苯二酚　邻苯醌（红色）

具有对苯醌或邻苯醌结构的物质都是有颜色。

#### 12.2.2.5　芳环上的取代反应

酚羟基是邻位、对位定位基，对芳环具有活化作用，所以，酚比苯更容易进行亲电取代反应。

(1) 卤代　苯酚与溴水在常温下迅速反应，生成2,4,6-三溴苯酚白色沉淀。

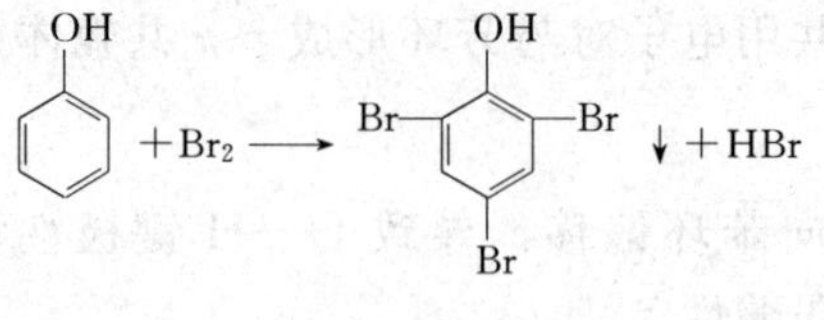

$$C_6H_5OH + Br_2 \longrightarrow \text{2,4,6-}Br_3C_6H_2OH\downarrow + HBr$$

2,4,6-三溴苯酚

此反应极为灵敏，而且定量，《中国药典》采用本性质进行苯酚的定性和定量检验。

(2) 硝化　低温下苯酚与稀硝酸作用生成邻硝基苯酚和对硝基苯酚的混合物。

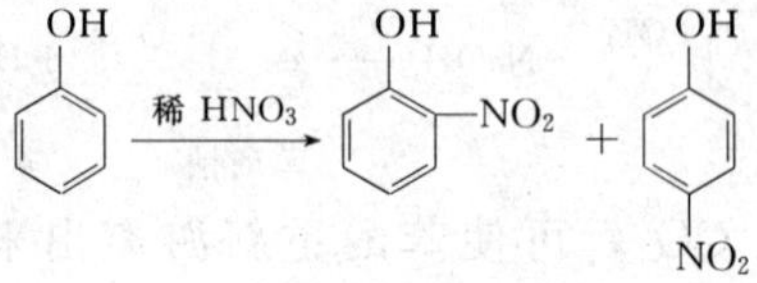

$$C_6H_5OH \xrightarrow{\text{稀 } HNO_3} o\text{-}O_2NC_6H_4OH + p\text{-}O_2NC_6H_4OH$$

邻硝基苯酚　　对硝基苯酚

苯酚与混酸作用，可生成 2,4,6-三硝基苯酚（俗称苦味酸）。

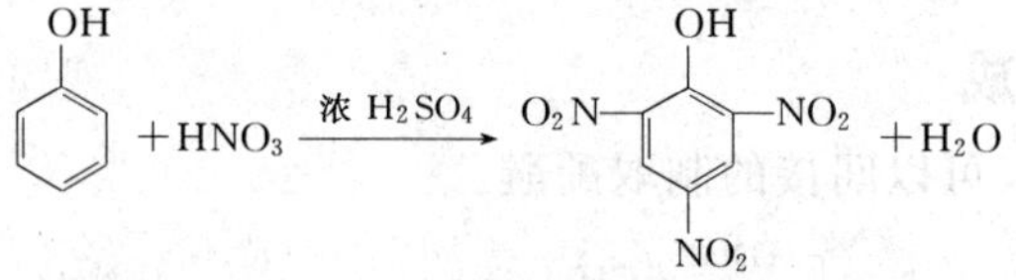

$$C_6H_5OH + HNO_3 \xrightarrow{\text{浓 } H_2SO_4} \text{2,4,6-}(O_2N)_3C_6H_2OH + H_2O$$

2,4,6-三硝基苯酚

## 12.2.3 重要的酚

### 12.2.3.1 苯酚

俗称石碳酸。分子式 $C_6H_5OH$，相对密度 1.071，熔点 43℃，沸点 182℃，燃点 79℃。无色结晶或结晶熔块，具有特殊气味。置露空气中或日光下被氧化逐渐变成粉红色至红色，应置于棕色瓶中密闭保存。在潮湿空气中，吸湿后，由结晶变成液体。酸性极弱（弱于 $H_2CO_3$），有特臭，有毒，有强腐蚀性。

苯酚室温微溶于水，能溶于苯及碱性溶液，易溶于乙醇、乙醚、氯仿、甘油等有机溶剂中，难溶于石油醚。

苯酚能凝固蛋白质，具有很强的杀菌能力，在医药上用作消毒剂和防腐剂，在固体苯酚中加入 10%的水即是临床所用的液体苯酚，3%～5%的苯酚水溶液可用于手术器械消毒。其浓溶液对皮肤有强烈的腐蚀性，使用时要特别小心。

### 12.2.3.2 甲苯酚

甲苯酚有邻甲苯酚、间甲苯酚、对甲苯酚 3 种异构体，都存在于煤焦油中。

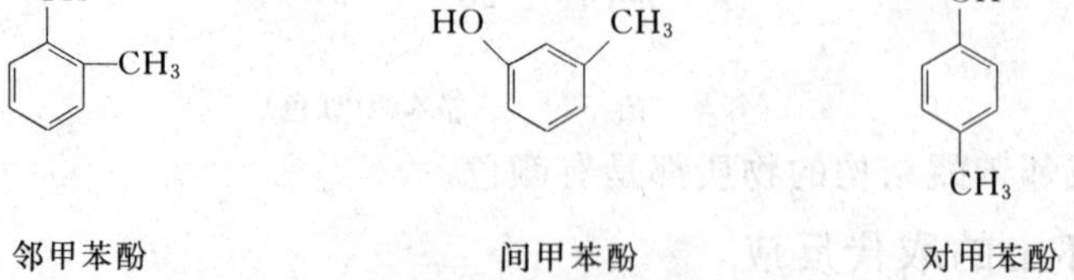

邻甲苯酚（$o\text{-}CH_3C_6H_4OH$）　　间甲苯酚（$m\text{-}CH_3C_6H_4OH$）　　对甲苯酚（$p\text{-}CH_3C_6H_4OH$）

三者沸点相近，难以分离。它们的杀菌能力比苯酚强，医药上常用的消毒药水“煤酚皂溶液”就是 47%～53%的 3 种甲苯酚的肥皂水溶液，俗称来苏儿（Lysol）。它对人有一定的毒性，一般家庭消毒、畜舍消毒时可稀释至 3%～5%使用。

对甲酚主要应用于医药、农药、香料、感光材料和染料行业等领域。

#### 12.2.3.3　苯二酚

有邻苯二酚、间苯二酚、对苯二酚 3 种异构体，都是晶体，能溶于水、乙醇和乙醚中。

邻苯二酚　　间苯二酚　　对苯二酚

对苯二酚又称氢醌，可干扰黑色素形成，临床上对雀斑、老人斑、口服避孕药诱发的肝斑症，有消退淡化作用；同时也具有刺激性，局部使用会造成皮肤炎、红斑、灼伤及不规则皮肤去色素化等副作用，列为药品管理，化妆品中不准使用。

邻苯二酚又名儿茶酚，常以游离态或化合态存在于动植物体中，并具有强还原性，可用作显影剂。除间苯二酚外，都容易被氧化成醌。苯二酚重要的衍生物有：

肾上腺素　　漆汁酚

肾上腺素是肾上腺髓质的主要激素，对交感神经有兴奋作用，有加速心脏跳动、收缩血管、增高血压、放大瞳孔的功能，也有使肝糖分解增加血糖的含量，以及使支气管平滑肌松弛的作用，一般用于支气管哮喘、过敏性休克及其他过敏性反应的急救。

#### 12.2.3.4　萘酚

萘酚有 $\alpha$-萘酚及 $\beta$-萘酚两种异构体。两者都是易升华的结晶体。

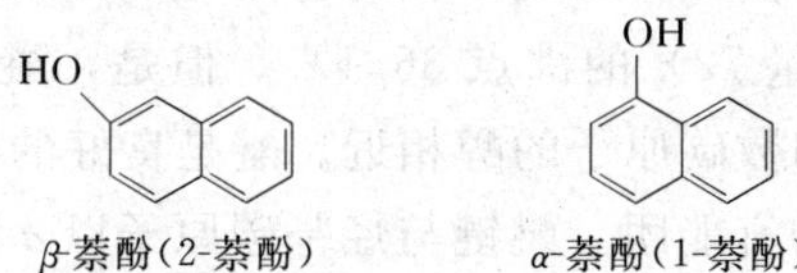

$\beta$-萘酚(2-萘酚)　　$\alpha$-萘酚(1-萘酚)

$\alpha$-萘酚及 $\beta$-萘酚与 $FeCl_3$ 水溶液混合分别显紫色和绿色。它们都是合成染料的重要原料。

## 12.3　醚

两个烃基通过一个氧原子连接起来的化合物叫做醚。

### 12.3.1　醚的分类与命名

醚的通式可表示为 R—O—R′。两个烃基相同时称为单醚，不同时称为混合醚，有一个或两个芳香烃基的称为芳香醚，若烃基和氧原子连接成环，则为环醚。

| $CH_3—O—CH_3$ | $CH_3—O—CH_2CH_3$ | | |
|---|---|---|---|
| (二)甲醚 | 甲乙醚 | 二苯醚 | 环氧乙烷 |
| (单醚) | (混合醚) | (芳香醚) | (环醚) |

醚可根据醚键所连接的烃基来命名。脂肪单醚中的“二”字也可以省略。混合醚命名时，将较小的烃基放在前面；芳香醚则将芳香烃基放在前面。例如：

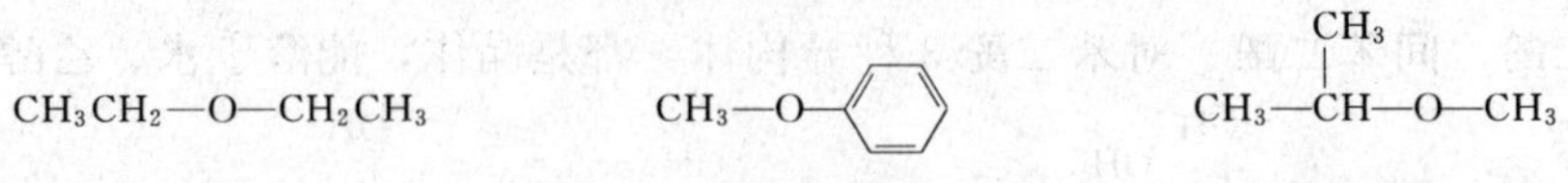

$CH_3CH_2—O—CH_2CH_3$ 乙醚

$CH_3—O—C_6H_5$ 苯甲醚(茴香醚)

$CH_3—CH(CH_3)—O—CH_3$ 甲异丙醚

结构比较复杂的醚，采用系统法命名，将碳链较长的烃基作为母体，碳链较短的烃基或芳烃基作为取代基，称为烃氧基（RO—或 ArO—）。例如：

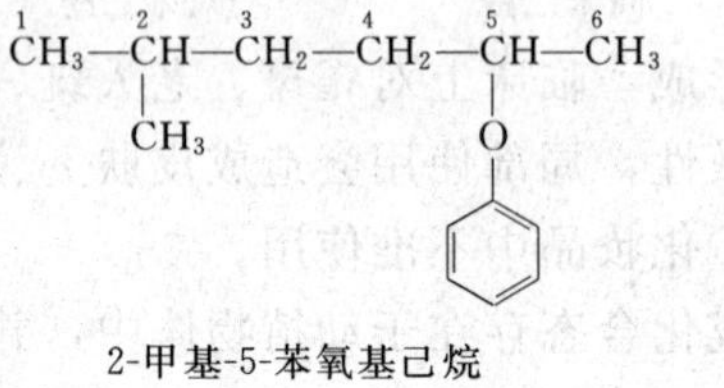

$\overset{1}{C}H_3—\overset{2}{C}H(CH_3)—\overset{3}{C}H_2—\overset{4}{C}H_2—\overset{5}{C}H(OC_6H_5)—\overset{6}{C}H_3$

2-甲基-5-苯氧基己烷

$CH_3OCH_2CH═CH_2$

3-甲氧基-1-丙烯

环醚称为环氧某烷。例如：

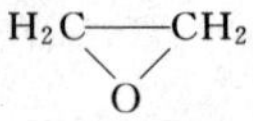

$H_2C—CH_2$（两个碳原子经 O 成三元环）

环氧乙烷

分子组成相同的醚和醇或酚互为官能团异构体。例如：

| | | | |
|---|---|---|---|
| $CH_3—O—CH_3$ | 甲醚 | $CH_3—CH_2—OH$ | 乙醇 |
| $CH_3CH_2—O—CH_2CH_3$ | 乙醚 | $CH_3CH_2CH_2CH_2—OH$ | 1-丁醇 |

## 12.3.2 醚的性质

大多数醚在室温下为液体，有香味。醚分子间不能形成氢键，沸点比相应的醇或酚低，与分子量相当的烷烃很接近。例如，乙醚（相对分子量 74）的沸点 34.5℃，正丁醇的沸点 117.2℃，正戊烷（相对分子量 72）的沸点 36.1℃。但是，醚分子与水分子间能形成氢键，所以，醚在水中的溶解度与同数碳原子的醇相近。醚是良好的有机溶剂。

醚键（C—O—C）为醚的官能团。醚键与烃基碳原子以 $\sigma$ 键结合，键较牢固，除某些环醚外，一般情况下与氧化剂、还原剂、活泼金属、碱、稀酸等不起反应，但与强酸性物质可以发生某些化学反应。

### 12.3.2.1 锌盐的生成

醚键氧原子有未共用电子对，可以作为提供电子的试剂与浓的强酸（浓硫酸、浓盐酸等）形成锌盐。

$$R—\ddot{\underset{..}{O}}—R'+HCl \longrightarrow \left[R—\underset{..}{\overset{H}{\overset{..}{O}}}—R'\right]^+ Cl^-$$

锌盐仅溶于冷的浓酸中，温度稍高或遇水就会分解。

$$\left[R—\underset{..}{\overset{H}{\overset{..}{O}}}—R'\right]^+ Cl^- \xrightarrow{H_2O} R—\ddot{\underset{..}{O}}—R'+HCl$$

### 12.3.2.2 醚键的断裂

醚与浓的氢碘酸或氢溴酸共热，醚键断裂，生成醇和卤代烃（通常是混合醚中较小烷基生成卤代烃）。

$$R—O—R'+HI \xrightarrow{\triangle} ROH+R'I \xrightarrow{过量HI} RI+H_2O$$

芳香醚中芳环与氧连接的键比较牢固，与HX酸反应时，一般是烷基与氧相连接的键断裂，生成酚和卤代烃。

$$R—O—C_6H_5 + HX \xrightarrow{\triangle} RX + HO—C_6H_5$$

HX使醚键断裂的能力依次为：HI＞HBr＞HCl，以氢碘酸的作用最强。

《中国药典》在检验醚类药品盐酸苯海拉明的鉴别反应时，就采用了醚在浓酸（盐酸）中共热，醚键发生断裂，生成难溶于水的二苯甲醇，在加热的条件下，二苯甲醇则呈油状物，放冷后凝固成白色蜡状固体。以此鉴别本品。

$$(C_6H_5)_2CH—O—CH_2CH_2N(CH_3)_2 \cdot HCl \xrightarrow[\triangle]{HCl} (C_6H_5)_2CHOH$$

盐酸苯海拉明　　　　二苯甲醇

## 12.3.3 过氧化物的生成

烷基醚在空气中久置，能被缓慢氧化，生成过氧化物，反应通常发生在$\alpha$-氢原子上。

$$CH_3CH_2—O—CH_2CH_3 \xrightarrow{O_2} CH_3CH(O—OH)—O—CH_2CH_3$$

过氧化物的挥发性低，不稳定，在受热或受到摩擦时，易分解而发生强烈的爆炸。因此，醚类应尽量避免露置在空气中，一般应放在棕色瓶中避光保存。还可加入微量的抗氧化剂（如对苯二酚）以防止过氧化物的生成。

久置的醚在使用前，特别是用作溶剂进行蒸馏操作前，必须检验是否含有过氧化物，并设法除去。常用的检验方法是用碘化钾淀粉试纸（或溶液），如有过氧化物，则试纸（或溶液）呈深蓝色。要除去这些过氧化物，可用还原剂硫酸亚铁或亚硫酸氢钠溶液与醚混合，充分振荡和洗涤，可破坏过氧化物。

## 12.3.4 重要的醚

### 12.3.4.1 乙醚［$CH_3CH_2—O—CH_2CH_3$］

乙醚是无色易挥发、有芳香刺激性气味的液体，沸点34.5℃，微溶于水，易溶于有机溶剂。乙醚蒸气易燃、易爆，爆炸极限：1.9%～36%。使用时必须特别小心，远离火源。

乙醚可用作溶剂、麻醉剂、试剂、萃取剂。乙醚蒸气对人体有麻醉性能，当吸入含量为3.5%时，30～40min就可失去知觉，所以，纯乙醚可用作外科手术时的麻醉剂。大牲畜进行外科手术也可用乙醚麻醉。当浓度达7%～10%时，能引起呼吸系统和循环系统的麻痹，最后致死。

### 12.3.4.2 环氧乙烷［$(CH_2)_2O$］

环氧乙烷又称氧化乙烯，是最简单的环醚，在常温下是无色的气体，有乙醚的气味。环氧乙烷气体对眼、呼吸道和肺有强烈的刺激作用。吸收后全身中毒主要为中枢神经损害。与水、酒精、乙醚相互混溶，化学性质非常活泼，能与许多化合物起加成反应与空气形成爆炸性混合物，爆炸极限为3%～100%（体积分数）。

各种微生物对环氧乙烷敏感，而且细菌繁殖体和芽孢对环氧乙烷的敏感性差异很小，穿透力强，对大多数物品无损害。环氧乙烷用于密闭熏蒸消毒。常将其用于塑料、医疗器械、精密仪器、贵重物品的消毒。不用于饮水和食品消毒。

## 12.3.5 硫醇、硫酚、硫醚

硫和氧是同族元素，它们可以形成结构相似的一些化合物，含硫有机物的命名与相应的醇、酚、醚相同，只是在母体名称前加一个硫字。在硫醇、硫酚中的官能团“—SH”叫做巯基。硫醇在自然界中分布较广，多存在于生物组织和动物的排泄物中。例如，洋葱中含有正丙硫醇，动物大肠内的某些蛋白质受细菌分解可产生甲硫醇，黄鼠狼防御攻击时分泌出3-甲基-1-丁硫醇。

低级的硫醇有毒，并有极其难闻的臭味，是大气污染物；低级硫醇难溶于水，易溶于乙醇等有机溶剂。在煤气或天然气管道中加少量的低级硫醇，便于发现漏气。

### 12.3.5.1 酸性

硫醇、硫酚的酸性比相应的醇、酚强。例如，硫醇可溶于氢氧化钠溶液中。在石油加工中，利用此性质除去石油中的硫醇。

$$CH_3CH_2SH + NaOH \longrightarrow \underset{\text{乙硫醇钠}}{CH_3CH_2SNa} + H_2O$$

硫酚的酸性强于碳酸，可溶于碳酸氢钠溶液中。

### 12.3.5.2 重金属盐类解毒剂

硫醇、硫酚与重金属铅、汞、铜、砷等生成不溶于水的硫醇盐。例如：

$$\begin{array}{l} CH_2{-}SH \\ | \\ CH{-}SH \\ | \\ CH_2{-}OH \end{array} \xrightarrow{Hg^{2+}} \begin{array}{l} CH_2{-}S\diagdown \\ | \qquad\quad Hg\downarrow \\ CH{-}S\diagup \\ | \\ CH_2{-}OH \end{array} + 2H^+$$

二巯基丙醇

二巯基丙醇又叫做巴尔（BAL），它能夺取已与肌体内酶结合的金属离子，形成稳定的配合物而从尿中排出。因此，《中国药典》把含巯基的化合物常用作重金属盐类中毒的解毒药。

### 12.3.5.3 氧化

硫醇、硫酚都容易被氧化，碘、过氧化氢及空气中的氧都能将硫醇和硫酚氧化生成二硫化物，二硫化物又可被还原成原来的硫醇、硫酚。

$$\underset{\text{硫醇}}{R{-}SH} \underset{[H]}{\overset{[O]}{\rightleftharpoons}} \underset{\text{二硫化物}}{R{-}S{-}S{-}R}$$

二硫化物比类似结构的过氧化氢稳定得多，其中，“—S—S—”键称为二硫键，它是决定蛋白质分子特殊空间结构的重要副键。

在强氧化剂（如硝酸）作用下，硫醇、硫酚也可以被氧化生成磺酸类化合物。

$$R{-}SH \xrightarrow{HNO_3} \underset{\text{烷基亚磺酸}}{R{-}SO_2H} \xrightarrow{HNO_3} \underset{\text{烷基磺酸}}{R{-}SO_3H}$$

磺酸可以看做是硫酸分子中一个羟基被烃基取代的衍生物，它们的性质与硫酸相似，在有机合成中常用做替代硫酸的酸性催化剂。

硫醚被氧化生成亚砜或砜。

$$\underset{\text{甲硫醚}}{CH_3-S-CH_3} \xrightarrow{\text{浓 }H_2SO_4} \underset{\text{二甲亚砜}}{CH_3-\overset{}{\underset{\underset{O}{\|}}{S}}-CH_3} \xrightarrow{\text{发烟 }HNO_3} \underset{\text{二甲砜}}{CH_3-\overset{\overset{O}{\|}}{\underset{\underset{O}{\|}}{S}}-CH_3}$$

二甲亚砜（DMSO）是无色黏稠液体，熔点 18～20℃，沸点 72～73℃，有吸湿性。它是一种重要的溶剂，既可以溶解有机物，又能溶解无机物。

二甲亚砜用途广泛。作透皮促进剂，常用于氢化可的松、氟美松、肤轻松、睾酮、胰岛素、肝素、维生素类、水杨酸类等制剂，目前仅供外用。作溶剂和防冻剂，60%水溶液能降低冰点至－80℃。

## 习　题

1. 用系统命名法命名。

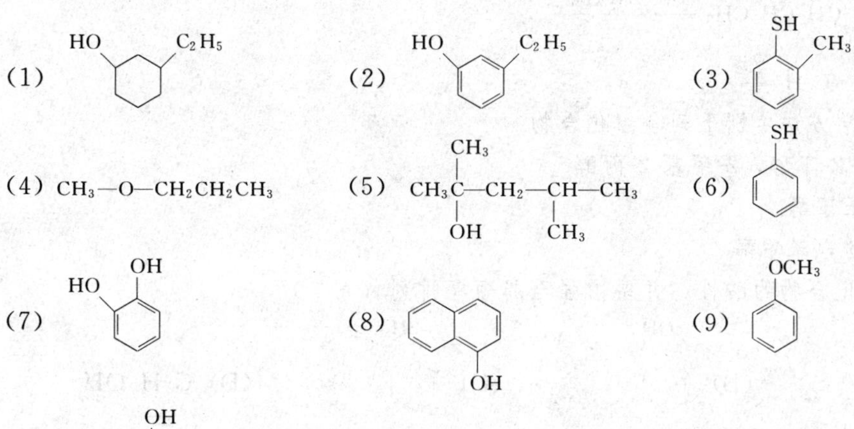

(10) $CH_3-\underset{}{\overset{OH}{\overset{|}{C}}}HCH_2C{\equiv}CCH_3$

2. 写出下列化合物的结构式

(1) 2-甲基-1,3-丁二醇　　(2) 环丁醇　　(3) 叔丁醇

(4) 乙醚　　(5) 3-苯基丙醇　　(6) 2-乙氧基戊烷

(7) 对苯二酚　　(8) 间甲苯酚　　(9) 2-萘酚

3. 一种物质 A 分子式为 $C_2H_6O$，将其与 KOH 的醇溶液共热后生成物质 B，B 为无色易挥发液体，微溶于水，分子式为 $C_4H_{10}O$，在医学上可用作麻醉剂。请写出 A、B 的结构式、名称，列出其所有的同分异构体，并按系统命名法命名，指出其中的伯醇、仲醇、叔醇。

4. 判断下列化合物所属种类并命名。

(1) $C_6H_5OC_2H_5$　　(2) （含两个 S 的五元环）　　(3) $C_6H_{13}C(CH_3)(OH)C_2H_5$

5. 完成下列各反应方程式

(1) $CH_3CH_2\underset{\underset{OH}{|}}{C}H\overset{\overset{CH_3}{|}}{C}HCH_3 \xrightarrow[\triangle]{\text{浓 }H_2SO_4}$

(2) $C_2H_5OH \xrightarrow[140℃]{\text{浓 }H_2SO_4}$

(3) $CH_3CHCH_2CH_3$ + HBr $\xrightarrow{\triangle}$
　　　　|
　　　 OH

(4) $CH_3CHCH_3$ $\xrightarrow{KMnO_4}$
　　　　|
　　　 OH

(5) 苯酚（OH） $\xrightarrow{NaOH}\xrightarrow{CH_3Br}$

(6) 苯酚（OH） $\xrightarrow{浓\ H_2SO_4}$

(7) 苯酚（OH） $+HNO_3 \xrightarrow{浓\ H_2SO_4}$

(8) $CH_3—O—CH_2CH_2CH_3 \xrightarrow[\triangle]{HI} \xrightarrow[\triangle]{HI过量}$

(9) $C_2H_5—O—C_2H_5 \xrightarrow{O_2}$

6. 用简易化学方法鉴别下列各组化合物

(1) 1-丁醇，2-丁醇，2-甲基-2-丙醇

(2) 乙醚，正丁醇

(3) 邻甲苯酚，苯甲醇

7. 比较下列化合物的酸性，并按由强至弱顺序排列（　　）

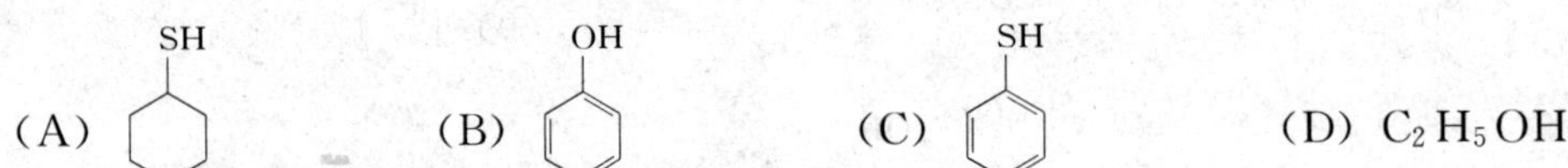


8. 完成下列转化，写出相应的反应式。

(1) 以卤代烃转化生成 $CH_3CH(OH)CH_3$。

(2) 以环己醇转化生成环己酮。

(3) 以醇脱水制备丙烯。

9. 石油中常含有少量硫醇，其存在不仅使汽油有讨厌的气味，而且它的燃烧产物二氧化硫和三氧化硫还有腐蚀性，如何用简单的方法将这少量的硫醇从石油中除去？

# 第13章 醛和酮

醛、酮、醌分子结构中都含有羰基，它们统称为羰基化合物。羰基上连有一个氢原子的化合物为醛（甲醛除外）；羰基上连有的两个基团都是烃基的化合物为酮。醛和酮的结构相似，因此化学性质相似，例如都能发生亲核加成反应、还原反应、α-H 的取代反应等；醌是一类特殊的不饱和环二酮，它兼有烯烃和酮的典型性质。

## 13.1 醛和酮的分类及命名

### 13.1.1 醛和酮的分类

按照烃基的不同，醛和酮可分为脂肪族醛酮和芳香族醛酮；按照烃基是否含有双键可分为饱和醛酮和不饱和醛酮；按照分子中含有的羰基数又可分为一元醛酮和二元醛酮及多元醛酮等。

### 13.1.2 醛和酮的命名

（1）醛和酮的普通命名法　脂肪醛与醇（或烷烃）相似，按所含碳原子数称为“某醛”。一元酮按照羰基所连的两个烃基来命名，称为“某某酮”。例如：

HCHO 甲醛

$CH_3CHO$ 乙醛

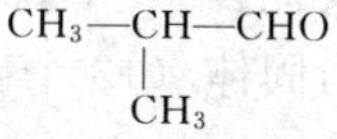

$CH_3-CH(CH_3)-CHO$ 异丁醛

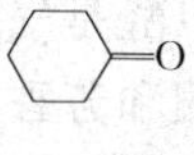

环己酮

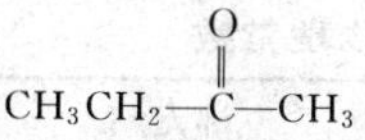

$CH_3CH_2-C(=O)-CH_3$ 甲乙酮

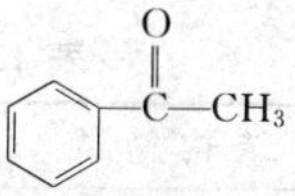

$C_6H_5-C(=O)-CH_3$ 苯甲酮(苯乙酮)

（2）醛酮的系统命名法　以包括羰基碳原子在内的最长碳链为主链，按照主链碳原子数称为“某醛”或“某酮”。主链碳原子的编号，醛是以羰基碳原子为1，酮则以离羰基近的一端碳原子为1。与官能团相连的碳也称为α碳，其余依次为β、γ等。例如：脂肪族醛酮。

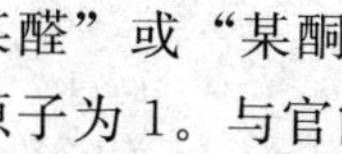

$H_3C-CH(CH_3)-CHO$ 2-甲基丙醛（α-甲基丙醛）

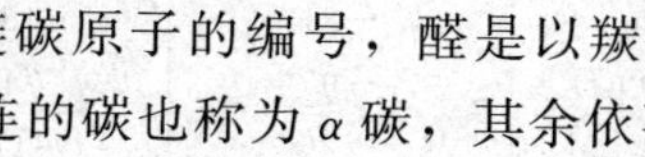

$H_3C-CH_2-C(=O)-CH_2-CH(CH_3)-CH_3$ 5-甲基-3-己酮

$H_3C-CH=CH-CHO$ 2-丁烯醛

芳香醛酮通常将芳香基作为取代基来命名。例如：芳香族醛酮。

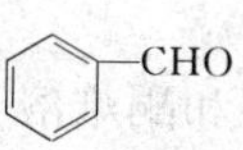

$C_6H_5-CHO$ 苯甲醛

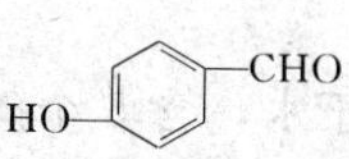

$HO-C_6H_4-CHO$ 对羟基苯甲醛

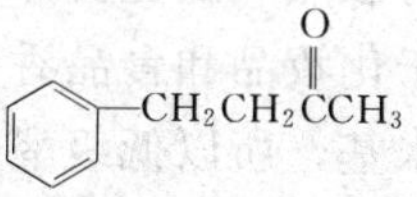

$C_6H_5-CH_2CH_2C(=O)CH_3$ 4-苯基丁酮

# 13.2 醛和酮的结构及性质

## 13.2.1 醛和酮的分子结构

醛和酮的官能团都是羰基（$>C=O$）。羰基是由碳、氧以双键结合，碳原子采取的是 $sp^2$ 杂化，每个 $sp^2$ 杂化轨道分别与氧原子和其他 2 个原子形成 3 个 $\sigma$ 键，这 3 个 $\sigma$ 键在同一个平面上。碳原子未参与杂化的 p 轨道与氧原子的 1 个 p 轨道侧面形成 1 个 $\pi$ 键。因此，羰基碳氧双键是由 1 个 $\sigma$ 键和 1 个 $\pi$ 键组成。由于氧原子的电负性较强，所以碳氧之间的电子云偏向于氧原子，而使氧原子上的电子云密度增大，碳原子上的电子云密度显著减小，所以碳氧双键（C═O）与碳碳双键（C═C）相比是一个极性不饱和键。

$>C\overset{\pi}{—}O$　　　　$>\overset{\delta^+}{C}=\overset{\delta^-}{O}$

π电子云偏向氧原子　　　　极性双键

羰基上连有氢原子的是醛；连有两个烃基的是酮。

$(Ar)R—\overset{O}{\overset{\|}{C}}—H$　　　　$(Ar)R—\overset{O}{\overset{\|}{C}}—R'(Ar')$

醛　　　　酮

在醛的分子中，羰基处在链端叫做醛基（—CHO），酮分子中羰基处在链中间也叫酮基（$>C=O$）。

## 13.2.2 醛和酮的物理性质

常温下，除甲醛是气体外，其他含 12 个碳原子以下的脂肪醛、酮均为液体，含 12 个碳原子以上的醛、酮和芳香醛、酮为固体（13 个碳的醛是液体）。常见醛和酮的物理常数见表 13-1。

**表 13-1　常见醛和酮的物理常数**

| 名　称 | 结构简式 | 熔点/℃ | 沸点/℃ | 溶解度/(g/100g 水) |
|---|---|---|---|---|
| 甲醛 | HCHO | −92 | −21 | 55 |
| 乙醛 | $CH_3CHO$ | −123 | 20.8 | 溶 |
| 丙醛 | $CH_3CH_2CHO$ | −81 | 48.8 | 20 |
| 丁醛 | $CH_3CH_2CH_2CHO$ | −97 | 74.7 | 4 |
| 苯甲醛 | $C_6H_5CHO$ | −26 | 179 | 0.33 |
| 丙酮 | $CH_3COCH_3$ | −95 | 56.1 | 溶 |
| 2-戊酮 | $CH_3COCH_2CH_2CH_3$ | −77.8 | 102.1 | 微溶 |
| 3-戊酮 | $CH_3CH_2COCH_2CH_3$ | −42.1 | 101.7 | 易溶 |
| 苯乙酮 | $C_6H_5COCH_3$ | 19.7 | 202 | 微溶 |

低级醛具有强烈刺激性臭味；低级酮具有愉快的气味；中级醛、酮和一些芳香醛有特殊的香气，可用于化妆品和食品香精。

羰基是亲水基，所以低级醛、酮能溶于水，含 5 个碳以上的醛和酮难溶于水；醛和酮都溶于有机溶剂。

除少数例外，脂肪族醛、酮相对密度小于 1，芳香族醛、酮相对密度大于 1。

### 13.2.3 醛和酮的化学性质

醛和酮的官能团是羰基，羰基的碳原子和氧原子之间的碳氧双键与碳碳双键一样，也是由一个 $\sigma$ 键和一个 $\pi$ 键组成，所以羰基较活泼，容易发生加成反应。又由于羰基中的碳氧双键具有极性，$\alpha$-C 碳原子上的氢原子较活泼，所以 $\alpha$-H 上也易发生一些反应。

(1) 加成反应

① 与氢氰酸加成　醛与氢氰酸反应生成既含有羟基又含有氰基的化合物（$\alpha$-羟腈）。脂肪族甲基酮及 8 个碳以下的环酮也能发生此反应。

$$\underset{\text{(酮)醛}}{\text{R(CH}_3\text{)HC=O}} + \text{H—CN} \rightleftharpoons \underset{\alpha\text{-羟腈}}{(\text{CH}_3)\text{H—C(R)(OH)—CN}}$$

羟腈经水解反应可得到比原来的醛或酮多一个碳原子的羟基酸。

$$\text{CH}_3\text{CHO}+\text{HCN} \longrightarrow \text{H}_3\text{C—CH(OH)—CN} \xrightarrow{\text{H}_2\text{O/H}^+} \text{H}_3\text{C—CH(OH)—COOH}$$

② 与亚硫酸氢钠加成　醛、脂肪族甲基酮和 8 个以下的环酮与过量的亚硫酸氢钠饱和溶液作用，生成羟基磺酸盐白色结晶。

$$\text{R(CH}_3\text{)HC=O} + \text{(HO)(NaO)S=O} \rightleftharpoons \underset{\alpha\text{-羟基磺酸钠}}{\text{R—C(OH)(SO}_3\text{Na)—H(CH}_3)} \downarrow$$

例如：

$$\text{(H}_3\text{C)}_2\text{C=O} + \text{NaHSO}_3 \longrightarrow \underset{\text{丙酮亚硫酸氢钠加成物}}{\text{H}_3\text{C—C(CH}_3\text{)(OH)—SO}_3\text{Na}}$$

《中国药典》在检验维生素 C 注射液的含量时，就应用丙酮的这一性质作掩蔽剂，来除去加在维生素 C 中的抗氧剂 $NaHSO_3$ 的干扰。

羟基磺酸盐不溶于亚硫酸氢钠的饱和溶液中，所以生成后即可分离出来。但羟基磺酸盐遇稀酸或稀碱又重新分解成原来的醛或酮。所以利用此性质可以从混合物中分离提纯醛和甲基酮。

$$\text{R—C(OH)(SO}_3\text{Na)—H(CH}_3) + \text{HCl} \longrightarrow \text{R—C(=O)—H(CH}_3) + \text{H}_2\text{O} + \text{SO}_2\uparrow + \text{NaCl}$$

$$\text{R—C(OH)(SO}_3\text{Na)—H(CH}_3) + \text{Na}_2\text{CO}_3 \longrightarrow \text{R—C(=O)—H(CH}_3) + \text{H}_2\text{O} + \text{CO}_2\uparrow + \text{Na}_2\text{SO}_3$$

③ 与醇的加成　醛在干燥的氯化氢催化下与醇起加成反应生成半缩醛。半缩醛既是醚，又是醇，在干燥的氯化氢存在下，还可与另一分子醇进一步加成为缩醛。

$$\begin{matrix} R \\ \end{matrix}\!\!\!\!\!\!\!\!\;\text{C=O} + HO-R' \xrightleftharpoons{HCl} \text{C(R)(H)(OH)(OR')}$$

$$\text{C(R)(H)(OH)(OR')} + HO-R' \xrightleftharpoons{HCl} \text{C(R)(H)(OR')(OR')} + H_2O$$

缩醛在碱性条件下是比较稳定的，但遇酸性水溶液则容易水解成原来的醇和醛，所以生成缩醛的反应应在无水的条件下进行。这一反应在有机合成上常用来保护羰基。

④ 与格氏试剂加成　格氏试剂 RMgX，能与醛酮发生加成反应，生成物经水解可得到醇。

$$>C=O + RMgX \longrightarrow >C(R)(OMgX) \xrightarrow{H_2O} >C(R)(OH) + Mg(X)(OH)$$

甲醛与格氏试剂的反应产物，水解后得到比格氏试剂多 1 个碳原子的伯醇。例如：

$$H_3C-CH_2MgBr + H-CHO \xrightarrow[\text{②}H^+, H_2O]{\text{①无水乙醚}} H_3C-CH_2CH_2OH$$

其他醛与格氏试剂的反应产物，水解后得到仲醇。例如：

$$H_3C-CH_2MgBr + H_3C-CHO \xrightarrow[\text{②}H^+, H_2O]{\text{①无水乙醚}} H_3C-CH_2-CH(CH_3)-OH$$

酮与格氏试剂的反应产物，水解后得叔醇。例如：

$$H_3C-CH_2MgBr + H_3C-C(=O)-CH_3 \xrightarrow[\text{②}H^+, H_2O]{\text{①无水乙醚}} H_3C-CH_2-C(CH_3)(CH_3)-OH$$

⑤ 与氨的衍生物加成　醛和酮可以与氨的衍生物进行加成，产物再经脱水生成含有碳氮双键（$>C=N$）的化合物，该反应叫加成-消除反应。其反应过程可用通式表示如下：

$$>C=O + H-\ddot{N}(H)-G \longrightarrow \left(>C(OH)-N(H)-G\right) \xrightarrow{-H_2O} >C=N-G$$

G 代表不同的取代基，$H_2N$-G 代表氨的衍生物，反应的结果是 $>C=O$ 变成了 $>C=N$，生成了含有碳氮双键的化合物。表 13-2 列出了几种常见的氨的衍生物及其与醛、酮反应的产物。

氨的衍生物与醛和酮的反应产物大多是晶体，具有固定的熔点，测定其熔点就可以初步推断它是由哪一种醛或酮所生成的。特别是 2,4-二硝基苯肼，它几乎能与所有的醛酮迅速发生反应，生成橙黄色或橙红色的 2,4-二硝基苯腙晶体，因此常用于鉴别醛或酮。此外，肟、腙等在稀酸作用下能够水解为原来的醛或酮，所以也可利用这一性质来分离和提纯醛或酮。

在药物分析中，常用这些氨的衍生物作为鉴定具有羰基结构的药物的试剂，所以把这些氨的衍生物称作羰基试剂。

（2）α-H 的反应　醛或酮分子中的 α-H 较活泼，具有 α-H 的醛或酮可发生羟醛缩合反应和卤代反应。

**表 13-2　几种常见的氨的衍生物及其与醛、酮反应的产物**

| 氨的衍生物 | 与醛、酮反应的产物 | 氨的衍生物 | 与醛、酮反应的产物 |
|---|---|---|---|
| $H_2N—OH$<br>羟胺 | $R(R')C=N—OH$<br>肟 | $H_2N—NH—C_6H_3(NO_2)_2$<br>2,4-二硝基苯肼 | $R(R')C=N—NH—C_6H_3(NO_2)_2$<br>2,4-二硝基苯腙 |
| $H_2N—NH_2$<br>肼 | $R(R')C=N—NH_2$<br>腙 | $H_2N—NH—CO—NH_2$<br>氨基脲 | $R(R')C=N—NH—CO—NH_2$<br>缩氨脲 |
| $H_2N—NH—C_6H_5$<br>苯肼 | $R(R')C=N—NH—C_6H_5$<br>苯腙 | | |

① 羟醛缩合反应　在稀酸或稀碱的作用下，两分子的醛或酮结合生成 $\beta$-羟基醛或 $\beta$-羟基酮，该反应称为羟醛缩合反应。例如：

$$CH_3—CH=O + H—CH_2CHO \xrightarrow{OH^-} CH_3—CH(OH)—CH_2CHO$$

$\beta$-羟基丁醛

酮分子中羰基碳原子的正电性比醛弱，所以酮发生此反应只能得到少量的 $\beta$-羟基酮。$\beta$-羟基醛中的 $\alpha$-H 更活泼，在稍微受热或酸的作用下，即失去一分子水生成 $\alpha$,$\beta$-不饱和醛。

$$CH_3—CH(OH)—CH(H)—CHO \xrightarrow{\triangle} CH_3CH=CHCHO$$

不含 $\alpha$-H 的醛，不能发生分子间的羟醛缩合反应。但可与另一个含有 $\alpha$-H 的醛发生不同分子间的羟醛缩合反应。例如：

$$C_6H_5—CHO + H_3C—CHO \longrightarrow C_6H_5—CH(OH)—CH_2—CHO$$

$$C_6H_5—CH(OH)—CH_2—CHO \xrightarrow{-H_2O} C_6H_5—CH=CH—CHO$$

② 卤代反应　在碱性溶液中，乙醛或甲基酮能与卤素的碱溶液作用，生成三卤代物。三卤代物在碱性条件下容易分解，形成三卤甲烷（卤仿），因此该反应又称卤仿反应。在卤仿反应中若使用的卤素是碘，则称为碘仿反应。产物碘仿，是不溶于水的黄色固体，并有特殊气味，易于观察识别。因此常用碘和氢氧化钠溶液来鉴别乙醛或甲基酮

$$CH_3—\overset{O}{\overset{\|}{C}}—H(R) + I_2 + NaOH \longrightarrow CHI_3\downarrow + (R)H—\overset{O}{\overset{\|}{C}}—ONa + NaI + H_2O$$

由于 $I_2$ 与 NaOH 歧化生成的 NaIO 具有氧化性，能将乙醇和具有 $CH_3—CH(OH)—$结构的醇氧化成相应的乙醛和甲基酮，所以它们也可以发生碘仿反应。碘仿反应也可作为乙醇和具有 $CH_3—CH(OH)—$结构的醇的鉴别反应。

(3) 氧化和还原反应

① 氧化反应　醛类羰基上连有氢，很容易被氧化成羧酸；酮的羰基上没有氢，很难被氧化。因此可用一些能氧化醛，但不能氧化酮的弱氧化剂来鉴别脂肪族醛和酮。常用的弱氧化剂有托伦试剂（硝酸银的氨溶液）和费林试剂（由硫酸铜和酒石酸钾钠的氢氧化钠溶液配制而成的深蓝色溶液）。

醛与托伦试剂作用被氧化生成羧酸盐，银离子被还原成金属银附着在容器壁上，形成光亮的银镜，因此该反应也叫银镜反应。

$$(Ar)R—CHO+[Ag(NH_3)_2]^+ \xrightarrow[\triangle]{OH^-} (Ar)R—COONH_4+Ag\downarrow+H_2O$$

醛与费林试剂作用时，醛也被氧化成羧酸盐，而铜离子被还原成砖红色的氧化亚铜沉淀。

$$RCHO+Cu^{2+}(\text{配离子}) \xrightarrow[\triangle]{OH^-} RCOO^-+Cu_2O\downarrow+H_2O$$

芳香醛能发生银镜反应，但不能被费林试剂氧化，因此，可用此性质来鉴别脂肪醛与芳香醛。

② 还原反应　在铂、钯、镍等催化剂存在下，醛可被氢还原成伯醇，酮可被还原成仲醇。这个反应的实质也是氢在羰基上的加成。

$$R—\overset{O}{\overset{\|}{C}}—H+H_2 \longrightarrow R—CH_2—OH$$

$$R—\overset{O}{\overset{\|}{C}}—R'+H_2 \longrightarrow R—\overset{OH}{\overset{|}{C}H}—R'$$

# 13.3　重要的醛和酮

## 13.3.1　甲醛（HCHO）

俗称蚁醛，在常温下，是无色有强烈刺激性气味的气体，易溶于水。甲醛有凝固蛋白质的作用，因此具有杀菌防腐能力。40%的甲醛水溶液称为福尔马林（Formalin），是常用的消毒剂和浸制生物标本的防腐剂。

甲醛化学性质比其他醛活泼，容易被氧化，又极易发生聚合反应，在常温下即能自动聚合，生成具有环状结构的三聚甲醛或多聚甲醛，后者遇热又可解聚为甲醛。因此将甲醛制成聚合体，是一种贮存甲醛的方便方法。

甲醛易与氨或铵盐作用，缩合成环六亚甲基四胺（$C_6H_{12}N_4$），俗称乌洛托品（Urotropine），在医药上用做利尿剂及尿道消毒剂。

## 13.3.2　乙醛（$CH_3CHO$）

乙醛是无色有刺激性气味的液体，能与水和乙醇、氯仿等有机溶剂混溶，沸点 20.8℃。乙醛具有醛类的典型性质，很容易聚合。乙醛能聚合成三聚体或四聚体，三聚乙醛在稀硫酸中加热可以解聚，因此工业上常以三聚乙醛形式保存乙醛。乙醛是重要的化工原料，可用于制造乙酸、乙醇、乙酐和季戊四醇等。

三氯乙醛是液体，沸点为 124℃，它是乙醛的一个重要衍生物，由于三个氯原子的吸电子的效应，使羰基的活性增强，易与水结合生成稳定的水合三氯乙醛，简称水合氯醛。

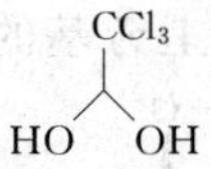

$CCl_3$

HO　OH

(2,2,2-三氯-1,1-乙二醇)

水合氯醛是无色透明棱柱形晶体，有刺激性气味，味微苦，在空气中渐渐挥发，易溶于水、乙醇、三氯甲烷或乙醚中。其10%的水溶液在临床上作为长时间作用的催眠药，用于失眠、烦躁不安及惊厥，它使用安全，不易引起蓄积中毒，但对胃有一定的刺激性。

### 13.3.3　苯甲醛（$C_6H_5$—CHO）

苯甲醛常以结合态存在于桃、梅、杏等的核仁中，尤以苦杏仁中含量较高，所以俗称苦杏仁油。它是具有苦杏仁味的无色液体、有毒，沸点 179℃，微溶于水，易溶于乙醇、乙醚和氯仿中。

苯甲醛很容易被空气中的氧氧化成白色的苯甲酸晶体，因此在保存苯甲醛时常要加入少量的对苯二酚作为抗氧化剂。

苯甲醛在工业上是一种重要的化工原料，用于制备药物、染料、香料等产品。

### 13.3.4　丙酮（$CH_3$—CO—$CH_3$）

丙酮是具有特殊气味的无色液体，易挥发、易燃烧，沸点为 56℃。可与水、乙醇、乙醚等任意混溶，因此它是一种很重要的、良好的有机溶剂，广泛用于油漆和人造纤维工业。

丙酮是重要的化工原料，可用来制造有机玻璃、树脂等。在生物代谢中，丙酮是油脂的分解产物，代谢不正常的糖尿病患者的尿中含有较多的丙酮。

## 13.4　醌

### 13.4.1　醌的结构、性质和命名

醌是一类分子中含有环己二烯二酮结构的共轭体系化合物。常见的有苯醌、萘醌、蒽醌以及它们的衍生物。结构有对位和邻位两种，醌类一般都是有颜色的晶体，对醌大多呈黄色，邻醌大多呈红色或橙色。

对醌　　邻醌

醌既然是一种不饱和的环状二元酮，所以它就兼具有烯烃和羰基化合物的典型性质，其中以醌的还原反应最重要。例如：对苯醌在亚硫酸水溶液中很容易在对位氧原子上加氢而还原成对苯二酚；而对苯二酚也容易被氧化成对苯醌。

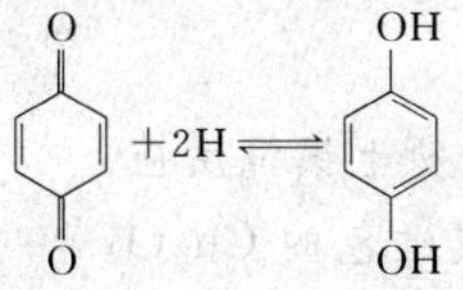

$$\text{对苯醌} + 2H \rightleftharpoons \text{对苯酚}$$

对苯醌　　对苯酚

醌类的命名一般是在“醌”字前面加上芳基的名称，并注明羰基的位次。例如：

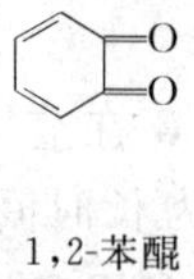

1,2-苯醌（邻苯醌）　1,4-苯醌（对苯醌）　2-甲基-1,4-苯醌

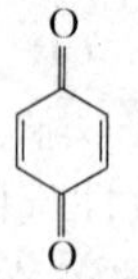

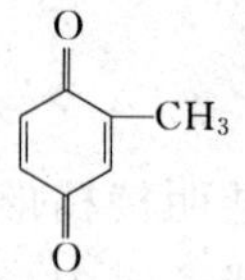

## 13.4.2 重要的醌及其衍生物

（1）苯醌　苯醌包括对苯醌和邻苯醌。对苯醌为黄色结晶，有刺激气味，易升华，易溶于热水、乙醇、乙醚中，熔点117℃。邻苯醌为红色结晶，无固定熔点，在60～70℃分解。

在电化学中，利用对苯二酚和对苯醌之间的氧化还原关系制成的氢醌电极（对苯二酚也叫氢醌），可用于氢离子浓度的测定。

（2）1,4-萘醌　1,4-萘醌为黄色固体，熔点126～128℃。萘醌的衍生物中不少是生理活性物质。例如：维生素 $K_1$ 和维生素 $K_2$，维生素K有促进凝血酶原的生成的作用。

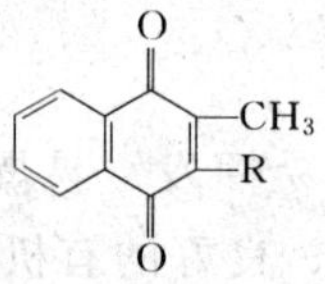

维生素K

维生素 $K_1$ 和维生素 $K_2$ 所连的侧链基团（—R）不同。

（3）泛醌　也叫辅酶Q，是脂溶性化合物，因广泛存在动植物体内而得名，是生物体内氧化还原过程中极为重要的物质。

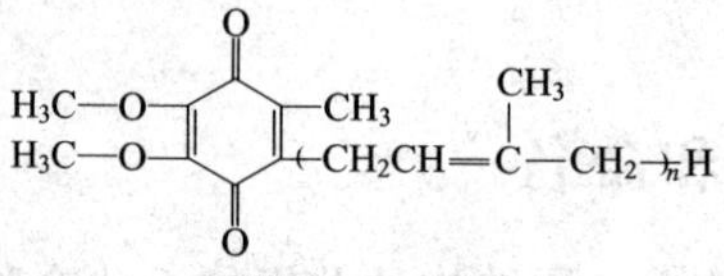

泛醌

## 习　题

1. 选择题

（1）下列化合物中，属于醛类化合物的是（　　）。

（A）$H_3C—CH(OH)—CH_3$　（B）$H_3C—C(=O)—H$　（C）$H_3C—C(=O)—OH$　（D）$H_3C—C(=O)—CH_3$

（2）能与乙醛溶液发生银镜反应的试剂是（　　）。

（A）溴水　（B）托化试剂　（C）费林试剂　（D）$KMnO_4$ 溶液

（3）下列说法正确的是（　　）。

（A）含有羟基的化合物不一定是醇。

（B）醛的官能团是—COOH。

（C）$CH_3CH_2OH$ 能与银氨溶液发生银镜反应。

（D）丙酮与费林试剂反应，生成红色的 $Cu_2O$。

2. 命名下列化合物

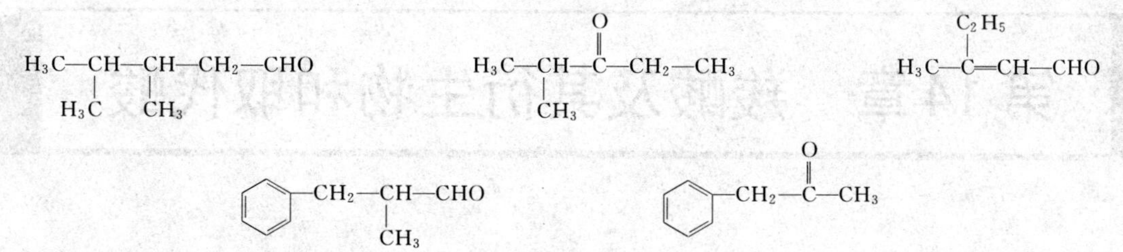

$$\text{CH}_2\text{—CH(CH}_3\text{)—CHO}$$ (苯基)

$$\text{CH}_2\text{—C(=O)—CH}_3$$ (苯基)

3. 写出下列化合物的结构简式。

(1) 苯乙酮　　(2) 3-甲基-2-戊酮　(3) $\alpha$-氯代丙醛　(4) 1,4-苯醌

(5) 对甲氧基苯甲醛　(6) 4,5-二甲基-3-己酮

4. 写出下列反应的主要产物。

(1) $CH_3CHO \xrightarrow[\triangle]{\text{稀 OH}}$

(2) $H_3C—CHO + H_3C—OH \xrightarrow[H_2O]{\text{干燥 HCl}\quad H^+}$

(3) $CH_3CHO + CH_3CH_2MgBr \xrightarrow{\text{无水乙醚}} \xrightarrow{H_3O^+}$

(4) $H_3C—CH(CH_3)—CHO + Ag(NH_3)_2OH \longrightarrow$

(5) $H_3C—CH_2—C(=O)—CH_3 + I_2 \xrightarrow{OH}$

(6) $H_3C—CHO + HCN \longrightarrow$

5. 用化学方法鉴别下列各组化合物。

(1) 甲醛、乙醛　　(2) 苯甲醛、乙醛　　(3) 丙醛、丙酮、丙醇、异丙醇

6. 某化合物A分子式为$C_3H_6O$，能与氢氰酸发生加成反应，并能发生银镜反应。经还原后得到一种分子式为$C_3H_8O$的化合物B，B经浓硫酸脱水后得碳氢化合物C，分子式为$C_3H_6$，C可与氢溴酸作用生成2-溴丙烷。试写出A、B、C的结构简式和反应方程式。

# 第 14 章　羧酸及其衍生物和取代酸

分子中具有羧基（—COOH）的有机化合物称为羧酸。羧基（—COOH）是羧酸的官能团。可用通式 RCOOH 和 ArCOOH 表示。羧基中的羟基被其他的原子或基团取代后生成的化合物称为羧酸衍生物。例如酰卤、酸酐、酯、酰胺等。羧酸分子中烃基上的氢原子被其他原子或基团取代后的产物叫作取代酸。羧酸、羧酸衍生物及取代羧酸广泛存在于自然界，是生物体的重要代谢物质，在工业、农业、医药和人们的日常生活中有着广泛的应用。

## 14.1 羧　酸

### 14.1.1 羧酸的分类和命名

#### 14.1.1.1 羧酸的分类

羧酸按照与羧基所连烃基的种类不同，可分为脂肪族羧酸、脂环族羧酸和芳香族羧酸；按照分子中所含羧基的数目分为一元羧酸、二元羧酸和多元羧酸；还可按烃基是否饱和，分为饱和羧酸和不饱和羧酸。

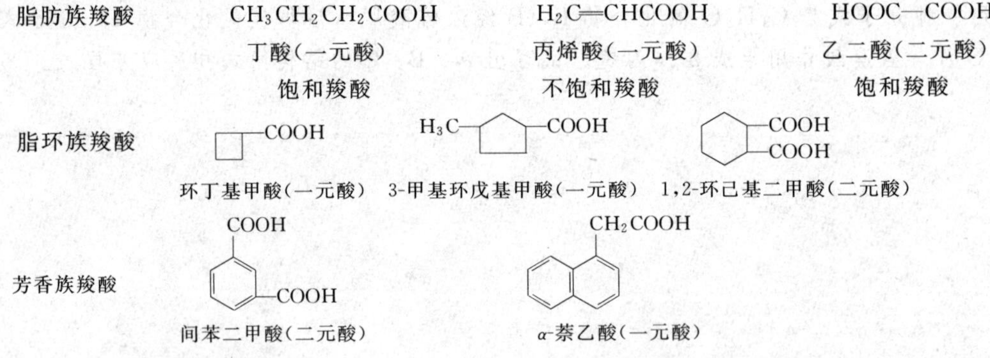


#### 14.1.1.2 羧酸的命名

(1) 俗名　许多羧酸都有俗名，这些俗名大多是根据其来源或生理功能等而定的。例如甲酸来自蚂蚁，称为蚁酸；乙酸存在于食醋中，称为醋酸；丁酸存在于奶油中，称为酪酸；苯甲酸存在于安息香胶中，称为安息香酸。常见羧酸的名称和物理常数见表 14-1。

(2) 系统命名法

羧酸的系统命名原则与醛相似，即选择含有羧基的最长碳链为主链，根据主链碳原子数目称为“某酸”；编号从羧基碳原子开始，用阿拉伯数字（或从羧基相邻的碳原子开始用希腊字母）标明取代基的位次，并将取代基位次、数目、名称写于母体酸的名称之前。

**表 14-1　常见羧酸的名称和物理常数**

| 构造式 | 名称 | | 熔点/℃ | 沸点/℃ | 相对密度 ($d_4^{20}$) |
|---|---|---|---|---|---|
| | 系统名称 | 俗　名 | | | |
| HCOOH | 甲酸 | 蚁酸 | 8.6 | 100.5 | 1.220 |
| $CH_3COOH$ | 乙酸 | 醋酸 | 16.7 | 118.0 | 1.049 |
| $CH_3CH_2COOH$ | 丙酸 | 初油酸 | −20.8 | 140.7 | 0.993 |
| $CH_3(CH_2)_2COOH$ | 丁酸 | 酪酸 | −7.9 | 163.5 | 0.959 |
| $CH_3(CH_2)_3COOH$ | 戊酸 | 缬草酸 | −34.0 | 185.4 | 0.939 |
| $CH_3(CH_2)_4COOH$ | 己酸 | 羊油酸 | −3.0 | 205.0 | 0.929 |
| $CH_3(CH_2)_5COOH$ | 庚酸 | 葡萄花酸 | −11 | 233.0 | 0.920 |
| $CH_3(CH_2)_6COOH$ | 辛酸 | 亚羊脂酸 | 16.0 | 237.5 | 0.911 |
| $CH_3(CH_2)_7COOH$ | 壬酸 | 天竺葵酸(风吕草酸) | 12.5 | 253.0 | 0.906 |
| $CH_3(CH_2)_8COOH$ | 癸酸 | 羊蜡酸 | 31.5 | 270 | 0.887 |
| $CH_3(CH_2)_{10}COOH$ | 十二酸 | 月桂酸 | 44 | 225 | 0.868(50℃) |
| $CH_3(CH_2)_{12}COOH$ | 十四酸 | 肉豆蔻酸 | 58 | 250.5(13.3kPa) | 0.844(80℃) |
| $CH_3(CH_2)_{14}COOH$ | 十六酸 | 软脂酸(棕榈酸) | 63 | 271.5(13.3kPa) | 0.849(70℃) |
| $CH_3(CH_2)_{16}COOH$ | 十八酸 | 硬脂酸 | 71.5 | 383 | 0.941 |
| $CH_2{=}CHCOOH$ | 丙烯酸 | 败脂酸 | 14 | 140.9 | 1.051 |
| $CH_3CH{=}CHCOOH$ | 2-丁烯酸 | 巴豆酸 | 72 | 185 | 1.018 |
| HOOC—COOH | 乙二酸 | 草酸 | 189.5 | 157(升华) | 1.90 |
| $HOOCCH_2COOH$ | 丙二酸 | 胡萝卜酸 | 135.6 | 140(升华) | 1.63 |
| $HOOC(CH_2)_4COOH$ | 己二酸 | 肥酸 | 152 | 330.5 | 1.366 |

不饱和酸的命名，选取含有不饱和键和羧基的最长碳链为主链，称为“某烯酸”或“某炔酸”，并标明不饱和键的位次。

$$CH_3-\underset{CH_3}{\underset{|}{CH}}-\underset{CH_3}{\underset{|}{CH}}-COOH$$

2,3-二甲基丁酸

$$\overset{\delta}{\underset{5}{Cl}}CH_2-\overset{\gamma}{\underset{4}{C}}H{=}\overset{\beta}{\underset{3}{C}}H-\overset{\alpha}{\underset{2}{C}}H_2-\overset{1}{C}OOH$$

5-氯-3-戊烯酸（δ-氯-β-戊烯酸）

$$CH_3-C{\equiv}C-CH_2-COOH$$

3-戊炔酸

$$CH_3-CH{=}CH-COOH$$

2-丁烯酸

对于二元脂肪酸的命名，则应选择含两个羧基的最长碳链作主链，叫“某二酸”，主链两端必须是羧基。

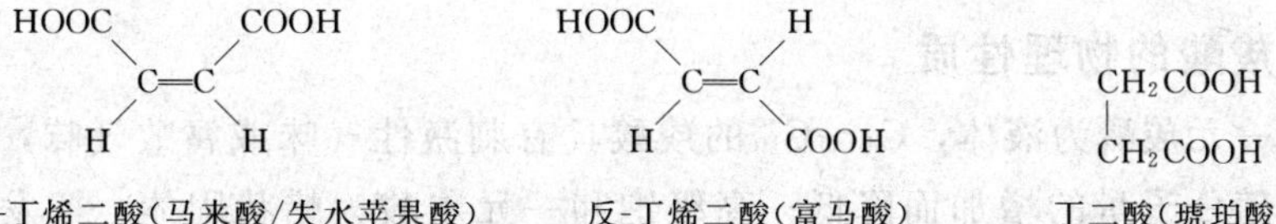


顺-丁烯二酸(马来酸/失水苹果酸)　　反-丁烯二酸(富马酸)　　丁二酸(琥珀酸)

芳香族羧酸的命名分两类：一类是羧基连在芳环上，以芳甲酸为母体，环上其他基团作为取代基来命名；另一类是羧基连在侧链上，以脂肪酸为母体，芳基作为取代基来命名。

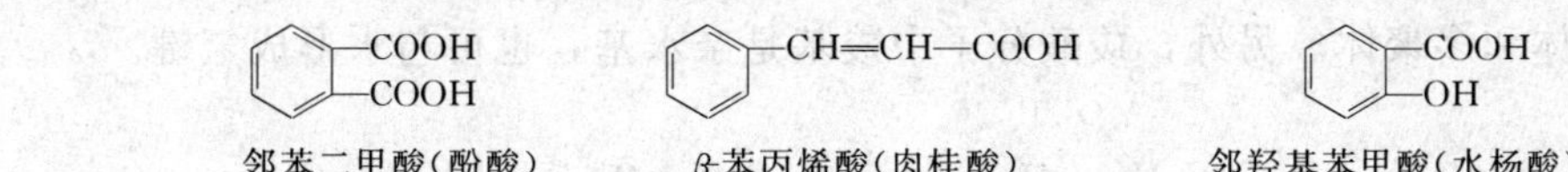


邻苯二甲酸(酞酸)　　β-苯丙烯酸(肉桂酸)　　邻羟基苯甲酸(水杨酸)

羧酸分子中去掉羟基留下的部分称为酰基；去掉氢原子留下的部分称为酰氧基；电离出氢离子留下的部分称为羧酸根离子。

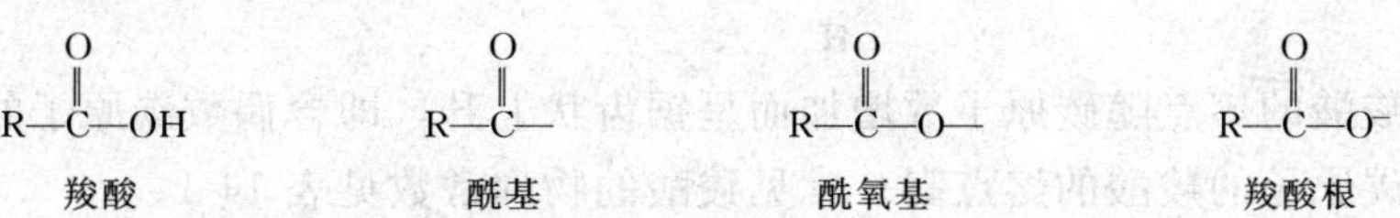


羧酸　　酰基　　酰氧基　　羧酸根

多官能团的化合物命名时，通常是按表 14-2 的官能团优先次序来确定母体和取代基，最优基团作为母体，其他官能团作为取代基。

**表 14-2　一些重要官能团的优先次序**

| 官能团名称 | 官能团结构 | 官能团名称 | 官能团结构 | 官能团名称 | 官能团结构 |
|---|---|---|---|---|---|
| 羧　基 | —COOH | 醛基 | —CHO | 叁键 | —C≡C— |
| 磺酸基 | $—SO_3H$ | 酮基 | $>C=O$ | 双键 | —C=C— |
| 酯　基 | —COOR | 醇羟基 | —OH | 烷氧基 | —O—R |
| 酰卤基 | —COCl | 酚羟基 | —OH | 烷基 | —R |
| 酰胺基 | $—CONH_2$ | 巯基 | —SH | 卤原子 | —X |
| 氰　基 | —C≡N | 氨基 | $—NH_2$ | 硝基 | $—NO_2$ |

## 14.1.2　羧酸的结构和性质

### 14.1.2.1　羧酸的结构

羧基中的碳原子是 $sp^2$ 杂化，3 个 $sp^2$ 杂化轨道分别与烃基中的碳原子、羟基的氧原子、羰基的氧原子形成 3 个 $\sigma$ 键，且处在同一平面上。羰基碳原子上未参与杂化的 p 轨道与氧原子的 p 轨道平行相互重叠形成一个 $\pi$ 键。羟基氧原子上的未共用电子对与羰基上的 $\pi$ 键形成 p-$\pi$ 共轭体系。

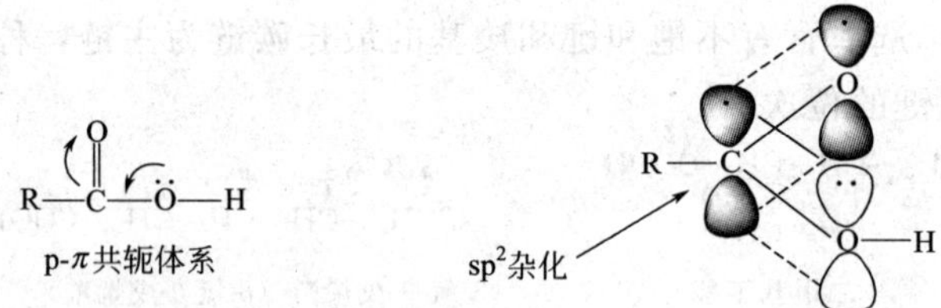


在共轭体系中，羟基氧原子的电子云密度降低，增强了 O—H 键的极性，有利于离解出 $H^+$，使羧酸的酸性比醇的酸性强；同时羰基碳原子电子云密度升高，不利于亲核试剂的进攻，使碳氧双键不发生醛、酮那样的亲核加成反应。由于羧基中 p-$\pi$ 共轭体系的存在，使羧酸表现出不同于醛、酮和醇的一些特殊性质。

### 14.1.2.2　羧酸的物理性质

低级饱和一元羧酸为液体，$C_4$～$C_{10}$ 的羧酸具有刺激性气味或腐败气味，易溶于水，在水中的溶解度随分子量的增加而降低；高级饱和一元羧酸为蜡状固体，挥发性低，不溶于水；多元酸的水溶性大于相同碳原子的一元酸。

羧酸的沸点比分子量相近的醇还高，主要原因是羧酸分子间可以形成两个氢键而缔合成较稳定的二聚体和多聚体。另外，羧酸分子中羧基是亲水基，也可与水形成氢键。

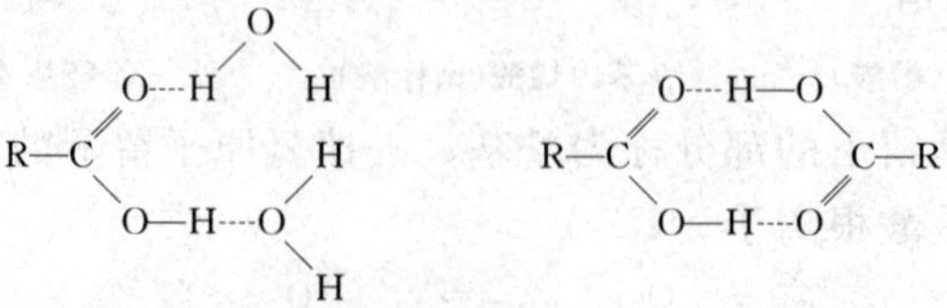

饱和一元羧酸的熔点随碳原子数增加而呈锯齿状上升，即含偶数碳原子的羧酸的熔点比相邻两个奇数碳原子的羧酸的熔点高。常见羧酸的物理常数见表 14-1。

### 14.1.2.3　羧酸的化学性质

羧酸的化学性质从结构上分析如下。

（1）酸性

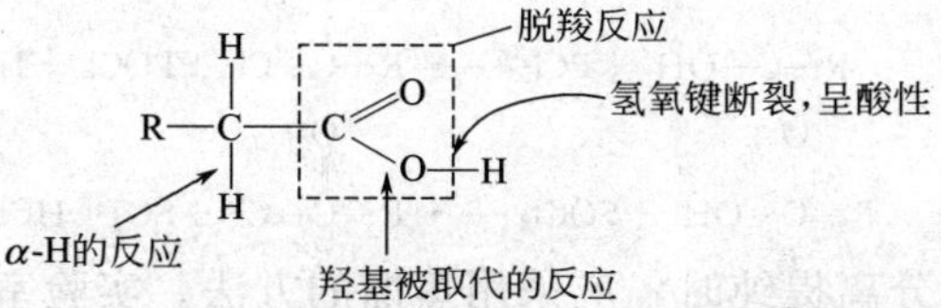

$$\mathrm{R{-}\overset{\displaystyle H}{\underset{\displaystyle H}{C}}{-}C(=O){-}O{-}H}$$

脱羧反应；氢氧键断裂，呈酸性；α-H的反应；羟基被取代的反应

羧酸在水溶液中能够解离出氢离子而呈弱酸性，能使蓝色石蕊试纸变红。

$$\mathrm{RCOOH} \rightleftharpoons \mathrm{RCOO^-} + \mathrm{H^+}$$

一般羧酸的 $pK_a$ 值在 3～5，比碳酸（$pK_a=6.38$）和苯酚（$pK_a=9.98$）的酸性强。羧酸可与 NaOH 作用生成羧酸盐；与 $Na_2CO_3$、$NaHCO_3$ 作用生成二氧化碳，利用这个性质可以鉴别、分离、精制羧酸类化合物。

$$\mathrm{RCOOH + NaOH \longrightarrow RCOONa + H_2O}$$

$$\mathrm{RCOOH} + \begin{matrix}\mathrm{Na_2CO_3}\\ \mathrm{NaHCO_3}\end{matrix} \longrightarrow \mathrm{RCOONa + CO_2\uparrow + H_2O} \xrightarrow{H^+} \mathrm{RCOOH}$$

某些羧酸盐有抑制细菌生长的作用，用于食品加工中作为防腐剂，常用的食品防腐剂有苯甲酸钠、乙酸钙和山梨酸钾等。

不同构造的羧酸的酸性强弱各不相同。烃基上若连有吸电子基团，由于吸电子诱导效应，使羧基中 O—H 键的极性加大，更易解离出 $H^+$，酸性增强。基团的电负性愈大，取代基数目愈多，距羧基的位置愈近，吸电子诱导效应就愈强，则使羧酸的酸性愈强。相反，烃基上若连供电子基团，供电子效应就使酸性减弱。

| | $FCH_2COOH$ | $ClCH_2COOH$ | $BrCH_2COOH$ | $ICH_2COOH$ | $CH_3COOH$ |
|---|---|---|---|---|---|
| $pK_a$ | 2.66 | 2.86 | 2.89 | 3.16 | 4.76 |

| | $Cl_3CCOOH$ | $Cl_2CHCOOH$ | $ClCH_2COOH$ |
|---|---|---|---|
| $pK_a$ | 0.08 | 1.29 | 2.81 |

取代基对芳香酸酸性的影响也有同样的规律。对位上连有吸电子基时，酸性增强；连有供电子基时，酸性减弱。邻位取代基的影响因受位阻影响比较复杂，间位取代基的影响不能在共轭体系内传递，影响较小。

| | 对硝基苯甲酸（$p\text{-}NO_2C_6H_4COOH$） | 对氯苯甲酸（$p\text{-}ClC_6H_4COOH$） | 对甲基苯甲酸（$p\text{-}CH_3C_6H_4COOH$） | 对甲氧基苯甲酸（$p\text{-}OCH_3C_6H_4COOH$） |
|---|---|---|---|---|
| $pK_a$ | 3.42 | 3.97 | 4.38 | 4.47 |

（2）羧基上的羟基（—OH）被取代的反应　羧基中的—OH 可被其他原子或基团取代，生成羧酸的衍生物。

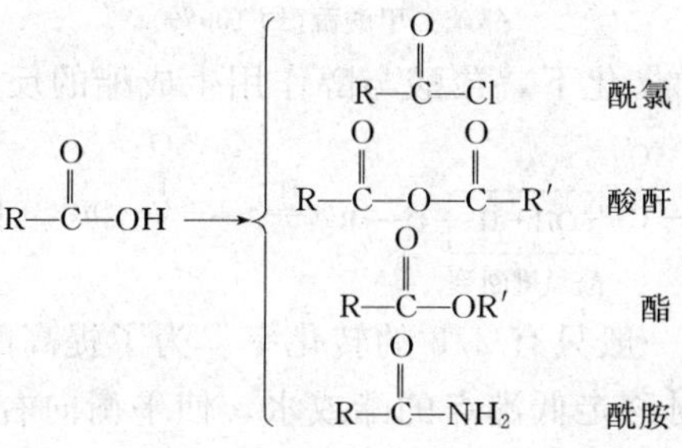

$$\mathrm{R{-}\overset{O}{\overset{\|}{C}}{-}OH} \longrightarrow \begin{cases} \mathrm{R{-}\overset{O}{\overset{\|}{C}}{-}Cl} & \text{酰氯} \\ \mathrm{R{-}\overset{O}{\overset{\|}{C}}{-}O{-}\overset{O}{\overset{\|}{C}}{-}R'} & \text{酸酐} \\ \mathrm{R{-}\overset{O}{\overset{\|}{C}}{-}OR'} & \text{酯} \\ \mathrm{R{-}\overset{O}{\overset{\|}{C}}{-}NH_2} & \text{酰胺} \end{cases}$$

① 酰氯的生成　羧酸（除甲酸外）与 $PX_3$、$PX_5$、$SOCl_2$ 发生作用，生成酰卤。

$$3R-\overset{O}{\overset{\|}{C}}-OH + PCl_3 \longrightarrow 3R-\overset{O}{\overset{\|}{C}}-Cl + H_3PO_3$$

$$R-\overset{O}{\overset{\|}{C}}-OH + PCl_5 \longrightarrow R-\overset{O}{\overset{\|}{C}}-Cl + POCl_3 + HCl$$

$$R-\overset{O}{\overset{\|}{C}}-OH + SOCl_2 \longrightarrow R-\overset{O}{\overset{\|}{C}}-Cl + SO_2 + HCl$$

酰氯很容易水解，在分离提纯时，应采用蒸馏的方法。实验室制备酰氯，常用羧酸与亚硫酰氯反应，因为该反应的副产物都是气体，容易与反应体系分离，产率高达 90%以上，而且亚硫酰氯的价格较低；生成的二氧化硫和氯化氢能回收和吸收，避免对环境造成污染。

酰卤是一类具有高度反应活性的化合物，在有机合成、制药工业中常用作提供酰基的试剂，即作为酰化剂来使用。

② 酸酐的生成　羧酸（除甲酸外）在脱水剂（$P_2O_5$、$(CH_3CO)_2O$）作用下，加热发生分子间脱水，生成酸酐。

$$R-\overset{O}{\overset{\|}{C}}-OH + HO-\overset{O}{\overset{\|}{C}}-R \xrightarrow[\triangle]{P_2O_5} R-\overset{O}{\overset{\|}{C}}-O-\overset{O}{\overset{\|}{C}}-R + H_2O$$

$$C_6H_5-\overset{O}{\overset{\|}{C}}-OH + H-O-\overset{O}{\overset{\|}{C}}-C_6H_5 \xrightarrow[\triangle]{(CH_3CO)_2O} C_6H_5-\overset{O}{\overset{\|}{C}}-O-\overset{O}{\overset{\|}{C}}-C_6H_5 + H_2O$$

由于乙酸酐能较迅速地与水反应，价格又较低廉且与水反应生成沸点较低的乙酸可通过分馏除去，因此常用乙酸酐作为制备其他酸酐时的脱水剂。

两个羧基相隔 2～3 个碳原子的二元酸，不需要任何脱水剂，加热就能脱水生成五元或六元环酐。

$$\text{顺丁烯二酸 (HC=CH, 两个 COOH)} \xrightarrow{150℃} \text{顺丁烯二酸酐} + H_2O$$

顺丁烯二酸酐(95%)

$$\text{邻苯二甲酸} \xrightarrow{230℃} \text{邻苯二甲酸酐} + H_2O$$

邻苯二甲酸酐(约 100%)

③ 酯的生成　在强酸的催化下，羧酸与醇作用生成酯的反应称为酯化反应。

$$R-\overset{O}{\overset{\|}{C}}\,\boxed{-OH + H-}\,O-R' \overset{H^+}{\rightleftharpoons} R-\overset{O}{\overset{\|}{C}}-OR' + H_2O$$

酰氧键断裂

酯化反应是可逆反应，一般只有 2/3 的转化率。为了提高酯的产率可增加反应物的浓度（一般是加过量的醇）或及时移走低沸点的酯或水，使平衡向右移动。

④ 酰胺的生成　羧酸与氨或胺反应，首先生成铵盐，羧酸铵受热脱水后生成酰胺。

$$R-\overset{O}{\overset{\|}{C}}-OH + NH_3 \longrightarrow R-\overset{O}{\overset{\|}{C}}-ONH_4 \longrightarrow R-\overset{O}{\overset{\|}{C}}-NH_2 + H_2O$$

对氨基苯酚与乙酸作用，加热后脱水的产物是对羟基乙酰苯胺（“扑热息痛”）。

$$CH_3-\overset{O}{\overset{\|}{C}}-OH + NH_2-C_6H_4-OH \xrightarrow[\triangle]{-H_2O} CH_3-\overset{O}{\overset{\|}{C}}-NH-C_6H_4-OH$$

(3) 脱羧反应　羧酸分子在一定条件下受热可脱去羧基放出二氧化碳的反应叫脱羧反应。饱和一元酸一般比较稳定，不易脱羧，但羧酸的碱金属盐与碱石灰混合后加热则可发生脱羧反应。若一元羧酸的 α-C 上连有强吸电子基团时，易发生脱羧。

$$CH_3COONa + NaOH(CaO) \xrightarrow{\triangle} CH_4 + Na_2CO_3$$

（实验室制甲烷的方法）

$$Cl_3CCOOH \xrightarrow{\triangle} CHCl_3 + CO_2\uparrow$$

乙二酸、丙二酸受热脱羧生成一元酸。

$$\begin{array}{l}COOH\\ |\\ COOH\end{array} \xrightarrow{\triangle} HCOOH + CO_2\uparrow$$

$$\begin{array}{l}COOH\\ |\\ CH_2\\ |\\ COOH\end{array} \xrightarrow{\triangle} CH_3COOH + CO_2\uparrow$$

丁二酸、戊二酸受热脱水（不脱羧）生成环状酸酐。

$$\begin{array}{l}CH_2-COOH\\ |\\ CH_2-COOH\end{array} \xrightarrow{\triangle} \begin{array}{l}CH_2-C(=O)\\ |\qquad\quad\ \ \backslash O\\ CH_2-C(=O)\ /\end{array} + H_2O$$

$$\begin{array}{l}CH_2-COOH\\ |\\ CH_2\\ |\\ CH_2-COOH\end{array} \xrightarrow{\triangle} \begin{array}{l}CH_2-C(=O)\\ /\qquad\quad\ \ \backslash\\ CH_2\qquad\quad O\\ \backslash\qquad\quad\ \ /\\ CH_2-C(=O)\end{array} + H_2O$$

己二酸、庚二酸受热既脱水又脱羧，生成环酮。

$$\begin{array}{l}CH_2-CH_2-COOH\\ |\\ CH_2-CH_2-COOH\end{array} \xrightarrow{\triangle} \begin{array}{l}CH_2-CH_2\\ |\qquad\quad\ \backslash\\ |\qquad\qquad C=O\\ |\qquad\quad\ /\\ CH_2-CH_2\end{array} + CO_2\uparrow + H_2O$$

$$\begin{array}{l}\ \ CH_2-CH_2-COOH\\ /\\ CH_2\\ \backslash\\ \ \ CH_2-CH_2-COOH\end{array} \xrightarrow{\triangle} \begin{array}{l}\ \ CH_2-CH_2\\ /\qquad\qquad\backslash\\ CH_2\qquad\qquad C=O\\ \backslash\qquad\qquad/\\ \ \ CH_2-CH_2\end{array} + CO_2\uparrow + H_2O$$

(4) α-H 的卤代反应　羧基的吸电子作用，使α-H 活化，在少量红磷、碘或硫等催化下被氯或溴取代，生成α-卤代酸。α-卤代酸很活泼，常用来制备 α-羟基酸和 α-氨基酸。

$$CH_3COOH \xrightarrow[P]{Cl_2} \underset{Cl}{\underset{|}{CH_2}}COOH \xrightarrow[P]{Cl_2} \underset{Cl}{\underset{|}{\overset{Cl}{\overset{|}{CH}}}}COOH \xrightarrow[P]{Cl_2} Cl-\underset{Cl}{\underset{|}{\overset{Cl}{\overset{|}{C}}}}-COOH$$

若控制条件和卤素用量，反应可停留在一氯取代阶段。一氯乙酸是染料、医药、农药及其他有机合成的重要中间体，可用于制备乐果、植物生长激素和增产灵。三氯乙酸主要用于生化药品的提取剂，如三磷酸腺苷（ATP）、细胞色素丙和胎盘多糖等高效生化药品的提取。

（5）羧酸的还原　羧酸很难被还原，只能用强还原剂氢化铝锂（$LiAlH_4$）才能将其还原为相应的伯醇。$H_2/Ni$、$NaBH_4$ 等都不能使羧酸还原。氢化铝锂可还原羧基而不能还原 C═C 双键，所以氢化铝锂可将不饱和酸还原为不饱和醇。

$$CH_2{=}CHCH_2COOH \xrightarrow{LiAlH_4} CH_2{=}CHCH_2CH_2OH$$

## 14.1.3　重要的羧酸

### 14.1.3.1　甲酸

甲酸（HCOOH）俗名蚁酸，存在于蚂蚁等昆虫体和荨麻中，也是蜂毒的主要成分。甲酸是无色有刺激性的液体，酸性（$pK_a=3.76$）和腐蚀性均较强，易溶于水。甲酸有腐蚀性，能刺激皮肤起泡。甲酸的结构特殊，羧基与氢原子相连，既有羧基结构，又有醛基结构，因而表现出与其他同系物不同的某些性质，如易脱水、脱羧及还原性等。

$$H-\overset{\overset{\displaystyle O}{\|}}{C}-OH$$

甲酸能使高锰酸钾褪色，也能发生银镜反应，利用这些反应常用于鉴定甲酸。甲酸在工业上可用作还原剂和橡胶的凝聚剂，也可用作消毒剂和防腐剂。

### 14.1.3.2　乙酸

乙酸（$CH_3COOH$）俗名醋酸，是食醋的主要成分，一般食醋中约含 6%～8%的乙酸。乙酸广泛存在于自然界，它常以盐的形式存在于植物果实和液汁中。

乙酸是无色、有刺激性气味的液体，沸点为 118℃，熔点为 16.6℃，由于乙酸在 16℃以下能结成冰状固体，因此纯乙酸又叫冰醋酸。乙酸能与水按任何比例混溶，也可溶于乙醇、乙醚和其他有机溶剂。

乙酸是人类最早使用的食品调料，同时也是重要的化工原料。在照相材料、合成纤维、香料、食品、制药等行业具有广泛应用，它可以用来合成乙酸酐、乙酸酯等，又可用于生产醋酸纤维、胶卷、喷漆溶剂、香料等。乙酸还具有杀菌能力。用食醋熏蒸室内，可预防流感。用食醋佐餐可防治肠胃炎等疾病。

### 14.1.3.3　乙二酸

乙二酸（HOOC—COOH）常存在于许多草本植物及藻类中，因而俗称草酸。草酸是无色柱状结晶，常含两分子结晶水，加热到 100℃就失去结晶水得无水草酸。

草酸易溶于水而不溶于乙醚等有机溶剂。

草酸加热至 150℃以上，即分解脱羧生成二氧化碳和甲酸。

$$HOOC{-}COOH \xrightarrow[\triangle]{150℃} HCOOH + CO_2\uparrow$$

草酸除具有一般羧酸的性质外，还具有还原性，易被氧化。例如草酸能与高锰酸钾反应，在分析中常用草酸钠来标定高锰酸钾溶液的浓度。

$$5NaOOC{-}COONa + 2KMnO_4 + 8H_2SO_4 \!=\!=\!= K_2SO_4 + 2MnSO_4 + 10CO_2\uparrow + 8H_2O + 5Na_2SO_4$$

草酸能把高价铁还原成易溶于水的低价铁盐，因而可用来洗涤铁锈或蓝墨水的污渍。

#### 14.1.3.4　苯甲酸

苯甲酸（$C_6H_5COOH$）存在于安息香胶及其他一些树脂中，俗称安息香酸。苯甲酸是白色晶体，熔点 122.4℃，受热易升华，微溶于热水、乙醇和乙醚中。

苯甲酸的工业制法主要是甲苯氧化法和甲苯氯代水解法。

苯甲酸是重要的有机合成原料，可用于制备染料、香料、药物等。苯甲酸及其钠盐有杀菌防腐作用，所以常用作食品和药液的防腐剂。

#### 14.1.3.5　山梨酸

化学名称为（2*E*,4*E*)-2,4-己二烯酸，天然存在于花椒树籽中，也叫花椒酸。结构式如下：

$$\begin{array}{l} CH_3 \quad\; H \\ \quad\diagdown \;\; \diagup \\ \quad C{=}C \qquad H \\ \;\diagup \quad \diagdown \;\; \diagup \\ H \qquad C{=}C \\ \qquad\;\; \diagup \quad \diagdown \\ \qquad H \qquad COOH \end{array}$$

山梨酸是白色针状晶体，溶于醇、醚等多种有机溶剂，微溶于热水。沸点 228℃（分解）。

山梨酸在人体内可参加正常代谢，因此，它是一种营养素。同时山梨酸又是安全性很高的防腐剂，人们将山梨酸誉为营养型防腐剂，是一种新型食品添加剂。

#### 14.1.3.6　丁二酸

丁二酸（$HOOCCH_2CH_2COOH$）存在于琥珀中，又称琥珀酸。它还广泛存在于多种植物及人和动物的组织中，例如未成熟的葡萄、甜菜、人的血液和肌肉。丁二酸是无色晶体，能溶于水，微溶于乙醇、乙醚和丙酮中。

丁二酸在医药中有抗痉挛、祛痰和利尿作用。丁二酸受热失水生成的丁二酸酐，是制造药物、染料和醇酸树脂的原料。

#### 14.1.3.7　当归酸

化学名称为（*Z*)-2-甲基-2-丁烯酸。其构造式如下：

$$\begin{array}{l} CH_3 \qquad COOH \\ \quad\diagdown \quad \diagup \\ \quad\; C{=}C \\ \quad\diagup \quad \diagdown \\ H \qquad\quad CH_3 \end{array}$$

当归酸为单斜形棒状或针状晶体，有香辣气味，熔点 45℃，沸点 185℃。当归酸具有活血补血、调经止痛、润燥滑肠作用，其酯类能细润皮肤。

## 14.2　羧酸衍生物

### 14.2.1　羧酸衍生物的结构和命名

#### 14.2.1.1　羧酸衍生物的结构

羧酸衍生物是羧基中羟基被取代后的产物，重要的有酰卤、酸酐、酯和酰胺。羧酸衍生物在结构上的共同特点是都含有酰基（$R{-}\overset{\overset{\large O}{\|}}{C}{-}$ 或 $Ar{-}\overset{\overset{\large O}{\|}}{C}{-}$），因此统称为酰基化合物。酰基

与其所连的基团都能形成P-π共轭体系，通常p电子是朝着双键方向转移，呈供电子效应（称为+$C$效应）。

p-π共轭体系

（1）与酰基相连的原子的电负性都比碳大，故有$-I$效应。

（2）L和碳相连的原子上有未共用电子对，故具有+$C$效应。

（3）当$+C>-I$时，反应活性将降低；当$+C<-I$时，反应活性将增大。

### 14.2.1.2 羧酸衍生物的命名

（1）酰卤　酰卤是以相应的酰基和卤素的名称来命名，称为“某酰卤”。

$CH_3CH_2-\overset{O}{\overset{\|}{C}}-Cl$　丙酰氯

$CH_2{=}CH-\overset{O}{\overset{\|}{C}}-Cl$　丙烯酰氯

$C_6H_5-\overset{O}{\overset{\|}{C}}-Br$　苯甲酰溴

（2）酸酐　酸酐是由相应羧酸的名称加“酐”字组成。二元羧酸分子内失水形成环状酸酐称为环酐或内酐。

$CH_3-\overset{O}{\overset{\|}{C}}-O-\overset{O}{\overset{\|}{C}}-CH_3$　乙酸酐

$CH_3-\overset{O}{\overset{\|}{C}}-O-\overset{O}{\overset{\|}{C}}-CH_2CH_3$　乙丙酐

1,2-环己烯二甲酸酐

（3）酯　酯的命名是由相应的羧酸和烃基名称组合而成，称为“某酸某酯”。

$CH_3-\overset{O}{\overset{\|}{C}}-O-CH_2CH{=}CH_2$　乙酸烯丙酯

$CH_2{=}CH-\overset{O}{\overset{\|}{C}}-OCH_3$　丙烯酸甲酯

$C_6H_4(COOCH_3)_2$　邻苯二甲酸二甲酯

（4）酰胺　酰胺是根据酰基来命名，称为“某酰胺”。

$CH_3-\overset{O}{\overset{\|}{C}}-NH_2$　乙酰胺

$C_6H_5-\overset{O}{\overset{\|}{C}}-NH_2$　苯甲酰胺

$CH_2{=}CH-\overset{O}{\overset{\|}{C}}-NH_2$　丙烯酰胺

酰胺分子中含有取代氨基时，把氮原子上所连的烃基作为取代基，写名称时用“N”表示其位次。

$CH_3-\overset{O}{\overset{\|}{C}}-NHCH_2CH_3$　*N*-乙基乙酰胺

$H-\overset{O}{\overset{\|}{C}}-N(CH_3)_2$　*N*,*N*-二甲基甲酰胺

$C_6H_5-\overset{O}{\overset{\|}{C}}-N(CH_3)CH_2CH_3$　*N*-甲基-*N*-乙基苯甲酰胺

## 14.2.2 羧酸衍生物的性质

### 14.2.2.1 羧酸衍生物的物理性质

室温时，酰氯、酸酐和酯大多是无色液体。低级酰氯具有刺激性气味，对黏膜有刺激性，不溶于水；低级酸酐有不愉快的气味，难溶于水；低级酯常有果香味，广泛存在于水果

和花草中，微溶于水。如香蕉和梨中含有乙酸异戊酯；茉莉花中含苯甲酸甲酯。

除甲酰胺是液体外，其余酰胺均为固体。低级酰胺溶于水，随分子量增大，在水中溶解度逐渐降低。

酰卤、酸酐、酯分子间不能通过氢键缔合，它们的沸点比相应的羧酸低。由于酰胺分子间形成氢键，缔合作用比羧酸还强，所以沸点比相应的羧酸、醇高。

### 14.2.2.2　羧酸衍生物的化学性质

羧酸衍生物中酰基所连接的原子和基团不同，所以化学反应活性存在差异：

$$R—\overset{O}{\overset{\|}{C}}—Cl > R—\overset{O}{\overset{\|}{C}}—O—\overset{O}{\overset{\|}{C}}—R' > R—\overset{O}{\overset{\|}{C}}—OR' > R—\overset{O}{\overset{\|}{C}}—NH_2$$

（1）水解　羧酸衍生物都能发生水解反应生成相应的羧酸。

$$\left.\begin{array}{l} R—\overset{O}{\overset{\|}{C}}—Cl \\ R—\overset{O}{\overset{\|}{C}}—O—\overset{O}{\overset{\|}{C}}—R' \\ R—\overset{O}{\overset{\|}{C}}—OR' \\ R—\overset{O}{\overset{\|}{C}}—NH_2 \end{array}\right. + H—OH \longrightarrow \left\{\begin{array}{l} \longrightarrow HCl \\ \xrightarrow{\triangle} R'COOH \\ \xrightarrow[\triangle]{H^+/OH^-} R'OH \\ \xrightarrow[\triangle]{H^+/OH^-} NH_3 \end{array}\right. + R—\overset{O}{\overset{\|}{C}}—OH$$

酯在酸催化下的水解是酯化反应的逆反应，水解不完全；在足够碱的存在下，水解可进行到底。

$$R—\overset{O}{\overset{\|}{C}}—OR' + H_2O— \left\{\begin{array}{l} \underset{\triangle}{\overset{H^+}{\rightleftharpoons}} R—\overset{O}{\overset{\|}{C}}—OH + R'OH \quad \text{酯化的逆反应} \\ \xrightarrow[\triangle]{NaOH} R—\overset{O}{\overset{\|}{C}}—ONa + R'OH \quad \text{皂化反应} \end{array}\right.$$

（2）醇解　酰卤、酸酐和酯与醇作用生成酯的反应称为醇解。

$$\left.\begin{array}{l} R—\overset{O}{\overset{\|}{C}}—Cl \\ R—\overset{O}{\overset{\|}{C}}—O—\overset{O}{\overset{\|}{C}}—R' \\ R—\overset{O}{\overset{\|}{C}}—OR' \end{array}\right. + H—OR'' \longrightarrow \left\{\begin{array}{l} \longrightarrow HCl \\ \xrightarrow{\triangle} R'COOH \\ \xrightarrow[\triangle]{H^+/OH^-} R'OH \end{array}\right. + R—\overset{O}{\overset{\|}{C}}—OR''$$

酯的醇解反应生成另外的一种酯和醇称为酯交换反应。酯交换反应通常是“以大换小”，在有机合成中可用于从低级醇酯制取高级醇酯（反应后蒸出低级酯）。

生物体内也存在类似的酯交换反应。例如乙酰辅酶 A 与胆碱形成乙酰胆碱：

$$\underset{\text{乙酰辅酶 A}}{CH_3\overset{O}{\overset{\|}{C}}—S—CoA} + \underset{\text{胆碱}}{HOCH_2CH_2\overset{+}{N}(CH_3)_3OH^-} \longrightarrow \underset{\text{乙酰胆碱}}{CH_3\overset{O}{\overset{\|}{C}}—OCH_2CH_2\overset{+}{N}(CH_3)_3OH^-} + \underset{\text{辅酶 A}}{HSCoA}$$

（3）氨解　酰卤、酸酐和酯与氨或胺作用生成酰胺的反应称为氨解。

$$\begin{array}{l} R-\overset{O}{\overset{\|}{C}}-Cl \\ R-\overset{O}{\overset{\|}{C}}-O-\overset{O}{\overset{\|}{C}}-R' \\ R-\overset{O}{\overset{\|}{C}}-OR' \end{array} + H-NH_2 \longrightarrow \begin{array}{l} HCl \\ R'COOH \\ R'OH \end{array} + R-\overset{O}{\overset{\|}{C}}-NH_2$$

羧酸衍生物的水解、醇解和氨解反应相当于在水、醇、氨分子中引入酰基。这种向化合物分子中引入酰基的反应称为酰化反应。提供酰基的试剂叫酰基化试剂。

酰化反应可应用于药物的合成，如在药物分子中引入酰基，可降低毒性，提高药效。有机合成中，为保护反应物分子中的羟基、氨基等基团在反应中免遭破坏，可先把它们酰化，待反应结束后，再水解恢复成原来的羟基和氨基。在人体代谢过程中，有些变化也属于酰化反应。

（4）酯缩合反应　凡是具有$\alpha$-氢原子的酯，在醇钠的作用下，能与另一分子酯缩去一分子醇，生成$\beta$-酮酸酯，这个反应叫做酯缩合，或叫克莱森（Claisen）酯缩合。例如，在乙酰乙酸乙酯（又称$\beta$-丁酮酸乙酯）的制备中，因$\beta$-丁酮酸不稳定，受热易脱羧，所以不能用$\beta$-丁酮酸与乙醇直接酯化制得，而是用克莱森酯缩合反应来制备。

$$CH_3\overset{O}{\overset{\|}{C}}OC_2H_5 \underset{(1)}{\overset{CH_3CH_2O^-Na^+}{\rightleftharpoons}} \left[\bar{C}H_2\overset{O}{\overset{\|}{C}}OC_2H_5 \longleftrightarrow CH_2=\overset{O^-}{\overset{|}{C}}-OC_2H_5\right] \underset{(2)}{\overset{CH_3\overset{O}{\overset{\|}{C}}OC_2H_5}{\rightleftharpoons}}$$

$$CH_3-\overset{O^-}{\underset{OC_2H_5}{\overset{|}{\underset{|}{C}}}}-CH_2\overset{O}{\overset{\|}{C}}OC_2H_5 \underset{(3)}{\overset{-C_2H_5O^-}{\rightleftharpoons}} CH_3\overset{O}{\overset{\|}{C}}CH_2\overset{O}{\overset{\|}{C}}OC_2H_5 \underset{(4)}{\overset{C_2H_5ONa}{\rightleftharpoons}}$$

$$CH_3\overset{O}{\overset{\|}{C}}\underset{Na^+}{\bar{C}H}\overset{O}{\overset{\|}{C}}OC_2H_5 + C_2H_5OH \underset{(5)}{\overset{CH_3COOH}{\longrightarrow}} CH_3\overset{O}{\overset{\|}{C}}CH_2\overset{O}{\overset{\|}{C}}OC_2H_5$$

首先在碱（醇钠）作用下乙酸乙酯失去$\alpha$-氢原子，生成烯醇负离子，烯醇负离子对另一分子酯发生亲核加成，再消去乙氧负离子生成乙酰乙酸乙酯。因反应是在碱性条件下进行的，反应最后得到的是乙酰乙酸乙酯的钠盐，再经酸化即得到乙酰乙酸乙酯。

在这一反应开始时，生成的乙酸乙酯负离子在平衡体系中是很少的，能使这一酯缩合反应进行到底的关键一步是（4），在这一步生成的乙酰乙酸乙酯分子里含有彼此处于$\beta$位的两个 $-\overset{O}{\overset{\|}{C}}-$ 的化合物称为$\beta$-二羰基化合物。这个化合物中两个羰基之间的亚甲基（活泼的亚甲基）上的氢具有较强的酸性（$pK_a=11$），在乙醇钠的作用下，使生成少量的乙酰乙酸乙酯差不多完全变成烯醇盐，直到乙酸乙酯全部缩合为止。

（5）酰胺的特性

① 酸碱性　氨呈碱性，当氨分子中的氢原子被酰基取代，生成的酰胺则是中性化合物，不能使石蕊变色。若在一定的条件下酰胺还能表现出弱碱性和弱酸性。例如，在乙酰胺的醚溶液中通入氯化氢可生成不稳定的强酸弱碱盐，遇水即分解。若氨分子中两个氢原子都被酰

基取代，生成的酰亚胺化合物可与强碱生成盐，表现出弱酸性。

$$CH_3-\overset{O}{\overset{\|}{C}}-NH_2 + HCl \xrightarrow{(CH_3CH_2)_2O} CH_3-\overset{O}{\overset{\|}{C}}-NH_3^+Cl^-$$

遇水即分解

$$\text{邻苯二甲酰亚胺} + KOH \longrightarrow \text{邻苯二甲酰亚胺甲} + H_2O$$

邻苯二甲酰亚胺　　邻苯二甲酰亚胺甲

② 脱水反应　酰胺在脱水剂［如 $P_2O_5$、$PCl_5$、$SOCl_2$、$(CH_3CO)_2O$］作用下发生分子内脱水生成腈。

$$(CH_3)_2CH-\overset{O}{\overset{\|}{C}}-NH_2 \xrightarrow[\triangle]{P_2O_5} (CH_3)_2CH-C\equiv N + H_2O$$

③ 与亚硝酸的反应　酰胺与亚硝酸反应，氨基被羟基取代，生成相应的羧酸，同时放出氮气。

$$R-\overset{O}{\overset{\|}{C}}-NH_2 + HONO \longrightarrow R-\overset{O}{\overset{\|}{C}}-OH + N_2\uparrow + H_2O$$

④ 霍夫曼（Hofmann A. W. von）降级反应　酰胺与次氯酸钠或次溴酸钠作用，失去羰基生成比原来少一个碳的伯胺的反应叫霍夫曼降级反应。该反应是制备纯伯胺的一个好方法。

$$R-\overset{O}{\overset{\|}{C}}-NH_2 \xrightarrow{Br_2 + NaOH} R-NH_2$$

## 14.2.3　重要的羧酸衍生物

(1) 乙酰氯　乙酰氯（$CH_3COCl$）是无色有刺激性气味的液体，沸点为 52℃，遇水即剧烈水解，并放出大量的热，空气中的水分能使它水解生成氯化氢而冒白烟。乙酰氯是常用的乙酰化试剂。

(2) 乙酰乙酸乙酯　乙酰乙酸乙酯（$CH_3COOCOCH_3$）为无色液体，有令人愉快的香味，稍溶于水，易溶于有机溶剂。乙酰乙酸乙酯是由酮式和烯醇式互变异构体的混合物组成的平衡体系，其中酮式占 92.5%，烯醇式占 7.5%。

$$CH_3-\overset{O}{\overset{\|}{C}}-CH_2-\overset{O}{\overset{\|}{C}}-O-C_2H_5 \overset{\text{室温}}{\rightleftharpoons} CH_3-\overset{OH}{\overset{|}{C}}=CH-\overset{O}{\overset{\|}{C}}-O-C_2H_5$$

酮式92.5%　　烯醇式7.5%

所谓互变异构现象是指两种或两种以上异构体之间相互转变，并以动态平衡而同时存在的现象，具有这种关系的异构体叫互变异构体。

乙酰乙酸乙酯与三氯化铁反应显紫色，说明分子中具有烯醇型结构；可使溴水褪色，说明分子中含有碳碳双键。向刚滴过溴水的乙酰乙酸乙酯中，再加入三氯化铁试液不会显色；但片刻后会出现紫色，证明有一部分酮式转变为烯醇式，两者之间存在动态平衡。

(3) 青霉素　青霉素是霉菌属的青霉菌所产生的一类结构相似的抗生素。从发酵液中可得结构十分相近似的七种物质。其中以青霉菌 G（苄青霉素）含量最高，作用最强。临床上常用青霉菌 G 的钠盐、钾盐或普鲁卡因盐。青霉素 G 的结构如下：

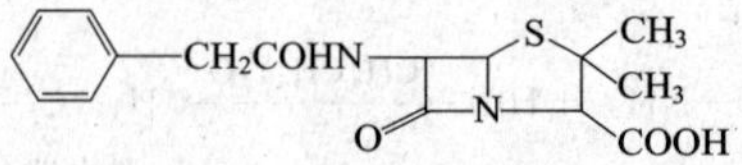

$CH_2COHN$ S $CH_3$ $CH_3$ O N COOH

分子中含有一个游离羧基和酰胺侧链，青霉素有相当强的酸性，能与无机碱或某些有机碱作用成盐。干燥纯净的青霉素盐稳定。青霉素的水溶液很不稳定，微量的水分易引起水解。

（4）脲　脲也叫尿素，最初由尿中取得，是哺乳动物体内蛋白质代谢的最终产物。成人每天可随尿排出约 30g 脲。尿素是白色结晶，熔点为 132℃，易溶于水和乙醇，强热时分解成氨和二氧化碳。它除可用作肥料外，还用于合成药物、农药、塑料等。

尿素是碳酸的二酰胺，由于含两个氨基，所以显碱性，但碱性很弱，不能用石蕊试纸检验。尿素能与硝酸或草酸生成不溶性盐，利用这种性质可从尿液中分离尿素。

尿素在化学性质上与酰胺相似，如在酸、碱或脲酶作用下，可水解为氨和二氧化碳。

$$H_2N-\overset{\overset{O}{\|}}{C}-NH_2 + H_2O \longrightarrow 2NH_3 + CO_2$$

尿素与亚硝酸作用定量放出氮气，可从氮气体积测定尿素含量。

$$H_2N-\overset{\overset{O}{\|}}{C}-NH_2 + 2HNO_2 \longrightarrow H_2CO_3 + 2N_2\uparrow + 2H_2O$$

将尿素缓慢加热至熔点以上，则两分子尿素间失去一分子氨，生成缩二脲。

$$H_2N-\overset{\overset{O}{\|}}{C}-NH_2 + H_2N-\overset{\overset{O}{\|}}{C}-NH_2 \xrightarrow{150\sim160℃} H_2N-\overset{\overset{O}{\|}}{C}-NH-\overset{\overset{O}{\|}}{C}-NH_2$$

缩二脲在碱性溶液中与稀硫酸铜溶液作用，呈现紫红色，这种颜色反应叫作缩二脲反应。凡分子中含有两个以上肽键的化合物，如多肽、蛋白质等都有缩二脲反应。

# 14.3　取　代　酸

按照取代基的种类不同，取代酸可分为卤代酸、羟基酸、氨基酸、羰基酸等。本节只讨论羟基酸和羰基酸。

## 14.3.1　羟基酸

### 14.3.1.1　羟基酸的分类和命名

分子中含有羧基和羟基的化合物称为羟基酸。羟基酸包括醇酸和酚酸两类。羟基连在脂肪烃基上的称为醇酸；羟基直接连在芳环上的称为酚酸。根据羟基与羧基的相对位置不同，醇酸又可分为 $\alpha$-醇酸、$\beta$-醇酸、$\gamma$-醇酸等。

醇酸是以羧酸为母体，羟基作为取代基来命名，母体主链碳原子的编号可用阿拉伯数字或希腊字母表示。酚酸是以芳香酸为母体，羟基为取代基来命名。自然界存在的羟基酸常按其来源而采用俗名。

$CH_3\underset{\underset{OH}{|}}{C}HCOOH$

$\alpha$-羟基丙酸

2-羟基丙酸（乳酸）

$HOOCCH_2\underset{\underset{OH}{|}}{C}HCOOH$

$\alpha$-丁二酸

2-羟基丁二酸（苹果酸）

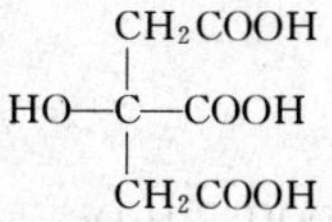

$$HO-\underset{CH_2COOH}{\overset{CH_2COOH}{\underset{|}{\overset{|}{C}}}}-COOH$$

3-羟基-3-羧基戊二酸（柠檬酸）

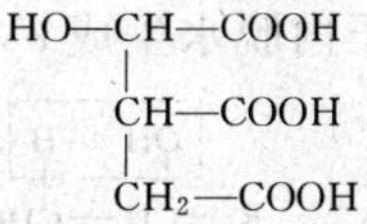

$$\begin{array}{l} HO-CH-COOH \\ \quad\;\;| \\ \quad\;\; CH-COOH \\ \quad\;\;| \\ \quad\;\; CH_2-COOH \end{array}$$

2-羟基-3-羧基戊二酸（异柠檬酸）

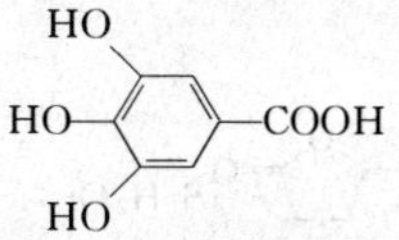

3,4,5-三羟基苯甲酸（没食子酸）

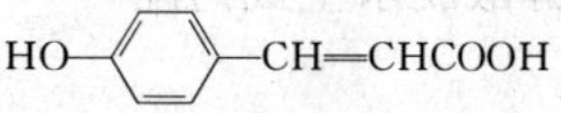

$$HO-C_6H_4-CH{=}CHCOOH$$

对羟基苯丙烯酸（香豆酸）

### 14.3.1.2　羟基酸的性质

醇酸一般为结晶固体或黏稠的液体。由于羟基和羧基都能与水形成氢键，所以醇酸在水中的溶解度比相应的醇或羧酸都大。醇酸的熔点比相应的羧酸高。

（1）酸性　羟基连在脂肪烃基上时，由于羟基是吸电子基团，因此醇酸的酸性比相应的羧酸强。羟基距羧基越近，对酸性的影响就越大。

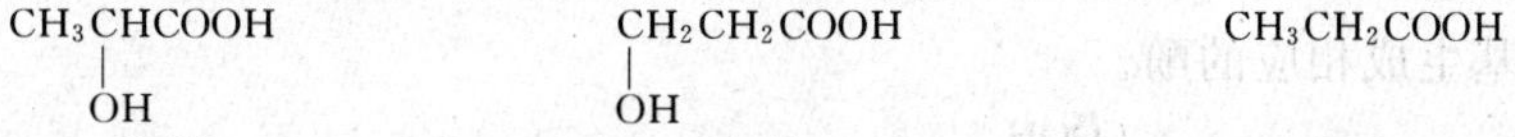

| | $CH_3\underset{OH}{\underset{|}{C}}HCOOH$ | $\underset{OH}{\underset{|}{CH_2}}CH_2COOH$ | $CH_3CH_2COOH$ |
|---|---|---|---|
| $pK_a$ | 3.87 | 4.51 | 4.88 |

在酚酸中，由于羟基与芳环之间既有吸电子诱导效应又有供电子共轭效应，所以几种酚酸异构体的酸性强弱有所不同。

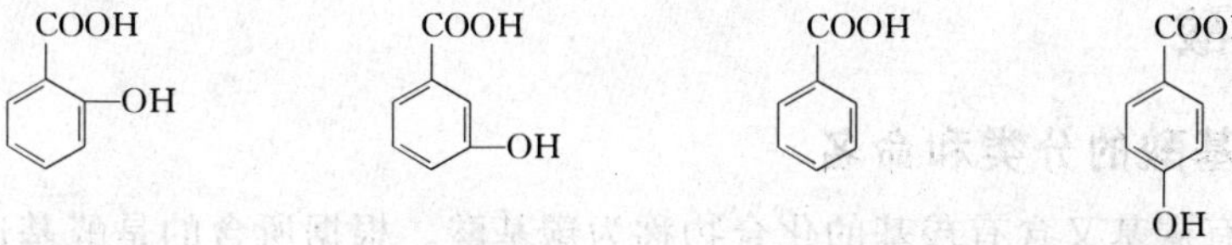

| | 邻羟基苯甲酸 | 间羟基苯甲酸 | 苯甲酸 | 对羟基苯甲酸 |
|---|---|---|---|---|
| $pK_a$ | 3.00 | 4.12 | 4.17 | 4.54 |

羟基处于羧基的邻位时，其氢原子能与羧基氧原子形成分子内氢键，降低了羧基中羟基氧原子的电子云密度，使氢原子更易解离，同时也使形成的羧酸负离子稳定化。这是邻羟基苯甲酸酸性增强的主要原因。

（2）$\alpha$-醇酸的氧化反应　$\alpha$-醇酸中羟基比醇羟基易被氧化，托伦试剂与醇不发生反应，但能将 $\alpha$-羟基酸氧化为 $\alpha$-羰基酸。这是由于羧基和羟基相互影响的结果。

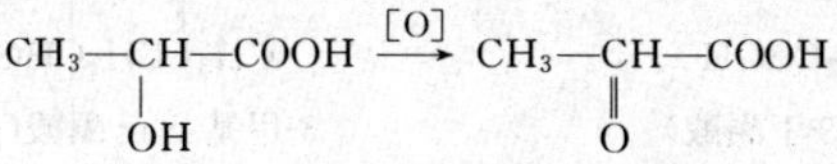

$$\underset{\text{乳酸}}{CH_3-\underset{OH}{\underset{|}{CH}}-COOH} \xrightarrow{[O]} \underset{\text{丙酮酸}}{CH_3-\underset{O}{\underset{\|}{C}}-COOH}$$

（3）$\alpha$-醇酸的分解反应　$\alpha$-羟基酸与稀硫酸共热，则分解为醛（或酮）和甲酸。

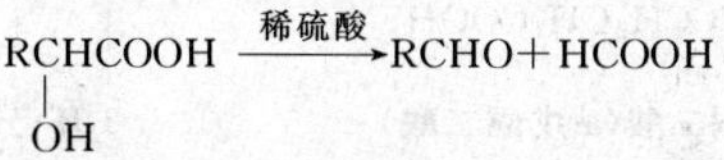

$$R\underset{OH}{\underset{|}{C}}HCOOH \xrightarrow{\text{稀硫酸}} RCHO + HCOOH$$

（4）醇酸的脱水反应　醇酸受热或与脱水剂共热时，易发生脱水反应。脱水产物由于羟基和羧基的相对位置不同，脱水产物也不同。

① $\alpha$-醇酸发生分子间脱水生成交酯

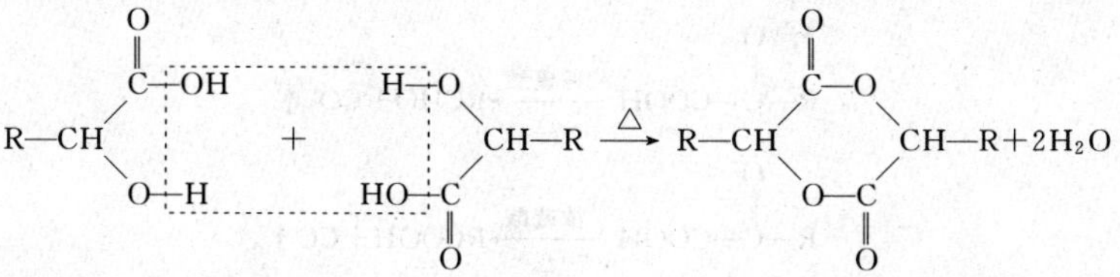

$$2\,R-\underset{OH}{\underset{|}{CH}}-COOH \xrightarrow{\triangle} \text{交酯} + 2H_2O$$

交酯

② β-醇酸发生分子内脱水生成 α,β-不饱和羧酸。

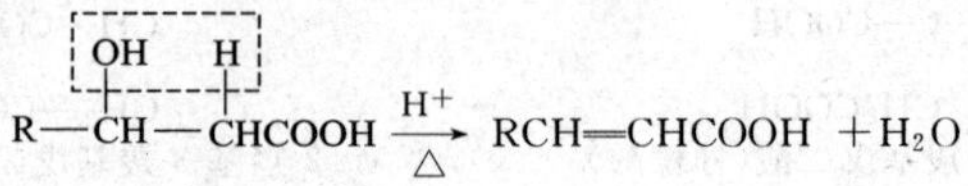

$$R-\underset{}{CH}(OH)-CH(H)COOH \xrightarrow[\triangle]{H^+} RCH{=}CHCOOH + H_2O$$

③ γ-醇酸和 δ-醇酸脱水生成内酯

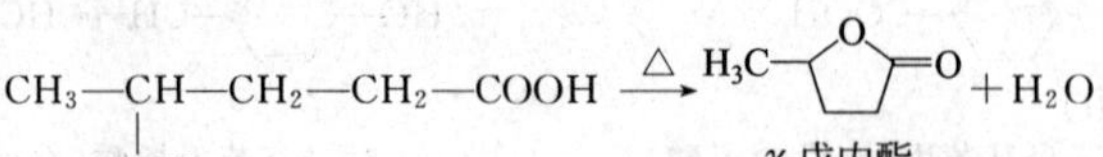

$$CH_3-\underset{OH}{CH}-CH_2-CH_2-COOH \xrightarrow{\triangle} \text{γ-戊内酯} + H_2O$$

γ-戊内酯

$$\underset{OH}{CH_2}-CH_2-\underset{CH_3}{CH}-CH_2-COOH \xrightarrow{\triangle} \text{3-甲基-δ-戊内酯} + H_2O$$

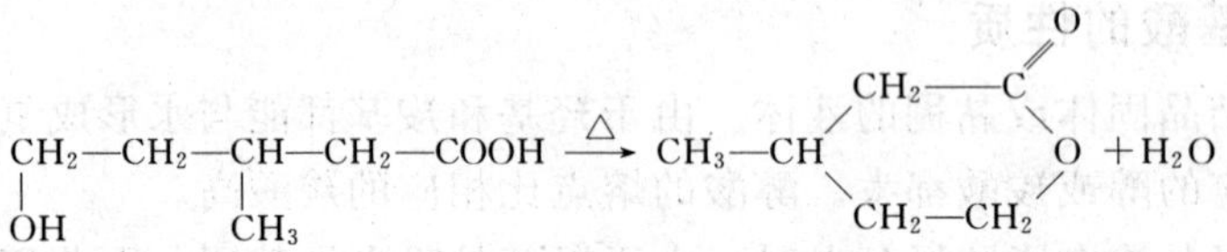

3-甲基-δ-戊内酯

(5) 酚酸的脱羧反应　羟基处于邻位和对位的酚酸，对热不稳定，当加热到熔点以上时，则脱去羧基生成相应的酚。

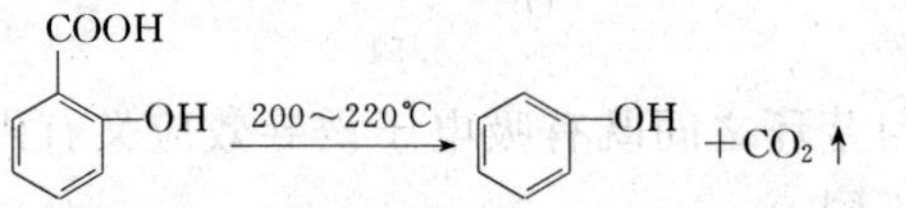

$$\text{邻羟基苯甲酸} \xrightarrow{200\sim220℃} \text{苯酚} + CO_2\uparrow$$

## 14.3.2　羰基酸

### 14.3.2.1　羰基酸的分类和命名

分子中既含有羰基又含有羧基的化合物称为羰基酸。根据所含的是醛基还是酮基，分为醛酸和酮酸；还可根据羰基和羧基的相对位置，分为 α-羰基酸、β-羰基酸、γ-羰基酸等。

羰基酸的命名也是以羧酸为母体，羰基的位次用阿拉伯数字或希腊字母表示。

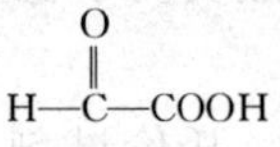

$H-\overset{O}{\overset{\|}{C}}-COOH$　乙醛酸

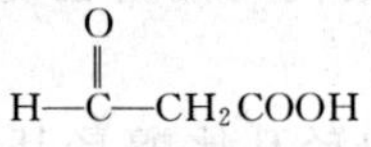

$H-\overset{O}{\overset{\|}{C}}-CH_2COOH$　丙醛酸

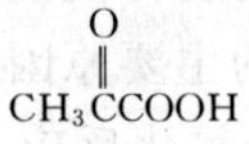

$CH_3\overset{O}{\overset{\|}{C}}COOH$　丙酮酸

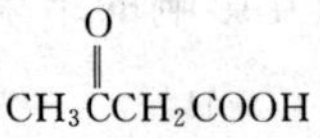

$CH_3\overset{O}{\overset{\|}{C}}CH_2COOH$　3-丁酮酸(β-丁酮酸)

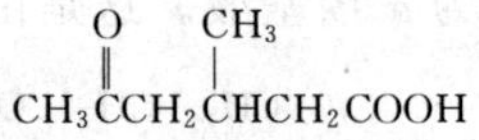

$CH_3\overset{O}{\overset{\|}{C}}CH_2\overset{CH_3}{CH}CH_2COOH$　3-甲基-5-己酮酸(β-甲基-δ-己酮酸)

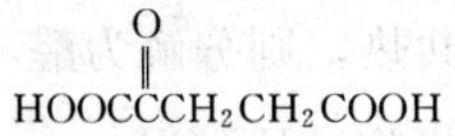

$HOOC\overset{O}{\overset{\|}{C}}CH_2CH_2COOH$　2-戊酮二酸(α-戊酮二酸)

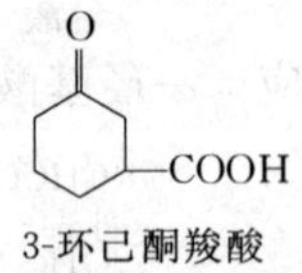

3-环己酮羧酸

### 14.3.2.2　羰基酸的性质

α-酮酸与稀硫酸共热时，脱羧基生成醛；与浓硫酸共热时，脱羰基生成少一个碳原子的羧酸。

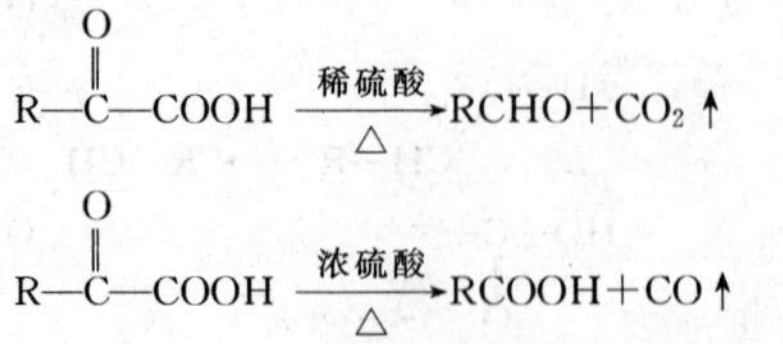

$$R-\overset{O}{\overset{\|}{C}}-COOH \xrightarrow[\triangle]{稀硫酸} RCHO + CO_2\uparrow$$

$$R-\overset{O}{\overset{\|}{C}}-COOH \xrightarrow[\triangle]{浓硫酸} RCOOH + CO\uparrow$$

β-酮酸在高于室温的情况下，即脱去羧基生成酮，此反应称为酮式分解。

$$CH_3\overset{\overset{O}{\|}}{C}CH_2COOH \xrightarrow{\triangle} CH_3\overset{\overset{O}{\|}}{C}CH_3 + CO_2\uparrow$$

$$CH_3\overset{\overset{O}{\|}}{C}\underset{\underset{C_6H_5}{|}}{CH}COOH \xrightarrow{\triangle} CH_3\overset{\overset{O}{\|}}{C}CH_2-C_6H_5 + CO_2\uparrow$$

$\beta$-酮酸与浓碱共热时，$\alpha$-碳原子和$\beta$-碳原子间的键发生断裂，生成两分子羧酸盐，此反应称为酸式分解。

$$R-\overset{\overset{O}{\|}}{C}-CH_2COOH \xrightarrow[\triangle]{NaOH} RCOONa + CH_3COONa + H_2O$$

## 14.3.3　重要的取代酸

### 14.3.3.1　乳酸（$\alpha$-羟基丙酸）

最初发现于酸牛奶中。纯品为无色黏性液体，溶于水、乙醇、丙酮、乙醚等，不溶于氯仿、油脂和石油醚中。乳酸具有消毒防腐作用。临床上用乳酸钙治疗佝偻病等一些缺钙症，乳酸钠用作酸中毒的解毒剂。工业上用乳酸作除钙剂，印染上作媒染剂，医药上可作为消毒剂和外用防腐剂。此外在食品及饮料工业中也大量使用乳酸。

乳酸是糖原的代谢产物。人在剧烈运动时，糖原分解产生乳酸，当肌肉中乳酸含量增多时，会感到酸胀，恢复一段时间后，一部分乳酸转变成糖原，另一部分则被氧化成丙酮酸，酸胀感消失。

### 14.3.3.2　酒石酸（2,3-二羟基丁二酸）

最初来自葡萄酿酒产生的酒石（酒石酸氢钾）中。酒石酸及其盐存在于植物体中，尤以葡萄中含量最多。

酒石酸纯品为无色半透明结晶，熔点为 170℃，溶于水和乙醇，微溶于乙醚而难溶于苯。酒石酸常用于配制饮料；酒石酸氢钾是发酵粉的原料；酒石酸锑钾俗称吐酒石，用作催吐剂和治疗血吸虫病的药物；酒石酸钾钠用作泻药，也用来配制费林试剂。

### 14.3.3.3　苹果酸（$\alpha$-羟基丁二酸）

最初从苹果中获得。苹果酸广泛存在于未成熟的果实中，如山楂、杨梅、葡萄、番茄中都含苹果酸。苹果酸有两种对映异构体，天然的苹果酸为左旋体，针状结晶，易溶于水和乙醇，微溶于乙醚，难溶于苯。苹果酸是生物体代谢的中间产物。常用于制药和食品工业。苹果酸用作食品中的酸味剂；苹果酸钠可作为禁盐病人的食盐代用品。

### 14.3.3.4　柠檬酸（3-羟基-3-羧基戊二酸）

又名枸橼酸，最初来自柠檬。广泛存在于多种水果中，其中柑橘、柠檬中含量最多。

柠檬纯品为无色晶体，熔点为 153℃，含一分子结晶水的柠檬酸熔点是 100℃，易溶于水和乙醇，有爽口的酸味，在食品工业中常作为糖果和清凉饮料的调味剂。柠檬酸钠在医药上作抗凝血剂，钾盐为祛痰剂和利尿剂，镁盐是温和的泻药，柠檬酸铁铵用作补血剂。

柠檬酸也是动物体内糖、脂肪和蛋白质代谢的中间产物。加热至 150℃可发生分子内脱水生成顺乌头酸，顺乌头酸加水可生成柠檬酸和异柠檬酸。

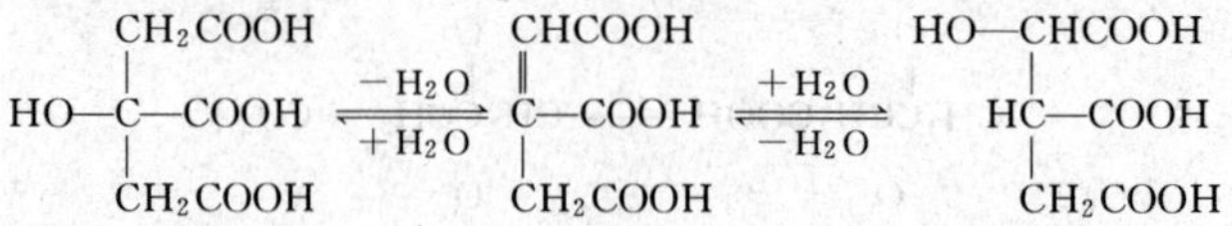

$$\begin{array}{c} CH_2COOH \\ | \\ HO-C-COOH \\ | \\ CH_2COOH \end{array} \underset{+H_2O}{\overset{-H_2O}{\rightleftharpoons}} \begin{array}{c} CHCOOH \\ \| \\ C-COOH \\ | \\ CH_2COOH \end{array} \underset{-H_2O}{\overset{+H_2O}{\rightleftharpoons}} \begin{array}{c} HO-CHCOOH \\ | \\ HC-COOH \\ | \\ CH_2COOH \end{array}$$

柠檬酸　　　　顺乌头酸　　　　异柠檬酸

在生物体内，上述反应在酶催化下进行。

### 14.3.3.5　水杨酸和阿司匹林

水杨酸（邻羟基苯甲酸）存在于多种植物中，在柳树皮及水杨树的树皮、叶内的含量最高，因而又名柳酸。

水杨酸为无色针状结晶，熔点159℃，易升华，微溶于冷水，易溶于乙醇、乙醚、氯仿和沸水中。它具有酚和羧酸的一般性质，如易被氧化、遇三氯化铁显紫色等，加热到200～220℃时易脱羧生成苯酚。

水杨酸具有杀菌能力、解热镇痛和抗风湿作用，常用作抗风湿病和霉菌感染引起的皮肤病的外用药。但其酸性强，刺激性大，不宜口服。

水杨酸与乙酸酐反应生成乙酰水杨酸即阿司匹林。

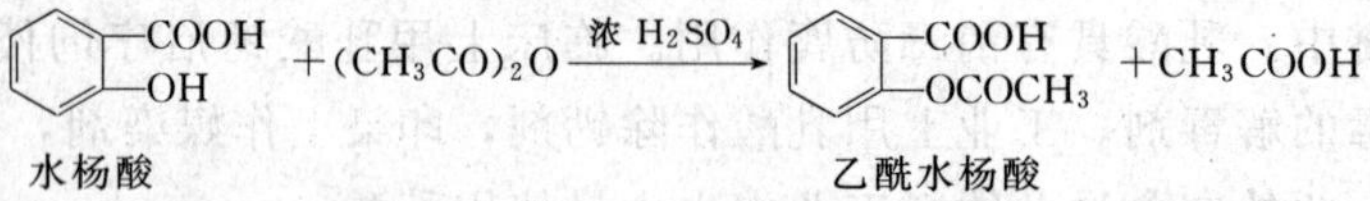

$$C_6H_4(OH)COOH + (CH_3CO)_2O \xrightarrow{浓\ H_2SO_4} C_6H_4(OCOCH_3)COOH + CH_3COOH$$

水杨酸　　　　　　　　　乙酰水杨酸

阿司匹林为白色针状结晶，熔点135℃，具有解热、镇痛、抗风湿的作用，是常用的解热镇痛药。复方阿司匹林又称APC，主要由阿司匹林、非那西汀和咖啡因组成。

### 14.3.3.6　五倍子酸和丹宁

五倍子酸（3,4,5-三羟基苯甲酸）又称没食子酸，是植物中分布最广的一种酚酸。以游离态或结合成丹宁存在于植物的叶子中，特别是大量存在于五倍子——一种寄生昆虫的虫瘿中。

五倍子酸纯品为白色结晶粉末，熔点253℃（分解），难溶于冷水，易溶于热水、乙醇和乙醚中，它有强还原性，在空气中迅速氧化成褐色，可作抗氧剂和照片显影剂。五倍子酸与三氯化铁反应产生蓝黑色沉淀，是墨水的原料之一。

丹宁是五倍子酸的衍生物。因具有鞣革功能，又称鞣酸。丹宁广泛存在于植物中，因来源和提取方法不同，有不同的组成和结构。丹宁的种类很多，结构各异，但具有相似的性质：是无定形粉末，有涩味；是一种生物碱试剂，能使许多生物碱和蛋白质沉淀或凝结；有杀菌、防腐和凝固蛋白质的作用，医药上常用它作止血剂及收敛剂，鞣酸蛋白是内服治疗腹泻的药物。水溶液遇三氯化铁产生蓝黑色沉淀；有还原性，易被氧化成黑色物质。

## 习　题

1. 命名下列化合物。

(1) HOOC—COOH　　　　(2) $BrCH_2CH_2COOH$

(3) 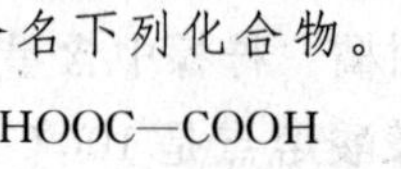 $H_3C-C_6H_4-\overset{O}{\overset{\|}{C}}-Cl$　　　　(4) 邻位 $C_6H_4(COOH)Cl$

(5) $CH_3-\overset{O}{\overset{\|}{C}}-CH_2-\overset{O}{\overset{\|}{C}}-OC_2H_5$ 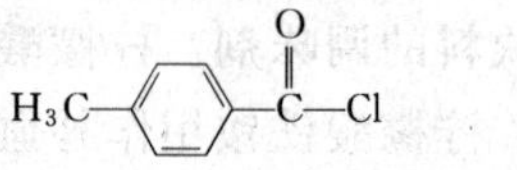　　　　(6) $CH_3CH_2CH_2CONH_2$

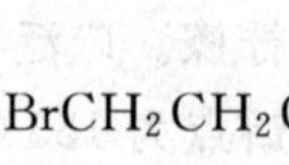

(7) 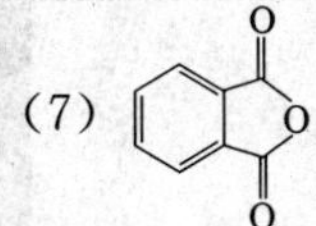　　　　(8) $CH_2{=}C(CH_3)CH_2COOH$

2. 写出下列化合物的结构式。

(1) (3*R*)-3-羟基丁醛酸　　(2) 乙二酸二乙酯

(3) (Z)-2-甲基-3-乙基丁烯二酸　　(4) 反-3-苯丙烯酸

(5) 2,2-二甲基戊酸　　(6) 邻苯二甲酸酐

(7) 苯甲酰胺　　(8) 乙酸异戊酯

(9) 尿素　　(10) 乙酰氯

3. 写出下列反应方程式的主要产物。

(1) $CH_3COOH + CH_3CH_2CH_2OH \xrightarrow[\triangle]{H_2SO_4}$

(2) $CH_3CH(OH)CH_2COOH \xrightarrow{\triangle}$

(3) $CH_3CH_2-C_6H_4-COOH + NaHCO_3 \longrightarrow$

(4) $2CH_3CH_2COOH \xrightarrow[\triangle]{P_2O_5}$

(5) $C_6H_5COOH + SOCl_2 \longrightarrow$

(6) $CH_3CH(CH_3)CH_2COOH \xrightarrow{NH_3} \xrightarrow[\triangle]{-H_2O}$

4. 将下列各组化合物按其酸性由强至弱的顺序排列。

(1) $CH_3COOH$　$H_2O$　$C_2H_5OH$　$NH_3$　$H_2CO_3$　$HCOOH$　$C_6H_5OH$

(2) $FCH_2COOH$　$ClCH_2COOH$　$BrCH_2COOH$　$ICH_2COOH$　$CH_3COOH$

(3) 苯酚，苯甲醇，苯甲酸，2,4,6-三硝基苯酚

5. 用化学方法鉴别下列各组化合物。

(1) 甲酸　乙酸　乙醛　丙酮

(2) 苯甲酸　水杨酸　丁醛　丁酸

(3) 苯酚　苯甲酸　苯甲醛　苯乙酮

(4) 乙醇　乙醚　乙醛　乙酸

6. 化合物A分子式为$C_6H_8O_4$，能使溴水褪色，用臭氧氧化后在锌粉存在下水解得到唯一的产物B($C_3H_4O_3$)，B能与碳酸氢钠反应放出二氧化碳，也能与碘的氢氧化钠溶液发生碘仿反应。A受热即失水生成化合物C($C_6H_6O_3$)。写出A、B、C的结构式。

7. 化合物A、B、C的分子式都是$C_3H_6O_2$，只有A能与碳酸钠作用放出$CO_2$；B和C可在NaOH溶液中水解；B的水解产物之一能起碘仿反应，而C的不能。试推测A、B、C的结构并写出相应反应方程式。

8. 化合物A分子式为$C_8H_{14}O$，能使溴水褪色，与托伦试剂反应有银镜产生，被高锰酸钾氧化生成丙酮和化合物B。B与碳酸氢钠反应放出二氧化碳，与碘的氢氧化钠溶液反应生成碘仿并同时生成化合物C，将C加热得到丁二酸酐。写出化合物A、B、C的结构式。

# 第15章 含氮有机化合物

含有碳氮键的有机化合物，统称为含氮有机化合物。如胺、硝基化合物、酰胺、腈、重氮化合物、偶氮化合物等。含氮化合物在生理过程中具有重要的作用。例如，蛋白质、核酸是生物细胞的重要组成部分，是生命活动的物质基础。临床上含氮的药物有许多，如巴比妥类，磺胺类药物。

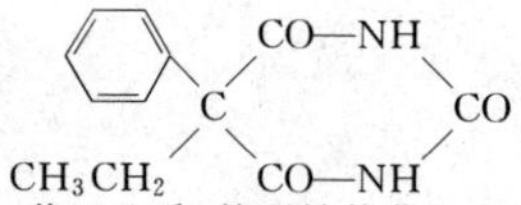

苯巴比妥(催眠镇静药) 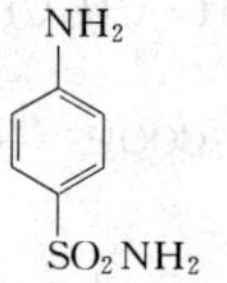　　磺胺(抗菌消炎药)

本章主要讨论硝基化合物、胺、重氮和偶氮化合物。

## 15.1 硝基化合物

### 15.1.1 硝基化合物的分类、命名和结构

烃分子中的氢原子被硝基取代后所形成的化合物称为硝基化合物。相当于烃分子中的氢原子被硝基取代而得到的衍生物。其通式为：$R—NO_2$或$Ar—NO_2$。

硝基化合物与亚硝酸酯互为同分异构体。如$CH_3CH_2NO_2$（硝基乙烷）和$CH_3CH_2ONO$（亚硝酸乙酯)。硝基化合物中N与C直接相连，亚硝酸酯中N与O直接相连，不可混淆。

#### 15.1.1.1 硝基化合物的分类

根据分子中烃基的种类不同，硝基化合物分为脂肪族硝基化合物（$R—NO_2$）和芳香族硝基化合物（$Ar—NO_2$)。根据分子中含硝基的数目可分为一元（一硝基)、二元（二硝基）和多元硝基化合物。

#### 15.1.1.2 硝基化合物的命名

硝基化合物的命名与卤代烃相似。以烃为母体，把硝基作为取代基，称硝基某烷。硝基编号时应使硝基的位次保持最小。例如：

$CH_3—NO_2$ 硝基甲烷（脂肪族硝基化合物）

$CH_3—CH_2—NO_2$ 硝基乙烷（脂肪族硝基化合物）

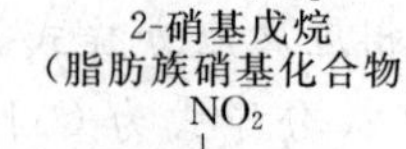

$CH_3CH_2CH_2CH(NO_2)CH_3$ 2-硝基戊烷（脂肪族硝基化合物）

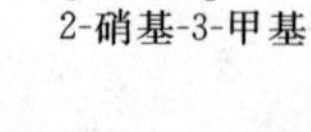

$CH_3CH(CH_3)CH(NO_2)CH_3$ 2-硝基-3-甲基丁烷

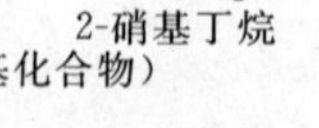

$CH_3CH_2CH(NO_2)CH_3$ 2-硝基丁烷

（脂肪族硝基化合物）

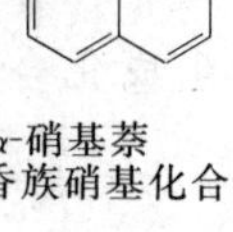

α-硝基萘（芳香族硝基化合物）

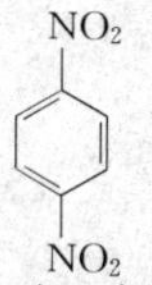

对二硝基苯
（二元硝基化合物）

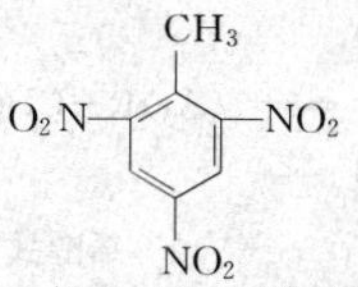

2,4,6-三硝基甲苯
（三元硝基化合物）

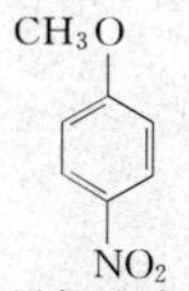

4-甲氧基硝基苯
（一元硝基化合物）

#### 15.1.1.3　硝基化合物的结构

硝基化合物的官能团是硝基，硝基通常用 $-N\begin{smallmatrix}\nearrow O\\ \searrow O\end{smallmatrix}$ 来表示，但它并没有真实地反映硝基的成键方式。现代物理学方法测定的结果表明，硝基中 2 个氮氧键是等同的，而不是所表示的那样 1 个单键、1 个双键。杂化理论认为，硝基中的氮原子为 $sp^2$ 杂化，3 个 $sp^2$ 杂化轨道分别与 2 个氧原子和 1 个碳原子形成 3 个 $\sigma$ 键，氮原子上没有参加杂化的 p 轨道上的一对未成键的电子，与 2 个氧原子的另一轨道形成具有 4 个离域电子、3 个原子的共轭体系。由于形成了 p-$\pi$ 共轭体系，氮氧键的键长出现了平均化，2 个氮氧键是等同的。硝基的结构为：

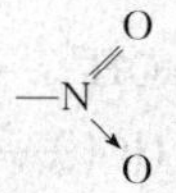

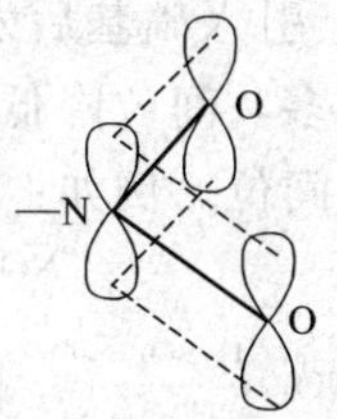

简单表示为—N(O)(O)，通常仍用 $-N\begin{smallmatrix}\nearrow O\\ \searrow O\end{smallmatrix}$ 来表示。

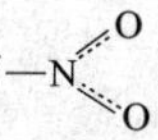

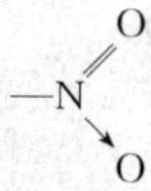

### 15.1.2　硝基化合物的性质

#### 15.1.2.1　物理性质

硝基化合物是极性分子，其官能团——“硝基”是一个极性官能团，偶极矩较大（$\mu$=4.3D），硝基化合物有较高的沸点，脂肪族硝基化合物多数是油状液体，芳香族硝基化合物除了硝基苯是高沸点液体外，其余都是无色或淡黄色固体，味道苦，密度都比水大，不溶于水，溶于有机溶剂和浓硫酸。硝基化合物有毒，它的蒸气能透过皮肤被肌体吸收而引起中毒。多硝基化合物有的具有香味且具有爆炸性，在使用时一定要注意。

#### 15.1.2.2　化学性质

（1）还原反应　硝基化合物还原可生成第一胺。芳香族硝基化合物在不同的介质中使用不同还原剂可以得到不同的还原产物。例如在酸性介质中用金属（如 Fe、Sn、Zn 和盐酸等）还原硝基苯则生成苯胺，这是工业上制备苯胺的方法。

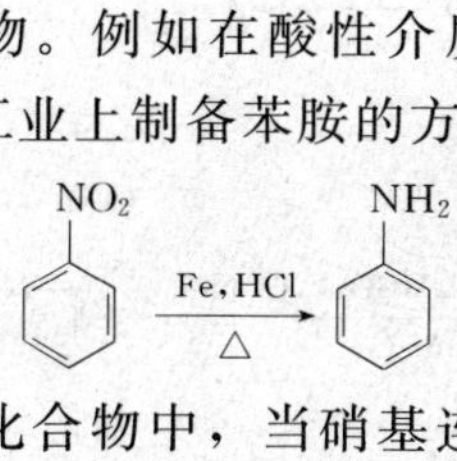

$$C_6H_5NO_2 \xrightarrow[\triangle]{Fe,HCl} C_6H_5NH_2$$

（2）硝基化合物的酸性　硝基化合物中，当硝基连在伯、仲碳原子上时，由于共轭效应，使 $\alpha$-氢原子活性增强，能产生类似酮式-烯醇式互变异构现象。

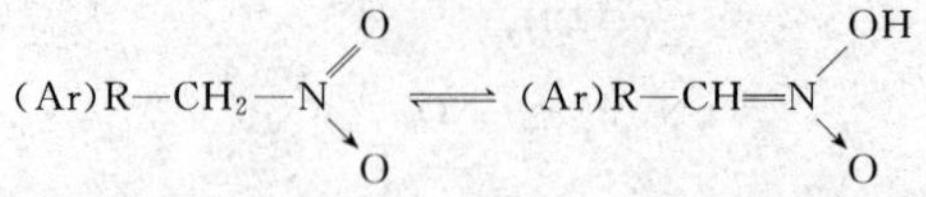

$$(Ar)R-CH_2-N(=O)\rightarrow O \rightleftharpoons (Ar)R-CH=N(OH)\rightarrow O$$

酮式(硝基式)　　　烯醇式(假酸式)

烯醇式中羟基上的氢相当活泼，有质子化倾向，表现出弱酸性，能与强碱反应，称作假酸式，所以含有 $\alpha$-H 的硝基化合物可溶于氢氧化钠溶液中，钠盐酸化后硝基化合物又分离出来。

$$R-CH_2-NO_2 + NaOH \longrightarrow [R-CH-NO_2]^- Na^+ + H_2O$$
$$[R-CH-NO_2]^- Na^+ + HCl \longrightarrow R-CH_2-NO_2 + NaCl$$

无 $\alpha$-H 的硝基化合物，例如硝基苯没有这个性质。此性质可用于这两种结构的硝基化合物的鉴别或分离、提纯。

(3) 硝基对苯环上其他取代基的影响　由于硝基是吸电子基团，可以产生-$I$ 效应和-$C$ 效应，使苯环上电子云密度降低，苯环钝化。不利于亲电试剂的进攻，因而使苯环的亲电取代反应活性降低，而亲核取代反应活性增强。硝基可使邻位和对位氯原子亲核取代反应的活性增大，易被亲核试剂取代；酚羟基和羧基的酸性增强。

① 苯环上的亲电取代反应　苯环上引入硝基后发生亲电取代反应比苯要难。由于硝基主要使其邻位和对位电子云密度降低得多，间位降低较少，故其间位电子云密度相对较高。因此苯环上的亲电取代反应主要发生在间位。例如：

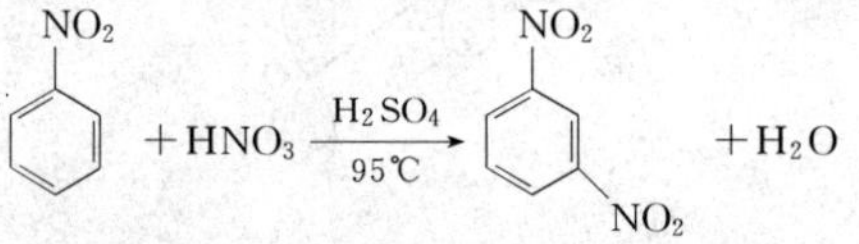

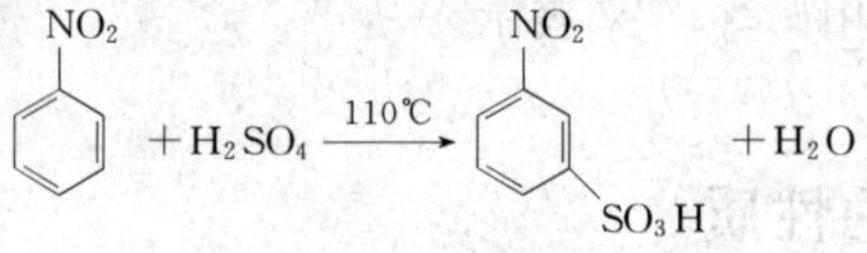

$$C_6H_5NO_2 + HNO_3 \xrightarrow[95℃]{H_2SO_4} m\text{-}C_6H_4(NO_2)_2 + H_2O$$

$$C_6H_5NO_2 + H_2SO_4 \xrightarrow{110℃} m\text{-}NO_2C_6H_4SO_3H + H_2O$$

由于硝基对苯环的钝化作用，硝基苯不能发生傅-克反应。

② 苯环上的亲核取代反应　氯苯与浓的氢氧化钠溶液在常压下回流几天也不起反应，很稳定，较难发生水解等亲核取代反应。引入硝基后，由于硝基极强的吸电子作用，使苯环上的电子云密度降低，这样与氯相连的碳原子易于受亲核试剂 $OH^-$ 进攻而发生取代反应。并且硝基越多，取代越容易，反应条件越温和。

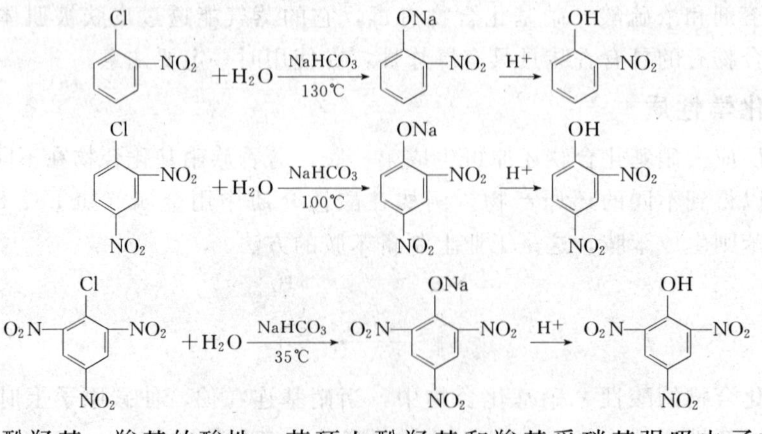

$$o\text{-}ClC_6H_4NO_2 + H_2O \xrightarrow[130℃]{NaHCO_3} o\text{-}NaOC_6H_4NO_2 \xrightarrow{H^+} o\text{-}HOC_6H_4NO_2$$

$$2,4\text{-}(NO_2)_2C_6H_3Cl + H_2O \xrightarrow[100℃]{NaHCO_3} 2,4\text{-}(NO_2)_2C_6H_3ONa \xrightarrow{H^+} 2,4\text{-}(NO_2)_2C_6H_3OH$$

$$2,4,6\text{-}(NO_2)_3C_6H_2Cl + H_2O \xrightarrow[35℃]{NaHCO_3} 2,4,6\text{-}(NO_2)_3C_6H_2ONa \xrightarrow{H^+} 2,4,6\text{-}(NO_2)_3C_6H_2OH$$

③ 苯环上酚羟基、羧基的酸性　苯环上酚羟基和羧基受硝基强吸电子效应的影响酸

性增强，以邻位和对位上硝基对酚羟基和羧基的影响较大。苯环上的硝基数目越多，则对苯环上羟基或羧基的酸性影响越大。例如，2，4，6-三硝基苯酚（苦味酸），其酸性（$pK_a=0.38$）已接近无机强酸，不仅能与强碱 NaOH 作用，而且还能和 $NaCO_3$、$NaHCO_3$ 反应。

| | 苯酚 (OH) | 对硝基苯酚 | 邻硝基苯酚 | 2,4-二硝基苯酚 | 2,4,6-三硝基苯酚 |
|---|---|---|---|---|---|
| $pK_a$ | 9.89 | 7.16 | 7.17 | 3.96 | 0.38 |

| | 苯甲酸 (COOH) | 邻硝基苯甲酸 | 对硝基苯甲酸 | 间硝基苯甲酸 |
|---|---|---|---|---|
| $pK_a$ | 4.17 | 2.21 | 3.40 | 3.46 |

## 15.1.3　重要的硝基化合物

### 15.1.3.1　硝基苯（$C_6H_5—NO_2$）

硝基苯是淡黄色有苦杏仁气味的油状液体，熔点 5.7℃，沸点 211℃，不溶于水，易溶于多种有机溶剂。$AlCl_3$ 因能与硝基苯形成配合物而溶于其中，故常用硝基苯做傅-克反应的溶剂。硝基苯是剧毒物质，口服 15 滴即可致死。无论从呼吸道或从皮肤表面吸入，都能造成慢性中毒。硝基苯能把血红蛋白氧化成高铁血红蛋白，使它不能再携带氧，或是与血红蛋白配合，也使它失去携带氧的功能，造成体内缺氧，并使血液呈青紫色，使用时要格外小心。硝基苯是制造苯胺、染料和药物的原料。

### 15.1.3.2　2,4,6-三硝基苯酚（苦味酸）

2，4，6-三硝基苯酚是黄色针状或块状晶体，熔点 122℃，有毒，能引起皮肤伤害，有很强刺激性。能溶于热水、乙醇、苯及乙醚，难溶于冷水。因其水溶液呈强酸性，味又极苦，故称为苦味酸。可作生物碱、蛋白质的沉淀试剂。苦味酸还具有杀菌止痛功能，在医药上可做治疗灼伤的药物。苦味酸及其盐类易爆炸，可以作烈性炸药。

# 15.2　胺

胺是氨分子中的氢原子被烃基取代后的产物，是氨的烃基衍生物。通式为 $R—NH_2$ 或 $Ar—NH_2$。

## 15.2.1　胺的分类

（1）根据氮原子所连烃基的种类不同，胺可分为脂肪族胺、芳香族胺和芳脂胺。

① 脂肪族胺　氨基与脂肪烃基相连，如 $CH_3CH_2NH_2$。

② 芳香族胺　氨基与芳环直接相连，如 $C_6H_5—NH_2$。

③ 芳脂胺　氨基与芳环侧链相连。如芳脂胺 $C_6H_5—CH_2NH_2$。

（2）根据氮原子上所连烃基的数目不同，可分为伯胺、仲胺、叔胺。

| $RNH_2$ | $R_2NH$ | $R_3N$ |
|---|---|---|
| 伯胺(1°胺) | 仲胺(2°胺) | 叔胺(3°胺) |
| (第一胺) | (第二胺) | (第三胺) |

此处的伯胺、仲胺、叔胺与伯醇、仲醇、叔醇的概念不同。如叔胺是指氮原子上连有 3 个烃基，而叔醇是指叔碳原子与羟基相连。例如

$$CH_3-\underset{CH_3}{\overset{CH_3}{\underset{|}{\overset{|}{C}}}}-NH_2 \qquad CH_3-\underset{CH_3}{\overset{CH_3}{\underset{|}{\overset{|}{C}}}}-OH$$

伯胺　　　　叔醇

铵盐（$NH_4^+$）或氢氧化铵分子中的四个氢原子被烃基取代而生成的化合物称为季铵盐和季铵碱。

$$[R_4N]^+X^- \qquad [R_4N]^+OH^-$$

季铵盐　　　　季铵碱

R 代表烃基，可以是脂肪烃基也可以是芳香烃基，从而可以分脂肪胺和芳香胺。将 $-NH_2$ 称为氨基，$>NH$ 称为亚氨基，$>N-$ 称为次氨基（叔氮原子）。

(3) 还可根据分子中氨基的数目不同，将胺分为一元胺、二元胺、三元胺和多元胺。

### 15.2.2 胺的命名

(1) 对于简单的胺，根据与氮相连的烃基的名称，称为“某胺”。例如：

| $CH_3NH_2$ | $CH_3CH_2NH_2$ | $C_6H_5NH_2$ | $CH_3CH_2CH_2\underset{CH_3}{\underset{\mid}{N}}CH_2CH_3$ |
|---|---|---|---|
| 甲胺 | 乙胺 | 苯胺 | 甲乙丙胺 |

| $CH_3NHCH_2CH_3$ | $CH_3CH_2NHCH_2CH_2CH_3$ |
|---|---|
| 甲乙胺 | 乙丙胺 |

当烃基相同时，在烃基名称之前加上词头“二”或“三”。例如：

| $(CH_3)_2NH$ | $(CH_3)_3N$ | $(C_6H_5)_2NH$ |
|---|---|---|
| 二甲胺 | 三甲胺 | 二苯胺 |

(2) 氮原子上连有烃基的芳香族仲胺和叔胺，可用“*N*”来标记，以便与连在芳环上的烃基区分，也是为了标明连在氮原子上的取代基。例如：

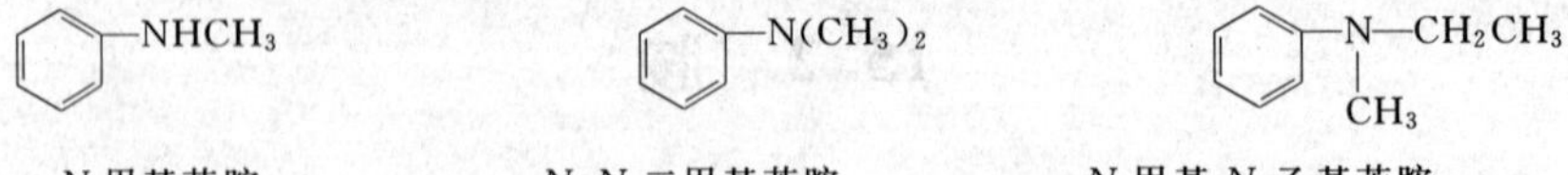


*N*-甲基苯胺　　*N*,*N*-二甲基苯胺　　*N*-甲基-*N*-乙基苯胺

(3) 对于复杂胺，当以胺为母体不便命名时，则以烃基为母体，氨基作为取代基。例如：

$$CH_3\underset{CH_3}{\underset{|}{C}}HCH_2\underset{NH_2}{\underset{|}{C}}HCH_3 \qquad CH_3CH_2\underset{H_3C-N-CH_3}{\underset{|}{C}}HCH_2CH_2CH_3$$

4-甲基-2-氨基戊烷　　3-(*N*,*N*-二甲基)己烷

(4) 对于多元胺，类似于多元醇的命名。如：

| $H_2NCH_2CH_2CH_2CH_2NH_2$ | $H_2NCH_2CH_2CH_2CH_2CH_2NH_2$ |
|---|---|
| 1,4-丁二胺(腐肉胺) | 1,5-戊二胺(腐尸胺) |

(5) 对于季铵盐和季铵碱，如四个烃基相同时，称为四某基卤化铵和四某基氢氧化铵，

若烃基不同时烃基名称由简单到复杂依次排列，胺的盐也可直接称为某胺某盐。例如：

$(CH_3)_4N^+Cl^-$　　四甲基氯化铵（氯化四甲胺）

$(CH_3)_4N^+OH^-$　　四甲基氢氧化铵（氢氧化四甲基铵）

$[(CH_3)_3N^+CH_2CH_2OH]OH^-$　　三甲基-2-羟乙基氢氧化铵（胆碱）

$$\left[C_6H_5-CH_2-\overset{CH_3}{\underset{CH_3}{N^+}}-CH_{12}H_{25}\right]Br^-$$

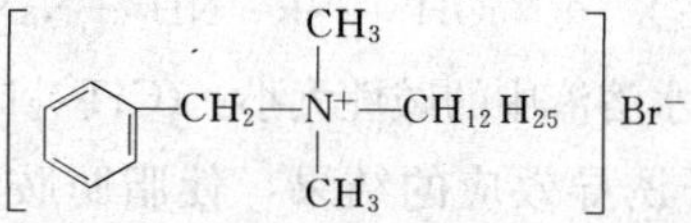

二甲基十二烷基苄基溴化铵（新洁尔灭）

**注意**：这里的"胺"、"氨"和"铵"字有不同的含义。"胺"表示氨（$NH_3$）的烃基衍生物，如 $RNH_2$；"氨"表示氨基（$-NH_2$）或烃基取代的氨基，如$-NHCH_3$、$-N(CH_3)_2$；"铵"表示季铵化合物或铵盐，即季铵盐、季铵碱、卤化铵和氢氧化铵。

## 15.2.3　胺的结构

胺的结构与氨相似，呈三角锥形，分子中的氮原子为 $sp^3$ 杂化，其中 3 个 $sp^3$ 杂化轨道与氢原子或碳原子形成 $\sigma$ 键，还有一个被一对孤电子占据，处在棱锥体顶端，键角接近 108°。

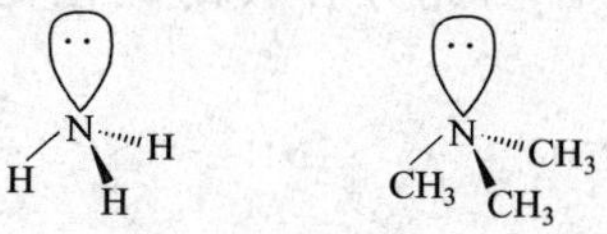

$NH_3$（N 上一对孤电子，三个 H）　　$N(CH_3)_3$（N 上一对孤电子，三个 $CH_3$）

## 15.2.4　胺的性质

胺是极性化合物，甲胺、二甲胺、三甲胺等低级脂肪胺常温下为气体，其他低级胺为液体，低级胺的气味与氨相似，有鱼腥味（如三甲胺），丁二胺和戊二胺等有动物尸体腐败后的气味，合称叫尸毒。伯胺、仲胺都可形成分子间氢键，沸点较相应的烷烃高，比相应的醇低。芳香胺是无色液体或固体，有特殊臭味，一般有毒，若被吸食或接触皮肤，则会引起中毒。

胺的化学性质主要取决于氨基氮上的未共用电子对，它可以接收质子显碱性；能够作为亲核试剂，与酰基化试剂反应。芳胺还可以与亚硝酸及氧化剂反应。

### 15.2.4.1　碱性及成盐反应

胺分子中氮原子上的未共用电子对，溶于水时能接受质子呈碱性，发生离解反应。例如：

$$CH_3-NH_2+HOH \rightleftharpoons CH_3-\overset{+}{N}H_3+OH^-$$

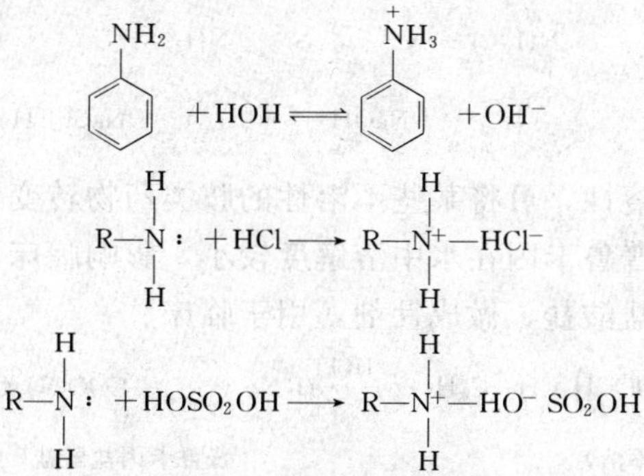

$$C_6H_5NH_2+HOH \rightleftharpoons C_6H_5\overset{+}{N}H_3+OH^-$$

$$R-\ddot{N}H_2+HCl \longrightarrow R-N^+H_3-HCl^-$$

$$R-\ddot{N}H_2+HOSO_2OH \longrightarrow R-N^+H_3-HO^-\ SO_2OH$$

胺的碱性大小受两个方面因素的影响，即电子效应和空间效应。氮原子上的电子云密度越大，接受质子的能力越强，胺的碱性越强；氮原子周围空间位阻越大，氮原子结合质子越困难，胺的碱性越小。由于胺是弱碱，它们的盐遇到强碱则立即释放出胺。

$$R—\overset{+}{N}H_3X^- + NaOH \longrightarrow R—NH_2 + NaX + H_2O$$

（1）脂肪族胺　脂肪族胺在水溶液中的碱性大小：$(CH_3)_2NH > CH_3NH_2 > (CH_3)_3N > NH_3$。

脂肪基是供电子基。供电子诱导效应的结果，使脂肪胺氮原子上的电子云密度增大，接受质子的能力增强，所以脂肪族胺的碱性比氨强。氮原子上所连的脂肪基越多，氮原子上的电子云密度越大，导致脂肪族仲胺（二甲胺）碱性大于脂肪族伯胺（甲胺），这是电子效应起主导作用。当氮原子上连有3个脂肪基时，氮原子上的电子云密度增大，其空间位阻相应增大。而且，此时空间效应比电子效应更加显著，使质子难与氮原子相结合。所以叔胺（三甲胺）的碱性比伯胺（甲胺）还要弱。

（2）芳香族胺　由于苯环可与氨基氮原子发生吸电子共轭效应，使氮原子电子云密度降低，同时阻碍氮原子接受质子的空间效应增大。电子效应和空间效应两种作用都使氨基接受质子的能力减弱，而且随着氮原子上所连接的苯基的数目增多，两种效应都在增强，芳香胺的碱性将逐步减弱。因此芳香胺的碱性比氨弱，且苯胺 ＞ 二苯胺 ＞ 三苯胺。

$$NH_3 > C_6H_5—NH_2 > C_6H_5—NH—C_6H_5 > (C_6H_5)_3N$$

在芳香胺中以第一胺最强，第二胺次之，第三胺最弱，接近于中性。

（3）芳脂胺　芳脂胺的氨基不与苯环直接相连，氮原子上未共用电子对不能和苯环发生共轭，所以碱性一般比苯胺强些。例如：

$$C_6H_5CH_2NH_2 > C_6H_5NH_2$$

$pK_b$　　4.6　　9.4

（4）季铵碱　季铵碱因在水中可完全电离，因此是强碱，其碱性与氢氧化钾相当。

综上所述，胺类属弱碱，能与酸形成可溶于水的稳定的盐，这些盐遇强碱可被游离出来，利用这些性质，可用于胺的分离。例如：

$$C_6H_5NH_2 + HCl \longrightarrow C_6H_5NH_3^+Cl^-$$

$$C_6H_5NH_3^+Cl^- + NaOH \longrightarrow C_6H_5NH_2 + NaCl + H_2O$$

另外，利用胺盐的水溶性，可将某些不溶性的胺类药物转变为相应的强酸盐，增加其水溶性。例如：局部麻醉药普鲁卡因在水中溶解度较小，影响临床使用。但利用分子中含有氨基，可将其制成水溶性的盐酸盐，做成针剂，用于临床。

$$H_2N—C_6H_4—COOCH_2CH_2(C_2H_5)_2 \xrightarrow{HCl} [H_2N—C_6H_4—COOCH_2CH_2\overset{+}{N}H(C_2H_5)_2]Cl^-$$

普鲁卡因（水不溶）　　普鲁卡因盐酸盐（水溶）

### 15.2.4.2　氧化反应

胺有还原性，极易被氧化，其方式仍然是引入氧或脱氢，氧化物很复杂。用过氧化氢可使脂肪伯胺及仲胺氧化，分别得到肟或羟胺。芳香族胺更易被氧化，在贮藏过程中就逐渐被空气中的氧所氧化，使颜色变深。如纯苯胺氧化过程的颜色变化和产物为：液体无色→黄色→红棕色→氧化生成对苯醌。

因此，在有机合成中，如果要氧化芳胺环上其他基团，必须首先要保护氨基。

$$C_6H_5NH_2 \xrightarrow[10℃]{[O]} O{=}C_6H_4{=}O$$

### 15.2.4.3　酰化反应

伯胺或仲胺氮原子上的氢原子，可被酰基（ RCO—）取代生成酰胺，此反应称为酰化反应。叔胺的氮上因无氢原子，不能发生此类反应。常用的酰化剂为酰卤、酸酐等。例如：

$$CH_3—NH_2+(CH_3CO)_2O \longrightarrow CH_3CONHCH_3+CH_3COOH$$

$$(CH_3)_2NH+(CH_3CO)_2O \longrightarrow CH_3CON(CH_3)_2+CH_3COOH$$

大多数胺是液体，经酰化后生成的酰胺均为固体，有固定熔点，易水解为原来的胺。胺的酰化反应的重要作用如下。

(1) 保护氨基　为防止氨基被氧化，先将氨基酰化，生成酰胺，再水解除去酰基。例如，在苯胺的苯环上引入硝基时，为防止硝酸将苯胺氧化，先将氨基乙酰化，制成乙酰苯胺，再硝化，将硝基导入苯环，经酸或碱催化水解除去酰基。

$$C_6H_5NH_2 \xrightarrow{CH_3COCl} C_6H_5NHCOCH_3 \xrightarrow{HNO_3} o\text{-}O_2NC_6H_4NHCOCH_3 + p\text{-}O_2NC_6H_4NHCOCH_3 \xrightarrow[H^+,OH^-]{H_2O} o\text{-}O_2NC_6H_4NH_2 + H_2N\text{—}C_6H_4\text{—}NO_2$$

(2) 鉴别和分离三种胺　伯胺、仲胺、叔胺与磺酰氯的反应称为兴斯堡（Hinsberg）反应。如苯磺酰氯，在碱性介质中能与伯胺、仲胺发生苯磺酰化反应，生成相应的苯磺酰胺。伯胺生成的苯磺酰胺，氮上还有一个氢，因受磺酰基的吸电子诱导的影响，具有弱酸性，可溶于碱成盐；仲胺生成的苯磺酰胺因氮上无氢，不溶于碱；叔胺不反应，又溶于酸。对伯胺、仲胺、叔胺混合物与苯磺酰氯在碱性溶液中反应，叔胺可以经水蒸气蒸馏分离；析出固体的是仲胺的磺酰胺；溶液经酸化可得伯胺的磺酰胺。伯胺、仲胺的磺酰胺都可经酸性水解而分别得到原来的伯胺、仲胺。因此可以利用这个反应鉴别和分离三种胺。

$$RNH_2 + C_6H_5\text{—}SO_2Cl \longrightarrow C_6H_5\text{—}SO_2NHR \xrightarrow{NaOH} [C_6H_5\text{—}SO_2NR]^- Na^+$$

碱中溶解，加酸又不溶

$$R_2NH + C_6H_5\text{—}SO_2Cl \xrightarrow{NaOH} C_6H_5\text{—}SO_2NR_2\downarrow$$

既不溶于碱，也不溶于酸

$$R_3N + C_6H_5\text{—}SO_2Cl \longrightarrow \text{无反应}$$

(3) 鉴定胺　通过测定酰胺的熔点与已知的酰胺比较，可以鉴定胺。

### 15.2.4.4　与亚硝酸的反应

胺可以与亚硝酸反应，不同类型的胺与亚硝酸反应，有不同的反应产物和现象。亚硝酸不稳定，在反应中用亚硝酸钠与盐酸或硫酸的混合物作用代替亚硝酸。

（1）伯胺 脂肪伯胺与亚硝酸反应生成醇、卤代烃和烯烃等混合物，并定量放出氮气（由生成的不稳定重氮盐自动分解），这个反应因产物是混合物，在有机合成上没有意义。但重氮盐的放氮反应是定量的，因此，可以通过氮气的量进行脂肪族伯胺的定量分析。例如：

$$CH_3CH_2NH_2 + NaNO_2 + HCl \longrightarrow \underset{\text{极不稳定}}{[CH_3CH_2N{\equiv}\overset{+}{N}Cl^-]} \longrightarrow CH_3CH_2OH + CH_3CH_2Cl + CH_2{=}CH_2 + N_2\uparrow$$

芳香伯胺与亚硝酸在过量无机酸和低温下生成芳香重氮盐，此反应称重氮化反应。

$$C_6H_5{-}NH_2 \xrightarrow[0\sim5℃]{NaNO_2+HCl} C_6H_5{-}N_2^+Cl^-$$

氯化重氮苯

重氮盐不稳定，温度升高（超过 5℃），重氮盐即分解成酚和氮气，干燥的重氮盐受热或撞击则容易爆炸。因此，一般不把重氮盐分离出来，而是保存在水中，在低于 5℃下使用。

例如：

$$C_6H_5{-}N_2^+Cl^- + H_2O \xrightarrow[\triangle]{H^+} C_6H_5{-}OH + N_2\uparrow + HCl$$

（2）仲胺 脂肪族或芳香族仲胺与亚硝酸反应生成 *N*-亚硝基胺（亚硝胺），该类物质是一种很强的致癌物，为不溶于水的黄色油状或固体物质。遇稀酸加热则分解为原来的仲胺，可以利用这个反应来分离或提纯仲胺。例如：

$$(CH_3)_2NH + HO{-}NO \xrightarrow[-H_2O]{\text{低温}} (CH_3)_2N{-}NO$$

*N*-亚硝基二甲胺

在罐头制品及腌肉时常加少量亚硝酸钠（着色剂、防腐剂），进入胃中与胃酸反应产生亚硝酸，再与体内存在的仲胺反应，生成致癌的亚硝基仲胺。服用维生素 C 可因它的还原性而阻断亚硝胺在胃中的合成。

（3）叔胺 脂肪叔胺氮原子上没有氢原子，不能亚硝基化，只能形成不稳定的水溶性亚硝酸盐。此盐用碱中和处理，又重新得到游离的脂肪叔胺。例如：

$$(CH_3)_3N + HNO_2 \longrightarrow [(CH_3)_3NH]^+NO_2^-$$

$$[(CH_3)_3NH]^+NO_2^- + NaOH \longrightarrow (CH_3)_3N + NaNO_2 + H_2O$$

芳香叔胺与亚硝酸作用，不生成盐，而是在芳环上发生亚硝基化反应，生成亚硝基芳香叔胺，如对位被其他基团占据，则亚硝基将在邻位上取代。例如：

$$C_6H_5{-}N(CH_3)_2 + NaNO_2 + HCl \longrightarrow p\text{-}ON{-}C_6H_4{-}N(CH_3)_2$$

对亚硝基-*N*,*N*-二甲基苯胺

（绿色晶体）

亚硝基芳香叔胺在碱溶液中呈翠绿色，在酸性溶液中由于互变成醌式盐而呈橘黄色。

根据不同胺类与亚硝基酸反应的现象和产物不同，可用来鉴别脂肪族或芳香族伯胺、仲胺、叔胺。但不如磺酰化反应明显。

#### 15.2.4.5 芳环上的亲电取代反应

芳香族胺的氮原子上未共用电子对与苯环发生供电子共轭效应，使苯环电子云密度增加，特别是氨基的邻位和对位增加更为显著。因此苯环上的氨基（—NHR、—$NR_2$）能活化苯环，使芳胺比苯更易发生亲电取代反应，取代位置为氨基的邻位和对位。

（1）卤代反应　苯胺与卤素（$Cl_2$、$Br_2$）能迅速反应，非常容易。例如：苯胺与溴水作用，立即生成 2,4,6-三溴苯胺白色沉淀。此反应可用于苯胺的定性、定量分析。

$$C_6H_5NH_2 + 3Br_2 \longrightarrow 2,4,6\text{-}Br_3C_6H_2NH_2\downarrow + 3HBr$$

由于氨基对苯环的活化作用，可使苯环上的取代反应在没有任何催化剂的条件下顺利进行，而且反应直接生成三取代产物。如果只需要一取代产物，可先将氨基酰基化，转变为酰氨基，降低取代基对苯环的亲电取代反应活性的致活作用。此时再进行的溴代反应，主要是在酰氨基对位上的一取代产物，然后再水解即可得到一取代的对-溴苯胺。

（2）硝化反应　由于硝化反应所用试剂为硝酸，其氧化能力很强，会使胺氧化，所以芳香族胺要发生苯环上的硝化，不能直接进行，而应先“保护氨基”。根据产物的不同要求，选择不同的保护方法。

① 如果要在氨基的对位进行硝化反应，得到对硝基苯胺，应选择不改变定位效应的保护方法。一般采用酰基化的方法。即先将苯胺酰化，然后再硝化，最后水解除去酰基得到对硝基苯胺。

$$C_6H_5NH_2 \xrightarrow{(CH_3CO)_2O} C_6H_5NHCOCH_3 \xrightarrow[HSO_4]{HNO_3} p\text{-}O_2NC_6H_4NHCOCH_3 \xrightarrow[OH^-,H^+]{H_2O,\triangle} p\text{-}O_2NC_6H_4NH_2$$

② 如果要在氨基的间位进行硝化反应，得到间硝基苯胺，选择的保护方法应改变定位效应，使取代反应发生在间位。可先将苯胺溶于浓硫酸中，使之形成苯胺硫酸盐，然后进行硝化。因铵正离子是间位定位基，取代反应发生在其间位，最后再用碱液处理游离出氨基，得到最终的产物。

$$C_6H_5NH_2 \xrightarrow{H_2SO_4} C_6H_5\overset{+}{N}H_3HSO_4^- \xrightarrow[H_2SO_4]{HNO_3} m\text{-}O_2NC_6H_4\overset{+}{N}H_3HSO_4^- \xrightarrow{NaOH} m\text{-}O_2NC_6H_4NH_2$$

（3）磺化反应　将苯胺溶于浓硫酸中，首先生成苯胺硫酸盐，此盐在高温（200℃）下加热脱水发生分子重排，即生成对氨基苯磺酸。

$$C_6H_5NH_2 \xrightarrow{H_2SO_4} C_6H_5\overset{+}{N}H_3\cdot HSO_4^- \xrightarrow[\triangle]{-H_2O} C_6H_5NHSO_3H \xrightarrow{180\sim200℃} p\text{-}HO_3SC_6H_4NH_2$$

对氨基苯磺酸是白色固体，分子内同时存在的碱性氨基—$NH_2$和酸性磺酸基—$SO_3H$，可发生质子的转移形成内盐。

$$p\text{-}HO_3SC_6H_4NH_2 \longrightarrow p\text{-}{}^-O_3SC_6H_4\overset{+}{N}H_3$$

对氨基苯磺酸的酰胺，是一类重要的化学合成抗菌药——磺胺类药物的母体，也是最简单的磺胺药物。磺胺类药物是一系列对氨基苯磺酰胺的衍生物，其中对氨基苯磺酰胺是抑菌的必需结构。

#### 15.2.4.6 季铵盐和季铵碱

季铵盐是一白色结晶性固体，为离子型化合物，具有盐的性质，易溶于水，属于水溶性盐，不溶于有机溶剂。对热不稳定，加热后易分解成叔胺和卤代烃。

$$[R_4\overset{+}{N}]X^- \xrightarrow[\triangle]{} R_3N + RX$$

季铵碱在水溶液中可完全电离，这表明季铵碱的碱性与氢氧化钠相当，属于强碱。季铵碱对热不稳定，当加热到了100℃时，发生分解，生成叔胺。

$$[R_4\overset{+}{N}]HO^- \xrightarrow[\triangle]{100\sim150℃} R_3N + ROH$$

### 15.2.5 重要的胺

（1）乙二胺（$H_2NCH_2CH_2NH_2$） 乙二胺为无色透明液体，有类似氨的臭味，沸点为117℃，溶与水和乙醇，具有扩张血管作用，乙二胺的正酸盐可用于治疗动脉硬化。乙二胺是制备药物、乳化剂和杀虫剂的原料。在化学分析中，乙二胺四乙酸（简称EDTA）是一种应用较广的金属螯合剂。

（2）苯胺（$C_6H_5—NH_2$） 苯胺是最简单的芳伯胺，它是合成药物、染料、炸药等的主要原料之一。苯胺微溶于水，易溶于有机溶剂。苯胺有毒，应避免吸入苯胺蒸气，操作时还应注意不能使皮肤接触苯胺和大量吸入其蒸气。

（3）胆碱 胆碱的结构式为：$[(CH_3)_3\overset{+}{N}CH_2CH_2OH]OH^-$，化学名称为三甲基-2-羟乙基氢氧化铵。它广泛分布于生物体内，通常以结合状态存在于生物体细胞中，为易吸湿的白色结晶，易溶于水和醇，不溶于乙醚、氯仿。在脑组织和蛋黄中含量较高，是$\alpha$-卵磷脂的组成部分，在体内参加脂肪代谢，有抗脂肪肝作用。

胆碱分子中羟基被乙酰基取代生成的酯称为乙酰胆碱。

乙酰胆碱结构式为：$[(CH_3)_3\overset{+}{N}CH_2CH_2OCOCH_3]OH^-$，它存在于相邻的神经细胞之间，它通过神经节传导神经刺激，是一种重要的传递神经冲动的化学物质，亦称为神经递质。

（4）对氨基水杨酸 简称PAS，结构式为：

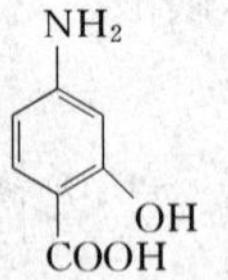

NH₂ / OH / COOH（苯环结构式）

PAS为白色粉末，微溶于水，显酸性，与$NaHCO_3$作用生成钠盐作针剂使用，但稳定性差，易变质，故在使用时临时配制。PAS是抗结核药物，用于治疗各种结核病，对肠结核、肺结核等疗效较好。为增强疗效，常与链霉素、异烟肼等抗结核药并用。

（5）麻黄素 麻黄素的结构式为：

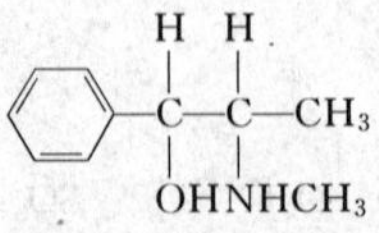

$$C_6H_5-\underset{OH}{\overset{H}{C}}-\underset{NHCH_3}{\overset{H}{C}}-CH_3$$

它是从植物中提取的一种不含杂环的生物碱，属于仲胺，又称麻黄碱，是中枢神经兴奋药。分子中含有 2 个手性碳原子，有 4 个旋光异构体，其有效成分是左旋麻黄素。麻黄素在临床上主治支气管哮喘及鼻黏膜肿胀等，作用和肾上腺素类似。

### 15.2.6　重氮和偶氮化合物

重氮基（—N═N—或 N≡N— ）一端与烃基相连，另一端不直接与烃基相连，这类化合物叫做重氮化合物。例如：重氮甲烷另一端不与其他原子或原子团相连。氢氧化重氮苯另一端是与羟基相连。

$CH_2═N_2$　　重氮甲烷

$C_6H_5—N═N—OH$　　氢氧化重氮苯

重氮化合物中最重要的是含有 $Ar—\overset{+}{N}≡NX^-$ 结构的芳香重氮盐类，它们是通过重氮化反应而得到的具有很高反应活性的化合物。例如：

$C_6H_5—\overset{+}{N}≡NCl$　　氯化重氮苯（重氮苯盐酸盐）

$C_6H_5—\overset{+}{N}≡NHSO_4^-$　　硫酸重氮苯（重氮苯磺酸盐）

$C_6H_5—\overset{+}{N}≡NBF_4^-$　　氟硼酸重氮苯（重氮苯氟硼酸盐）

偶氮化合物是指—N═N—的两端直接与两个烃基相连的化合物。例如：

$CH_3—N═N—CH_3$　　偶氮甲烷

$H_2N—\overset{O}{\overset{\|}{C}}—N═N—\overset{O}{\overset{\|}{C}}—NH_2$　　偶氮二甲酰胺

$C_6H_5—N═N—C_6H_5$　　偶氮苯

$C_6H_5—N═N—C_6H_4—OH$　　对羟基偶氮苯

$C_6H_5—N═N—C_6H_4—N(CH_3)_2$　　对-*N*,*N*-二甲氨基偶氮苯

重氮盐在低温下与酚或芳胺作用，生成有色的偶氮化合物的反应，称为偶联反应，也叫偶合反应。通常把重氮盐称为重氮组分，把酚、芳胺等称为偶合组分。

$$C_6H_5—N_2^+Cl^- + H—C_6H_4—OH \xrightarrow{\text{弱碱性}} C_6H_5—N═N—C_6H_4—OH + HCl$$

$$C_6H_5—N_2^+Cl^- + H—C_6H_4—N(CH_3)_2 \xrightarrow{\text{弱酸性}} C_6H_5—N═N—C_6H_4—N(CH_3)_2 + HCl$$

芳香族重氮盐遇 β-萘酚的碱溶液，可生成橙红色固体偶氮化合物。《中国药典》在对有机药物的分析中，常利用偶联反应产生的颜色来鉴别具有芳香第一胺类的药物。例如，局部麻醉药盐酸普鲁卡因的鉴别就是运用了重氮化-偶联反应。具有芳香第一胺的有机药物，与亚硝酸钠及盐酸作用，生成重氮盐，再加碱性 β-萘酚，生成猩红色的偶氮化合物沉淀。

$$H_2N—C_6H_4—COOCH_2CH_2N(CH_2CH_3)_2 \xrightarrow{NaNO_2,\ HCl} Cl^-\,N^+≡N—C_6H_4—COOCH_2CH_2N(CH_2CH_3)_2$$

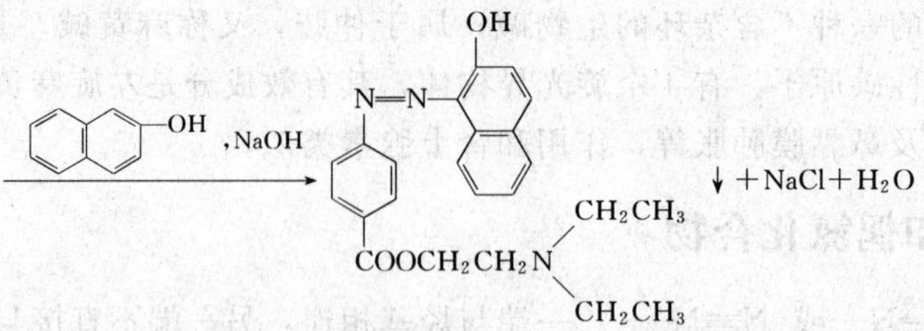

$$\xrightarrow{\text{β-萘酚-OH},\ NaOH}$$ (偶氮染料：4-[(2-羟基-1-萘基)偶氮]苯甲酸二乙氨基乙酯，$COOCH_2CH_2N(CH_2CH_3)_2$) $\downarrow + NaCl + H_2O$

偶氮化合物分子中存在着偶氮（—N═N—）这个生色基，所以都有颜色。一般不溶或难溶于水，而溶于有机溶剂。性质稳定，可广泛用作染料或指示剂。例如实验室常用的甲基橙、刚果红等指示剂都是偶氮化合物。医药上常用来鉴定具有苯酚或芳胺结构的药物。

## 习　题

1. 命名下列化合物

(1) $CH_3NHCH_2CH_3$　(2) $[(CH_3)_3N^+CH(CH_3)_2]I^-$　(3) $CH_3NHCH(CH_3)_2$

(4) 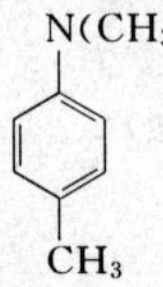 对位 $N(CH_3)_2$ 与 $CH_3$ 取代的苯（$CH_3C_6H_4N(CH_3)_2$）

(5) 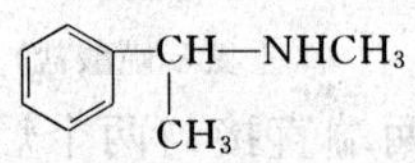 $C_6H_5CH(CH_3)NHCH_3$

(6) 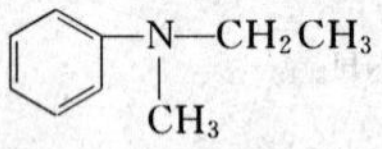 $C_6H_5N(CH_3)CH_2CH_3$

(7) 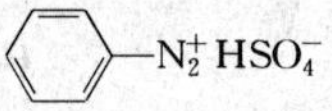 $C_6H_5N_2^+HSO_4^-$

(8) $[(CH_3CH_2)_4N^+]OH^-$

(9) 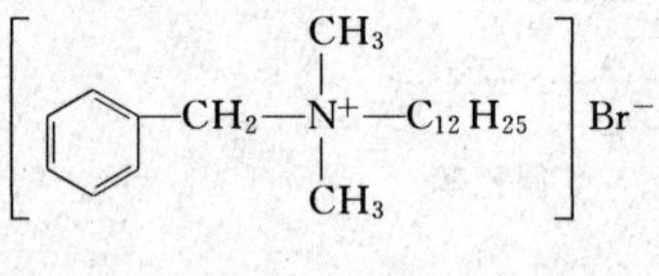 $[C_6H_5CH_2—N^+(CH_3)_2—C_{12}H_{25}]Br^-$

2. 写出下列化合物的结构

(1) 对苯二胺　(2) 邻甲基苯胺　(3) *N*-甲基-2-萘胺

(4) 对氨基苯甲酸　(5) 二甲基乙基正丙基氯化铵

(6) 四丁基氢氧化铵　(7) 氯化重氮苯

3. 完成以下反应式

(1) $R_2NH + HO—NO \xrightarrow[-H_2O]{\text{低温}}$

(2) 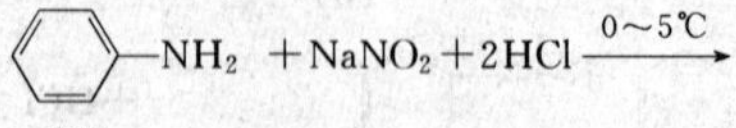 $C_6H_5NH_2 + NaNO_2 + 2HCl \xrightarrow{0\sim5℃}$

(3) $C_6H_5NO_2 \xrightarrow[\text{稀 } HCl]{Fe\text{ 或 }Sn}$

(4) $C_6H_5NH_2 + Br_2 \longrightarrow$

(5) $C_6H_5SO_2Cl + R_2NH \xrightarrow{NaOH}$

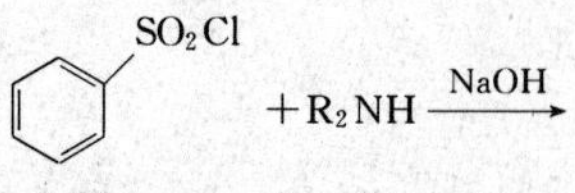

(6) 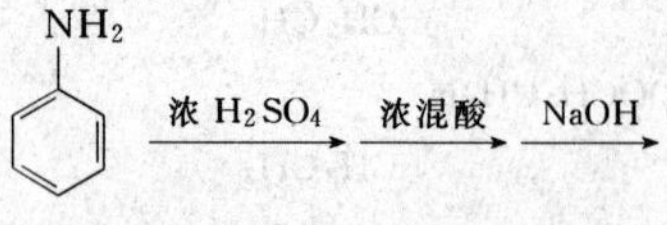 $C_6H_5NH_2 \xrightarrow{\text{浓 } H_2SO_4} \xrightarrow{\text{浓混酸}} \xrightarrow{NaOH}$

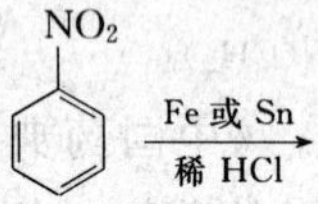

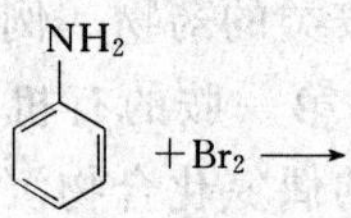

4. 用化学方法鉴别下列各组化合物

(1) 甲胺、二甲胺、三甲胺　　(2) 苯胺和三甲胺

5. 分离下列各组化合物

(1) 对甲苯胺和 *N*,*N*-二甲苯胺　　(2) 苯胺和三苯胺

6. 比较下列各组化合物的碱性，并按碱性由强到弱排列

(1) 甲胺、二甲胺 、苯胺、苄胺

(2) *N*-甲基苯胺、苯胺、四甲基氢氧化铵

7. 一化合物分子式为 $C_7H_9N$，有碱性。将其盐酸盐与 $HNO_3$ 作用，加热后能放出 $N_2$，生成对甲苯酚。试推出其结构简式。

# 第 16 章　杂环化合物

杂环化合物是指组成环的原子中含有除碳以外的原子（杂原子——常见的是 N、O、S 等）的环状化合物。杂环化合物不包括极易开环的含杂原子的环醚、内酯、环酐及内酰胺等环状化合物，例如：

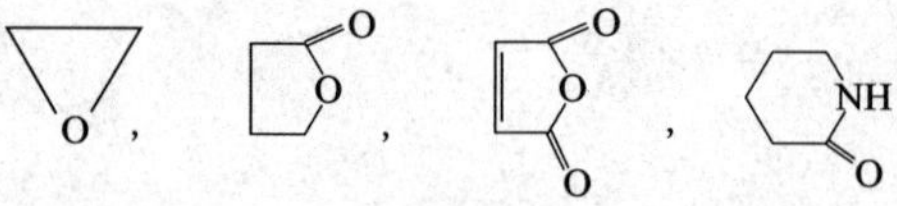

杂环化合物是一大类有机物，占已知有机物的 1/3。杂环化合物在自然界分布很广、功用很多。例如，中草药的有效成分生物碱大多是杂环化合物，动植物体内起重要生理作用的血红素、叶绿素、核酸的碱基都是含氮杂环；部分维生素，抗生素等都含有杂环。本章只讨论与苯、萘等有相似的芳香性的杂环化合物。

## 16.1　杂环化合物的分类和命名

### 16.1.1　杂环化合物的分类

按杂环的环数多少可分为单杂环和稠杂环（含多个环），其中单杂环中最常见的是五元杂环和六元杂环，其他环较为少见。还可按含杂原子的种类和数目进一步细分，见表 16-1。

**表 16-1　常见杂环化合物的结构、名称及标位**

| 分类 | 母体碳环 | 含一个杂原子 | | | 含两个以上杂原子 | | | |
|---|---|---|---|---|---|---|---|---|
| 五元杂环 | 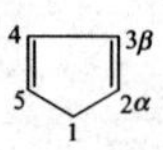 茂(环戊二烯)<br>cyclopentadiene | 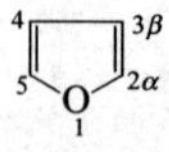 呋喃<br>furan<br>氧(杂)茂 | 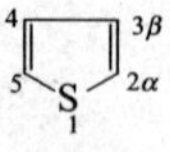 噻吩<br>thiophene<br>硫(杂)茂 | 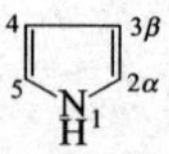 吡咯<br>pyrrole<br>氮(杂)茂 | 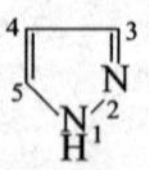 吡唑<br>pyrazole<br>1,2-二氮(杂)茂 | 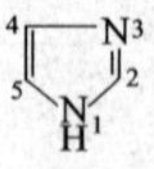 咪唑<br>imidazole<br>1,3-二氮(杂)茂 | 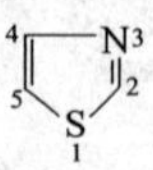 噻唑<br>thiazole<br>1,3-硫氮(杂)茂 | 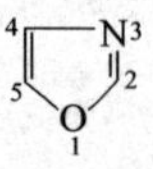 噁唑<br>oxazole<br>1,3-氧氮(杂)茂 |
| 六元杂环 | 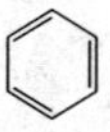 苯<br>benzene | 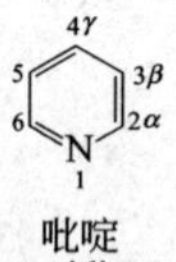 吡啶<br>pyridine<br>氮(杂)苯 | 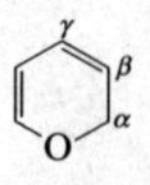 $\alpha$-吡喃<br>$\alpha$-pyran | 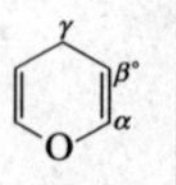 $\gamma$-吡喃<br>$\gamma$-pyran | 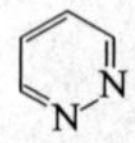 哒嗪<br>pyridazine | 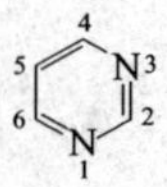 嘧啶<br>pyrimidine | 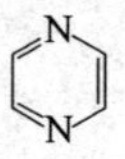 吡嗪<br>pyrazine | |

续表

| 分类 | 母体碳环 | 含一个杂原子 | 含两个以上杂原子 |
|---|---|---|---|
| 稠杂环 | 茚 indene<br>萘 naphthalene | 吲哚 indole<br>喹啉 quinoline　异喹啉 isoquinoline | 嘌呤 purine<br>蝶啶 pteridine |

## 16.1.2　杂环化合物的命名

杂环化合物的命名比较复杂，我国目前采用两种方法。一种是外文名称的音译，并在同音的汉字左边加上“口”字旁来命名，叫音译命名法。另一种是 IUPAC 的置换命名法，该方法是将杂环母核看做是相应碳环母核中的一个或多个碳原子被杂原子取代而成。例如：

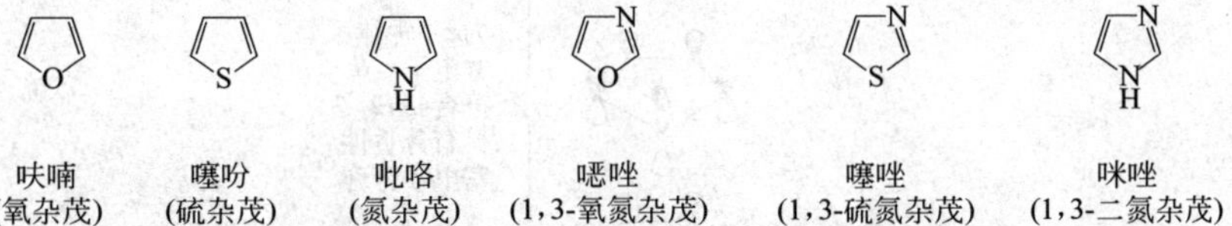

呋喃（氧杂茂）　噻吩（硫杂茂）　吡咯（氮杂茂）　噁唑（1,3-氧氮杂茂）　噻唑（1,3-硫氮杂茂）　咪唑（1,3-二氮杂茂）

在这两种命名法中，音译命名法与外文直接联系，易于阅读文献，使用比较普遍。

对杂环的衍生物命名时，按系统命名规定，单环杂环化合物从杂原子开始用阿拉伯数字或从靠近杂原子的碳原子开始用希腊字母编号，以使取代基的位次尽量小为原则。杂环中有两种或两种以上的杂原子时，则按 O、S、—NH—、—N═顺序依次编号，使其他杂原子的编号尽可能小为原则。有些稠杂环有特定的名称和编号，见表 16-1。

对杂环上连有—CHO、—COOH、—$SO_3H$ 等基团的化合物，命名时应将杂环作为取代基，名称列于这些基团的名称之前，如：

2-呋喃甲醛　2-吡咯磺酸　2-噻吩甲酸　3-吡啶甲酸

某些杂环体系可能有互变异构现象，为了区别各异构体，需在其名称前加上标准的阿拉伯数字及大写的斜体 *H*，以标示氢原子所在的位置。

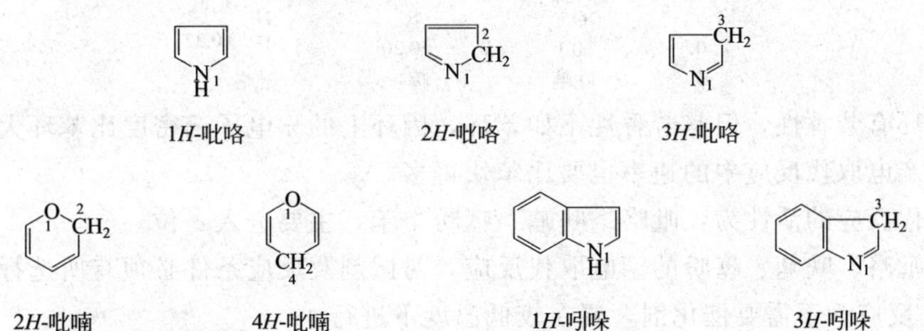

1*H*-吡咯　2*H*-吡咯　3*H*-吡咯

2*H*-吡喃　4*H*-吡喃　1*H*-吲哚　3*H*-吲哚

# 16.2 杂环化合物的性质

## 16.2.1 五元杂环化合物

含一个杂原子的典型五元杂环化合物是呋喃、噻吩和吡咯。含两个杂原子的有噻唑、咪唑和吡唑。

### 16.2.1.1 呋喃、噻吩、吡咯杂环的结构

呋喃、噻吩、吡咯在结构上具有共同点，即构成环的五个原子都为 $sp^2$ 杂化，碳原子之间和碳原子与杂原子间形成的 $\sigma$ 键都在同一个平面上，碳原子和杂原子的五个未杂化的 p 轨道垂直于这一环平面。碳原子的未杂化 p 轨道以“肩并肩”的重叠方式，形成了 $\pi$-$\pi$ 共轭，同时，杂原子的未杂化 p 轨道也参与形成 p-$\pi$ 共轭，这个共轭体系是由五个 p 轨道，六个 p 电子组成的，其 p 电子数与苯环上的 p 电子数相同，因此，呋喃、噻吩、吡咯具有类似苯环结构。它们都具有芳香性。

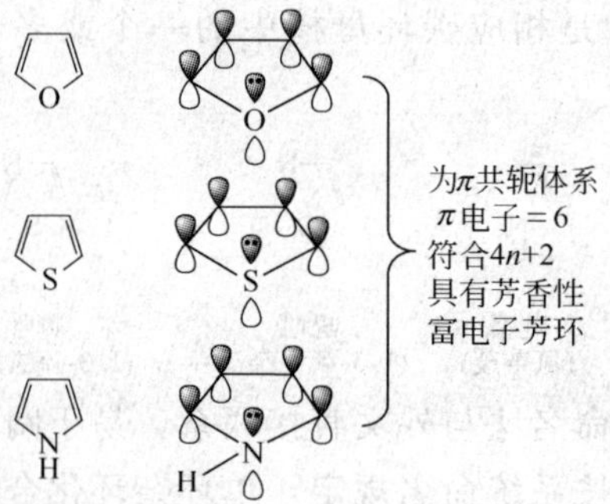


### 16.2.1.2 呋喃、噻吩、吡咯的性质

呋喃常温下是无色液体，易挥发，有氯仿气味，沸点 31.4℃，相对密度 0.9336，难溶于水，易溶于有机溶剂，遇盐酸浸润过的松木片显绿色。噻吩与苯共存于煤焦油中，为无色而有特殊气味的液体，沸点 84℃。在浓硫酸的存在下，噻吩与靛红作用显蓝色。吡咯存在于煤焦油和骨焦油中，为无色液体，沸点 131℃，有微弱的苯胺味。其蒸气遇盐酸浸润过的松木片显红色，借此可检验吡咯及其低级同系物。

(1) 亲电取代反应　从结构上分析，五元杂环为 $\pi_5^6$ 共轭体系，电荷密度比苯大，如以苯环上碳原子的电荷密度为标准（作为 0），则五元杂环化合物的有效电荷分布为：

| 苯 | 呋喃 | 噻吩 | 吡咯 |
| --- | --- | --- | --- |
| 各碳 0；0 | β −0.02，α −0.03；O +0.1 | β −0.04，α −0.06；S +0.20 | β −0.06，α −0.10；N(H) +0.32 |

五元杂环有芳香性，但其芳香性不如苯环，因环上的 $\pi$ 电子云密度比苯环大，且分布不匀，它们在亲电取代反应中的速率也要比苯快得多。

亲电取代反应的活性为：吡咯＞呋喃＞噻吩＞苯，主要进入 $\alpha$-位。

因此，吡咯、呋喃、噻吩的亲电取代反应，对试剂及反应条件必须有所选择和控制。

① 卤代反应　不需要催化剂，要在较低温度下进行。

呋喃 + $Br_2$ $\xrightarrow[0℃]{二氧六环}$ 2-溴呋喃 + HBr

2-溴呋喃

吡咯 + $Br_2$ $\xrightarrow[0℃]{乙醚}$ 四溴吡咯 + HBr

四溴吡咯

② 硝化反应　不能用混酸硝化，一般是用乙酰基硝酸酯（$CH_3COONO_2$）作硝化试剂，在低温下进行。

呋喃 + $CH_3COONO_2$ $\xrightarrow[乙酐]{-5\sim-30℃}$ 2-硝基呋喃（$-NO_2$）

噻吩 + $CH_3COONO_2$ $\xrightarrow[乙酐-乙酸]{0℃}$ 2-硝基噻吩（$-NO_2$）

③ 磺化反应　呋喃、吡咯不能用浓硫酸磺化，要用特殊的磺化试剂——吡啶三氧化硫的配合物，噻吩比较稳定，可直接用浓硫酸磺化。

吡咯 + 吡啶$N^+SO_3^-$ $\xrightarrow{100℃}$ α-吡咯磺酸（$-SO_3H$）

α-吡咯磺酸

呋喃 + 吡啶$N^+SO_3^-$ $\xrightarrow{100℃}$ α-呋喃磺酸（$-SO_3H$）

α-呋喃磺酸

噻吩 $\xrightarrow[室温]{浓硫酸}$ α-噻吩磺酸（$-SO_3H$）

α-噻吩磺酸

噻吩比苯的磺化反应快得多，在室温下就能与浓硫酸作用生成可溶于水的 α-噻吩磺酸，同样条件下苯则不反应，可利用此反应从粗苯中除去少量的噻吩。

④ 傅-克反应　在催化剂的作用下，吡咯、呋喃和噻吩也可发生酰基化反应。

吡咯 + $(CH_3CO)_2O$ $\longrightarrow$ 2-乙酰基吡咯（$-COCH_3$）

2-乙酰基吡咯

呋喃 + $(CH_3CO)_2O$ $\xrightarrow{BF_3}$ 2-乙酰基呋喃（$-COCH_3$）

2-乙酰基呋喃

噻吩 + $C_6H_5COCl$ $\xrightarrow{SnCl_4}$ 2-苯甲酰基噻吩（$-COC_6H_5$）

2-苯甲酰基噻吩

（2）加氢反应　吡咯、呋喃和噻吩均可进行催化加氢，被还原为饱和的杂环化合物。

呋喃 $\xrightarrow{H_2, Ni或Pd}$ 四氢呋喃(THF)

吡咯 $\xrightarrow{H_2, Ni或Pd}$ 四氢吡咯

噻吩 $\xrightarrow{H_2,Ni}$ 四氢噻吩　不能用Pb催化，因噻吩能使Pb中毒

(3) 吡咯的酸碱性　吡咯虽然是一个仲胺，但碱性很弱。这是因为 N 上的未共用电子对参与了环的共轭体系，减弱了与 $H^+$ 的结合。

| | $C_6H_5NH_2$ | 吡咯 | 四氢吡咯 |
|---|---|---|---|
| $K_b$ | $3.8\times10^{-10}$ | $2.5\times10^{-14}$ | $2\times10^{-4}$ |

吡咯具有弱酸性（其酸性介于乙醇和苯酚之间）。

| | $C_6H_5OH$ | 吡咯 | $CH_3CH_2OH$ |
|---|---|---|---|
| $K_a$ | $1.3\times10^{-10}$ | $1\times10^{-15}$ | $1\times10^{-18}$ |

故吡咯能与固体氢氧化钾加热生成吡咯钾盐，与格氏试剂作用放出 RH 而生成吡咯卤化镁。

$$\text{吡咯} + \underset{\text{固体}}{KOH} \xrightleftharpoons{\text{热}} \text{吡咯}N^-K^+ + H_2O$$

$$\text{吡咯} + RMgX \xrightarrow{\text{干乙醚}} \text{吡咯}N\text{-}MgX + RH$$

## 16.2.2　六元杂环化合物

六元杂环化合物中最重要的有吡啶、嘧啶、吡喃等。

吡啶　　嘧啶　　吡喃

吡啶是重要的有机碱试剂，嘧啶是组成核糖核酸的重要生物碱母体。

吡啶为有特殊臭味的无色液体，有毒，空气中允许浓度 5μg/g，空气中爆炸极限1.8%～12.4%（体积分数）。沸点 115.5℃，相对密度 0.982，可与水、乙醇、乙醚等任意混合。吡啶衍生物广泛存在于自然界，例如，植物所含的生物碱不少都具有吡啶环结构，维生素 PP、维生素 $B_6$、辅酶Ⅰ及辅酶Ⅱ也含有吡啶环。吡啶是重要的有机合成原料（如合成药物）、良好的有机溶剂和有机合成催化剂。

(1) 吡啶的结构

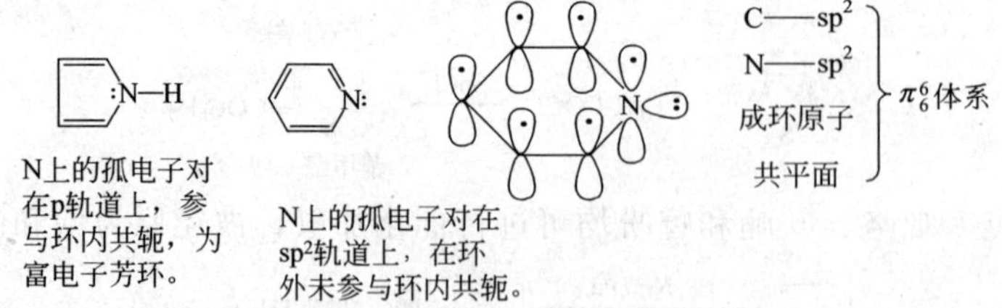


由于吡啶环的 N 上在环外有一个孤对电子，故吡啶环上的电荷分布不均。若以苯环碳原子的电子云密度为 1，则吡啶环上的相对电子云密度为：

γ 0.87　β 1.01　α 0.84　N 1.43

电荷分布　N>β>α>γ
亲电取代　β-位
亲核取代　α-位、γ-位

(2) 吡啶的性质

① 碱性与成盐　吡啶的环外有一对未作用的孤对电子，具有碱性，易接受亲电试剂而

成盐。

吡啶的碱性小于氨大于苯胺。

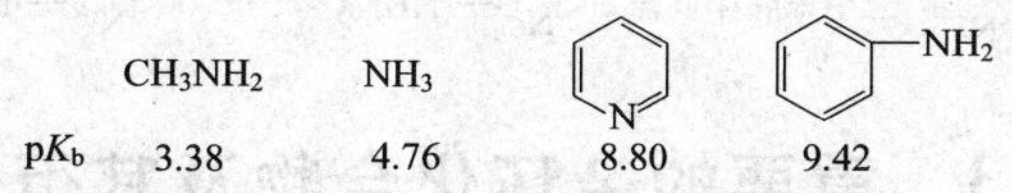

| | $CH_3NH_2$ | $NH_3$ | 吡啶 | 苯胺 |
|---|---|---|---|---|
| $pK_b$ | 3.38 | 4.76 | 8.80 | 9.42 |

吡啶易与酸和活泼的卤代物成盐。

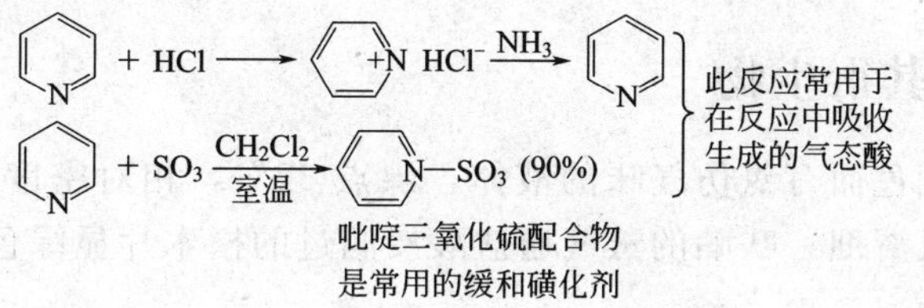

吡啶 + HCl ⟶ 吡啶盐酸盐 $\xrightarrow{NH_3}$ 吡啶

吡啶 + $SO_3$ $\xrightarrow[\text{室温}]{CH_2Cl_2}$ 吡啶-$SO_3$ (90%)

此反应常用于在反应中吸收生成的气态酸

吡啶三氧化硫配合物是常用的缓和磺化剂

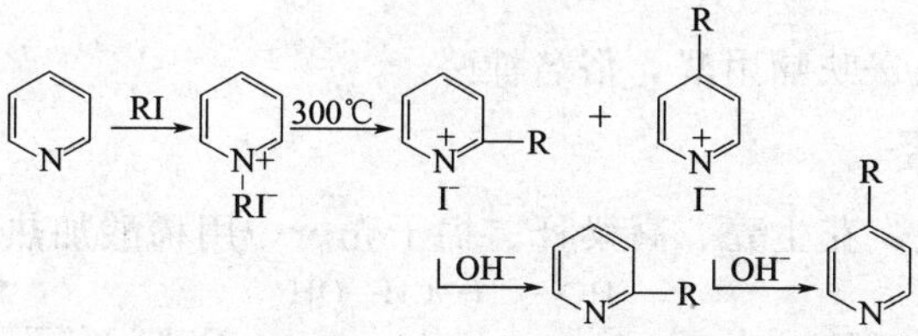

吡啶 $\xrightarrow{RI}$ N-烷基吡啶碘盐 $\xrightarrow{300℃}$ 2-烷基吡啶碘盐 + 4-烷基吡啶碘盐 $\xrightarrow{OH^-}$ 2-烷基吡啶、4-烷基吡啶

制取烷基吡啶的一种方法

② 亲电取代反应　吡啶环上氮原子为吸电子基，故吡啶环属于缺电子的芳杂环，和硝基苯相似。其亲电取代反应很不活泼，反应条件要求很高，不起傅-克烷基化和酰基化反应。亲电取代反应主要在β-位上。

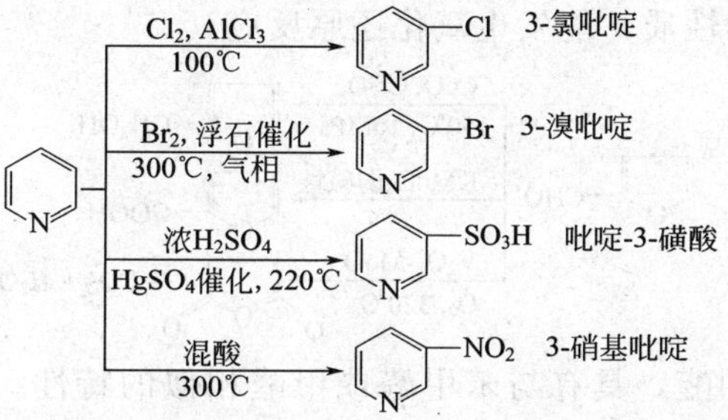

吡啶 $\xrightarrow[100℃]{Cl_2,\ AlCl_3}$ 3-氯吡啶

吡啶 $\xrightarrow[300℃,\ \text{气相}]{Br_2,\ \text{浮石催化}}$ 3-溴吡啶

吡啶 $\xrightarrow[HgSO_4\text{催化},\ 220℃]{\text{浓}H_2SO_4}$ 吡啶-3-磺酸

吡啶 $\xrightarrow[300℃]{\text{混酸}}$ 3-硝基吡啶

③ 氧化反应　吡啶环对氧化剂稳定，一般不被酸性高锰酸钾、酸性重铬酸钾氧化，通常是侧链烃基被氧化成羧酸。

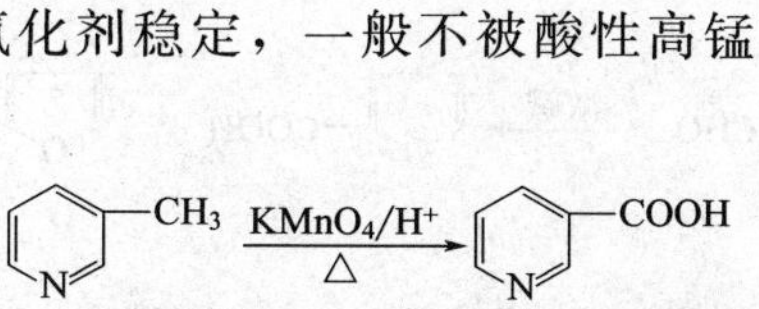

3-甲基吡啶 $\xrightarrow[\triangle]{KMnO_4/H^+}$ β-吡啶甲酸(烟酸)

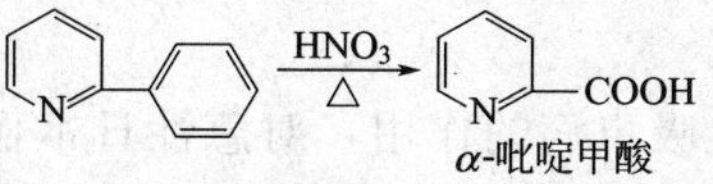

2-苯基吡啶 $\xrightarrow[\triangle]{HNO_3}$ α-吡啶甲酸

④ 还原反应　吡啶比苯易还原，用钠加乙醇、催化加氢均使吡啶还原为六氢吡啶。六氢吡啶为无色的液体，具有特殊的臭味，沸点 106℃，熔点 −7℃，易溶于水和乙醇，是一环状仲胺，碱性强于吡啶，化学性质与脂肪族仲胺相似，常用作溶剂及有机合成原料等。

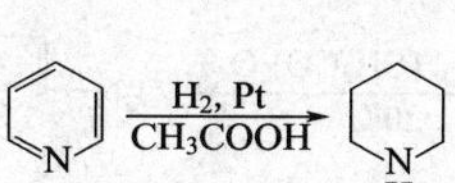

吡啶 $\xrightarrow[CH_3COOH]{H_2,\ Pt}$ 六氢吡啶

⑤ 亲核取代　由于吡啶环上的电荷密度降低，且分布不均，故可发生亲核取代反应。

例如：与氨基钠在 $N,N$-二甲苯胺中回流加热，生成 $\alpha$-氨基吡啶。

$$\text{吡啶} \xrightarrow[\text{二甲苯胺中回流}]{NaNH_2} \text{2-吡啶基}-NHNa \xrightarrow{H_2O} \text{2-吡啶基}-NH_2$$

# 16.3　重要的杂环化合物及其衍生物

## 16.3.1　呋喃及其衍生物

呋喃常温下是无色而有氯仿气味的液体，沸点 32℃，相对密度 0.9336。不溶于水而溶于乙醇、乙醚等有机溶剂。呋喃的蒸气遇盐酸浸润过的松木片显绿色，称为呋喃的松木片反应，可用于鉴别呋喃。

呋喃的重要衍生物是 $\alpha$-呋喃甲醛，俗名糠醛。

### 16.3.1.1　糠醛的制备

由农副产品如甘蔗渣、花生壳、高粱秆、棉子壳……用稀酸加热蒸煮制取。

$$\underset{\text{多聚戊糖}}{(C_5H_8O_4)_n} \xrightarrow[\text{水蒸气}]{3\%\sim5\%\,H_2SO_4} \underset{\text{戊糖}}{HO-CH(CH_2OH)-CH(OH)-CHO} \xrightarrow[\triangle]{\text{稀}\ H_2SO_4} \underset{\text{呋喃甲醛}}{\text{2-呋喃基}-CHO}$$

### 16.3.1.2　糠醛的性质

具有一般醛基的化学性质，能发生氧化还原反应。

$$\text{2-呋喃基}-CHO \xrightarrow[150℃,\ 10MPa]{CuO,\ Cr_2O_3} \text{2-呋喃基}-CH_2OH$$

$$\text{2-呋喃基}-CHO \xrightarrow{KMnO_4\text{弱碱性}} \text{2-呋喃基}-COOH$$

$$\text{2-呋喃基}-CHO \xrightarrow[O_2,\ 320℃]{V_2O_5-MoO} \text{顺丁烯二酸酐} + CO_2 + H_2O$$

糠醛是一个无 $\alpha$-H 的醛，具有与苯甲醛或甲醛相似的特性，如在强碱条件下可以发生歧化反应。

$$\text{2-呋喃基}-CHO \xrightarrow{\text{浓碱}} \text{2-呋喃基}-COOH + \text{2-呋喃基}-CH_2OH$$

### 16.3.1.3　糠醛的药用

（1）呋喃坦啶　又名呋喃妥英，为杀菌剂，主要用于泌尿系统感染，如膀胱炎、肾盂炎及尿道炎等。

（2）呋喃丙胺　有抗日本血吸虫病的作用，对急性日本血吸虫病的退热作用明显。呋喃丙胺是由糠醛与乙醛缩合成呋喃丙烯醛，再氧化成呋喃丙烯酸，经硝化生成硝基呋喃丙烯酸，最后再与五氯化磷、异丙胺作用制成。

$$\text{2-呋喃基}-CHO \xrightarrow[0\sim6℃]{CH_3CHO,\ NaOH} \text{2-呋喃基}-CH{=}CH-CHO \xrightarrow[34\sim36℃]{Ag_2O,\ NaOH,\ O_2} \text{2-呋喃基}-CH{=}CH-COONa$$

$$\xrightarrow{HCl} \text{2-呋喃基}-CH{=}CH-COOH \xrightarrow[-20℃]{HNO_3,\ (CH_3CO)_2O} O_2N-\text{呋喃}-CH{=}CH-COOH$$

$$\xrightarrow[50\sim60℃]{PCl_5} O_2N-\text{呋喃}-CH{=}CH-COCl \xrightarrow[0℃\text{以下}]{(CH_3)_2CHNH_2} O_2N-\text{呋喃}-CH{=}CH-CONHCH(CH_3)_2$$

（3）呋塞米　强效利尿药，多用于其他利尿药无效的严重病例。

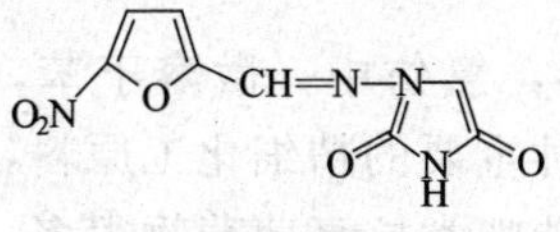

呋喃坦啶 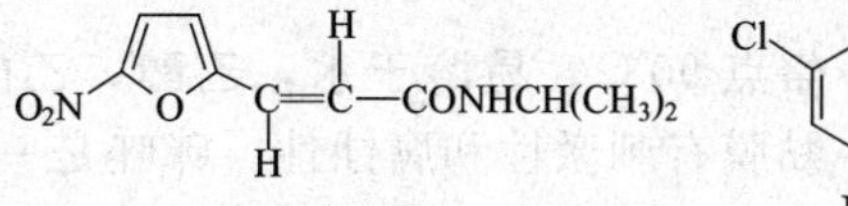　　呋喃丙胺 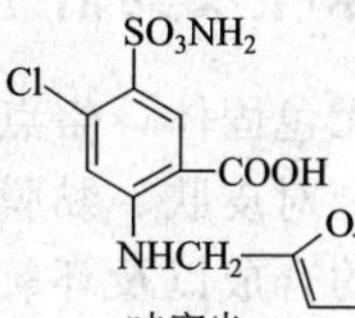　　呋塞米

## 16.3.2　吡咯及其衍生物

吡咯存在于煤焦油和骨焦油中，是无色液体，沸点 131℃，难溶于水而易溶于乙醇、乙醚和苯等有机溶剂。在空气中因氧化而迅速变黑，并逐渐变为树脂状物质。

最重要的吡咯衍生物是含有四个吡咯环和四个次甲基（—CH═）交替相连组成的大环化合物。其基本骨架是卟吩环。取代物称为卟啉族化合物。

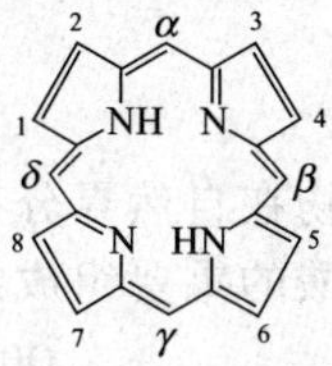

卟啉族化合物广泛分布与自然界。血红素和叶绿素都是含大环的卟啉族化合物。在血红素中，大环配合的是 Fe，叶绿素中，大环配合的是 Mg。血红素的功能是运载输送氧气，叶绿素是植物光合作用的能源。

## 16.3.3　噻唑及其衍生物

含有两个杂原子其中至少有一个杂原子是氮原子的五元杂环称为唑。这类化合物中较重要的有吡唑、咪唑和噻唑。噻唑是含一个硫原子和一个氮原子的五元杂环，无色，有吡啶臭味的液体，沸点 117℃，与水互溶，有弱碱性，是稳定的化合物。

一些重要的天然药物及合成药物含有噻唑结构，如青霉素、维生素 $B_1$ 等。

青霉素是一类抗生素的总称，已知的青霉素有一百多种，它们的结构很相似，均具有稠合在一起的四氢噻唑环和 $\beta$-内酰胺环。

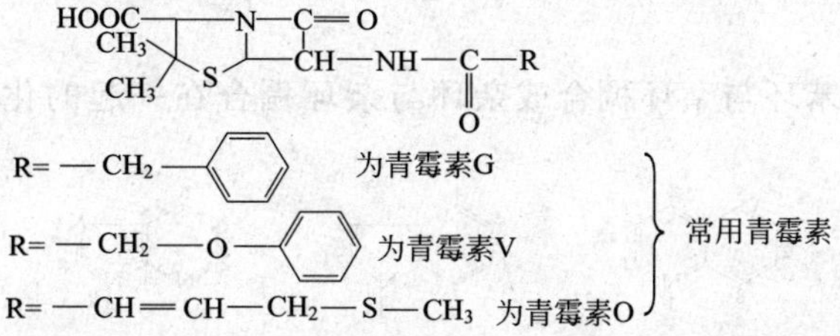

R= —$CH_2$—$C_6H_5$　为青霉素G

R= —$CH_2$—O—$C_6H_5$　为青霉素V

R= —CH═CH—$CH_2$—S—$CH_3$　为青霉素O

（常用青霉素）

青霉素具有强酸性（$pK_a \approx 2.7$），在游离状态下不稳定（青霉素 O 例外），故常将它们变成钠盐、钾盐或有机碱盐用于临床。

维生素 $B_1$（$VB_1$）：

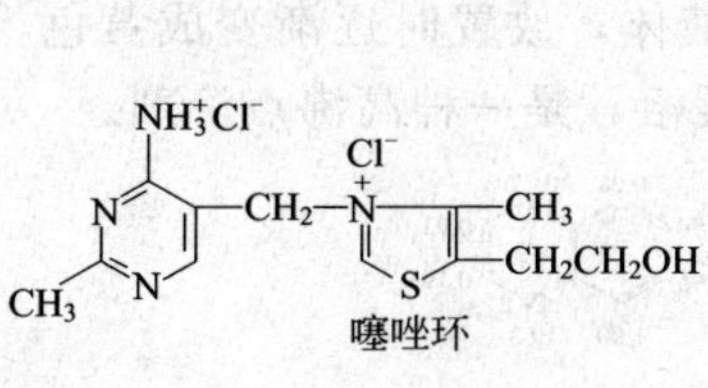

噻唑环

对糖类的新陈代谢有显著的影响，人体缺乏时可以引起脚气病

### 16.3.4 咪唑及其衍生物

咪唑为无色固体，熔点90℃。易溶于水，乙醇，乙醚，氯仿中，微溶于苯，难溶于石油醚，有毒，对皮肤、黏膜有刺激性和腐蚀性。咪唑是一种重要的精细化工原料，主要用于医药和农药的合成以及环氧树脂的固化剂。在医药中用于咪唑类抗真菌药物很多，是双氯苯咪唑、益康唑、酮康唑、克霉唑等药物的主要原料之一。

甲硝唑（2-甲基-5-硝基咪唑-1-乙醇）是重要的咪唑衍生物。又名甲硝羟乙唑，灭滴灵。本品为白色或微黄色的结晶或结晶性粉末，味苦而略咸。熔点159～163℃。主要用于治疗阴道滴虫病。

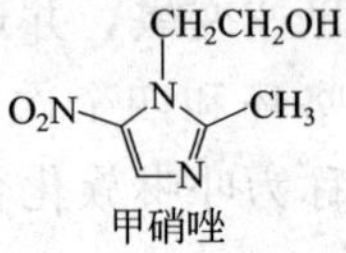

$CH_2CH_2OH$ $O_2N$ N $CH_3$ N

甲硝唑

### 16.3.5 嘧啶及其衍生物

嘧啶本身不存在于自然界，其衍生物在自然界分布很广，是重要的六元杂环衍生物。脲嘧啶、胞嘧啶、胸腺嘧啶是遗传物质核酸的重要组成部分，维生素 $B_1$ 也含有嘧啶环。

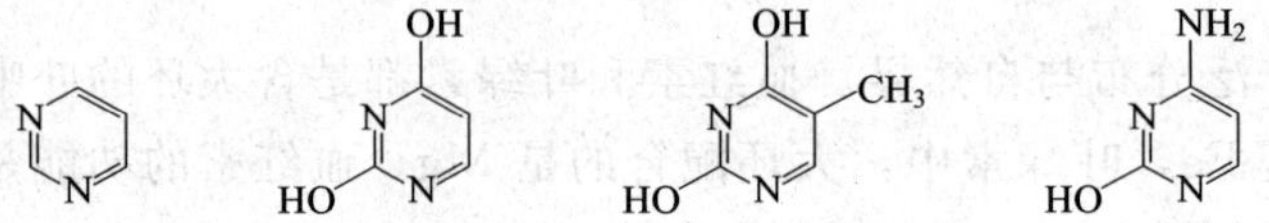

嘧啶　脲嘧啶(U) uracil　胸腺嘧啶(T) thymine　胞嘧啶(C) cytosine

有抗菌作用的合成药物磺胺嘧啶，用于治疗结肠癌、直肠癌、乳腺癌、卵巢癌及胃癌等恶性肿瘤药物氟尿嘧啶都含这种结构。

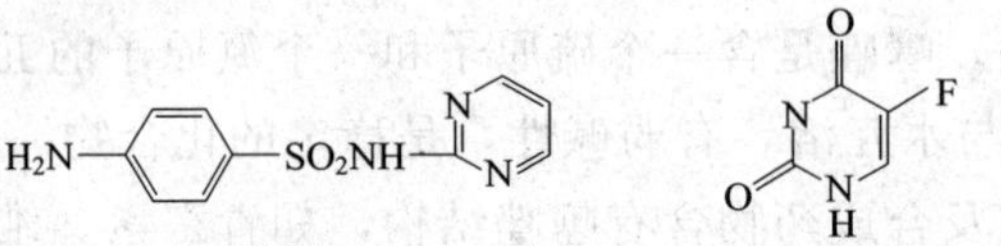

$H_2N$—$C_6H_4$—$SO_2NH$—嘧啶基

磺胺嘧啶　氟尿嘧啶

## 16.4 稠杂环化合物

稠杂环化合物是指苯环与杂环稠合或杂环与杂环稠合在一起的化合物。常见的有喹啉、吲哚和嘌呤。

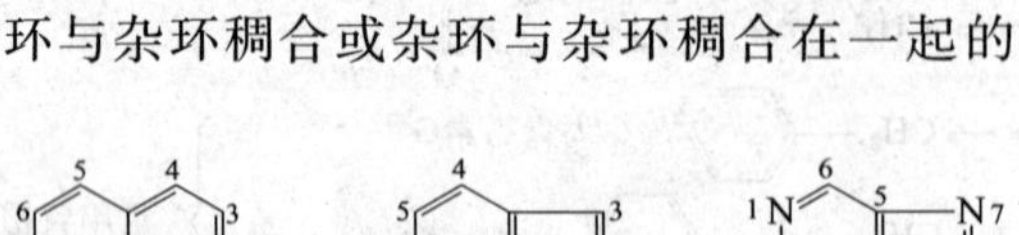

喹啉(Quioline)　吲哚(indole)　嘌呤(Purine)

### 16.4.1 喹啉

喹啉存在于煤焦油中，为无色油状液体，放置时逐渐变成黄色，沸点238.05℃，有恶臭味，难溶于水。能与大多数有机溶剂混溶，是一种高沸点溶剂。

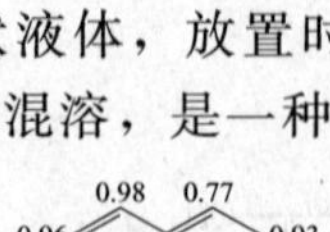

0.98 0.77 0.96 0.93 0.95 0.79 1.00 1.63

#### 16.4.1.1 喹啉的性质

(1) 取代反应 喹啉是由吡啶稠合而成的，由于吡啶环的电子云密度低于与之并联的苯环，所以喹啉的亲电取代反应发生在电子云密度较大的苯环上，取代基主要进入 5 位或 8 位。而亲核取代则主要发生在吡啶环的 2 位或 4 位。

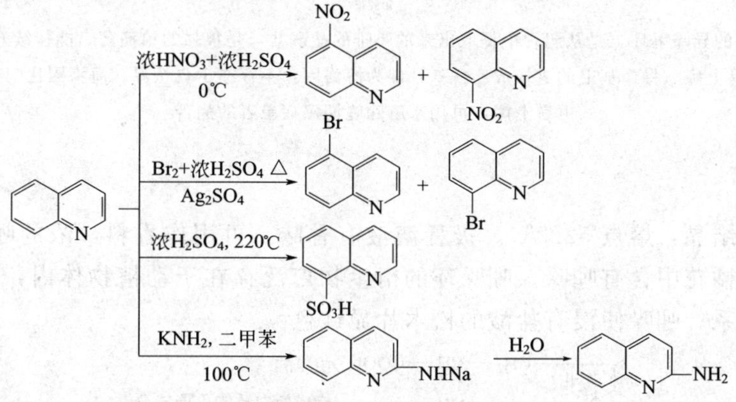

浓$HNO_3$+浓$H_2SO_4$，0℃；$Br_2$+浓$H_2SO_4$ △，$Ag_2SO_4$；浓$H_2SO_4$, 220℃；$KNH_2$, 二甲苯，100℃；$H_2O$

$NO_2$ ... N + N $NO_2$；Br ... N + N Br；N $SO_3H$；N NHNa；N $NH_2$

(2) 氧化反应 喹啉用高锰酸钾氧化时，苯环发生破裂，用钠和乙醇还原是其吡啶环被还原，这说明在喹啉分子中吡啶环比苯环难氧化，易还原。

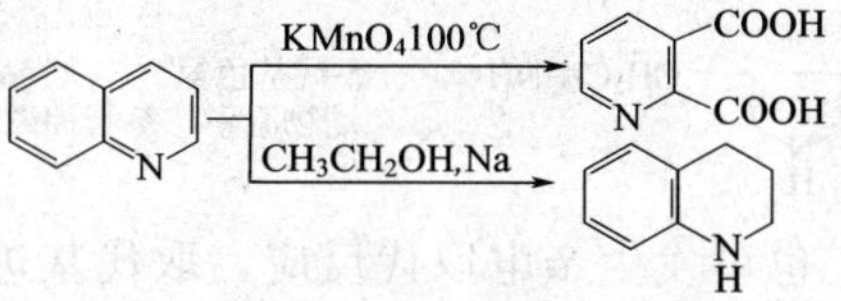

$KMnO_4$ 100℃ → COOH, N COOH；$CH_3CH_2OH$,Na → N H

#### 16.4.1.2 喹啉环的合成法——斯克劳普（Skraup）法

喹啉的合成方法有多种，常用的是斯克劳普法，是用苯胺与甘油、浓硫酸及一种氧化剂（如硝基苯）共热而生成。

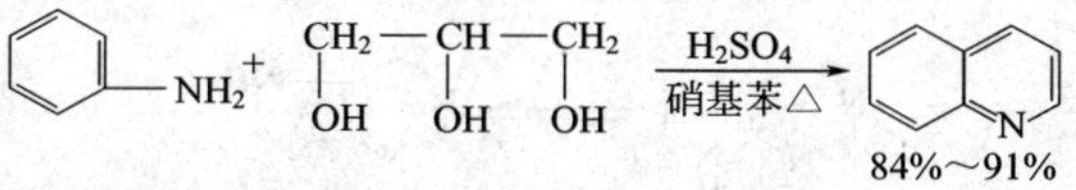

$NH_2$ + $CH_2$—CH—$CH_2$ (OH OH OH) —$H_2SO_4$, 硝基苯△→ N 84%～91%

#### 16.4.1.3 喹啉的衍生物

喹啉的衍生物在自然界存在很多，如奎宁、氯喹、罂粟碱、吗啡等。

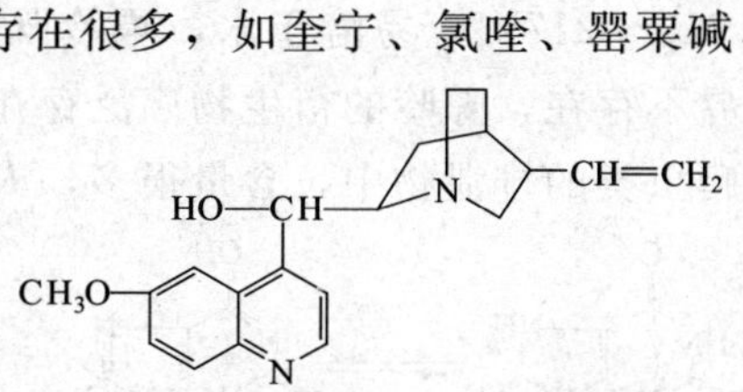

HO—CH, N, CH=$CH_2$, $CH_3O$, N

奎宁(金鸡纳碱)存在于金鸡纳树皮中，有抗疟疾疗效

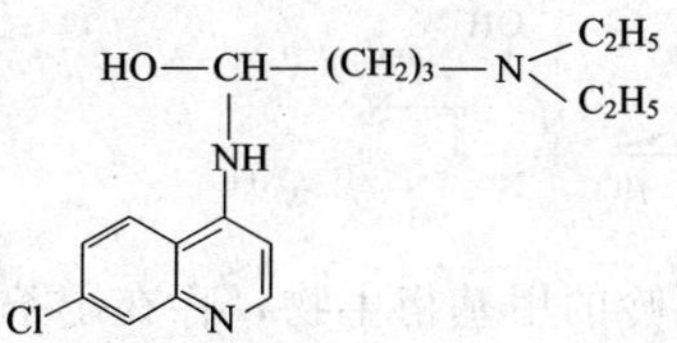

HO—CH—$(CH_2)_3$—N($C_2H_5$)($C_2H_5$), NH, Cl, N

氯喹(合成抗疟疾药)

$CH_3O$, $CH_3O$, N, $CH_2$, $OCH_3$, $OCH_3$

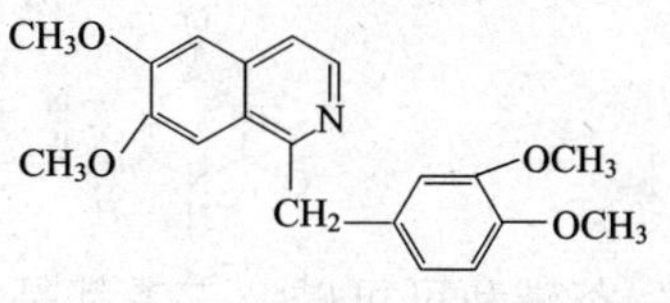

罂粟碱

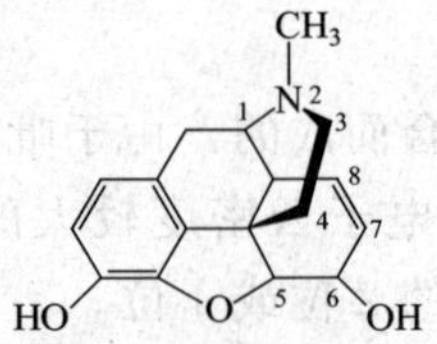

$CH_3$ N 吗啡 HO O OH

吗啡

含一个被还原了的异喹啉环，是从鸦片中提取出来的吗啡的盐酸盐，是很强的镇痛药，能持续 6h，也能镇咳，但易上瘾。将羟基上的氢换成乙酰基，即为海洛因，不存在于自然界。海洛因比吗啡更易上瘾，可用来解除晚期癌症患者的痛苦

## 16.4.2 吲哚

吲哚是白色结晶，熔点 52.5℃。极稀溶液有香味，可用作香料，浓的吲哚溶液有粪臭味。素馨花、柑橘花中含有吲哚。吲哚环的衍生物广泛存在于动植物体内，与人类的生命、生活有密切的关系。吲哚使浸有盐酸的松木片显红色。

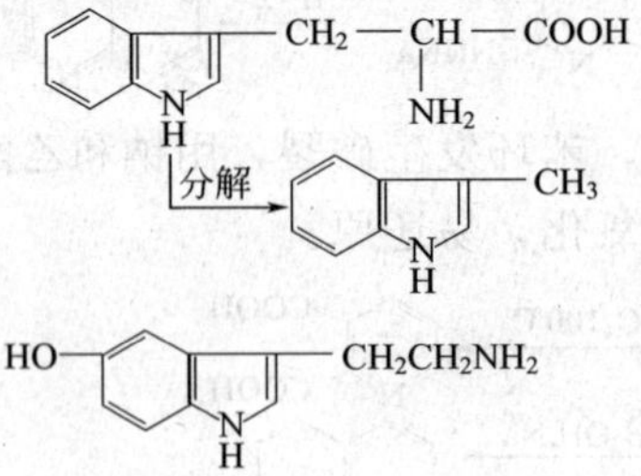

$—CH_2—CH(NH_2)—COOH$ 色氨酸　构成蛋白质的重要成分

分解 → $—CH_3$ β-甲基吲哚(粪臭素)　很稀时有茉莉香味

HO— $—CH_2CH_2NH_2$ 5-羟基色氨　动物激素，参与神经思维的物质

吲哚的性质与吡咯相似，也可发生亲电取代反应，取代基进入 β-位。

## 16.4.3 嘌呤

嘌呤是由嘧啶环与咪唑环稠合而成。它是 2 个互变异构体形成的平衡体系，平衡主要在 9*H*-嘌呤一边。

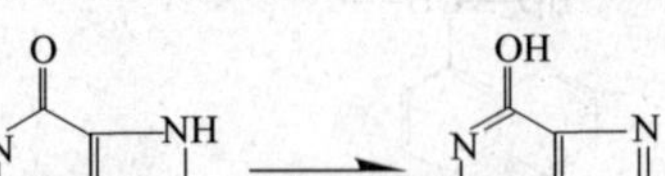

(Ⅰ) 9*H*-嘌呤 ⇌ (Ⅱ)7*H*-嘌呤

嘌呤为无色晶体，熔点为 216～217℃，易溶于水，嘌呤既有弱碱性又有弱酸性，能与酸或碱成盐。纯嘌呤环在自然界不存在，嘌呤的衍生物广泛存在于动植物体内。

（1）尿酸　存在于鸟类及爬虫类的排泄物中，含量很多，人尿中也含少量。

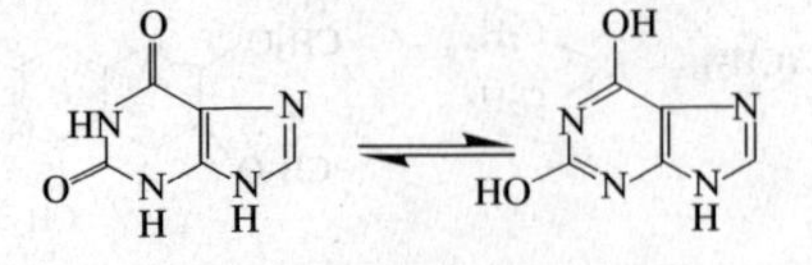

（2）黄嘌呤　存在于茶叶及动植物组织和人尿中。

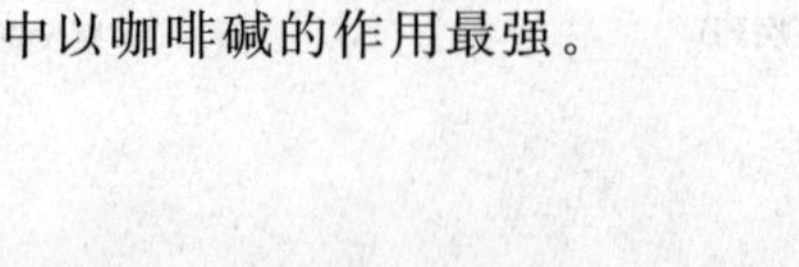

（3）咖啡碱、茶碱和可可碱　三者都是黄嘌呤的甲基衍生物，存在于茶叶、咖啡和可可中，它们有兴奋中枢作用，其中以咖啡碱的作用最强。

咖啡碱　　茶碱　　可可碱

(4) 腺嘌呤和鸟嘌呤　是核蛋白中的两种重要碱基。

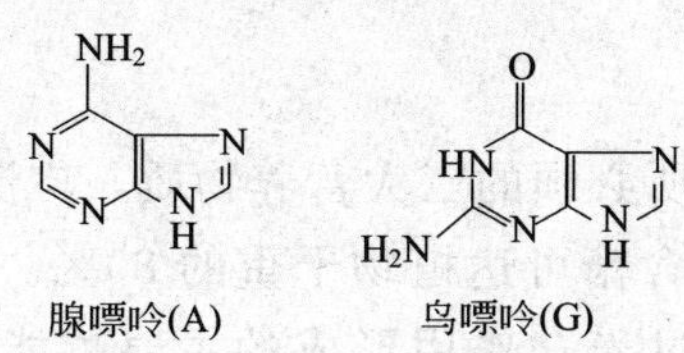

腺嘌呤(A)　　鸟嘌呤(G)

## 习　题

1. 写出下列化合物构造式。

(1) 5-氯-2-呋喃甲醛　　(2) 糠醛

(3) 四氢呋喃　　(4) 咪唑

(5) 2-甲基-3-溴吡啶　　(6) $\alpha$-噻吩磺酸

(7) $N$-甲基四氢吡咯　　(8) $\beta$-吡啶甲酸

(9) 8-喹啉磺酸　　(10) 对硝基苯磺酸乙酯

(11) 对氨基苯磺酰氯　　(12) 噻唑

2. 命名下列化合物。

(1) $SO_3H$　　(2) HOOC HOOC　　(3) OH

(4) $NO_2$　　(5) $C_6H_5$　　(6) $CH_3$ Br

(7) $H_3C$ $CH_3$　　(8) OH HO　　(9) $COCH_3$

3. 用化学方法区分下列化合物

(1) 呋喃和噻吩　　(2) 呋喃和糠醛　　(3) 吡咯和吡啶

4. 写出吡啶与下列试剂反应的主要产物。

(1) NaOH　　(2) $Br_2$/乙醚

(3) $CH_3COONO_2$/乙酐，$-10℃$　　(4) $H_2$/Ni，200℃

5. 写出吡啶与下列试剂反应的主要产物。

(1) HCl　　(2) $Br_2$，3000℃　　(3) $HNO_3/H_2SO_4$，300℃

(4) $H_2$/Pt　　(5) $CH_3I$

6. 将下列化合物按碱性由强到弱排列成序。

吡咯　吡啶　四氢吡咯　苯胺　苄胺

7. 分子式为 $C_7H_8NBr$ 的含氮杂环，氧化后生成5-溴吡啶-2,3-二羧酸，问该杂环化合物应有怎样的结构？

# 第17章 糖、脂和蛋白质

糖类、脂类和蛋白质是人类所必须的三大营养物质，广泛存在于自然界中，糖是自然界分布最广的有机化合物，植物中含糖可达植物干重的80%。动物体含糖较少，如在人体中糖约占干重的2%。糖是植物通过光合作用形成的主要贮能物质，也是人和动物的主要能源。脂类和蛋白质也广泛存在于动植物体中，脂类是动物体中的重要贮能物质，而蛋白质与生命息息相关，可以说没有蛋白质就没有生命。

## 17.1 糖类化合物

从分子结构上看，糖是多羟基醛或多羟基酮以及它们脱水缩合的产物。从元素组成上看，糖由C、H、O三种元素组成。由于最初发现糖的H与O元素之比为2∶1，分子式可以写成$C_n(H_2O)_m$的形式，所以将糖称为碳水化合物。现在已经知道有些化合物如乙酸、乳酸等H和O元素之比为2∶1，但不是糖，有些化合物如鼠李糖（$C_6H_{12}O_5$）、2-脱氧核糖（$C_5H_{10}O_4$）等H和O元素之比不是2∶1，但它们是糖。所以“碳水化合物”这一名词不十分确切。

根据能否水解及水解生成的产物将糖分为单糖、低聚糖（也称寡糖）和多糖。单糖是不能水解的多羟基醛或多羟基酮；低聚糖是由少量单糖缩合而成的糖，其中较重要的是二糖；多糖是由几百至几千个单糖结合而成的糖。

### 17.1.1 单糖

#### 17.1.1.1 单糖的结构

单糖分子中含有多个手性碳原子，它们的结构常用费歇尔投影式表示。常见单糖的费歇尔投影式如下：

$$\begin{array}{c} CHO \\ H-\!\!\!-\!\!\!-OH \\ H-\!\!\!-\!\!\!-OH \\ H-\!\!\!-\!\!\!-OH \\ CH_2OH \end{array} \qquad \begin{array}{c} CHO \\ H-\!\!\!-\!\!\!-H \\ H-\!\!\!-\!\!\!-OH \\ H-\!\!\!-\!\!\!-OH \\ CH_2OH \end{array} \qquad \begin{array}{c} CHO \\ H-\!\!\!-\!\!\!-OH \\ HO-\!\!\!-\!\!\!-H \\ H-\!\!\!-\!\!\!-OH \\ H-\!\!\!-\!\!\!-OH \\ CH_2OH \end{array} \qquad \begin{array}{c} CHO \\ H-\!\!\!-\!\!\!-OH \\ HO-\!\!\!-\!\!\!-H \\ HO-\!\!\!-\!\!\!-H \\ H-\!\!\!-\!\!\!-OH \\ CH_2OH \end{array} \qquad \begin{array}{c} CH_2OH \\ =O \\ HO-\!\!\!-\!\!\!-H \\ H-\!\!\!-\!\!\!-OH \\ H-\!\!\!-\!\!\!-OH \\ CH_2OH \end{array}$$

D-核糖（戊醛糖） D-2-脱氧核糖（戊醛糖） D-葡萄糖（己醛糖） D-半乳糖（己醛糖） D-果糖（己酮糖）

人们在研究D-葡萄糖的旋光性时，发现葡萄糖在不同条件下得到的结晶具有不同的比旋光度。室温时从乙醇溶液中结晶出的葡萄糖比旋光度为+112°，用吡啶作溶剂结晶出的葡萄糖比旋光度为+18.7°。当将两种葡萄糖分别溶于水后，经过一段时间它们的比旋光度都会发生改变，前者比旋光度降低，后者升高，最后两种葡萄糖溶液的比旋光度都变为+52.7°，这种现象称为变旋现象。根据变旋现象和其他性质，人们推测葡萄糖在水溶液中不是以链式结构存在的，而是通过形成半缩醛变成环式结构。

葡萄糖第 1 个碳原子的醛基与分子中第 5 个碳原子的羟基可以形成半缩醛，变为环式结构。在环式结构中，第 1 个碳原子变为手性碳原子，它有两种构型。新生成的半缩醛羟基与决定构型的羟基（第五个碳原子的羟基）在同侧的为 $\alpha$ 型，异侧的为 $\beta$ 型。

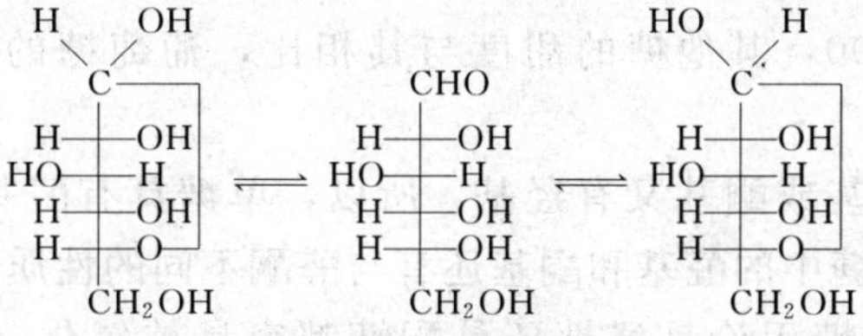

$\alpha$-D-(+)-葡萄糖　　D-(+)-葡萄糖　　$\beta$-D-(+)-葡萄糖

葡萄糖在溶液中可以呈三种状态存在，即比旋光度为 $+112°$ 的 $\alpha$-D-葡萄糖、比旋光度为 $+18.7°$ 的 $\beta$-D-葡萄糖和链式结构，它们之间可以相互转化达成平衡。在平衡体系中，$\alpha$-D-葡萄糖占 36.4%，$\beta$-D-葡萄糖占 63.6%，链式结构极少，小于 0.01%。无论是在水溶液中还是自然界中，葡萄糖都以环式结构存在。

葡萄糖的环式结构中，原子的空间关系可以用哈沃斯（Haworth）透视式表示，如图 17-1 所示。

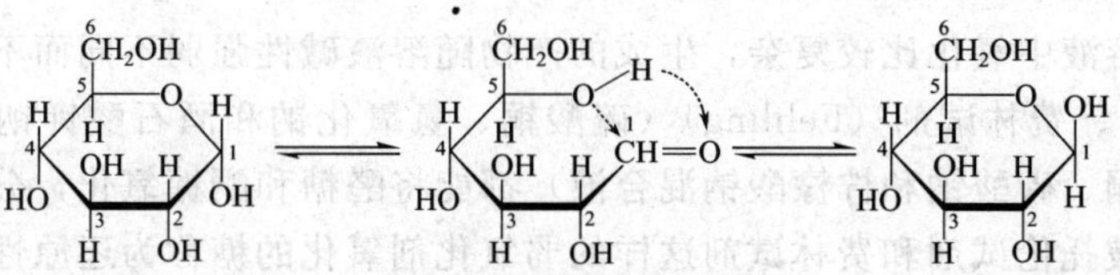

$\alpha$-D-吡喃葡萄糖　　D-葡萄糖的链式结构　　$\beta$-D-吡喃葡萄糖

图 17-1　葡萄糖的哈沃斯透视式

含有六个碳原子的醛糖一般以六元环存在，在写哈沃斯透视式时先写出六元环，习惯将环上的氧原子写在右上角，碳链按顺时针排列。在链式结构中右侧的原子或基团写在环的下方，左侧的原子或基团写在环的上方，最后一个碳原子（$CH_2OH$）写在环的上方。新生成的手性碳原子上的半缩醛羟基在环的下方为 $\alpha$ 型，在环的上方为 $\beta$ 型。半乳糖的哈沃斯透视式为：

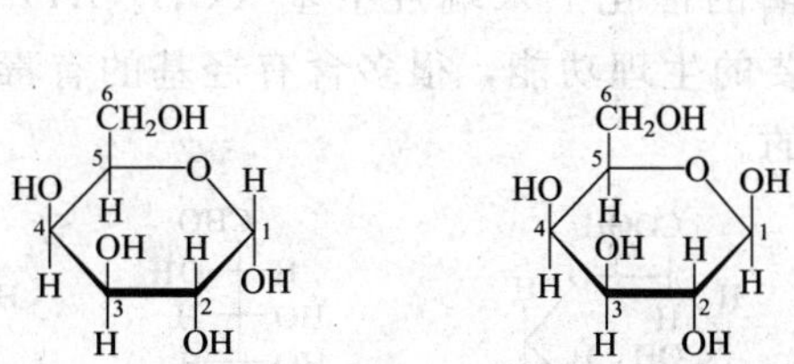

$\alpha$-D-半乳糖　　$\beta$-D-半乳糖

果糖和核糖常以五元环存在（称为呋喃式），写哈沃斯透视式时一般将氧原子写在正上角，原子或基团的位置与六元环的写法相同。

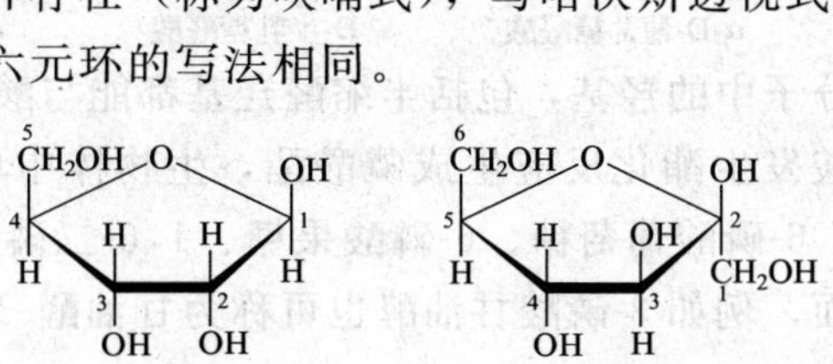

$\beta$-D-核糖　　$\beta$-D-果糖

在写哈沃斯透视式时，环上碳链一般以顺时针排列，也可以按逆时针排列，碳链逆时针排列时，所有的原子或基团上下交换位置。

### 17.1.1.2 单糖的性质

单糖都是无色晶体，易溶于水，难溶于乙醚、丙酮等有机溶剂。单糖分子中都含有手性碳原子，因此单糖都有旋光性。单糖都有甜味，但不同的单糖甜度相差很大，一般人为规定蔗糖的甜度为100，其他糖的甜度与其相比，葡萄糖的甜度为74，果糖的甜度为173。

单糖分子中既含有醛基或酮基又有羟基，所以，单糖具有醛基（或酮基）和羟基的性质。由于羟基的影响，单糖中的醛基和酮基还有与醛酮不同的性质。

（1）糖的还原性　单糖无论是醛糖还是酮糖都容易被氧化，不同的氧化剂氧化产物不同。

在酸性溶液中单糖的氧化产物比较简单，溴水只氧化醛基生成羧基，因此，可以利用溴水区别醛糖和酮糖。硝酸可将醛基和碳链末端的羟甲基氧化为羧基。

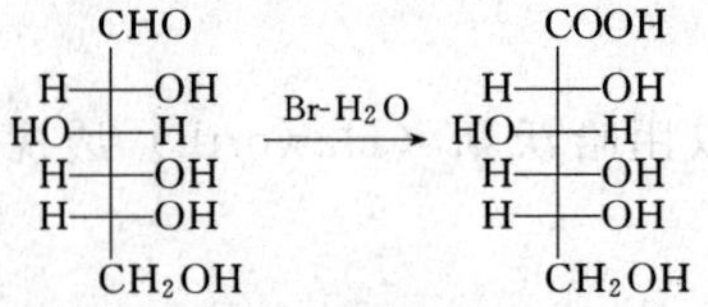

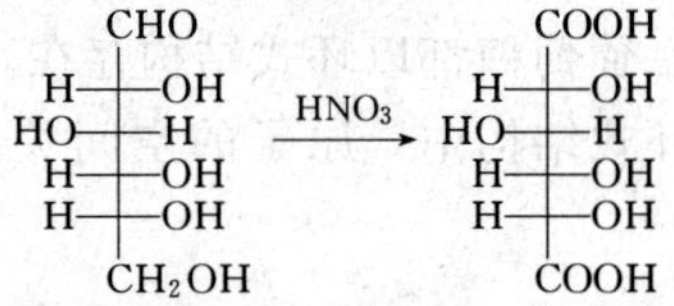

CHO / H—OH / HO—H / H—OH / H—OH / $CH_2OH$ $\xrightarrow{Br\text{-}H_2O}$ COOH / H—OH / HO—H / H—OH / H—OH / $CH_2OH$

CHO / H—OH / HO—H / H—OH / H—OH / $CH_2OH$ $\xrightarrow{HNO_3}$ COOH / H—OH / HO—H / H—OH / H—OH / COOH

单糖在碱性溶液中氧化比较复杂，生成的产物随溶液碱性强弱不同而不同。弱氧化剂托伦试剂（Tollens）、费林试剂（Fehling）（硫酸铜、氢氧化钠和酒石酸钾钠的混合液）和班乃狄试剂（硫酸铜、碳酸钠和柠檬酸钠混合液）都能将醛糖和酮糖氧化，分别生成银和氧化亚铜。习惯将能被托伦试剂和费林试剂这样的弱氧化剂氧化的糖称为还原性糖，单糖都是还原性糖。

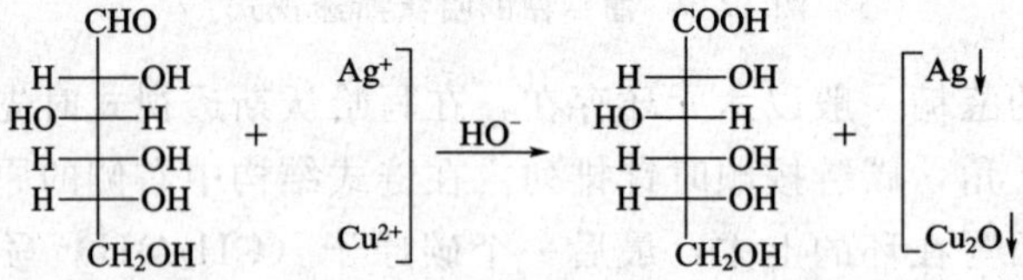

CHO / H—OH / HO—H / H—OH / H—OH / $CH_2OH$ + $[Ag^+ \; Cu^{2+}]$ $\xrightarrow{HO^-}$ COOH / H—OH / HO—H / H—OH / H—OH / $CH_2OH$ + $[Ag\downarrow \; Cu_2O\downarrow]$

D-葡萄糖

在生物体内单糖可以在酶的催化下末端羟甲基（$CH_2OH$）被氧化为羧基，称为糖醛酸。糖醛酸在生物体内有重要的生理功能，很多含有羟基的有毒物质都是通过D-葡萄糖醛酸苷的形式由尿液排出体外的。

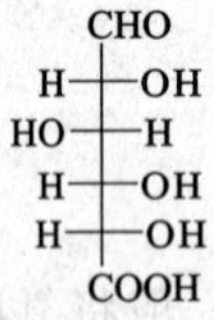

D-葡萄糖醛酸 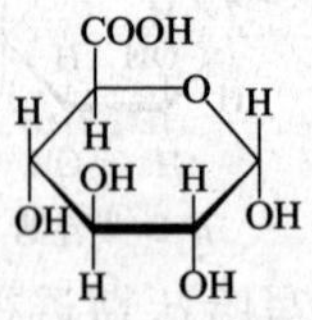　　α-D-葡萄糖醛酸 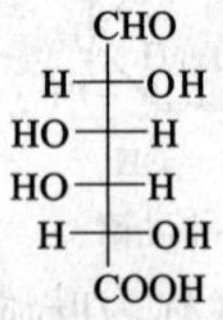　　D-半乳糖醛酸 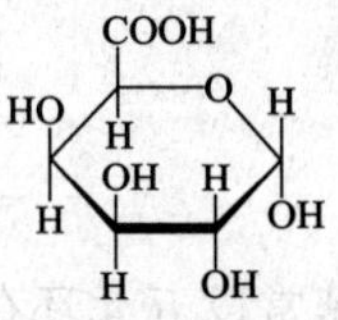　　α-D-半乳糖醛酸

（2）成酯反应　单糖分子中的羟基，包括半缩醛羟基都能与酸发生酯化反应生成酯。在生物体中糖可以与无机磷酸发生酯化反应生成磷酸酯，生物体中单糖重要的磷酸酯有3-磷酸甘油醛、磷酸二羟丙酮、6-磷酸葡萄糖、6-磷酸果糖、1,6-二磷酸果糖等。糖的磷酸酯命名时，也可以将糖写在前面，例如3-磷酸甘油醛也可称为甘油醛-3-磷酸。

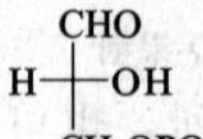

CHO / H—OH / $CH_2OPO_3H_2$　　$CH_2OH$ / H—OH / $CH_2OPO_3H_2$

3-磷酸甘油醛 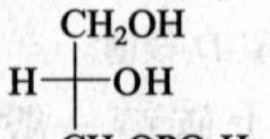　　磷酸二羟丙酮

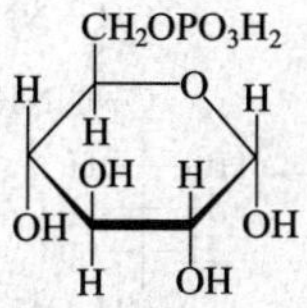

6-磷酸葡萄糖 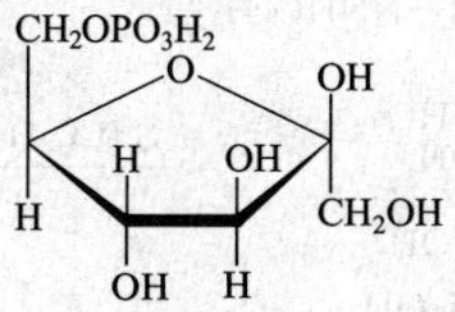　　6-磷酸果糖 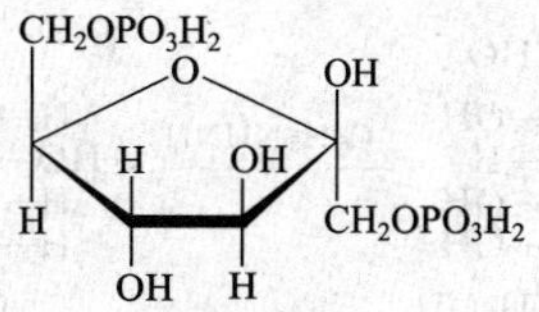　　1,6-二磷酸果糖

（3）成苷反应　糖的半缩醛羟基与其他物质（一般含有羟基或与氮原子相连的氢原子）脱水缩合的反应称为成苷反应，生成的缩醛型产物称为糖苷，新生成的共价键称为糖苷键。糖苷一般由糖和非糖物质两部分组成，非糖物质也称为配基。例如葡萄糖与甲醇在干燥 HCl 中可以形成糖苷。

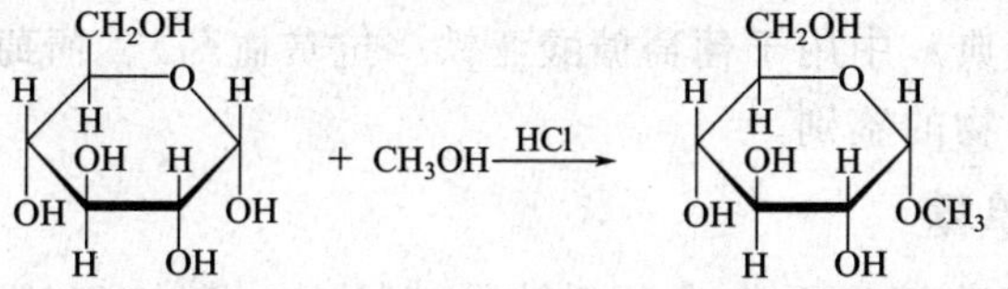

$$\alpha\text{-D-葡萄糖} + CH_3OH \xrightarrow{HCl} \text{甲基-}\alpha\text{-D-葡萄糖苷}$$

糖苷没有游离的半缩醛羟基，不能开环变为醛式结构，所以糖苷没有还原性，不与苯肼、托伦试剂、斐林试剂等作用，也没有变旋现象。因糖易溶于水，所以糖苷也易溶于水且不易结晶。糖苷在碱性溶液中稳定，可以在酸或酶的催化下水解生成糖和非糖物质。糖苷命名时将非糖物质和糖的名称后加“苷”字。

糖苷类化合物在自然界中广泛存在，许多是中草药的有效成分，如具有止痛作用的水杨苷就是由 $\beta$-D-葡萄糖和水杨醇（邻羟基苯甲醇）生成的苷，存在于白杨和柳树皮中。具有止咳作用的苦杏仁苷是由龙胆二糖与羟基乙腈失水生成的苷，在苦杏仁、桃仁等中存在，在体内被酶水解后，放出 HCN，故有毒。低聚糖和多糖也都是糖苷存在的一种形式。

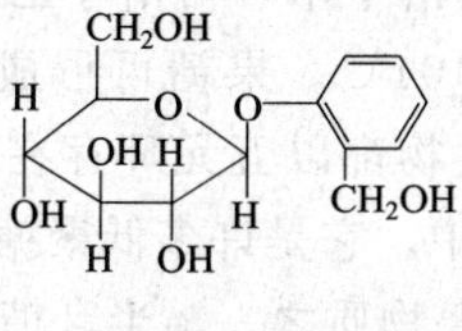

水杨苷 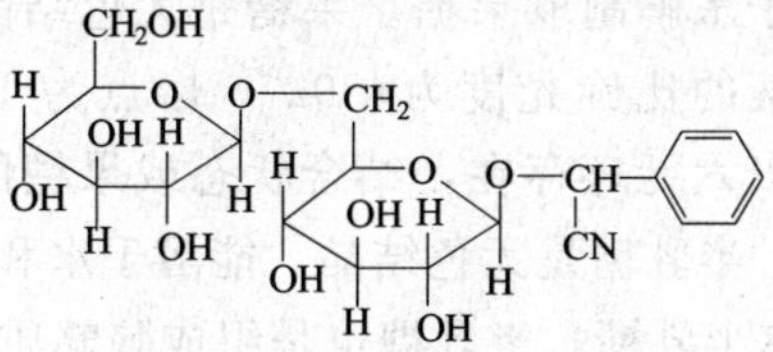　　苦杏仁苷

（4）差向异构化　在稀碱溶液中，单糖通过烯醇式产生差向异构体，如 D-葡萄糖在稀碱中生成 D-果糖和 D-甘露糖。

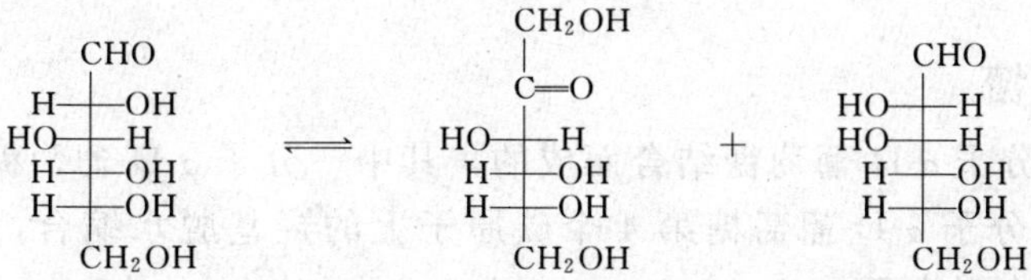

D-葡萄糖 ⇌ D-果糖 + D-甘露糖

D-葡萄糖和 D-甘露糖，只有手性碳原子 $C_2$ 的构型不同，其他手性碳原子构型相同，它们属于差向异构体，它们之间的转化称为差向异构化。如四环素在弱酸性（pH＝2～6）的溶液中会发生差向异构化，生成差向四环素，结果导致四环素抗菌活性降低为 1/6，毒性增大 70 倍。所以，在四环素的提取、精制中，应使差向异构物的含量越少越好。

（5）成脎反应　单糖与过量的苯肼作用，首先羰基与苯肼加成缩合生成苯腙，继续反应生成糖脎。

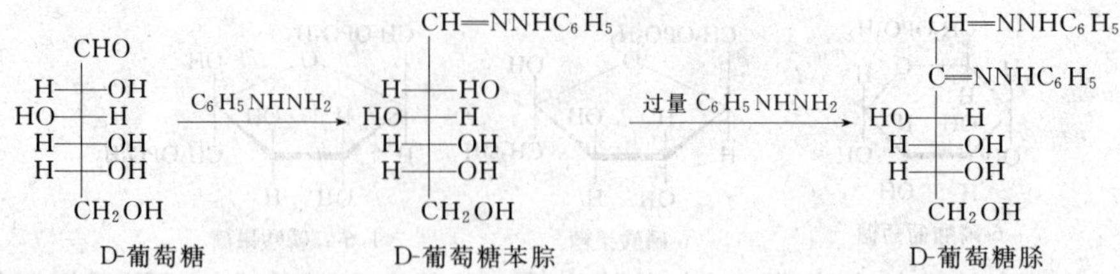


D-葡萄糖　　D-葡萄糖苯腙　　D-葡萄糖脎

酮糖也可以与苯肼作用生成糖脎，无论醛糖还是酮糖，成脎反应都只发生在 $C_1$ 和 $C_2$ 上，其他碳原子不参加反应。糖脎都是黄色晶体，不溶于水，不同的糖脎有不同的晶型和熔点，此反应可用于鉴别单糖。但只有 $C_1$ 和 $C_2$ 构型不同，其他碳原子构型完全相同的单糖，与苯肼反应得到相同的糖脎。如 D-葡萄糖与 D-果糖生成的糖脎，实质是同一个脎。单糖的成脎反应，在《中国药典》中用于葡萄糖酸亚铁（抗贫血药）、葡萄糖酸钙（补钙药）、葡萄糖酸锌（补锌药）等药物的鉴别。

#### 17.1.1.3　重要的单糖

（1）葡萄糖　D-葡萄糖为无色或白色结晶性粉末，熔点 146℃，易溶于水，微溶于乙醇，不溶于乙醚和烃类。葡萄糖是自然界存在分布最广、最重要的己醛糖，存在于葡萄等水果、动物的血液、淋巴液、脊髓液中。天然葡萄糖都是 D-型右旋体，商品名称为“右旋糖”。葡萄糖是合成维生素 C 和葡萄糖酸钙等药物的重要原料，在医药上葡萄糖用作营养剂，并有强心、利尿、解毒等作用。

（2）核糖和 D-2-脱氧核糖　核糖和 D-2-脱氧核糖是所有生物体内存在的最重要的戊糖，它是构成核糖核酸（RNA）和脱氧核糖核酸（DNA）的成分。DNA 是遗传信息的贮存物质，它与蛋白质结合成核蛋白存在于细胞核中。

（3）果糖　果糖存在于水果和蜂蜜中，是最甜的糖。存在于菊科植物根部的菊粉是果糖的高聚体，可用于水解制取果糖。果糖是无色结晶，易溶于水，可溶于乙醇和乙醚中，它是左旋糖，其水溶液的比旋光度为－92°，熔点为 102～104℃。果糖可形成五元环或六元环，游离的果糖一般以六元环存在，结合状态或果糖的衍生物都以五元环存在。

（4）半乳糖　半乳糖是无色结晶，能溶于水和乙醇中。它是许多低聚糖的组成成分，如乳糖、棉籽糖等含有半乳糖，半乳糖也是组成脑髓质的重要物质之一。半乳糖的衍生物广泛存在于植物中，例如半乳糖醛酸及其衍生物是果胶的主要成分，琼脂中也含有半乳糖的衍生物。

### 17.1.2　二糖

#### 17.1.2.1　麦芽糖

麦芽糖是由两分子 $\alpha$-D-葡萄糖结合而成的，其中一分子 $\alpha$-D-葡萄糖第一个碳原子上的半缩醛羟基与另一分子 $\alpha$-D-葡萄糖第 4 个碳原子上的羟基脱水缩合，形成糖苷键，称为 $\alpha$-1,4糖苷键。它的结构如下：

$\alpha$-1,4糖苷键

麦芽糖

麦芽糖在自然界中不以游离状态存在，它是淀粉水解的产物。麦芽糖是白色粉末，易溶于水，它的甜度为 40，是饴糖的主要成分。麦芽糖由于有半缩醛羟基，可以变为链式结构，所以它有变旋现象，是还原性糖。麦芽糖在酸或酶的催化下，水解生成两分子葡萄糖。

#### 17.1.2.2　纤维二糖

纤维二糖也是由两分子葡萄糖组成的，与麦芽糖不同，它是由两分子 β-D-葡萄糖通过 β-1,4 糖苷键结合而成的。纤维二糖是纤维素的基本组成单位，它也可以水解生成两分子葡萄糖，它也具有变旋现象，是还原性糖。

β-1,4糖苷键

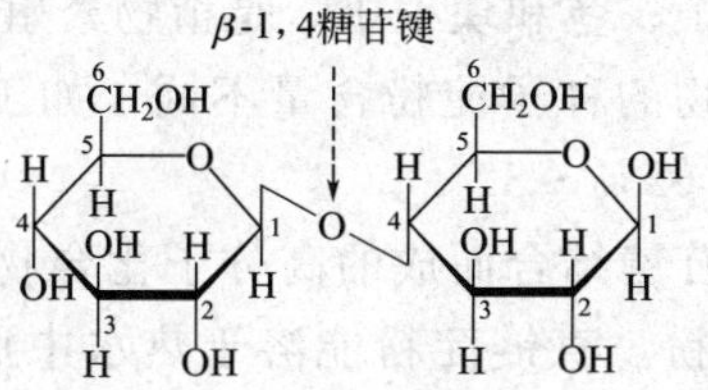

纤维二糖

#### 17.1.2.3　乳糖

乳糖是由半乳糖和葡萄糖形成的二糖，它是由 β-D-半乳糖的半缩醛羟基与 α-D-葡萄糖第 4 个碳原子上的羟基脱水缩合，形成糖苷键，即由 β-1,4 糖苷键结合而成的。乳糖存在于哺乳动物的乳汁中，人乳中含乳糖 5%～8%，牛奶中含乳糖 4%～5%。乳糖甜度为 70，在水中溶解度较小，没有吸湿性，用于食品及医药工业，是还原性糖。

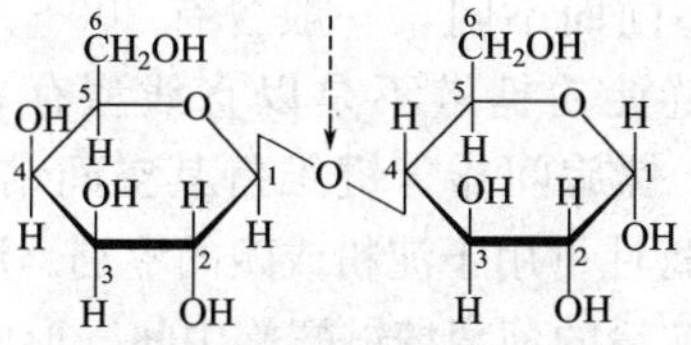

β-1,4糖苷键

β-D-半乳糖　乳糖　α-D-葡萄糖

#### 17.1.2.4　蔗糖

蔗糖是自然界中存在最广的非还原性二糖，它由一分子 α-D-葡萄糖第一个碳原子上的半缩醛羟基和一分子 β-D-果糖第二个碳原子上的半缩醛羟基通过 1,2 糖苷键结合而成。

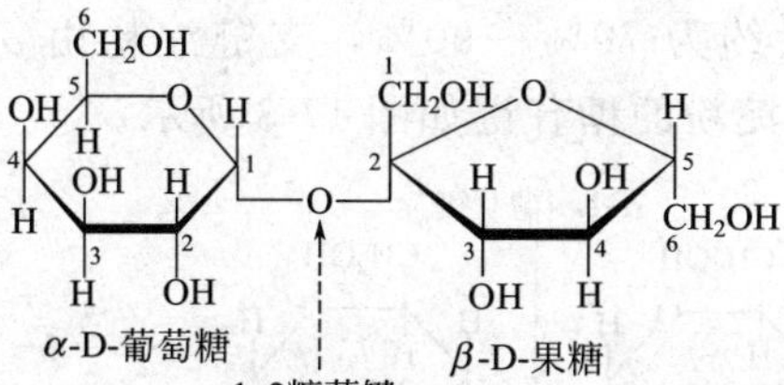

α-D-葡萄糖　β-D-果糖

1,2糖苷键

蔗糖

蔗糖是与人们日常生活密切相关的糖，它是人们使用最多的天然甜味剂。蔗糖存在于植物的种子、果实中，甘蔗和甜菜中含蔗糖较多，日常生活中所用的蔗糖就是从甘蔗或甜菜中得到的。蔗糖水解后生成葡萄糖和果糖，称为转化糖。转化糖中由于有果糖，所以甜度比蔗糖高，蜂蜜的主要成分就是转化糖。

### 17.1.3　多糖

多糖是由许多单糖以糖苷键相结合的高分子化合物，这些化合物可以水解成一种或几种单糖，习惯上人们把由单糖的衍生物以糖苷键结合成的高分子化合物也称为多糖。多糖广泛存在于动植物体中，它们可以作为动植物体的骨架，如纤维素、甲壳质，也可以作贮能物质，如淀粉和糖原等。多糖还可以与其他物质结合形成具有重要生理功能的物质，如动物体中的糖蛋白和糖脂等具有重要的生理功能。

多糖的性质与单糖不同，它们没有甜味、没有变旋现象，多糖都是非还原性糖。

### 17.1.3.1　淀粉

淀粉广泛存在于植物的种子、茎和块根中，是植物繁殖的重要贮能物质，也是人体所需的三大营养物质之一。不同植物的种子淀粉含量不同，如玉米含淀粉 65%～72%、小麦含淀粉 57%～75%、大米含淀粉 62%～82%。

淀粉都是由葡萄糖通过糖苷键结合而成的高分子化合物，根据葡萄糖的结合方式不同，淀粉可分为直链淀粉和支链淀粉。直链淀粉能溶于热水中形成胶体溶液，支链淀粉不溶于水。直链淀粉中葡萄糖以 α-1,4 糖苷键形成长链（图 17-2)。

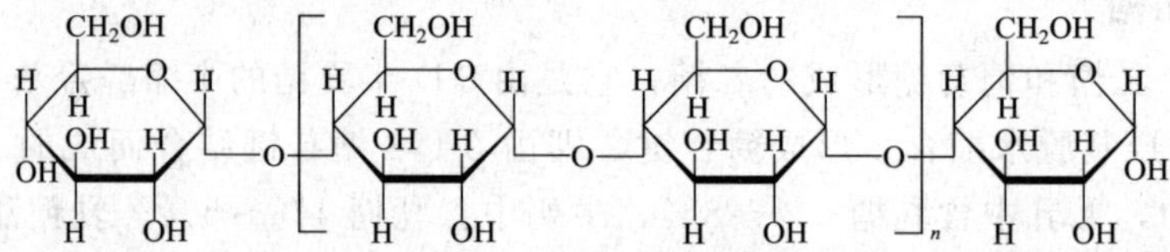

图 17-2　直链淀粉的结构

直链淀粉的分子量随来源不同而不同，一般含有 200～1000 个葡萄糖单位，相对分子质量约为 $1.5\times10^5\sim6\times10^5$。直链淀粉糖链不是以直线型存在的，糖链形成螺旋状，螺旋的每一圈约含有 6 个葡萄糖单位，螺旋间靠氢键维持其空间结构。

直链淀粉遇碘呈蓝色，这一特性可用于淀粉或碘的鉴别。淀粉遇碘变蓝不是碘与淀粉发生了化学反应，而是碘分子被包围在淀粉的葡萄糖链螺旋中间，形成配合物，这种配合物呈蓝色。

直链淀粉可以在酸或酶的催化下水解，在酸的作用下水解是逐渐进行的，生成许多中间产物，这些中间产物总称为糊精。糊精遇碘的颜色逐渐变化，分别称为蓝色糊精、红糊精、无色糊精。直链淀粉水解生成的二糖是麦芽糖，最后变成葡萄糖。因此，可以通过加碘以后颜色变化判断淀粉水解的程度。

在淀粉中支链淀粉含量约为 70%～90%，支链淀粉由 α-1,4 糖苷键形成直链，再由 α-1,6糖苷键形成分支。支链淀粉的糖苷键如图 17-3 所示。

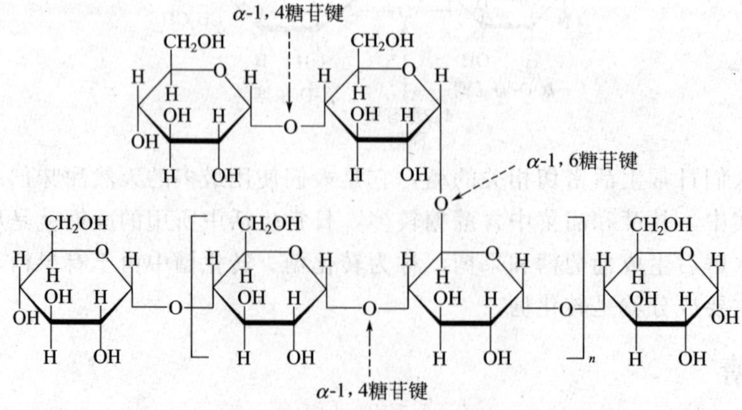


图 17-3　支链淀粉中的糖苷键

支链淀粉的相对分子质量比直链淀粉大，约为 $10^6$～$6\times10^6$。在支链淀粉中葡萄糖大部分以 α-1,4 糖苷键结合，只有分支点的葡萄糖间以 α-1,6 糖苷键结合，每个分支的长度约为 20～25 个葡萄糖单位。支链淀粉不溶于水，遇碘产生紫红色，在淀粉酶的催化下只部分水解生成麦芽糖。

淀粉作为营养物质大量的用于食品工业。此外淀粉还大量的用于制药、纺织、酿酒等。

### 17.1.3.2　纤维素及其衍生物

纤维素是自然界存在最广的多糖，它是植物细胞壁的主要成分，在植物中起支撑作用。不同植物纤维素含量不同，棉花中纤维素含量为 98%、亚麻含纤维素 60%～70%、木材含纤维素 40%～50%、作物秸秆含纤维素 34%～36%。不同来源的纤维素分子量大小不同，但它们都是由葡萄糖组成。纤维素是由 β-D-葡萄糖通过 β-1,4 糖苷键形成的直链（图 17-4）。

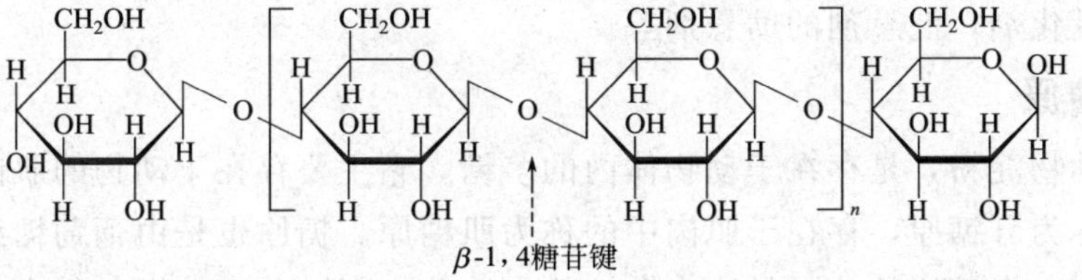

$CH_2OH$ H O H OH H OH H H OH O [ $CH_2OH$ H O H OH H H OH O $CH_2OH$ H O H OH H H OH ]$_n$ O $CH_2OH$ H O OH H OH H H OH

β-1,4糖苷键

图 17-4　纤维素中的糖苷键

纤维素是由约 1 万个葡萄糖组成的没有分支的长链。与淀粉不同，纤维素糖链不形成螺旋状，许多糖链呈略带弯曲的线型，糖链间通过氢键形成束状结构，这种结构使纤维素有很高的机械强度。

纤维素是白色纤维状固体，不溶于水也不溶于有机溶剂，纤维素可在酸催化下加热水解，生成纤维二糖，最终生成葡萄糖。但在人体内没有水解 β-1,4 糖苷键的酶，因此，纤维素不能作为人的营养物质。某些食草动物可以使纤维素水解，并且可以在微生物的作用下使纤维素变为小分子的羧酸而被吸收，所以纤维素可以作为这些动物的营养物质。

纤维素分子中的羟基被醚化后，生成各种纤维素醚类衍生物。下面介绍几种重要的纤维素醚类衍生物在制药行业的应用。

(1) 乙基纤维素　乙基纤维素（乙基醚纤维素），简称EC，是用氯乙烷在碱性条件下与纤维素反应制得。乙基纤维素为白色颗粒或粉末，无臭无味，可溶于乙醇、丙酮、乙酸乙酯和二氯乙烷等有机溶剂。乙基纤维素不易吸湿，浸于水中吸水量极少，与水共热也不分解，且极易蒸发，成膜强韧，稳定性好。在药物制剂中应用广泛，常在缓释片、微丸、微囊中用作骨架及包衣材料，适用于对水敏感的药物。

(2) 羟丙基纤维素　羟丙基纤维素（低取代 2-羟丙基醚纤维素），简称 LHPC，是纤维素的羟丙基醚，是纤维素与环氧丙烷在碱催化下反应制得，反应式为：

$$[C_6H_7O_2(OH)_3]_n + nCH_3-\underset{\diagdown O \diagup}{CH-CH_2} \xrightarrow{NaOH} \left[ C_6H_7O_2(OH)_2OCH_2-\underset{\displaystyle CH_3}{\underset{|}{CH}}-OH \right]_n$$

羟丙基纤维素为白色或类白色结晶性粉末，无臭，无味。在水中溶胀成胶体溶液，在乙醇、丙酮或乙醚中不溶。有很好的吸湿性和吸水量，这种特性大大增加了它的膨胀度，是一种良好的片剂崩解剂，对溶出度不好的药物能促进其溶出和释放，可以提高片剂的生物利用度。另外，它的毛糙结构与药粉和颗粒之间有较大的镶嵌作用，使黏性强度增加，还可提高片剂的硬度和光洁度。

(3) 羟丙甲纤维素　羟丙基甲基纤维素（2-羟丙基醚甲基纤维素），简称 HPMC。为白色或类白色纤维状或颗粒状粉末，无臭。在无水乙醇、乙醚、丙酮中几乎不溶，在冷水中溶胀成澄清或微浑浊的胶体溶液。羟丙基纤维素是一种药用辅料，在固体制剂中用作薄膜包衣材料，能形成坚韧、光洁美观的薄膜。在缓释制剂中，以它为致孔剂，依托乙基纤维素为骨架材料，可制成缓释长效片等。

(4) 羧甲基纤维素钠　羧甲基纤维素钠是纤维素醚类中产量最大的、用途最广、使用最为方便的产品，俗称为“工业味精”。简称 CMC。为白色絮状粉末，无臭，无味，无毒。易溶于水，形成透明胶状液，溶液呈中性。对光、热稳定。有吸湿性。不溶于酸、乙醇、丙酮、氯仿、苯等，难溶于甲醇、乙醚。除药用为轻泻剂外，制剂上选用适当黏度 CMC 作片剂的黏合剂、乳化剂，混悬剂的助悬剂等。

#### 17.1.3.3　糖原

糖原也称动物淀粉，是存在于动物体内的多糖，它主要存在于动物的肌肉和肝脏内，存在于肝脏内的称为肝糖原，存在于肌肉中的称为肌糖原。糖原也是由葡萄糖组成，它的结构与支链淀粉相似。但糖原的分子量比支链淀粉大，分支多，分支较短，每个分支大约为12～18 个葡萄糖单位。

糖原为白色粉末，能溶于三氯乙酸，不溶于酒精等有机溶剂，利用这一性质可提取糖原。糖原遇碘呈紫红色，在酸存在下水解最终生成葡萄糖。在动物体内，糖原在酶的催化下合成和分解，糖原的合成和分解对于血糖的稳定有重要意义。当血液中葡萄糖含量较高时，肝脏合成肝糖原贮存，反之肝糖原分解补充血糖。

## 17.2　脂　类

### 17.2.1　油脂

油脂广泛存在于动植物体中，在植物中油脂主要存在于种子、果实，动物体中油脂主要存在于脂肪组织。油脂是油和脂肪的统称，一般将常温下呈液态的称为油，呈固态的称为脂肪。油来源于植物，脂肪来源于动物。

#### 17.2.1.1　油脂的组成和结构

油脂是由三分子高级脂肪酸与甘油组成的酯。它的结构可用通式表示为：

$$\begin{array}{l} CH_2-O-\overset{\displaystyle O}{\overset{\|}{C}}-R_1 \\ | \\ CH-O-\overset{\displaystyle O}{\overset{\|}{C}}-R_2 \\ | \\ CH_2-O-\overset{\displaystyle O}{\overset{\|}{C}}-R_3 \end{array}$$

不同油脂中的高级脂肪酸不同，常为偶数碳原子的高级脂肪酸，其中十六、十八碳原子的高级脂肪酸最多。油脂中常见的高级脂肪酸见表 17-1。

表 17-1　油脂中的高级脂肪酸

| 类别 | 俗名 | 系统名称 | 结构简式 | 来源 |
|---|---|---|---|---|
| 饱和脂肪酸 | 软脂酸 | 十六酸 | $CH_3(CH_2)_{14}COOH$ | 动植物油脂 |
| | 硬脂酸 | 十八酸 | $CH_3(CH_2)_{16}COOH$ | 动植物油脂 |
| 不饱和脂肪酸 | 油酸 | 9-十八碳烯酸 | $CH_3(CH_2)_7CH=CH(CH_2)_7COOH$ | 橄榄油 |
| | 亚油酸 | 9,12-十八碳二烯酸 | $CH_3(CH_2)_4CH=CHCH_2CH=CH(CH_2)_7COOH$ | 大豆、亚麻子油 |
| | α-亚麻酸 | (全顺)-9,12,15-十八碳三烯酸 | $CH_3CH_2CH=CHCH_2CH=CHCH_2CH=CH(CH_2)_7COOH$ | 亚麻子油 |
| | γ-亚麻酸 | (全顺)-6,9,12-十八碳三烯酸 | $CH_3(CH_2)_4(CH=CHCH_2)_3(CH_2)_3COOH$ | 月见草种子油、动物脂中有微量存在 |
| | 桐油酸 | 9,11,13-十八碳三烯酸 | $CH_3(CH_2)_3(CH=CH)_3(CH_2)_7COOH$ | 桐油、苦瓜子油 |
| | 蓖麻油酸 | 12-羟基-9-十八碳烯酸 | $CH_3(CH_2)_5CH(OH)CH_2CH=CH(CH_2)_7COOH$ | 蓖麻油 |
| | 花生四烯酸 | 5,8,11,14-二十碳四烯酸 | $CH_3(CH_2)_4CH=CHCH_2CH=CHCH_2CH=CHCH_2CH=CH(CH_2)_3COOH$ | 脑磷脂、卵磷脂 |

人体能合成软脂酸、硬脂酸和油酸等高级脂肪酸，但不能合成亚油酸和亚麻酸，这两种脂肪酸对人体功能是必不可少的，必须由食物供给，称为必须脂肪酸。

### 17.2.1.2　油脂的性质

纯净的油脂是无色、无味的物质，难溶于水而易溶于乙醚、汽油、氯仿等有机溶剂。可以利用油脂易溶于有机溶剂的性质提取油脂，目前植物油的制取大多采用有机溶剂溶解法。油脂是混合物，没有固定的熔点和沸点。

(1) 水解反应　油脂是酯类化合物，在酸、碱作用下可发生水解，在酸催化下水解生成甘油和三分子高级脂肪酸，其反应为可逆反应。在碱性条件下水解生成甘油和高级脂肪酸的钠盐，可完全水解。高级脂肪酸的钠盐是肥皂的主要成分，因此，油脂的碱性水解称为皂化反应。

皂化 1g 油脂所需要氢氧化钾的质量 (mg) 称为皂化值。每种油脂都有一定的皂化值，根据油脂的皂化值可以计算油脂的平均分子量。油脂的分子量越小，皂化值越大。皂化值也是检验油脂质量的重要指标，油脂中如果有很多难皂化的杂质，皂化值就会低。

(2) 加成反应　油脂中的不饱和高级脂肪酸有碳碳双键，具有烯烃的性质，能发生加成反应，可以加氢、卤素等。油脂加氢也是在 Ni、Pt、Pd 等催化剂存在下进行的，油脂加氢后不饱和脂肪酸变为饱和脂肪酸，熔点升高，因此，油脂的加氢也称为油脂的硬化反应。

$$\begin{array}{l} CH_2-O-\overset{O}{\overset{\|}{C}}-(CH_2)_7CH=CH-(CH_2)_7-CH_3 \\ \,| \\ HC-O-\overset{O}{\overset{\|}{C}}-(CH_2)_7-CH=CH-(CH_2)_7-CH_3 \\ \,| \\ CH_2-O-\overset{O}{\overset{\|}{C}}-(CH_2)_7-CH=CH-(CH_2)_7-CH_3 \end{array} + 3H_2 \xrightarrow{Ni} \begin{array}{l} CH_2-O-\overset{O}{\overset{\|}{C}}-(CH_2)_{16}CH_3 \\ \,| \\ HC-O-\overset{O}{\overset{\|}{C}}-(CH_2)_{16}CH_3 \\ \,| \\ CH_2-O-\overset{O}{\overset{\|}{C}}-(CH_2)_{16}CH_3 \end{array}$$

三油酸甘油酯　　　　三硬质酸甘油酯

油脂中的碳碳双键也可以与碘发生加成反应，将 100g 油脂与碘发生加成反应所需碘的质量 (g) 称为碘值。碘值是油脂的重要参数，代表油脂的不饱和程度，碘值大油脂中的双键多，即油脂的不饱和程度高。

（3）油脂的酸败　油脂在物理、化学及生物因素的影响下，逐渐发生复杂的化学反应，产生难闻气味的现象称为油脂的酸败。使油脂酸败的因素主要有水、空气中的氧气、微生物、光、热等。油脂酸败的化学变化很复杂，主要是在水的作用下油脂发生水解，生成甘油和脂肪酸，不饱和脂肪酸在氧气、微生物等的作用下被氧化成小分子的羧酸、醛、酮等。因此，油脂酸败后有难闻的气味，不能食用。

油脂酸败后游离脂肪酸增加，因此油脂的品质与油脂中游离脂肪酸的含量有关，油脂中游离脂肪酸的含量常用酸值表示。酸值是指中和1g油脂中的游离脂肪酸所需氢氧化钾的质量（mg）。油脂酸败后酸值增加，一般酸值大于6的油脂就不宜食用。为了防止油脂酸败，可将油脂置于密闭容器中，并放于阴凉、干燥避光的地方，也可在油脂中加一些维生素E等抗氧化剂。

## 17.2.2　类脂化合物

### 17.2.2.1　磷脂

磷脂广泛存在于植物种子、动物的脑、卵及微生物体中，磷脂是构成生物膜的主要成分。根据磷脂的组成和结构，可把常见的磷脂分为磷酸甘油酯和神经鞘磷脂两大类。磷酸甘油酯常见的有卵磷脂和脑磷脂。

$$\begin{array}{l} H_2C-O-P(=O)(O^-)-OCH_2CH_2N^+(CH_3)_3 \\ R_2-C(=O)-O-CH \\ H_2C-O-C(=O)-R_1 \end{array}$$

*L*-α-卵磷脂

$$\begin{array}{l} H_2C-O-P(=O)(O^-)-OCH_2CH_2NH_3^+ \\ R_2-C(=O)-O-CH \\ H_2C-O-C(=O)-R_1 \end{array}$$

*L*-α-脑磷脂

卵磷脂由甘油、两分子高级脂肪酸、磷酸和胆碱组成，脑磷脂由甘油、两分子高级脂肪酸、磷酸和一分子胆胺组成。在脑磷脂和卵磷脂分子中，磷酸可电离出一个$H^+$而带负电荷，胆胺和胆碱都是碱性基团可接受$H^+$带正电荷，因此，它们都以内盐的形式存在。

另一类重要的磷脂是神经鞘磷脂，简称鞘磷脂。鞘磷脂是鞘脂中的一类，鞘脂的基本结构是神经酰胺，神经酰胺由鞘氨醇分子中$C_2$上的氨基与一分子高级脂肪酸以酰胺键相连接。

$$\begin{array}{l} HO-\overset{3}{C}H-CH=CH-(CH_2)_{12}-CH_3 \\ {}_2HC-NH_2 \\ {}_1H_2C-OH \end{array}$$

鞘氨醇

$$\begin{array}{l} HO-\overset{3}{C}H-CH=CH-(CH_2)_{12}-CH_3 \\ {}_2HC-NH-C(=O)-(CH_2)_{22}-CH_3 \\ {}_1H_2C-OH \end{array}$$

神经酰胺

$$\begin{array}{l} HO-\overset{3}{C}H-CH=CH-(CH_2)_{12}-CH_3 \\ {}_2HC-NH-C(=O)-(CH_2)_{22}-CH_3 \\ {}_1H_2C-O-P(=O)(OH)-OCH_2CH_2N^+(CH_3)_3 \end{array}$$

鞘磷脂

鞘磷脂是神经酰胺中$C_1$上的羟基与磷酸、胆碱相结合，形成磷酯酰胆碱，鞘磷脂的基本特征和三维结构与甘油磷脂相似。

鞘磷脂存在于动物细胞的质膜中，在髓鞘质中尤其丰富。髓鞘质是一个膜状的鞘，包围在神经细胞的轴突周围将之隔离，是轴突的保护层。

在磷脂分子中同时存在亲水基团和疏水基团，因此，它们是良好的乳化剂。由于磷脂的特殊结构，在细胞中，以脂双层的形式构成生物膜。

### 17.2.2.2　蜡

蜡是长链脂肪酸与长链醇形成的酯，它广泛存在于动植物中。蜡按其来源可分为动物蜡和植物蜡两类。植物蜡存在于植物的叶、茎和果实的表面，可防止水分过度蒸发和细菌侵害。动物蜡存在于动物的分泌腺、皮肤、羽毛和昆虫外骨骼的表面，也具有保护作用。

蜡广泛应用于制药、化妆品及其他工业。如羊毛脂是脂肪酸和羊毛甾醇形成的酯，它是存在于羊毛上的油状物，易吸收水分并有乳化作用，常用于化妆品中。巴西棕榈蜡硬度大不溶于水，被用作高级抛光剂，如汽车蜡、船蜡、地板蜡及鞋油等。常见的蜡的来源及成分列于表 17-2。

**表 17-2　几种重要的蜡**

| 名　　称 | 熔点/℃ | 主要成分 | 来　　源 |
|---|---|---|---|
| 虫蜡 | 81.3～84 | $CH_3(CH_2)_{24}COOCH_2(CH_2)_{24}CH_3$ | 白蜡虫 |
| 蜂蜡 | 62～65 | $CH_3(CH_2)_{14}COOCH_2(CH_2)_{28}CH_3$ | 蜜蜂腹部 |
| 鲸蜡 | 42～45 | $CH_3(CH_2)_{14}COOCH_2(CH_2)_{14}CH_3$ | 鲸鱼头部 |
| 巴西棕榈蜡 | 83～86 | $CH_3(CH_2)_{24}COOCH_2(CH_2)_{28}CH_3$ | 巴西棕榈叶 |

### 17.2.2.3　胆固醇

固醇或称为甾醇是类固醇中的一大类化合物，它们大多存在于真核细胞的膜中，但细菌中不含固醇。

甾醇化合物的结构特点是，分子中都含有一个由环戊烷和氢化菲并合的基本骨架，命名为环戊烷并氢化菲，四个环分别用 A、B、C、D 表示，环上的碳原子有固定的编号。在 $C_{10}$ 和 $C_{13}$ 上常连有甲基，用 $R_1R_2$ 表示，称为角甲基，在 $C_{17}$ 上连有其他取代基，用 $R_3$ 表示。甾醇的“甾”字形象地表示了这类化合物的基本骨架，“田”字表示四个环，“巛”表示三个取代基 $R_1R_2R_3$。

环戊烷 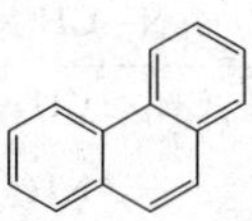　　菲 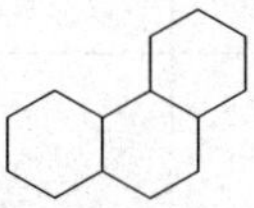　　氢化菲 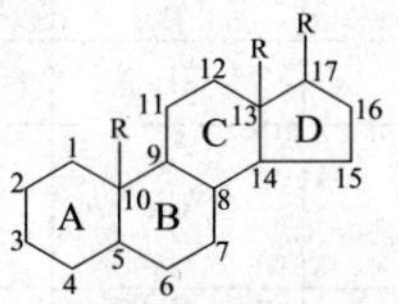　　环戊烷并氢化菲(甾环)

固醇可游离存在，也可以与脂肪酸形成酯而存在。动物体中存在的固醇主要为胆固醇，它在脑、肝、肾和蛋黄中含量较高。

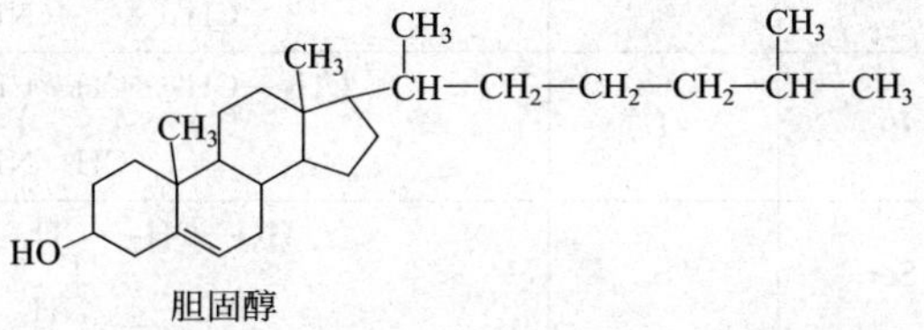

胆固醇

胆固醇的结构特征是，$C_3$ 上连有 $\beta$-羟基，$C_5$～$C_6$ 之间为双键，$C_{17}$ 上连有 8 个碳原子的烃基。主要存在于动物细胞中，是细胞膜的主要成分，如人红细胞膜中胆固醇占 25%。胆固醇也是血中脂蛋白复合体的成分，并与粥样硬化有关，它是动脉壁上形成的粥样硬化斑块成分之一。胆固醇有重要的生理功能，是类固醇激素和胆汁酸的前体，存在于皮肤中的 7-脱氢胆固醇在紫外线作用下转化为维生素 $D_3$。

胆固醇除人体自身合成外，可以从食物中获取。胆固醇是人体必须的，但过多时又会引起某些疾病。胆结石症的胆石几乎是胆固醇的晶体，冠心病患者血清总胆固醇含量很高，超过正常值（3.30～6.20mmol/L）的上限，因此，必须控制膳食中胆固醇的量。

# 17.3 蛋 白 质

蛋白质是最丰富的生物大分子，在各种细胞及细胞的各个部分中存在。它是生命现象和生理活动的主要物质基础。生物体中的蛋白质非常复杂，在同一个细胞中可以找到数千种不同的蛋白质。但无论蛋白质的来源如何，所有的蛋白质都是由 20 种氨基酸合成。

## 17.3.1 氨基酸

### 17.3.1.1 氨基酸的结构

生物体合成蛋白质的氨基酸只有 20 种，且都是 α-氨基酸。它们含有连接于同一个碳原子的一个羧基和一个氨基，以及结构、大小和带电性不同的侧链或称 R 基团，除脯氨酸外结构可用通式表示如下。

$$\begin{array}{c} COOH \\ H_2N-\!\!\!\!\!+\!\!\!\!\!-H \\ R \end{array}$$

L-α-氨基酸

组成蛋白质的 20 种氨基酸（表 17-3）常称为标准氨基酸，以区别于在蛋白质合成后经修饰而形成的不常见的氨基酸。组成蛋白质的氨基酸除甘氨酸外都有手性碳原子，手性碳原子（α-碳原子）的构型常用相对构型表示，都是 L 型。

表 17-3 组成蛋白质的氨基酸

| 分 类 | 氨基酸名称 | 缩写符号 | 单字母缩写符号 | 结构式 | 等电点 |
|---|---|---|---|---|---|
| | 甘氨酸 | Gly | G | $H_2N-CH_2-COOH$ | 5.97 |
| | 丙氨酸 | Ala | A | $CH_3-\underset{NH_2}{\underset{\mid}{CH}}-COOH$ | 6.02 |
| | 缬氨酸 | Val | V | $CH_3-\underset{CH_3}{\underset{\mid}{CH}}-\underset{NH_2}{\underset{\mid}{CH}}-COOH$ | 5.97 |
| | 亮氨酸 | Leu | L | $CH_3-\underset{CH_3}{\underset{\mid}{CH}}-CH_2-\underset{NH_2}{\underset{\mid}{CH}}-COOH$ | 5.98 |
| 脂肪族氨基酸 | 异亮氨酸 | Ile | I | $CH_3-CH_2-\underset{CH_3}{\underset{\mid}{CH}}-\underset{NH_2}{\underset{\mid}{CH}}-COOH$ | 6.02 |
| | 丝氨酸 | Ser | S | $HO-CH_2-\underset{NH_2}{\underset{\mid}{CH}}-COOH$ | 5.68 |
| | 苏氨酸 | Thr | T | $CH_3-\underset{OH}{\underset{\mid}{CH}}-\underset{NH_2}{\underset{\mid}{CH}}-COOH$ | 6.53 |
| | 天门冬氨酸 | Asp | D | $HOOC-CH_2-\underset{NH_2}{\underset{\mid}{CH}}-COOH$ | 2.97 |
| | 谷氨酸 | Glu | E | $HOOC-CH_2-CH_2-\underset{NH_2}{\underset{\mid}{CH}}-COOH$ | 3.22 |

续表

| 分　类 | 氨基酸名称 | 缩写符号 | 单字母缩写符号 | 结构式 | 等电点 |
|---|---|---|---|---|---|
| 脂肪族氨基酸 | 精氨酸 | Arg | R | $H_2N-C(=NH)-NH-CH_2-CH_2-CH_2-CH(NH_2)-COOH$ | 10.76 |
| | 赖氨酸 | Lys | K | $H_2N-CH_2-CH_2-CH_2-CH_2-CH(NH_2)-COOH$ | 9.74 |
| | 甲硫氨酸(蛋氨酸) | Met | M | $CH_3-S-CH_2-CH_2-CH(NH_2)-COOH$ | 5.75 |
| | 半胱氨酸 | Cys | C | $HS-CH_2-CH(NH_2)-COOH$ | 5.02 |
| | 天冬酰胺 | Asn | N | $H_2N-C(=O)-CH_2-CH(NH_2)-COOH$ | 5.41 |
| | 谷胺酰胺 | Gln | Q | $H_2N-C(=O)-CH_2-CH_2-CH(NH_2)-COOH$ | 5.65 |
| 芳香族氨基酸 | 苯丙氨酸 | Phe | F | $C_6H_5-CH_2-CH(NH_2)-COOH$ | 5.48 |
| | 酪氨酸 | Tyr | Y | $HO-C_6H_4-CH_2-CH(NH_2)-COOH$ | 5.66 |
| 杂环氨基酸 | 组氨酸 | His | H | (咪唑环，N—H)$-CH_2-CH(NH_2)-COOH$ | 7.59 |
| | 色氨酸 | Trp | W | (吲哚环，N—H)$-CH_2-CH(NH_2)-COOH$ | 5.89 |
| | 脯氨酸 | Pro | P | (吡咯烷环，N—H)$-COOH$ | 6.30 |

### 17.3.1.2　氨基酸的分类和命名

(1) 氨基酸的分类　20种L-$\alpha$-氨基酸可以根据R基的结构不同进行分类。R基为链状的称为脂肪族氨基酸，R基含有苯环的称为芳香族氨基酸，R基含有杂环化合物的称为杂环氨基酸；氨基酸还可以根据氨基和羧基的个数分为一氨基一羧基氨基酸（中性氨基酸），二氨基一羧基氨基酸（碱性氨基酸），二羧基一氨基氨基酸（酸性氨基酸）；还可以根据R基是否有极性分为极性氨基酸和非极性氨基酸。

(2) 氨基酸的命名　氨基酸可以用三种方式命名：系统命名法、俗名和英文缩写。系统命名法结构与名称一一对应，从名称可以知道结构，但由于名称较长，所以不常使用。每个氨基酸都有一个三字母英文缩写和单字母缩写符号，英文缩写常在科技文献中使用。氨基酸的俗名是根据最初发现氨基酸的来源和性质命名的，如天门冬氨酸最初是从天门冬幼苗中发现的，甘氨酸是由于有甜味而得名。

除蛋白质中的氨基酸外，目前在细胞中还发现300多种氨基酸，它们不是蛋白质的组成成分，但有特殊的功能。如鸟氨酸和瓜氨酸参与尿素的合成，$\gamma$-氨基丁酸是一种传递神经冲动的化学介质，称为神经递质。

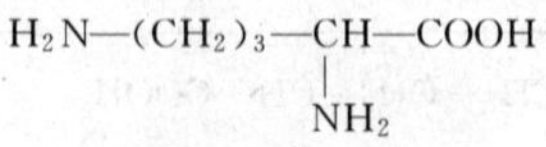

$$H_2N-(CH_2)_3-\underset{\underset{NH_2}{|}}{CH}-COOH \qquad\qquad H_2N-\overset{\overset{O}{\|}}{C}-NH-(CH_2)_3-\underset{\underset{NH_2}{|}}{CH}-COOH$$

鸟氨酸 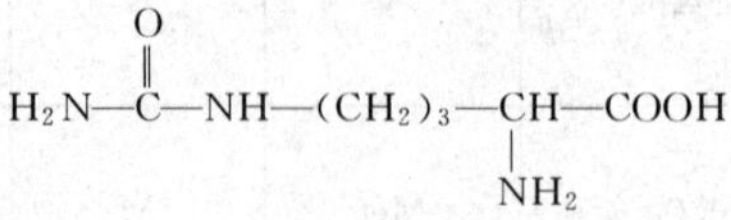　　　　瓜氨酸

### 17.3.1.3　氨基酸的性质

氨基酸为无色晶体，熔点较高，一般为200℃以上。除胱氨酸和酪氨酸外，一般氨基酸都易溶于水，难溶于有机溶剂。

（1）两性性质与等电点　氨基酸分子中既有氨基又有羧基，氨基可以接受质子呈碱性，而羧基可以给出质子呈酸性。所以氨基酸既有酸性又有碱性，这一性质称为氨基酸的两性性质。

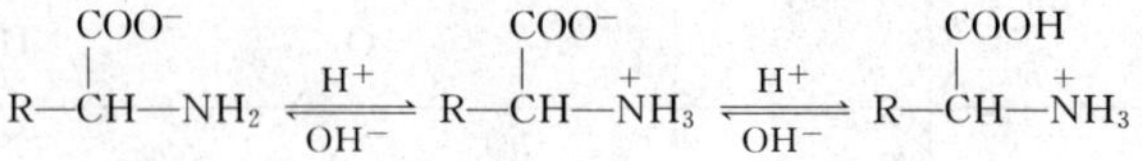

$$R-\overset{\overset{COO^-}{|}}{CH}-NH_2 \underset{OH^-}{\overset{H^+}{\rightleftharpoons}} R-\overset{\overset{COO^-}{|}}{CH}-\overset{+}{N}H_3 \underset{OH^-}{\overset{H^+}{\rightleftharpoons}} R-\overset{\overset{COOH}{|}}{CH}-\overset{+}{N}H_3$$

阴离子　　两性离子　　阳离子

$pH>pI$　　$pH=pI$　　$pH<pI$

氨基酸溶于水后，可以调节溶液的pH使氨基酸分子以两性离子存在。氨基酸分子所带正负电荷相等时溶液的pH称为氨基酸的等电点（pI）。当氨基酸溶液的pH大于等电点时，氨基酸分子带负电荷，溶液pH小于等电点时，氨基酸分子带正电荷。等电点是氨基酸的物理常数。氨基酸在等电点时溶解度最小，利用这一性质可以分离氨基酸。

（2）成肽反应　氨基酸分子中的羧基与另一个氨基酸分子中的氨基脱去一分子水，使两个氨基酸分子以酰胺键结合起来，这个反应称为成肽反应。生成的产物称为肽，形成的酰胺键称为肽键。

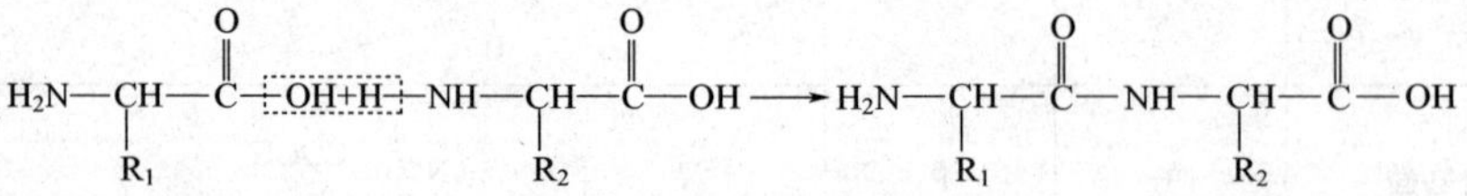

$$H_2N-\underset{\underset{R_1}{|}}{CH}-\overset{\overset{O}{\|}}{C}-\boxed{OH+H}-NH-\underset{\underset{R_2}{|}}{CH}-\overset{\overset{O}{\|}}{C}-OH \longrightarrow H_2N-\underset{\underset{R_1}{|}}{CH}-\overset{\overset{O}{\|}}{C}-NH-\underset{\underset{R_2}{|}}{CH}-\overset{\overset{O}{\|}}{C}-OH$$

在多肽链中，有游离氨基的一端称为N端，游离羧基的一端称为C端。多肽链书写时从N端到C端。多肽命名时从N端开始将组成多肽的氨基酸的俗名列出直到C端，最后加“肽”字。例如：丙甘丝肽。生物体中有一些多肽有重要的生理功能。如谷半胱甘肽（习惯称还原型谷胱甘肽）参与细胞的氧化还原过程。

（3）呈色反应　氨基酸可以与其他物质生成有特征颜色的化合物，利用这些性质可以定性或定量测定氨基酸。

茚三酮在弱酸性溶液中与氨基酸共热，生成紫色物质称为茚三酮反应。具有游离氨基和羧基的氨基酸和多肽或蛋白质都能发生茚三酮反应，生成的紫色物质在570nm处对光有吸收，利用分光光度法可以定量测定氨基酸。脯氨酸没有氨基，它与茚三酮反应不呈紫色而呈亮黄色。

(4) 与亚硝酸反应　氨基酸能与亚硝酸反应，生成羟基酸和水，并放出氮气。

$$\underset{\displaystyle NH_2}{R-\underset{|}{CH}-COOH} + HNO_2 \longrightarrow \underset{\displaystyle OH}{R-\underset{|}{CH}-COOH} + H_2O + N_2\uparrow$$

反应定量完成，通过测定生成氮气的量，可计算氨基酸的含量，此方法叫做范斯莱克（Van Slyke）氨基氮测定法。

(5) 与甲醛反应　甲醛能与氨基酸中的氨基缩合脱水，生成 *N*-亚甲基氨基酸，使氨基酸的碱性消失，这样就可以用碱滴定羧基，测定氨基酸的含量。

$$\underset{\displaystyle NH_2}{R-\underset{|}{CH}-COOH} + HCHO \longrightarrow \underset{\displaystyle N{=}CH_2}{R-\underset{|}{CH}-COOH} + H_2O$$

(6) 脱羧反应　将氨基酸小心加热或在高沸点溶剂中回流，可失去 $CO_2$ 生成胺，如鸟氨酸与赖氨酸失羧分别生成腐胺和尸胺。

$$\underset{\text{鸟氨酸}}{H_2NCH_2CH_2CH_2\underset{\displaystyle NH_2}{\underset{|}{CH}}COOH} \xrightarrow{-CO_2} \underset{\text{腐胺(1,4-丁二胺)}}{H_2NCH_2CH_2CH_2CH_2NH_2}$$

$$\underset{\text{赖氨酸}}{H_2NCH_2CH_2CH_2CH_2\underset{\displaystyle NH_2}{\underset{|}{CH}}COOH} \xrightarrow{-CO_2} \underset{\text{尸胺(1,5-戊二胺)}}{H_2NCH_2CH_2CH_2CH_2CH_2NH_2}$$

动物体或鱼、肉等蛋白质食物在细菌或脱羧酶作用下，失羧后生成腐胺和尸胺而产生恶臭。

(7) 氧化反应　氨基酸可被氧化，首先氨基被氧化成亚氨基，亚氨基水解成羰基，得 $\alpha$-酮酸。在生物体内，这种氧化水解作用是在酶催化下进行的，生成的酮酸是蛋白质代谢的产物。

$$\underset{\displaystyle NH_2}{R-\underset{|}{CH}-COOH} \xrightarrow{[O]} \underset{\displaystyle NH}{R-\underset{\|}{CH}-COOH} \xrightarrow{H_2O} \underset{\displaystyle O}{R-\underset{\|}{C}-COOH} + NH_3\uparrow$$

#### 17.3.1.4　氨基酸的药用价值

氨基酸在营养上可分为“必需氨基酸”和“非必需氨基酸”两类。必需氨基酸是指人体需要，但自己不能合成，或合成的速度不能满足机体需要必须由食物蛋白质供给的氨基酸。人体的必需氨基酸有 9 种，即：亮氨酸、异亮氨酸、缬氨酸、赖氨酸、苏氨酸、蛋氨酸、苯丙氨酸、色氨酸和组氨酸。非必需氨基酸是指体内可以合成，或可由其他氨基酸转变而来，可以不必由食物供给的氨基酸。非必需氨基酸并不是机体不需要，它们与必需氨基酸一样，都是蛋白质的合成原料。

(1) 临床上的应用　氨基酸在医药上有广泛的用途，由氨基酸混合配制的复合氨基酸作为高营养剂，如临床上使用的十八氨基酸注射液等，可供手术、创伤、烧伤等引起的氨基酸缺乏等病人注射。L-谷氨酸和 L-谷氨酰胺用于改善脑出血后遗症的记忆障碍；谷氨酰胺和组氨酸以氨基酸为原料还可生产多肽药物，如谷胱甘肽、催产素等。

(2) 药物分析上的应用　根据氨基酸与茚三酮显色的性质，可以用薄层色谱法来检验氨基酸中其他氨基酸。利用氨基酸在某一吸附剂上的吸附能力的不同来分离氨基酸。将纤维素、硅胶、氧化铝或聚酰胺等涂在玻璃板上制成层析（色谱法）板，然后将样品加到层析板的一端，再用适当的溶剂展开。当流动相的溶剂展开到层析板另一端的某一位置时，用茚三酮显色，即可得到分离的氨基酸。通过与对照溶液所显杂质斑点的颜色进行比较，来判断某氨基酸中其他氨基酸的限量。

## 17.3.2 蛋白质的性质

### 17.3.2.1 蛋白质的两性性质

蛋白质是由氨基酸组成的，在蛋白质的多肽链中有很多游离的羧基和氨基，蛋白质分子可以接受或电离出 $H^+$。因此蛋白质和氨基酸一样是两性电解质，具有两性性质。当蛋白质分子所带的正负电荷相等时，溶液的 pH 称为蛋白质的等电点。在等电点时蛋白质以两性离子存在，不带电荷。溶液的 pH 大于等电点时，蛋白质分子带负电荷，小于等电点时带正电荷。在不同的 pH 中蛋白质的存在形式为：

$$H_2O + Pr\begin{matrix} NH_2 \\ COO^- \end{matrix} \underset{OH^-}{\overset{H^+}{\rightleftharpoons}} Pr\begin{matrix} \overset{+}{N}H_3 \\ COO^- \end{matrix} \underset{OH^-}{\overset{H^+}{\rightleftharpoons}} Pr\begin{matrix} \overset{+}{N}H_3 \\ COOH \end{matrix}$$

阴离子　　　两性离子　　　阳离子

pH>pI　　　pH=pI　　　pH<pI

蛋白质在等电点时溶解度最小，利用此性质可以分离蛋白质。由于蛋白质具有两性性质，在生物体中可以对代谢产生的酸碱起缓冲作用，这种缓冲作用对保持生物体的适宜的酸碱性具有重要意义。

### 17.3.2.2 胶体性质

蛋白质是高分子化合物，分子大小在 1～100nm 之间。所以蛋白质溶液是胶体溶液，具有胶体溶液的性质，如不能透过半透膜、有丁达尔现象、布朗运动等。

蛋白质分子有很多极性基团位于蛋白质分子的外部。这些极性基团可以吸引水分子，在蛋白质分子外形成一层“水化膜”。当蛋白质溶液的 pH 不等于等电点时，蛋白质分子带有相同的电荷。由于这两个因素使蛋白质胶体溶液非常稳定，蛋白质溶液也称为亲水胶体。

向蛋白质溶液加入碱金属或碱土金属的中性盐或硫酸铵等，由于电解质离子的水化能力比蛋白质强，可以使蛋白质胶粒失去水化膜，同时电解质离子又可以中和蛋白质胶粒的电荷，从而使蛋白质胶粒失去了两个稳定因素而聚集沉淀。这种加入轻金属的中性盐使蛋白质沉淀的过程称为盐析。不同的蛋白质溶液盐析时，需要盐的浓度不同，因此，对于混合蛋白质溶液可以控制不同盐的浓度分段盐析，从而达到分离蛋白质的目的。

### 17.3.2.3 蛋白质的变性

蛋白质在一些物理化学因素的影响下，空间结构受到破坏，理化性质改变，生物活性丧失的现象称为蛋白质的变性。使蛋白质变性的物理因素有：高温、紫外线、微波等。化学因素有：强酸、强碱、重金属盐、有机溶剂及生物碱试剂等。

蛋白质变性后只有空间结构受到破坏，一级结构不变。变性后的蛋白质溶解度下降，黏度升高，失去原有的生物活性。医学上的消毒就是利用使病毒或细菌蛋白质变性的原理。

### 17.3.2.4 蛋白质的颜色反应

蛋白质中的某些结构或基团可以与一些试剂发生颜色反应，利用这些颜色反应可以定性或定量测定蛋白质。

(1) 茚三酮反应　在弱酸性溶液中，蛋白质与茚三酮的丙酮溶液加热产生蓝紫色物质。

茚三酮反应的灵敏度为 1μg。氨基酸、多肽和蛋白质都能发生茚三酮反应。

(2) 双缩脲反应　两个尿素分子脱去 1 分子氨相结合的产物称为双缩脲。双缩脲有两个酰胺键，在碱性条件下与硫酸铜溶液反应生成紫红色化合物，这一反应称为双缩脲反应。蛋白质分子中有两个以上酰胺键，所以能与硫酸铜溶液反应呈紫红色，发生双缩脲反应。多肽也能发生双缩脲反应。

(3) 酚试剂反应　在碱性条件下，蛋白质分子中的酪氨酸、色氨酸可与酚试剂（含磷钨酸-磷钼酸）生成蓝色化合物。此法是测定蛋白质浓度的常用方法，灵敏度较高。

## 17.3.3　蛋白质的结构

### 17.3.3.1　蛋白质的组成和分类

(1) 蛋白质的组成　蛋白质的来源和种类虽然不同，但它们的元素组成却很相似，都含有碳、氢、氧及少量的硫，此外，有些蛋白质还含有少量的磷、铁、铜、锌、碘、钼等；各元素的含量也比较恒定，如：干燥蛋白质含碳约为 50%～55%、氢为 6%～7%、氧为 19%～24%、氮为 13%～19%、硫为 0～3%，各种蛋白质的含氮量很接近，平均为 16%，即每克氮相当于 6.25g 蛋白质。由于蛋白质是体内的主要含氮物，因此，生物样品中蛋白质的含量可粗算：

$$1g\text{样品中蛋白质的含量}=1g\text{样品中的含氮量(g)}\times 6.25$$

(2) 蛋白质的分类　蛋白质分类的依据很多，可根据蛋白质的组成、形状及溶解性、生物学功能等将蛋白质分类。

根据蛋白质的组成可将蛋白质分为单纯蛋白质和结合蛋白质，单纯蛋白质是仅由氨基酸组成不含其他成分的蛋白质，如清蛋白、球蛋白、谷蛋白等是单纯蛋白质。结合蛋白质是除氨基酸外还有其他成分，如糖蛋白、脂蛋白、核蛋白、金属蛋白、血红蛋白、黄素蛋白等都是结合蛋白质。

根据蛋白质的形状和溶解度可将蛋白质分为纤维状蛋白质、球状蛋白质和膜蛋白质。纤维状蛋白质具有比较简单、有规则的线型结构，形状呈细棒或纤维状。纤维状蛋白质如胶原蛋白、角蛋白、丝蛋白等不溶于水和稀盐酸溶液，但也有些纤维状蛋白质如血纤维蛋白原是可溶的。球状蛋白质形状接近于球形或椭球形，它们溶于水，细胞中的大多数可溶性蛋白质，如胞质酶类都属于球状蛋白质。

### 17.3.3.2　蛋白质的结构

蛋白质是由 α-氨基酸组成的复杂的生物高分子化合物，组成蛋白质的氨基酸通过肽键相结合形成多肽链，但多肽链不是伸展成线型存在的，而是形成复杂的空间结构。为了研究问题的方便，通常将蛋白质的结构分为四级结构。

(1) 蛋白质的一级结构　蛋白质中 α-氨基酸通过肽键形成的多肽链就是蛋白质的一级结构，蛋白质的一级结构也称为初级结构。对于每种蛋白质来说，形成多肽长链的氨基酸都有固定的种类和数目，并且氨基酸之间有一定的连接顺序。

各种蛋白质的一级结构不仅决定它的空间结构，而且对它的生理功能也起着决定性的作用。如果一级结构中的任何一种氨基酸发生变化，就会导致整个蛋白质分子的空间结构和生理功能发生极大的改变，使机体出现病态甚至死亡。例如：镰刀型贫血症病人的病因就是其血红蛋白的多肽链中从 *N*-端起第六位上的谷氨酸被缬氨酸代替的结果。

蛋白质与多肽之间虽没有严格的界限，但又有所不同，这是因为蛋白质除初级结构外，还有空间结构，空间结构指多肽链主链进一步螺旋、折叠或卷曲形成的立体结构。包括二级结构、三级结构和四级结构。

（2）蛋白质的二级结构　二级结构是多肽链进一步螺旋、折叠形成的空间结构。蛋白质最常见的二级结构有 $\alpha$-螺旋和 $\beta$-折叠结构两种，如图 17-5 所示。维持二级结构的作用力是肽链中的氢链。

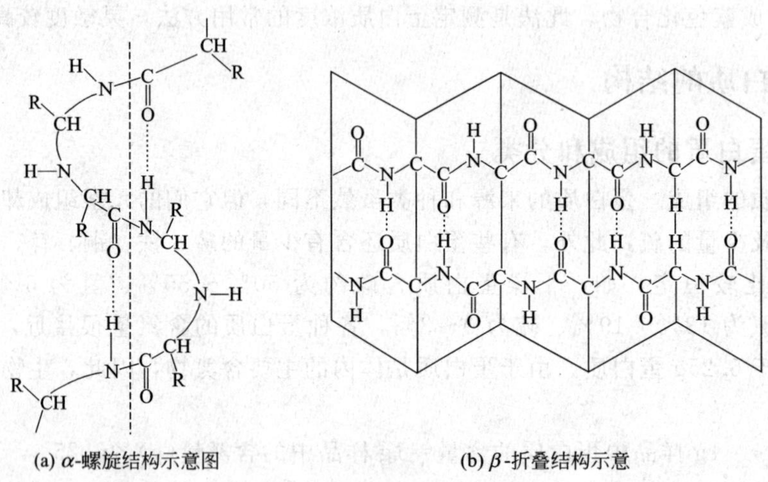

(a) $\alpha$-螺旋结构示意图　(b) $\beta$-折叠结构示意

图 17-5　蛋白质的二级结构

（3）蛋白质的三级结构　蛋白质的三级结构是指多肽链在形成二级结构的基础上，相隔较远的氨基酸残基通过氢键、二硫键、盐键和疏水基交互作用（统称副键）等分子内相互作用形成的卷曲状、折叠状或盘绕状的较复杂的空间构象。蛋白质的三级结构有各种形状，肌红蛋白的三级结构为球形，如图 17-6 所示。

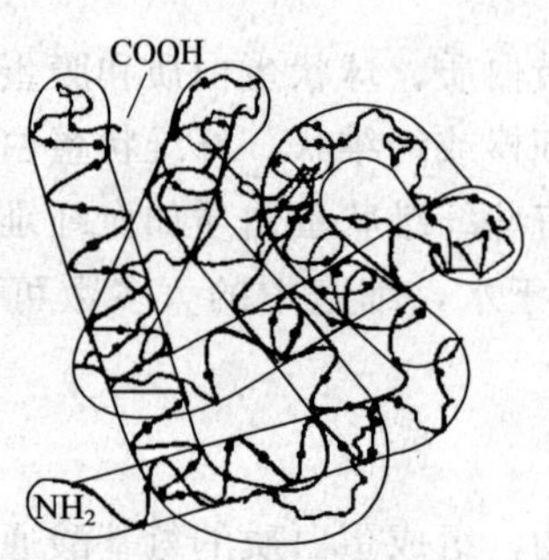


图 17-6　蛋白质三级结构示意

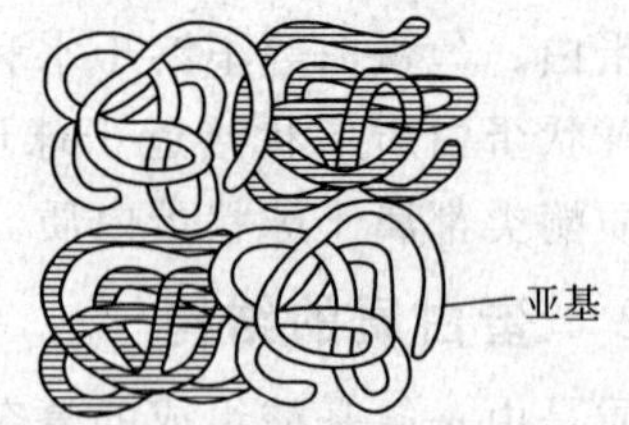


图 17-7　蛋白质的四级结构示意

（4）蛋白质的四级结构　有些蛋白质是由多条多肽链组成，这些多肽链在三级结构的基础上，以非共价键彼此缔合在一起，形成更复杂的空间结构，称为蛋白质的四级结构（图 17-7）。参加缔合的最小单位称为亚基，亚基一般是一条多肽链。

## 习　题

1. 试述下列化学术语的含义

糖；非还原性糖；油脂；皂化值；碘值；油脂的酸败；必需氨基酸；氨基酸的等电点；蛋白质的变性；盐析；肽键。

2. 选择题

(1) 下列化合物不是糖的有（　）

(A) 甘油醛　(B) 二羟丙酮　(C) 葡萄糖　(D) $CH_3CH(OH)COOH$

(2) 下列物质属于还原糖的有（　）

(A) 葡萄糖　(B) 蔗糖　(C) 淀粉　(D) 纤维素

(3) 淀粉水解的产物是（　）

(A) 葡萄糖　(B) 葡萄糖和果糖　(C) 二氧化碳和水　(D) 麦芽糖和葡萄糖

(4) 直链淀粉水解生成的二糖是（　）

(A) 乳糖　(B) 麦芽糖　(C) 纤维二糖　(D) 蔗糖

(5) 下列糖不能发生银镜反应的有（　）

(A) 果糖　(B) 麦芽糖　(C) 蔗糖　(D) 葡萄糖

(6) 对于淀粉下列叙述正确的是（　）

(A) 淀粉是由葡萄糖组成的

(B) 淀粉中的葡萄糖都以 $\alpha$-1,4 糖苷键相结合

(C) 淀粉中的葡萄糖都以 $\beta$-1,4 糖苷键相结合

(D) 淀粉水解可以生成葡萄糖

(7) 对于糖原下列叙述不正确的是（　）

(A) 糖原是由葡萄糖组成　(B) 糖原存在于动植物体中

(C) 糖原中的葡萄糖以 $\alpha$-1,4 糖苷键形成直链，$\alpha$-1,6 糖苷键形成分支

(D) 糖原与支链淀粉的结构相似

(8) 下列脂肪酸是人体所需的必需脂肪酸的有（　）

(A) 软脂酸　(B) 硬脂酸　(C) 油酸　(D) 亚油酸

(9) 组成蛋白质的氨基酸是（　）

(A) L-$\alpha$-氨基酸　(B) D-$\alpha$-氨基酸　(C) L-$\beta$-氨基酸　(D) D-$\beta$-氨基酸

(10) 合成蛋白质的氨基酸有（　）

(A) 20 种　(B) 20 多种　(C) 300 多种　(D) 目前还无法确定

(11) 丙氨酸的等电点为 6.02，在 pH 为 7 的溶液中丙氨酸带（　）

(A) 正电荷　(B) 负电荷　(C) 不带电荷　(D) 无法确定

(12) 甘丙亮谷肽的 N 端和 C 端分别为（　）

(A) 甘氨酸和丙氨酸　(B) 甘氨酸和谷氨酸

(C) 谷氨酸和甘氨酸　(D) 亮氨酸和谷氨酸

(13) 氨基酸与茚三酮在弱酸性溶液中共热溶液呈（　）

(A) 紫色　(B) 红色　(C) 绿色　(D) 黄色

(14) 蛋白质变性后（　）

(A) 一级结构被破坏　(B) 空间结构被破坏

(C) 结构不变　(D) 无法确定

(15) 使蛋白质盐析可加入的物质为（　）

(A) 硫酸铵　(B) 氯化钙　(C) 氯化钡　(D) 氢氧化钠

3. 写出下列糖的透视式

$\alpha$-D-葡萄糖　$\beta$-D-果糖　麦芽糖　纤维二糖　$\beta$-D-核糖

4. 写出下列物质的结构式

(1) 三硬脂酸甘油酯　(2) 1-软脂酸-2-硬脂酸-3-油酸甘油酯

5. 用化学方法区别下列各组化合物

(1) 葡萄糖和蔗糖　(2) 果糖和淀粉　(3) 葡萄糖和果糖　(4) 葡萄糖、蔗糖和淀粉

6. 植物油脂和动物脂肪在贮存时，哪一种易酸败？如何防止油脂酸败？

7. 某化合物 $C_3H_7O_2N$ 有旋光性，能分别与 NaOH 和 HCl 作用成盐，能与醇作用成酯，并能与 $HNO_3$ 作用放出氮气，写出该化合物的结构式。

# 附录一 化合物的式量表

| 分子式 | 式量 | 分子式 | 式量 |
|---|---|---|---|
| $AgBr$ | 187.77 | $CuSO_4 \cdot 5H_2O$ | 249.68 |
| $AgCl$ | 143.32 | $FeCl_2$ | 126.75 |
| $AgCN$ | 133.89 | $FeCl_3$ | 162.21 |
| $AgSCN$ | 165.95 | $NH_4Fe(SO_4)_2 \cdot 12H_2O$ | 482.18 |
| $Ag_2CrO_4$ | 331.73 | $Fe(NO_3)_3$ | 241.86 |
| $AgI$ | 234.77 | $FeO$ | 71.85 |
| $AgNO_3$ | 169.87 | $Fe_2O_3$ | 159.69 |
| $AlCl_3$ | 133.34 | $Fe(OH)_3$ | 106.87 |
| $AlCl_3 \cdot 6H_2O$ | 241.43 | $FeS$ | 87.91 |
| $Al(NO_3)_3$ | 213.00 | $Fe_2S_3$ | 207.87 |
| $Al_2O_3$ | 101.96 | $FeSO_4$ | 151.91 |
| $Al(OH)_3$ | 78.00 | $FeSO_4 \cdot 7H_2O$ | 278.01 |
| $Al_2(SO_4)_3$ | 342.14 | $(NH_4)_2Fe(SO_4)_2 \cdot 6H_2O$ | 392.13 |
| $Al_2(SO_4)_3 \cdot 18H_2O$ | 666.41 | $H_3AsO_3$ | 125.94 |
| $As_2O_3$ | 197.84 | $H_3AsO_4$ | 141.94 |
| $As_2S_3$ | 246.02 | $H_3BO_3$ | 61.83 |
| $BaCO_3$ | 197.34 | $HBr$ | 80.91 |
| $BaC_2O_4$ | 225.35 | $HCOOH$ | 46.03 |
| $BaCl_2$ | 208.24 | $CH_3COOH(HAc)$ | 60.05 |
| $BaCl_2 \cdot 2H_2O$ | 244.27 | $H_2CO_3$ | 62.03 |
| $BaCrO_4$ | 253.32 | $H_2C_2O_4$ | 90.04 |
| $BaO$ | 153.33 | $H_2C_2O_4 \cdot 2H_2O$ | 126.07 |
| $Ba(OH)_2$ | 171.34 | $HCl$ | 36.46 |
| $BaSO_4$ | 233.39 | $HF$ | 20.01 |
| $BiCl_3$ | 315.34 | $HIO_3$ | 175.91 |
| $CO_2$ | 44.01 | $HNO_3$ | 63.01 |
| $CaO$ | 56.08 | $HNO_2$ | 47.01 |
| $CaCO_3$ | 100.09 | $H_2O$ | 18.02 |
| $CaC_2O_4$ | 128.10 | $H_2O_2$ | 34.02 |
| $CaCl_2$ | 110.99 | $H_3PO_4$ | 98.00 |
| $CaCl_2 \cdot 6H_2O$ | 219.08 | $H_2S$ | 34.08 |
| $Ca(NO_3)_2 \cdot 4H_2O$ | 236.15 | $H_2SO_3$ | 82.07 |
| $Ca(OH)_2$ | 74.10 | $H_2SO_4$ | 98.07 |
| $Ca_3(PO_4)_2$ | 310.18 | $HgCl_2$ | 271.50 |
| $CaSO_4$ | 136.14 | $Hg_2Cl_2$ | 472.09 |
| $CdCO_3$ | 172.42 | $HgI_2$ | 454.40 |
| $CdCl_2$ | 183.32 | $Hg(NO_3)_2$ | 324.60 |
| $CdS$ | 144.47 | $HgO$ | 216.59 |
| $Ce(SO_4)_2$ | 332.24 | $HgS$ | 232.65 |
| $CoCl_2$ | 129.84 | $HgSO_4$ | 296.65 |
| $CoCl_2 \cdot 6H_2O$ | 237.93 | $Hg_2SO_4$ | 497.24 |
| $Co(NO_3)_2 \cdot 6H_2O$ | 291.06 | $KAl(SO_4)_2 \cdot 12H_2O$ | 474.38 |
| $CoSO_4$ | 154.99 | $KBr$ | 119.00 |
| $CoSO_4 \cdot 7H_2O$ | 281.10 | $KBrO_3$ | 167.00 |
| $CO(NH_2)_2$ | 60.09 | $KCl$ | 74.55 |
| $CrCl_3$ | 158.36 | $KClO_3$ | 122.55 |
| $Cr(NO_3)_3$ | 238.01 | $KClO_4$ | 138.55 |
| $Cr_2C_3$ | 151.99 | $KCN$ | 65.12 |
| $CuCl_2$ | 134.45 | $KSCN$ | 97.18 |
| $CuCl_2 \cdot 2H_2O$ | 170.48 | $K_2CO_3$ | 138.21 |
| $CuSCN$ | 121.62 | $K_2CrO_4$ | 194.19 |
| $CuI$ | 190.45 | $K_2Cr_2O_7$ | 294.18 |
| $Cu(NO_3)_2$ | 187.56 | $K_3Fe(CN)_6$ | 329.25 |
| $CuO$ | 79.55 | $K_4Fe(CN)_6$ | 368.35 |
| $Cu_2O$ | 143.09 | $KFe(SO_4)_2 \cdot 12H_2O$ | 503.24 |
| $CuS$ | 95.61 | $KHC_2O_4 \cdot H_2O$ | 146.14 |
| $CuSO_4$ | 159.60 | | |

续表

| 分子式 | 式量 | 分子式 | 式量 |
|---|---|---|---|
| $KHC_2O_4 \cdot H_2C_2O_4 \cdot 2H_2O$ | 254.19 | $NaHCO_3$ | 84.01 |
| $KHSO_4$ | 136.16 | $Na_2HPO_4 \cdot 12H_2O$ | 358.14 |
| KI | 166.00 | $Na_2H_2Y \cdot 2H_2O$ | 372.24 |
| $KIO_3$ | 214.00 | $NaNO_2$ | 69.00 |
| $KMnO_4$ | 158.03 | $NaNO_3$ | 85.00 |
| $KNO_3$ | 101.10 | $Na_2O$ | 61.98 |
| $KNO_2$ | 85.10 | $Na_2O_2$ | 77.98 |
| $K_2O$ | 94.20 | NaOH | 40.00 |
| KOH | 56.11 | $Na_3PO_4$ | 163.94 |
| $K_2SO_4$ | 174.25 | $Na_2S$ | 78.04 |
| $MgCO_3$ | 84.31 | $Na_2SO_3$ | 126.04 |
| $MgCl_2$ | 95.21 | $Na_2SO_4$ | 142.04 |
| $MgCl_2 \cdot 6H_2O$ | 203.30 | $Na_2S_2O_3$ | 158.10 |
| $MgC_2O_4$ | 112.33 | $Na_2S_2O_3 \cdot 5H_2O$ | 248.17 |
| $Mg(NO_3)_2 \cdot 6H_2O$ | 256.41 | $NiCl_2 \cdot 6H_2O$ | 237.69 |
| $MgNH_4PO_4$ | 137.32 | NiO | 74.69 |
| MgO | 40.30 | $Ni(NO_3)_2 \cdot 6H_2O$ | 290.79 |
| $Mg(OH)_2$ | 58.32 | $NiSO_4 \cdot 7H_2O$ | 280.85 |
| $Mg_2P_2O_7$ | 222.55 | $P_2O_5$ | 141.95 |
| $MgSO_4 \cdot 7H_2O$ | 246.47 | $PbCO_3$ | 267.21 |
| $MnCO_3$ | 114.95 | $PbC_2O_4$ | 295.22 |
| $MnCl_2 \cdot 4H_2O$ | 197.91 | $PbCl_2$ | 278.11 |
| $Mn(NO_3)_2 \cdot 6H_2O$ | 287.04 | $PbCrO_4$ | 323.19 |
| MnO | 70.94 | $Pb(CH_3COO)_2$ | 325.29 |
| $MnO_2$ | 86.94 | $Pb(NO_3)_2$ | 331.21 |
| MnS | 87.00 | PbO | 223.20 |
| $MnSO_4$ | 151.00 | $PbO_2$ | 239.20 |
| NO | 30.01 | PbS | 239.26 |
| $NO_2$ | 46.01 | $PbSO_4$ | 303.26 |
| $NH_3$ | 17.03 | $SO_3$ | 80.06 |
| $CH_3COONH_4$ | 77.08 | $SO_2$ | 64.06 |
| $NH_4Cl$ | 53.49 | $SbCl_3$ | 228.11 |
| $(NH_4)_2CO_3$ | 96.09 | $SbCl_5$ | 299.02 |
| $(NH_4)_2C_2O_4$ | 124.10 | $Sb_2O_3$ | 291.50 |
| $(NH_4)_2C_2O_4 \cdot H_2O$ | 142.11 | $Sb_2S_3$ | 339.68 |
| $NH_4SCN$ | 76.12 | $SiO_2$ | 60.08 |
| $NH_4HCO_3$ | 79.06 | $SnCl_2$ | 189.60 |
| $(NH_4)_2MoO_4$ | 196.01 | $SnCl_2 \cdot 2H_2O$ | 225.63 |
| $NH_4NO_3$ | 80.04 | $SnCl_4$ | 260.50 |
| $(NH_4)_2HPO_4$ | 132.06 | $SnO_2$ | 150.69 |
| $(NH_4)_2S$ | 68.14 | $SnS_2$ | 150.75 |
| $(NH_4)_2SO_4$ | 132.13 | $SrCO_3$ | 147.63 |
| $NH_4VO_3$ | 116.98 | $SrC_2O_4$ | 175.64 |
| $Na_3AsO_3$ | 191.89 | $SrCrO_4$ | 203.61 |
| $Na_2B_4O_7$ | 201.22 | $Sr(NO_3)_2$ | 211.63 |
| $Na_2B_4O_7 \cdot 10H_2O$ | 381.37 | $SrSO_4$ | 183.68 |
| $NaBiO_3$ | 297.97 | $ZnCO_3$ | 125.39 |
| NaCN | 49.01 | $ZnC_2O_4$ | 153.40 |
| NaSCN | 81.07 | $ZnCl_2$ | 136.29 |
| $Na_2CO_3$ | 105.99 | $Zn(CH_3COO)_2$ | 183.47 |
| $Na_2CO_3 \cdot 10H_2O$ | 286.14 | $Zn(NO_3)_2$ | 189.39 |
| $Na_2C_2O_4$ | 134.00 | ZnO | 81.39 |
| $CH_3COONa$ | 82.03 | ZnS | 97.44 |
| $CH_3COONa \cdot 3H_2O$ | 136.08 | $ZnSO_4$ | 161.44 |
| NaCl | 58.44 | $ZnSO_4 \cdot 7H_2O$ | 287.55 |
| NaClO | 74.44 | | |

# 附录二 弱酸、弱碱在水中的离解常数

| 弱 酸 | 分子式 | 温度/℃ | 分数 | $K_a$ | $pK_a$ |
|---|---|---|---|---|---|
| 砷酸 | $H_3AsO_4$ | 18 | 1 | $5.62\times10^{-3}$ | 2.25 |
| | | 18 | 2 | $1.70\times10^{-7}$ | 6.77 |
| | | 18 | 3 | $2.95\times10^{-12}$ | 11.53 |
| 亚砷酸 | $H_3AsO_3$ | 25 | | $6.0\times10^{-10}$ | 9.22 |
| 硼酸 | $H_3BO_3$ | 20 | | $7.3\times10^{-10}$ | 9.14 |
| 乙酸 | $CH_3COOH$ | 25 | | $1.76\times10^{-5}$ | 4.75 |
| 甲酸 | HCOOH | 20 | | $1.77\times10^{-4}$ | 3.75 |
| 碳酸 | $H_2CO_3$ | 25 | 1 | $4.2\times10^{-7}$ | 6.38 |
| | | 25 | 2 | $5.61\times10^{-11}$ | 10.25 |
| 铬酸 | $H_2CrO_4$ | 25 | 1 | $1.8\times10^{-1}$ | 0.74 |
| | | 25 | 2 | $3.20\times10^{-7}$ | 6.49 |
| 氢氟酸 | HF | 25 | | $3.53\times10^{-4}$ | 3.45 |
| 氢氰酸 | HCN | 25 | | $4.93\times10^{-10}$ | 9.31 |
| 氢硫酸 | $H_2S$ | 18 | 1 | $9.1\times10^{-8}$ | 7.04 |
| | | 18 | 2 | $1.1\times10^{-12}$ | 11.96 |
| 次氯酸 | HClO | 18 | | $2.95\times10^{-8}$ | 7.53 |
| 次溴酸 | HBrO | 25 | | $2.06\times10^{-9}$ | 8.69 |
| 次碘酸 | HIO | 25 | | $2.3\times10^{-11}$ | 10.64 |
| 碘酸 | $HIO_3$ | 25 | | $1.69\times10^{-1}$ | 0.77 |
| 亚硝酸 | $HNO_2$ | 25 | | $4.6\times10^{-4}$ | 3.33 |
| 高碘酸 | $HIO_4$ | 18.5 | | $2.3\times10^{-2}$ | 1.64 |
| 磷酸 | $H_3PO_4$ | 25 | 1 | $7.52\times10^{-3}$ | 2.12 |
| | | 25 | 2 | $6.23\times10^{-8}$ | 7.20 |
| | | 25 | 3 | $2.2\times10^{-13}$ | 12.66 |
| 一氯乙酸 | $ClCH_2COOH$ | 25 | | $1.6\times10^{-3}$ | 2.85 |
| 硫酸 | $H_2SO_4$ | 25 | 2 | $1.20\times10^{-2}$ | 1.92 |
| 亚硫酸 | $H_2SO_3$ | 18 | 1 | $1.54\times10^{-2}$ | 1.81 |
| | | 18 | 2 | $1.02\times10^{-7}$ | 6.99 |
| 草酸 | $H_2C_2O_4$ | 25 | 1 | $5.90\times10^{-2}$ | 1.23 |
| | | 25 | 2 | $6.40\times10^{-5}$ | 4.19 |
| 苯甲酸 | $C_6H_5COOH$ | 25 | | $6.2\times10^{-5}$ | 4.21 |
| 弱 碱 | 分 子 式 | 温度/℃ | 分 数 | $K_a$ | $pK_a$ |
| 氨水 | $NH_3$ | 25 | | $1.76\times10^{-5}$ | 4.75 |
| 羟氨 | $NH_2OH$ | 25 | | $1.07\times10^{-8}$ | 7.97 |
| 六亚甲基四胺 | $(CH_2)_6N_4$ | 25 | | $1.4\times10^{-9}$ | 8.85 |
| 三乙醇胺 | $(HOCH_2CH_2)_3N$ | 25 | | $5.8\times10^{-7}$ | 6.24 |
| 乙二胺 | $H_2NCH_2CH_2NH_2$ | 25 | 1 | $8.5\times10^{-5}$ | 4.07 |
| | | 25 | 2 | $7.1\times10^{-8}$ | 7.15 |
| 氢氧化钙 | $Ca(OH)_2$ | 25 | 1 | $3.74\times10^{-3}$ | 2.43 |
| | | 30 | 2 | $4.0\times10^{-2}$ | 1.40 |

# 附录三 难溶电解质的溶度积(298.15K)

| 难溶化合物 | $K_{sp}$ | 难溶化合物 | $K_{sp}$ |
|---|---|---|---|
| $AgBr$ | $5.0\times10^{-13}$ | $Hg_2Cl_2$ | $1.3\times10^{-18}$ |
| $AgCl$ | $1.8\times10^{-10}$ | $Hg_2I_2$ | $4.5\times10^{-29}$ |
| $AgI$ | $8.3\times10^{-17}$ | $Hg_2S$ | $1.0\times10^{-47}$ |
| $AgOH$ | $2.0\times10^{-8}$ | $HgS$(红) | $4.0\times10^{-53}$ |
| $Ag_2S$ | $6.3\times10^{-50}$ | $HgS$(黑) | $1.6\times10^{-52}$ |
| $Ag_2S_4$ | $1.4\times10^{-5}$ | $Hg_2(CN)_2$ | $5\times10^{-40}$ |
| $Ag_2CrO_4$ | $1.1\times10^{-12}$ | $MgF_2$ | $6.5\times10^{-9}$ |
| $Ag_2CO_3$ | $8.1\times10^{-12}$ | $MgCO_3$ | $3.5\times10^{-8}$ |
| $Ag_3PO_4$ | $1.4\times10^{-16}$ | $Mg(OH)_2$ | $1.8\times10^{-11}$ |
| $AgCN$ | $1.2\times10^{-16}$ | $MgNH_4PO_4$ | $2.5\times10^{-13}$ |
| $AgSCN$ | $1.0\times10^{-12}$ | $Mn(OH)_2$ | $1.9\times10^{-13}$ |
| $Al(OH)_3$ | $1.3\times10^{-33}$ | $MnCO_3$ | $1.8\times10^{-11}$ |
| $As_2S_3$ | $2.1\times10^{-22}$ | $Ni(OH)_2$ | $2.0\times10^{-15}$ |
| $BaSO_4$ | $1.1\times10^{-10}$ | $NiS$ | $1.4\times10^{-24}$ |
| $BaCrO_4$ | $1.2\times10^{-10}$ | $PbCl_2$ | $1.6\times10^{-5}$ |
| $BaCO_3$ | $5.1\times10^{-9}$ | $PbF_2$ | $2.7\times10^{-8}$ |
| $BaF_2$ | $1.0\times10^{-6}$ | $PbS$ | $8.0\times10^{-28}$ |
| $Bi(OH)_3$ | $4\times10^{-31}$ | $PbSO_4$ | $1.6\times10^{-8}$ |
| $CaCO_3$ | $2.8\times10^{-9}$ | $PbCrO_4$ | $2.8\times10^{-13}$ |
| $CaF_2$ | $2.7\times10^{-11}$ | $PbCO_3$ | $7.4\times10^{-14}$ |
| $CaC_2O_4\cdot H_2O$ | $4\times10^{-9}$ | $Pb(OH)_2$ | $1.2\times10^{-15}$ |
| $Ca_3(PO_4)_2$ | $2.0\times10^{-29}$ | $Pb_3(PO_4)_2$ | $8.0\times10^{-43}$ |
| $CaSO_4$ | $9.1\times10^{-6}$ | $Pb_3(AsO_4)_2$ | $4.0\times10^{-36}$ |
| $Cd(OH)_2$ | $2.5\times10^{-14}$ | $Sb(OH)_3$ | $4\times10^{-42}$ |
| $CdS$ | $8.0\times10^{-27}$ | $SnS$ | $1.0\times10^{-25}$ |
| $Co(OH)_2$ | $1.6\times10^{-15}$ | $Sn(OH)_2$ | $1.4\times10^{-28}$ |
| $Co(OH)_3$ | $2\times10^{-44}$ | $Sn(OH)_4$ | $1.0\times10^{-56}$ |
| $Cr(OH)_3$ | $6.3\times10^{-31}$ | $SrF_2$ | $2.5\times10^{-9}$ |
| $CuI$ | $1.1\times10^{-12}$ | $SrSO_4$ | $3.2\times10^{-7}$ |
| $Cu_2S$ | $2\times10^{-48}$ | $SrC_2O_4$ | $5.61\times10^{-8}$ |
| $CuSCN$ | $4.8\times10^{-15}$ | $SrCO_3$ | $1.1\times10^{-10}$ |
| $Cu(OH)_2$ | $2.2\times10^{-20}$ | $Sr_3(PO_4)_2$ | $4.0\times10^{-28}$ |
| $CuS$ | $6.3\times10^{-36}$ | $SrCrO_4$ | $2.2\times10^{-5}$ |
| $FeCO_3$ | $3.2\times10^{-11}$ | $ZnCO_3$ | $1.4\times10^{-11}$ |
| $Fe(OH)_2$ | $8.0\times10^{-16}$ | $Zn(OH)_2$ | $1.2\times10^{-17}$ |
| $FeS$ | $3.7\times10^{-19}$ | $Zn_3(PO_4)_2$ | $9.0\times10^{-33}$ |
| $Fe(OH)_3$ | $4.0\times10^{-38}$ | $ZnS$ | $1.2\times10^{-23}$ |
| $FePO_4$ | $1.3\times10^{-22}$ | $Zn_2[Fe(CN)_6]$ | $4.0\times10^{-16}$ |

# 附录四　标准电极电势表 (298.15K)

## (一) 在酸性溶液中

| 电　对 | 电极反应 | $E^{\ominus}$/V |
| --- | --- | --- |
| $Li^+/Li$ | $Li^+ + e \rightleftharpoons Li$ | −3.045 |
| $Rb^+/Rb$ | $Rb^+ + e \rightleftharpoons Rb$ | −2.925 |
| $K^+/K$ | $K^+ + e \rightleftharpoons K$ | −2.924 |
| $Cs^+/Cs$ | $Cs^+ + e \rightleftharpoons Cs$ | −2.923 |
| $Ba^{2+}/Ba$ | $Ba^{2+} + 2e \rightleftharpoons Ba$ | −2.90 |
| $Ca^{2+}/Ca$ | $Ca^{2+} + 2e \rightleftharpoons Ca$ | −2.87 |
| $Na^+/Na$ | $Na^+ + e \rightleftharpoons Na$ | −2.714 |
| $Mg^{2+}/Mg$ | $Mg^{2+} + 2e \rightleftharpoons Mg$ | −2.375 |
| $[AlF_6]^{3-}/Al$ | $[AlF_6]^{3-} + 3e \rightleftharpoons Al + 6F^-$ | −2.07 |
| $Al^{3+}/Al$ | $Al^{3+} + 3e \rightleftharpoons Al$ | −1.66 |
| $Mn^{2+}/Mn$ | $Mn^{2+} + 2e \rightleftharpoons Mn$ | −1.182 |
| $Zn^{2+}/Zn$ | $Zn^{2+} + 2e \rightleftharpoons Zn$ | −0.763 |
| $Cr^{3+}/Cr$ | $Cr^{3+} + 3e \rightleftharpoons Cr$ | −0.74 |
| $Ag_2S/Ag$ | $Ag_2S + 2e \rightleftharpoons 2Ag + S^{2-}$ | −0.69 |
| $CO_2/H_2C_2O_4$ | $2CO_2 + 2H^+ + 2e \rightleftharpoons H_2C_2O_4$ | −0.49 |
| $S/S^{2-}$ | $S + 2e \rightleftharpoons S^{2-}$ | −0.48 |
| $Fe^{2+}/Fe$ | $Fe^{2+} + 2e \rightleftharpoons Fe$ | −0.44 |
| $Co^{2+}/Co$ | $Co^{2+} + 2e \rightleftharpoons Co$ | −0.277 |
| $Ni^{2+}/Ni$ | $Ni^{2+} + 2e \rightleftharpoons Ni$ | −0.257 |
| $AgI/Ag$ | $AgI + e \rightleftharpoons Ag + I^-$ | −0.152 |
| $Sn^{2+}/Sn$ | $Sn^{2+} + 2e \rightleftharpoons Sn$ | −0.136 |
| $Pb^{2+}/Pb$ | $Pb^{2+} + 2e \rightleftharpoons Pb$ | −0.126 |
| $Fe^{3+}/Fe$ | $Fe^{3+} + 3e \rightleftharpoons Fe$ | −0.036 |
| $AgCN/Ag$ | $AgCN + e \rightleftharpoons Ag + CN^-$ | −0.02 |
| $H^+/H_2$ | $2H^+ + 2e \rightleftharpoons H_2$ | 0.000 |
| $AgBr/Ag$ | $AgBr + e \rightleftharpoons Ag + Br^-$ | +0.071 |
| $S_4O_6^{2-}/S_2O_3^{2-}$ | $S_4O_6^{2-} + 2e \rightleftharpoons 2S_2O_3^{2-}$ | +0.08 |
| $S/H_2S$ | $S + 2H^+ + 2e \rightleftharpoons H_2S(aq)$ | +0.141 |
| $Sn^{4+}/Sn^{2+}$ | $Sn^{4+} + 2e \rightleftharpoons Sn^{2+}$ | +0.154 |
| $Cu^{2+}/Cu^+$ | $Cu^{2+} + e \rightleftharpoons Cu^+$ | +0.159 |
| $SO_4^{2-}/SO_2$ | $SO_4^{2-} + 4H^+ + 2e \rightleftharpoons SO_2(aq) + 2H_2O$ | +0.17 |
| $AgCl/Ag$ | $AgCl + e \rightleftharpoons Ag + Cl^-$ | +0.2223 |
| $Hg_2Cl_2/Hg$ | $Hg_2Cl_2 + 2e \rightleftharpoons 2Hg + 2Cl^-$ | +0.2676 |
| $Cu^{2+}/Cu$ | $Cu^{2+} + 2e \rightleftharpoons Cu$ | +0.337 |
| $[Fe(CN)_6]^{3-}/[Fe(CN)_6]^{4-}$ | $[Fe(CN)_6]^{3-} + e \rightleftharpoons [Fe(CN)_6]^{4-}$ | +0.36 |
| $[Ag(NH_3)_2]^+/Ag$ | $[Ag(NH_3)_2]^+ + e \rightleftharpoons Ag + 2NH_3$ | +0.373 |
| $H_2SO_3/S_2O_3^{2-}$ | $2H_2SO_3 + 2H^+ + 4e \rightleftharpoons S_2O_3^{2-} + 3H_2O$ | +0.40 |
| $O_2/OH^-$ | $O_2 + 2H_2O + 4e \rightleftharpoons 4OH^-$ | +0.41 |
| $H_2SO_3/S$ | $H_2SO_3 + 4H^+ + 4e \rightleftharpoons S + 3H_2O$ | +0.45 |
| $Cu^+/Cu$ | $Cu^+ + e \rightleftharpoons Cu$ | +0.52 |

续表

| 电　　对 | 电 极 反 应 | $E^{\ominus}/V$ |
|---|---|---|
| $I_2/I^-$ | $I_2+2e \rightleftharpoons 2I^-$ | +0.535 |
| $H_3AsO_4/HAsO_2$ | $H_3AsO_4+2H^++2e \rightleftharpoons HAsO_2+2H_2O$ | +0.559 |
| $MnO_4^-/MnO_4^{2-}$ | $MnO_4^-+e \rightleftharpoons MnO_4^{2-}$ | +0.564 |
| $O_2/H_2O_2$ | $O_2+2H^++2e \rightleftharpoons H_2O_2$ | +0.682 |
| $[PtCl_4]^{2-}/Pt$ | $[PtCl_4]^{2-}+2e \rightleftharpoons Pt+4Cl^-$ | +0.73 |
| $(CNS)_2/CNS^-$ | $(CNS)_2+2e \rightleftharpoons 2CNS^-$ | +0.77 |
| $Fe^{3+}/Fe^{2+}$ | $Fe^{3+}+e \rightleftharpoons Fe^{2+}$ | +0.771 |
| $Hg_2^{2+}/Hg$ | $Hg_2^{2+}+2e \rightleftharpoons 2Hg$ | +0.793 |
| $Ag^+/Ag$ | $Ag^++e \rightleftharpoons Ag$ | +0.7995 |
| $Hg^{2+}/Hg$ | $Hg^{2+}+2e \rightleftharpoons Hg$ | +0.854 |
| $Cu^{2+}/Cu_2I_2$ | $2Cu^{2+}+2I^-+2e \rightleftharpoons Cu_2I_2$ | +0.86 |
| $Hg^{2+}/Hg_2^{2+}$ | $2Hg^{2+}+2e \rightleftharpoons Hg_2^{2+}$ | +0.920 |
| $HNO_2/NO$ | $HNO_2+H^++e \rightleftharpoons NO+H_2O$ | +0.99 |
| $NO_2/NO$ | $NO_2+2H^++2e \rightleftharpoons NO+H_2O$ | +1.03 |
| $Br_2/Br^-$ | $Br_2(i)+2e \rightleftharpoons 2Br^-$ | +1.065 |
| $Br_2/Br^-$ | $Br_2(aq)+2e \rightleftharpoons 2Br^-$ | +1.087 |
| $Cu^{2+}/[Cu(CN)_2]^-$ | $Cu^{2+}+2CN^-+e \rightleftharpoons [Cu(CN)_2]^-$ | +1.12 |
| $ClO_3^-/ClO_2$ | $ClO_3^-+2H^++e \rightleftharpoons ClO_2+H_2O$ | +1.15 |
| $IO_3^-/I_2$ | $2IO_3^-+12H^++10e \rightleftharpoons I_2+6H_2O$ | +1.20 |
| $MnO_2/Mn^{2+}$ | $MnO_2+4H^++2e \rightleftharpoons Mn^{2+}+2H_2O$ | +1.208 |
| $ClO_3^-/HClO_2$ | $ClO_3^-+3H^++2e \rightleftharpoons HClO_2+H_2O$ | +1.21 |
| $O_2/H_2O$ | $O_2+4H^++4e \rightleftharpoons 2H_2O$ | +1.229 |
| $Cr_2O_7^{2-}/Cr^{3+}$ | $Cr_2O_7^{2-}+14H^++6e \rightleftharpoons 2Cr^{3+}+7H_2O$ | +1.33 |
| $Cl_2/Cl^-$ | $Cl_2+2s \rightleftharpoons 2Cl^-$ | +1.36 |
| $Au^{3+}/Au$ | $Au^{3+}+3e \rightleftharpoons Au$ | +1.42 |
| $BrO_3^-/Br^-$ | $BrO_3^-+6H^++6e \rightleftharpoons Br^-+3H_2O$ | +1.44 |
| $ClO_3^-/Cl^-$ | $ClO_3^-+6H^++6e \rightleftharpoons Cl^-+3H_2O$ | +1.45 |
| $PbO_2/Pb^{2+}$ | $PbO_2+4H^++2e \rightleftharpoons Pb^{2+}+2H_2O$ | +1.455 |
| $ClO_3^-/Cl_2$ | $2ClO_3^-+12H^++10e \rightleftharpoons Cl_2+6H_2O$ | +1.47 |
| $MnO_4^-/Mn^{2+}$ | $MnO_4^-+8H^++5e \rightleftharpoons Mn^{2+}+4H_2O$ | +1.51 |
| $MnO_4^-/MnO_2$ | $MnO_4^-+4H^++3e \rightleftharpoons MnO_2+2H_2O$ | +1.695 |
| $H_2O_2/H_2O$ | $H_2O_2+2H^++2e \rightleftharpoons 2H_2O$ | +1.776 |
| $S_2O_8^{2-}/SO_4^{2-}$ | $S_2O_8^{2-}+2e \rightleftharpoons 2SO_4^{2-}$ | +2.01 |
| $O_3/O_2$ | $O_3+2H^++2e \rightleftharpoons O_2+H_2O$ | +2.07 |
| $F_2/F^-$ | $F_2+2e \rightleftharpoons 2F^-$ | +2.87 |
| $F_2/HF$ | $F_2+2H^++2e \rightleftharpoons 2HF$ | +3.06 |

## （二）在碱性溶液中

| 电　　对 | 电 极 反 应 | $E^{\ominus}/V$ |
|---|---|---|
| $Ca(OH)_2/Ca$ | $Ca(OH)_2+2e \rightleftharpoons Ca+2OH^-$ | −3.02 |
| $Mg(OH)_2/Mg$ | $Mg(OH)_2+2e \rightleftharpoons Mg+2O^-$ | −2.69 |
| $H_2AlO_3^-/Al$ | $H_2AlO_3^-+H_2O+3e \rightleftharpoons Al+4OH^-$ | −2.35 |
| $Mn(OH)_2/Mn$ | $Mn(OH)_2+2e \rightleftharpoons Mn+2OH^-$ | −1.56 |
| $ZnS/Zn$ | $ZnS+2e \rightleftharpoons Zn+S^{2-}$ | −1.44 |
| $[Zn(CN)_4]^{2-}/Zn$ | $[Zn(CN)_4]^{2-}+2e \rightleftharpoons Zn+4CN^-$ | −1.26 |
| $ZnO_2^{2-}/Zn$ | $ZnO_2^{2-}+2H_2O+2e \rightleftharpoons Zn+4OH^-$ | −1.216 |
| $As/AsH_3$ | $As+3H_2O+3e \rightleftharpoons AsH_3+3OH^-$ | −1.21 |
| $[Zn(NH_3)_4]^{2+}/Zn$ | $[Zn(NH_3)_4]^{2+}+2e \rightleftharpoons Zn+4NH_3$ | −1.04 |
| $[Sn(OH)_6]^{2-}/HSnO_2^-$ | $[Sn(OH)_6]^{2-}+2e \rightleftharpoons HSnO_2^-+3OH^-+H_2O$ | −0.96 |
| $H_2O/H_2$ | $2H_2O+2e \rightleftharpoons H_2+2OH^-$ | −0.8277 |

续表

| 电 对 | 电 极 反 应 | $E^{\ominus}$/V |
|---|---|---|
| $Ag_2S/Ag$ | $Ag_2S+2e \rightleftharpoons 2Ag+S^{2-}$ | −0.69 |
| $ASO_4^{3-}/AsO_2^-$ | $AsO_4^{3-}+2H_2O+2e \rightleftharpoons AsO_2^-+4OH^-$ | −0.67 |
| $SO_3^{2-}/S$ | $SO_3^{2-}+3H_2O+4e \rightleftharpoons S+6OH^-$ | −0.66 |
| $Fe(OH)_3/Fe(OH)_2$ | $Fe(OH)_3+e \rightleftharpoons Fe(OH)_2+OH^-$ | −0.56 |
| $S/S^{2-}$ | $S+2e \rightleftharpoons S^{2-}$ | −0.48 |
| $Cu(OH)_2/Cu$ | $Cu(OH)_2+2e \rightleftharpoons Cu+2OH^-$ | −0.224 |
| $Cu(OH)_2/Cu_2O$ | $2Cu(OH)_2+2e \rightleftharpoons Cu_2O+2OH^-+H_2O$ | −0.09 |
| $O_2/HO_2^-$ | $O_2+H_2O+2e \rightleftharpoons HO_2^-+OH^-$ | −0.076 |
| $MnO_2/Mn(OH)_2$ | $MnO_2+2H_2O+2e \rightleftharpoons Mn(OH)_2+2OH^-$ | −0.05 |
| $NO_3^-/NO_2^-$ | $NO_3^-+H_2O+2e \rightleftharpoons NO_2^-+2OH^-$ | +0.01 |
| $S_4O_6^{2-}/S_2O_3^{2-}$ | $S_4O_6^{2-}+2e \rightleftharpoons 2S_2O_3^{2-}$ | +0.09 |
| $[Co(NH_3)_6]^{3+}/[Co(NH_3)_4]^{2+}$ | $[Co(NH_3)_6]^{3+}+e \rightleftharpoons [Co(NH_3)_6]^{2+}$ | +0.1 |
| $IO_3^-/I^-$ | $IO_3^-+3H_2O+6e \rightleftharpoons I^-+6OH^-$ | +0.26 |
| $ClO_3^-/ClO_2^-$ | $ClO_3^-+H_2O+2e \rightleftharpoons ClO_2^-+2OH^-$ | +0.33 |
| $[Ag(NH_3)_2]^+/Ag$ | $[Ag(NH_3)_2]^++e \rightleftharpoons Ag+2NH_3$ | +0.373 |
| $O_2/OH^-$ | $O_2+2H_2O+4e \rightleftharpoons 4OH^-$ | +0.401 |
| $IO^-/I^-$ | $IO^-+H_2O+2e \rightleftharpoons I^-+2OH^-$ | +0.49 |
| $BrO_3^-/BrO^-$ | $BrO_3^-+2H_2O+4e \rightleftharpoons BrO^-+4OH^-$ | +0.54 |
| $IO_3^-/IO^-$ | $IO_3^-+2H_2O+4e \rightleftharpoons IO^-+4OH^-$ | +0.56 |
| $MnO_4^-/MnO_4^{2-}$ | $MnO_4^-+e \rightleftharpoons MnO_4^{2-}$ | +0.564 |
| $MnO_4^-/MnO_2$ | $MnO_4^-+2H_2O+3e \rightleftharpoons MnO_2+4OH^-$ | +0.588 |
| $BrO_3^-/Br^-$ | $BrO_3^-+3H_2O+6e \rightleftharpoons Br^-+6OH^-$ | +0.61 |
| $ClO_3^-/Cl^-$ | $ClO_3^-+3H_2O+6e \rightleftharpoons Cl^-+6OH^-$ | +0.62 |
| $BrO^-/Br^-$ | $BrO^-+H_2O+2e \rightleftharpoons Br^-+2OH^-$ | +0.76 |
| $HO_2^-/OH^-$ | $HO_2^-+H_2O+2e \rightleftharpoons 3OH^-$ | +0.88 |
| $ClO^-/Cl^-$ | $ClO^-+H_2O+2e \rightleftharpoons Cl^-+2OH^-$ | +0.90 |
| $O_3/OH^-$ | $O_3+H_2O+2e \rightleftharpoons O_2+2OH^-$ | +1.24 |

# 附录五 配离子的稳定常数 (298.15K)

| 配离子 | $K_f$ | $\lg K_f$ | 配离子 | $K_f$ | $\lg K_f$ |
|---|---|---|---|---|---|
| $[AgCl_2]^-$ | $1.74\times10^{5}$ | 5.24 | $[Hg(SCN)_4]^{2-}$ | $7.75\times10^{21}$ | 21.89 |
| $[AgBr_2]^-$ | $2.14\times10^{7}$ | 7.33 | $[Ni(CN)_4]^{2-}$ | $1.0\times10^{22}$ | 22.00 |
| $[Ag(NH_3)_2]^+$ | $1.6\times10^{7}$ | 7.20 | $[Ni(NH_3)_6]^{2+}$ | $5.5\times10^{8}$ | 8.74 |
| $[Ag(S_2O_3)_2]^{3-}$ | $2.88\times10^{13}$ | 13.46 | $[Ni(en)_2]^{2+}$ | $6.31\times10^{13}$ | 13.80 |
| $[Ag(CN)_2]^-$ | $1.26\times10^{21}$ | 21.10 | $[Ni(en)_3]^{2+}$ | $1.15\times10^{18}$ | 18.06 |
| $[Ag(SCN)_2]^-$ | $3.72\times10^{7}$ | 7.57 | $[SnCl_4]^{2-}$ | 30.2 | 1.48 |
| $[AgI_2]^-$ | $5.5\times10^{11}$ | 11.7 | $[SnCl_6]^{2-}$ | 6.6 | 0.82 |
| $[AlF_6]^{3-}$ | $6.9\times10^{19}$ | 19.84 | $[Zn(CN)_4]^{2-}$ | $5.0\times10^{16}$ | 16.70 |
| $[Al(C_2O_4)_3]^{3-}$ | $2.0\times10^{16}$ | 16.30 | $[Zn(NH_3)_4]^{2+}$ | $2.88\times10^{9}$ | 9.46 |
| $[Au(CN)_2]^-$ | $2.0\times10^{38}$ | 38.30 | $[Zn(OH)_4]^{2-}$ | $1.4\times10^{15}$ | 15.15 |
| $[CdCl_4]^{2-}$ | $3.47\times10^{2}$ | 2.54 | $[Zn(SCN)_4]^{2-}$ | 20 | 1.30 |
| $[Cd(CN)_4]^{2-}$ | $1.1\times10^{16}$ | 16.04 | $[Zn(C_2O_4)_3]^{4-}$ | $1.4\times10^{8}$ | 8.15 |
| $[Cd(NH_3)_4]^{2+}$ | $1.3\times10^{7}$ | 7.11 | $[Zn(en)_2]^{2+}$ | $6.76\times10^{10}$ | 10.83 |
| $[Cd(NH_3)_6]^{2+}$ | $1.4\times10^{5}$ | 5.15 | $[Zn(en)_3]^{2+}$ | $1.29\times10^{14}$ | 14.11 |
| $[CdI_4]^{2-}$ | $1.26\times10^{6}$ | 6.10 | $[AgY]^{3-}$ | $2.09\times10^{7}$ | 7.32 |
| $[Co(SCN)_4]^{2-}$ | $1.0\times10^{3}$ | 3.00 | $[AlY]^-$ | $2.0\times10^{16}$ | 16.30 |
| $[Co(NH_3)_6]^{2+}$ | $1.29\times10^{5}$ | 5.11 | $[BaY]^{2-}$ | $7.24\times10^{7}$ | 7.86 |
| $[Co(NH_3)_6]^{3+}$ | $1.58\times10^{35}$ | 35.20 | $[BiY]^-$ | $8.71\times10^{27}$ | 27.94 |
| $[CuCl_2]^-$ | $3.6\times10^{5}$ | 5.56 | $[CaY]^{2-}$ | $4.90\times10^{10}$ | 10.69 |
| $[CuCl_4]^{2-}$ | $4.17\times10^{5}$ | 5.62 | $[CoY]^{2-}$ | $2.04\times10^{16}$ | 16.31 |
| $[CuI_2]^-$ | $5.7\times10^{8}$ | 8.76 | $[CoY]^-$ | $1.0\times10^{36}$ | 36.00 |
| $[Cu(CN)_2]^-$ | $1.0\times10^{24}$ | 24.00 | $[CdY]^{2-}$ | $2.88\times10^{16}$ | 16.46 |
| $[Cu(CN)_4]^{2-}$ | $2.0\times10^{27}$ | 27.30 | $[CrY]^-$ | $2.5\times10^{23}$ | 23.40 |
| $[Cu(NH_3)_2]^+$ | $7.4\times10^{10}$ | 10.87 | $[CuY]^{2-}$ | $6.31\times10^{18}$ | 18.80 |
| $[Cu(NH_3)_4]^{2+}$ | $2.08\times10^{13}$ | 13.32 | $[FeY]^{2-}$ | $2.09\times10^{14}$ | 14.32 |
| $[Cu(en)_2]^+$ | $1.0\times10^{18}$ | 18.00 | $[FeY]^-$ | $1.26\times10^{25}$ | 25.10 |
| $[Cu(en)_3]^{2+}$ | $1.0\times10^{21}$ | 21.00 | $[HgY]^{2-}$ | $5.01\times10^{21}$ | 21.70 |
| $[Fe(CN)_6]^{4-}$ | $1.0\times10^{35}$ | 35.00 | $[MgY]^{2-}$ | $5.0\times10^{8}$ | 8.70 |
| $[Fe(CN)_6]^{3-}$ | $1.0\times10^{42}$ | 42.00 | $[MnY]^{2-}$ | $7.41\times10^{13}$ | 13.87 |
| $[FeF_6]^{3-}$ | $1.0\times10^{16}$ | 16.00 | $[NiY]^{2-}$ | $4.17\times10^{18}$ | 18.62 |
| $[Fe(C_2O_4)_3]^{4-}$ | $1.66\times10^{5}$ | 5.22 | $[PbY]^{2-}$ | $1.1\times10^{18}$ | 18.04 |
| $[Fe(C_2O_4)_3]^{3-}$ | $1.59\times10^{20}$ | 20.20 | $[PdY]^{2-}$ | $3.16\times10^{18}$ | 18.50 |
| $[Fe(SCN)_6]^{3-}$ | $1.5\times10^{3}$ | 3.18 | $[ScY]^{2-}$ | $1.26\times10^{23}$ | 23.10 |
| $[HgCl_4]^{2-}$ | $1.2\times10^{15}$ | 15.08 | $[SrY]^{2-}$ | $5.37\times10^{8}$ | 8.73 |
| $[HgI_4]^{2-}$ | $6.8\times10^{20}$ | 20.83 | $[SnY]^{2-}$ | $1.29\times10^{22}$ | 22.11 |
| $[Hg(CN)_4]^{2-}$ | $3.3\times10^{41}$ | 41.52 | $[ZnY]^{2-}$ | $3.16\times10^{16}$ | 16.50 |

# 参 考 文 献

[1] 潘亚芬，张永士主编．基础化学．北京：清华大学出版社，2005.

[2] 胡运昌主编．药用基础化学．北京：化学工业出版社，2004.

[3] 陈任宏主编．药用有机化学．北京：化学工业出版社，2005.

[4] 李培阳主编．药物分析化学．北京：人民卫生出版社，2002.

[5] 魏祖期主编．基础化学．北京：人民卫生出版社，2006.

[6] 张其河主编．分析化学．北京：中国医药科技出版社，1996.

[7] 马祥志主编．有机化学．北京：中国医药科技出版社，2002.

[8] 王传辉主编．最新药品质量检验检测技术标准规范实施手册．北京．中国医药科技出版社，2006.

[9] 国家药监局执业药师资格认证中心编写组．药学专业知识（一）．北京．中国医药科技出版社，2003.

[10] 陈爱莲主编．药物（品）分析测试操作技术标准与质量检验规范实用手册．北京：人民出版社，2002.

[11] 郑虎主编．药物化学．北京．中国医药科技出版社，2000.

[12] 聂兆之，徐荣周，朱景申主编．注射剂生成工艺及检测．北京：中国医药科技出版社，1994.

[13] 傅献彩主编．大学化学．北京：高等教育出版社，1999.

[14] 邢其毅，裴伟伟，徐瑞秋，裴坚编．基础有机化学．北京：高等教育出版社，2005.

[15] 刘军，张文雯，申玉双主编．有机化学．北京：化学工业出版社，2005.

[16] 高职高专化学教材编写组编．有机化学．北京：高等教育出版社，2000.

[17] 张坐省主编．有机化学．北京：中国农业出版社，2006.

[18] 汪小兰主编．有机化学．北京：高等教育出版社，1997.

[19] 袁履冰主编．有机化学．北京：高等教育出版社，2000.

[20] 张龙，张凤主编．有机化学．北京：中国农业大学出版社，2007.

[21] 袁红兰主编．有机化学．北京：化学工业出版社，2005.

# 元素周期表

氧化态（单质的氧化态为0，未列入；常见的为红色）

以 $^{12}C=12$ 为基准的相对原子质量（注✦的是半衰期最长同位素的相对原子质量）

示例：95 Am 镅▲ $5f^7 7s^2$ 243.06✦（氧化态 +2 +3 +4 +5 +6）— 原子序数；元素符号（红色的为放射性元素）；元素名称（注▲的为人造元素）；价层电子构型

s区元素　p区元素　d区元素　ds区元素　f区元素　稀有气体

| 周期＼族 | 1 IA | 2 IIA | 3 IIIB | 4 IVB | 5 VB | 6 VIB | 7 VIIB | 8 VIIIB | 9 VIIIB | 10 VIIIB | 11 IB | 12 IIB | 13 IIIA | 14 IVA | 15 VA | 16 VIA | 17 VIIA | 18 VIIIA | 电子层 |
|---|---|---|---|---|---|---|---|---|---|---|---|---|---|---|---|---|---|---|---|
| 1 | 1 H 氢<br>$1s^1$<br>1.00794(7)<br>−1 +1 | | | | | | | | | | | | | | | | | 2 He 氦<br>$1s^2$<br>4.002602(2) | K |
| 2 | 3 Li 锂<br>$2s^1$<br>6.941(2)<br>+1 | 4 Be 铍<br>$2s^2$<br>9.012182(3)<br>+2 | | | | | | | | | | | 5 B 硼<br>$2s^2 2p^1$<br>10.811(7)<br>+3 | 6 C 碳<br>$2s^2 2p^2$<br>12.0107(8)<br>−4 +2 +4 | 7 N 氮<br>$2s^2 2p^3$<br>14.0067(2)<br>−3 −2 −1 +1 +2 +3 +4 +5 | 8 O 氧<br>$2s^2 2p^4$<br>15.9994(3)<br>−2 −1 | 9 F 氟<br>$2s^2 2p^5$<br>18.9984032(5)<br>−1 | 10 Ne 氖<br>$2s^2 2p^6$<br>20.1797(6) | L K |
| 3 | 11 Na 钠<br>$3s^1$<br>22.989770(2)<br>−1 +1 | 12 Mg 镁<br>$3s^2$<br>24.3050(6)<br>+2 | | | | | | | | | | | 13 Al 铝<br>$3s^2 3p^1$<br>26.981538(2)<br>+3 | 14 Si 硅<br>$3s^2 3p^2$<br>28.0855(3)<br>−4 +2 +4 | 15 P 磷<br>$3s^2 3p^3$<br>30.973761(2)<br>−3 −2 +1 +3 +5 | 16 S 硫<br>$3s^2 3p^4$<br>32.065(5)<br>−2 +2 +4 +6 | 17 Cl 氯<br>$3s^2 3p^5$<br>35.453(2)<br>−1 +1 +3 +5 +7 | 18 Ar 氩<br>$3s^2 3p^6$<br>39.948(1) | M L K |
| 4 | 19 K 钾<br>$4s^1$<br>39.0983(1)<br>−1 +1 | 20 Ca 钙<br>$4s^2$<br>40.078(4)<br>+2 | 21 Sc 钪<br>$3d^1 4s^2$<br>44.955910(8)<br>+3 | 22 Ti 钛<br>$3d^2 4s^2$<br>47.867(1)<br>−1 0 +2 +3 +4 | 23 V 钒<br>$3d^3 4s^2$<br>50.9415<br>0 ±1 +2 +3 +4 +5 | 24 Cr 铬<br>$3d^5 4s^1$<br>51.9961(6)<br>−3 0 ±1 ±2 +3 +4 +5 +6 | 25 Mn 锰<br>$3d^5 4s^2$<br>54.938049(9)<br>−2 0 ±1 +2 ±3 +4 +5 +6 +7 | 26 Fe 铁<br>$3d^6 4s^2$<br>55.845(2)<br>−2 0 ±1 +2 +3 +4 +5 +6 | 27 Co 钴<br>$3d^7 4s^2$<br>58.933200(9)<br>0 ±1 +2 +3 +4 +5 | 28 Ni 镍<br>$3d^8 4s^2$<br>58.6934(2)<br>0 ±1 +2 +3 +4 | 29 Cu 铜<br>$3d^{10} 4s^1$<br>63.546(3)<br>+1 +2 +3 +4 | 30 Zn 锌<br>$3d^{10} 4s^2$<br>65.409(4)<br>+1 +2 | 31 Ga 镓<br>$4s^2 4p^1$<br>69.723(1)<br>+1 +3 | 32 Ge 锗<br>$4s^2 4p^2$<br>72.64(1)<br>+2 +4 | 33 As 砷<br>$4s^2 4p^3$<br>74.92160(2)<br>−3 +3 +5 | 34 Se 硒<br>$4s^2 4p^4$<br>78.96(3)<br>−2 +2 +4 +6 | 35 Br 溴<br>$4s^2 4p^5$<br>79.904(1)<br>−1 +1 +3 +5 +7 | 36 Kr 氪<br>$4s^2 4p^6$<br>83.798(2)<br>+2 +4 | N M L K |
| 5 | 37 Rb 铷<br>$5s^1$<br>85.4678(3)<br>−1 +1 | 38 Sr 锶<br>$5s^2$<br>87.62(1)<br>+2 | 39 Y 钇<br>$4d^1 5s^2$<br>88.90585(2)<br>+3 | 40 Zr 锆<br>$4d^2 5s^2$<br>91.224(2)<br>+1 +2 +3 +4 | 41 Nb 铌<br>$4d^4 5s^1$<br>92.90638(2)<br>0 ±1 +2 +3 +4 +5 | 42 Mo 钼<br>$4d^5 5s^1$<br>95.94(2)<br>0 ±1 ±2 +3 +4 +5 +6 | 43 Tc 锝▲<br>$4d^5 5s^2$<br>97.907✦<br>0 ±1 +2 +3 +4 +5 +6 +7 | 44 Ru 钌<br>$4d^7 5s^1$<br>101.07(2)<br>0 +1 ±2 +3 +4 +5 +6 +7 +8 | 45 Rh 铑<br>$4d^8 5s^1$<br>102.90550(2)<br>0 ±1 +2 +3 +4 +5 +6 | 46 Pd 钯<br>$4d^{10}$<br>106.42(1)<br>0 +1 +2 +3 +4 | 47 Ag 银<br>$4d^{10} 5s^1$<br>107.8682(2)<br>+1 +2 +3 | 48 Cd 镉<br>$4d^{10} 5s^2$<br>112.411(8)<br>+1 +2 | 49 In 铟<br>$5s^2 5p^1$<br>114.818(3)<br>+1 +3 | 50 Sn 锡<br>$5s^2 5p^2$<br>118.710(7)<br>+2 +4 | 51 Sb 锑<br>$5s^2 5p^3$<br>121.760(1)<br>−3 +3 +5 | 52 Te 碲<br>$5s^2 5p^4$<br>127.60(3)<br>−2 +2 +4 +6 | 53 I 碘<br>$5s^2 5p^5$<br>126.90447(3)<br>−1 +1 +3 +5 +7 | 54 Xe 氙<br>$5s^2 5p^6$<br>131.293(6)<br>+2 +4 +6 +8 | O N M L K |
| 6 | 55 Cs 铯<br>$6s^1$<br>132.90545(2)<br>−1 +1 | 56 Ba 钡<br>$6s^2$<br>137.327(7)<br>+2 | 57~71 La~Lu 镧系 | 72 Hf 铪<br>$5d^2 6s^2$<br>178.49(2)<br>+1 +2 +3 +4 | 73 Ta 钽<br>$5d^3 6s^2$<br>180.9479(1)<br>0 ±1 +2 +3 +4 +5 | 74 W 钨<br>$5d^4 6s^2$<br>183.84(1)<br>0 ±1 ±2 +3 +4 +5 +6 | 75 Re 铼<br>$5d^5 6s^2$<br>186.207(1)<br>0 ±1 +2 +3 +4 +5 +6 +7 | 76 Os 锇<br>$5d^6 6s^2$<br>190.23(3)<br>0 +1 +2 +3 +4 +5 +6 +7 +8 | 77 Ir 铱<br>$5d^7 6s^2$<br>192.217(3)<br>0 ±1 +2 +3 +4 +5 +6 | 78 Pt 铂<br>$5d^9 6s^1$<br>195.078(2)<br>0 +2 +3 +4 +5 +6 | 79 Au 金<br>$5d^{10} 6s^1$<br>196.96655(2)<br>+1 +2 +3 +5 | 80 Hg 汞<br>$5d^{10} 6s^2$<br>200.59(2)<br>+1 +2 +3 | 81 Tl 铊<br>$6s^2 6p^1$<br>204.3833(2)<br>+1 +3 | 82 Pb 铅<br>$6s^2 6p^2$<br>207.2(1)<br>+2 +4 | 83 Bi 铋<br>$6s^2 6p^3$<br>208.98038(2)<br>−3 +3 +5 | 84 Po 钋<br>$6s^2 6p^4$<br>208.98✦<br>−2 +2 +3 +4 +6 | 85 At 砹<br>$6s^2 6p^5$<br>209.99✦<br>±1 +5 +7 | 86 Rn 氡<br>$6s^2 6p^6$<br>222.02✦<br>+2 | P O N M L K |
| 7 | 87 Fr 钫▲<br>$7s^1$<br>223.02✦<br>+1 | 88 Ra 镭<br>$7s^2$<br>226.03✦<br>+2 | 89~103 Ac~Lr 锕系 | 104 Rf 𬬻▲<br>$6d^2 7s^2$<br>261.11✦ | 105 Db 𬭊▲<br>$6d^3 7s^2$<br>262.11✦ | 106 Sg 𬭳▲<br>$6d^4 7s^2$<br>263.12✦ | 107 Bh 𬭛▲<br>$6d^5 7s^2$<br>264.12✦ | 108 Hs 𬭶▲<br>$6d^6 7s^2$<br>265.13✦ | 109 Mt 鿏▲<br>$6d^7 7s^2$<br>266.13 | 110 Ds 𫟼▲<br>(269) | 111 Rg 𬬭▲<br>(272)✦ | 112 Uub▲<br>(277)✦ | 113 Uut▲<br>(278)✦ | 114 Uuq▲<br>(289)✦ | 115 Uup▲<br>(288)✦ | 116 Uuh▲<br>(289)✦ | | | Q P O N M L K |

| | 57 | 58 | 59 | 60 | 61 | 62 | 63 | 64 | 65 | 66 | 67 | 68 | 69 | 70 | 71 |
|---|---|---|---|---|---|---|---|---|---|---|---|---|---|---|---|
| ★ 镧系 | La★ 镧<br>$5d^1 6s^2$<br>138.9055(2)<br>+3 | Ce 铈<br>$4f^1 5d^1 6s^2$<br>140.116(1)<br>+2 +3 +4 | Pr 镨<br>$4f^3 6s^2$<br>140.90765(2)<br>+3 +4 | Nd 钕<br>$4f^4 6s^2$<br>144.24(3)<br>+2 +3 +4 | Pm 钷▲<br>$4f^5 6s^2$<br>144.91✦<br>+3 | Sm 钐<br>$4f^6 6s^2$<br>150.36(3)<br>+2 +3 | Eu 铕<br>$4f^7 6s^2$<br>151.964(1)<br>+2 +3 | Gd 钆<br>$4f^7 5d^1 6s^2$<br>157.25(3)<br>+3 | Tb 铽<br>$4f^9 6s^2$<br>158.92534(2)<br>+3 +4 | Dy 镝<br>$4f^{10} 6s^2$<br>162.500(1)<br>+3 +4 | Ho 钬<br>$4f^{11} 6s^2$<br>164.93032(2)<br>+3 | Er 铒<br>$4f^{12} 6s^2$<br>167.259(3)<br>+3 | Tm 铥<br>$4f^{13} 6s^2$<br>168.93421(2)<br>+2 +3 | Yb 镱<br>$4f^{14} 6s^2$<br>173.04(3)<br>+2 +3 | Lu 镥<br>$4f^{14} 5d^1 6s^2$<br>174.967(1)<br>+3 |

| | 89 | 90 | 91 | 92 | 93 | 94 | 95 | 96 | 97 | 98 | 99 | 100 | 101 | 102 | 103 |
|---|---|---|---|---|---|---|---|---|---|---|---|---|---|---|---|
| ★ 锕系 | Ac★ 锕<br>$6d^1 7s^2$<br>227.03✦<br>+3 | Th 钍<br>$6d^2 7s^2$<br>232.0381(1)<br>+3 +4 | Pa 镤<br>$5f^2 6d^1 7s^2$<br>231.03588(2)<br>+3 +4 +5 | U 铀<br>$5f^3 6d^1 7s^2$<br>238.02891(3)<br>+3 +4 +5 +6 | Np 镎<br>$5f^4 6d^1 7s^2$<br>237.05✦<br>+3 +4 +5 +6 +7 | Pu 钚<br>$5f^6 7s^2$<br>244.06✦<br>+3 +4 +5 +6 +7 | Am 镅▲<br>$5f^7 7s^2$<br>243.06✦<br>+2 +3 +4 +5 +6 | Cm 锔▲<br>$5f^7 6d^1 7s^2$<br>247.07✦<br>+3 +4 | Bk 锫▲<br>$5f^9 7s^2$<br>247.07✦<br>+3 +4 | Cf 锎▲<br>$5f^{10} 7s^2$<br>251.08✦<br>+2 +3 +4 | Es 锿▲<br>$5f^{11} 7s^2$<br>252.08✦<br>+2 +3 | Fm 镄▲<br>$5f^{12} 7s^2$<br>257.10✦<br>+2 +3 | Md 钔▲<br>$5f^{13} 7s^2$<br>258.10✦<br>+2 +3 | No 锘▲<br>$5f^{14} 7s^2$<br>259.10✦<br>+2 +3 | Lr 铹▲<br>$5f^{14} 6d^1 7s^2$<br>260.11✦<br>+3 |